春夏要养阳，秋冬要养阴

国医编委会　主编

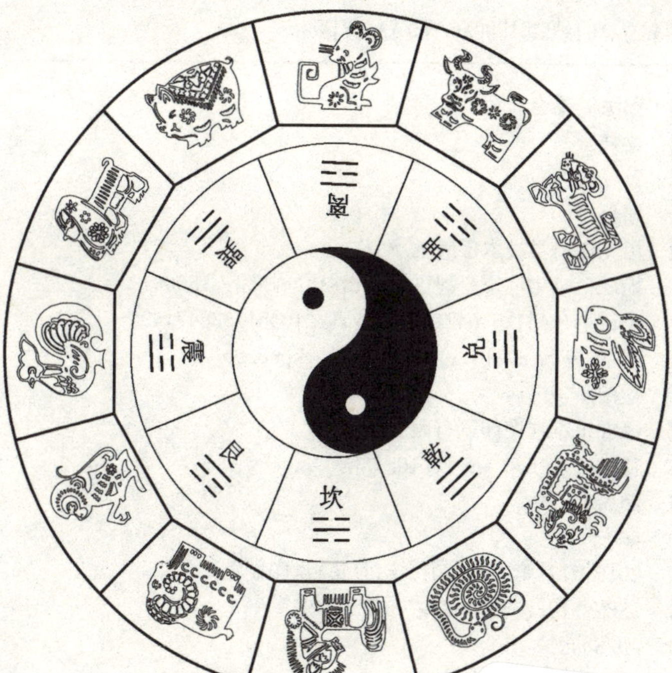

黑龙江出版集团
黑龙江科学技术出版社

图书在版编目（CIP）数据

春夏要养阳，秋冬要养阴 / 国医编委会主编. --哈尔滨：黑龙江科学技术出版社，2015.7
ISBN 978-7-5388-8397-8

Ⅰ.①春… Ⅱ.①国… Ⅲ.①阴阳（中医）－基本知识 ②养生（中医）－基本知识 Ⅳ.①R226②R212

中国版本图书馆CIP数据核字(2015)第155887号

春夏要养阳，秋冬要养阴

CHUNXIA YAO YANGYANG QIUDONG YAO YANGYIN

主　　编　国医编委会
责任编辑　梁祥崇
策划编辑　黄　佳
封面设计　谢丹丹
出　　版　黑龙江科学技术出版社
地址：哈尔滨市南岗区建设街41号　邮编：150001
电话：(0451)53642106　传真：(0451)53642143
网址：www.lkcbs.cn　www.lkpub.cn
发　　行　全国新华书店
印　　刷　深圳市雅佳图印刷有限公司
开　　本　723 mm×1020 mm　1/16
印　　张　26
字　　数　400千字
版　　次　2016年1月第1版　2016年1月第1次印刷
书　　号　ISBN 978-7-5388-8397-8/R·2493
定　　价　49.80元

前言

在日常生活中，我们经常会说一个健康的人阳气很足，而有些不是很健康的人则是阳虚体质，或者阴虚体质。这里的阴阳是什么意思呢？与我们平时所说的阴阳有什么关系呢？是同一个概念吗？

中国先贤提出“阴阳”理论来表示万物两两对应、相反相成的对立统一。阴阳，代表一切事物的最基本对立面。阴为寒，为暗，为聚，为实体化 。阳为热，为光，为化，为气化。阴中有阳，阳中有阴。阴阳五行是易学的基础，也是中医学的基础。《黄帝内经》说：“生之本，本于阴阳。”中医强调人体的整体性，然后将整体分为对立统一的两个属性——阴阳。生命就是阴阳这两种相互矛盾的方面所构成的一个平衡体，在这个平衡体中，正极为阳，负极为阴，阴阳平衡才有了人。人生天地间，天在上为阳，地在下为阴，人在中间追求的则是阴阳平衡。所以，生命是一种不上不下、阴阳平衡的状态，如果这种平衡状态被彻底打破了，生命也就结束了。中医理论认为：人体生病是由于人体的阴阳失衡，治病的根本是帮助病人调节阴阳使其达到阴阳平衡的过程，如果一个人阴阳平衡了，身体自然会健康。

中医术语表里、寒热、虚实等都是对身体状态描述的一组组既对立而又统一的正反现象——阴阳。从每组正反两方面对立的意义来说，表证、热证、实证可归属于阳证范畴；里证、寒证、虚证可归属于阴证的范畴。因此，一切病症都可以归之为阴证或阳证的大框架中。

阴阳蕴藏在身体的每一个部分，肾有肾阴肾阳，肝有肝阴肝阳，心有心阴心阳，脾有脾阴脾阳，胃有胃阴胃阳，肺有肺阴肺阳……身体每一个部分的阴阳都必须保持平衡，一旦某一个部位的阴阳失调了，那个部位就会出现疾病。比如，肝的阴阳不平衡，肝阴不足，那么，肝阳就会急剧上升，这时人就会面红耳赤、头涨头痛，中医称之为肝阳上亢。而五行相生相克成为中医学调理阴阳平衡的手段。如肺属于金，肝属于木，肾属于水，心属于火，脾属于土。中医会根据木生火、火生土、土生金、金生水、水生木，以及木克土、土克水、水克火、火克金、金克木的原则来调节人体阴阳平衡，从而实现人体整体的健康。

中医治病的根本就是调理阴阳，《黄帝内经》里面讲到养生要“法于阴阳，和于术数”，只有阴阳平衡了，人体才能保持健康。如果阴弱于阳，就会生内热；而阳弱于阴的话，人体就会偏寒。中医理论认为，生命的状态是否稳定完全取决于阴阳的平衡，养生的宗旨最重要的就是维护生命的阴阳平衡，阴阳平衡是生命的根本。阴阳平衡，人体就健康；如果阴阳失衡，那么就会患病，就会早衰，甚至于死亡。

所以，我们要想获得稳定而持久的健康，就一定要调理阴阳，促使阴阳调和。那么，怎样调理我们的身体才能达到阴阳平衡的状态呢？中医认为，按照中医理论调整饮食结构，合理地摄取食物，并以脏腑为中心，通过系统调节来保持各内脏功能平衡协调，按照一年四季的变化规律和特点，根据不同年龄和性别特点，进行身心调节，从而使人体处于阴阳平衡的健康状态。

本书介绍了阴阳的基本原理与中医养生的对应关系，指出了养生的宗旨就是要维护身体的阴阳平衡。在中医阴阳寒热理论的基础上，讲解了不同人群不同的养生方式，介绍了使身体阴阳平衡、寒热进退的调养方法。指导人们春夏养阳，秋冬养阴，用温凉寒热不同属性的食物来调节身体达到平衡。大家可以参考自身的实际情况，在相关人士的指导下，运用本书中的调理方法对身体的阴阳进行适当调治。

目录

第一篇　万病只有一个原因：阴阳不调

第二篇　阴阳是个总纲，寒热左右健康

第四篇　食物调阴阳法——食补养生调阴阳

第五篇　脏腑调阴阳法——藏泻互补保健康

第一篇

万病只有一个原因：阴阳不调

第一章　阴阳与养生的关系

中医与阴阳的关系

中医认为，治病的目的就在于通过调节人体的阴阳，使其达到平衡状态。这样一来，了解阴阳学说的内容对于理解中医来说，就有着至关重要的帮助。阴阳学说的基本内容包括以下几个方面：

1. 阴阳是相互对立制约的

对立，就是说双方性质相反，是死对头，如天为阳、地为阴；白天为阳、黑夜为阴；上为阳、下为阴；热为阳、寒为阴等。任何事物，都是对立存在于宇宙间的，但是，事物的阴阳属性不是绝对的，而是相对的，必须根据互相比较的条件而定。就人体而言，体表为阳，内脏为阴；就内脏而言，六腑属阳，五脏为阴；就五脏而言，心肺在上属阳，肝肾在下属阴；就肾而言，肾所藏之“精”为阴，肾的“命门之火”属阳。由此可见，事物的阴阳属性是相对的。

制约，就是说由于两方对立，就可以牵制、约束对方。就像草原上的兔子，如果没有狼来制约，那么兔子就会无限繁殖下去，迟早要把草原给吃光的，没有兔子，狼也就不能活下来了。

2. 阴阳存在消长和平衡

阴阳双方是在永恒地运动变化着，双方的力量不可能是每时每刻都完全对等的，会不断出现“阴消阳长”与“阳消阴长”的现象，这是一切事物运动发展和变化的过程。例如：四季气候变化，从冬至春至夏，由寒逐渐变热，是一个“阴消阳长”的过程；由夏至秋至冬，由热逐渐变寒，又是一个“阳消阴长”的过程。由于四季气候阴阳消长，所以才有寒热温凉的变化，万物才能生长收藏。如果气候失去了常态，出现了反常变化，就会产生灾害。

平衡，是说以上的这种你消我长，在全过程来看，总体上是力量平衡的。比如一个昼夜，在正午时分，太阳当空，是光明（阳）的成分最多而黑暗（阴）的成分最少的时候，但正午一过，黑暗的成分就开始慢慢增长，而光明的成分慢慢减少，等到黄昏太阳西斜，则黑暗和光明的成分基本相当了，再往后夜晚降临，黑暗处于优势，到子夜黑暗的成分到达顶点，而光明的成分降到最低；但随后，光明的成分开始增长而黑暗的成分开始减退，到早晨光明又超过了黑暗。一整天，光明和黑暗就是处在这样一种你消我长的过程中，但总体来看，二者的力量是基本相当的，也就是说是平衡的。

3. 阴阳是“互根”和可以互相转化的

中医认为“阳根于阴，阴根于阳”，这正如“祸兮福所倚，福兮祸所伏”，也如再黑的夜也有星光，太阳当空也会有阴影，再寒冷的冬天也有阳光下的一些暖意，再炎热的夏天也有风吹过的清凉一样，阴阳是互根的，没有阴，也就谈不上有阳。如果单独的有阴无阳，或者有阳无阴，则一切都归于静止寂灭了。

由于阴阳互根，在条件转变时，事物总体的阴阳属性就可以互相转化。《素问》所谓“重阴必阳，重阳必阴”“寒极生热，热极生寒”，正如夏天炎热到了极点，就会开始凉爽，向秋天过渡；冬天三九严寒之后，春天就将来到。可见，阴阳互根与转化从另一个侧面说明了阴阳的消长平衡。

通过上面的论述我们可以知道阴阳有和谐的一面，也有冲突的一面，对于阴阳我们应该保证它们的平衡，从而达到养生长寿的目的。

阴阳平衡是五行和谐的基础

我们在很多中医著作中经常会看到“四时五行”，我们知道四时指的是四季，那么五行指的是什么呢？《说文解字》中说：“行，道也。”这里的“行”是指4个方向、4种行动的意思。如果说一个人站在这个“行”字的中央，也就相当于站在十字路口，这时面临着5种选择：前进、后退、左拐、右行、不选择。从字面上看，“行”字本身就是4种行动方向的象形，当然同时也就包括了那个无形的“中”。五行与“金、木、水、火、土”有什么关系呢？中医典籍《黄帝内经》认为，凡是天地之间，四方上下之内的一切事物，无论是地上划分的九州，或者是人体中的九窍、五脏、十二关节，都是与自然界阴阳之气相互贯通的。由自然界阴阳之气变化而产生了金、木、水、火、土五行，并且可以根据五行的性质，将一切事物加以概括和分类。《黄帝内经》说，“东方生风，风生木”“南方生热，热生火”“中央生湿，湿生土”“西方生燥，燥生金”“北方生寒，寒生水”。这样，五行便演变成了我们所说的“金、木、水、火、土”。从中医观点来看，阴阳平衡是五行和谐的基础。五行之间同样保持着阴阳消长转化的关系，其中，金、木、水、火、土又分阴阳。中医认为，只有阴阳保持平衡，五行之间才能保持和谐。

“金曰从革”：从者，顺存，革者，变革，指金有克刚、清润、变革之特性，凡具有清润、敛降特性者统属“金”；“木曰曲直”：指树木生长的状态，有升发、向上、向外、舒展等特性，凡具有升发、向上、向外、舒展之特性的事物均属“木”；“水曰润下”：指水有滋润或向下的特性，凡具有寒凉、滋润、向下特性的事物统属为“水”；“火曰炎上”：炎上指火具有温热、上升之特性，凡具有温热、升腾、向上之特性的事物均属“火”；“土曰稼穑”：稼为育种，穑为收获，指土有播种和收获的作用，凡具有生化、承载、受纳特性的事物均属“土”。五行相生相克：即五行顺位相生，金生水、水生木、木生火、火生土、土生金；五行隔位相克，金克木、木克土、土克水、水克火、火克金。五行相生相克，有利于保持阴阳的相对平衡。生与克是紧密联系、相互依存的。无生，就不足以保持旺盛的生命力；无克，就不足以保持平衡，从而形成紊乱。中医有“虚则补其母，实则泻其子”的治疗方法，根治的办法常常是治母也治子。有一位针灸医师曾为一位患者治疗腰痛病，扎针20天之后，患者的腰痛渐渐痊愈，甚至连原本的咳嗽也好了很多。这是由于金生水，肺金是肾之母，因此治其子竟将母病也治好了。值得一提的是不一定所有人都适合这个方法，因为人体是复杂的。

如果想要五行和谐，就一定要注重食补。《黄帝内经》认为：黑色食品入肾和膀胱；红色食品入心和小肠；白色食品入肺和大肠；黄色食品入脾、胃；绿色食品入肝、胆。所以说，肾虚者宜多吃黑芝麻、黑木耳之类的黑色食品；肝病者要多吃青菜和水果；脾胃病、肺病患者宜吃黄色与白色食品，如胡萝卜、黄豆、百合、银耳、莲子等；心脏病患者宜吃荔枝（壳红）、红皮花生米等。不过，这些只是一般规律，生活中选择进食时要注意因人而异，补也要补得适当，要注意饮食多样化，不宜挑食、偏食、滥食，否则人体会发生紊乱，造成阴阳失衡，疾病也就会紧随而至了。

阴阳是中医八纲辨证中的总纲

近年来，在中国、在西方，甚至在全世界，中医的地位逐渐上升，这是为什么呢？因为中医自身存在着不可磨灭的生命力，这种生命力是它在治病救人方面的功绩。阴阳学说是中医理论的核心，也是中医理论的根本。我国古代的医学家，在长期医疗实践的基础上，将阴阳学说广泛地运用于医学领域，用以说明人类的生命起源、生理现象、病理变化，指导着临床的诊断和防治，成为中医理论的重要组成部分，对中医学理论体系的形成和发展，都有着极为深远的影响。可以说，没有阴阳学说就没有我们现在的中医。

《素问·阴阳应象大论》中这样说：“阴阳者，天地之道也，万物之纲纪，变化之父母，生杀之本始，神明之府也，治病必求于本。”什么是“本”？这里的“本”指的就是阴阳。而所谓的天地之道，就是探讨宇宙万物生息变化的自然规律，应用到我们人体就是阴阳两纲，并在此基础上引申出的表里、虚实、寒热六要，至此为中医中的八纲辨证。

我们研究中医时，离不开天地，而阴阳是天地之道，是万物的纲纪，没有什么东西可以离得开阴阳。阴阳是变化的根本，一切事物的变化都离不开阴阳。阴阳是中医认识疾病的总纲。中医对人体的结构、功能、人体的病理变化，都是用阴阳理论进行解释的。而且中医诊断中的八纲辨证最后还是要归结到阴阳这个根本上来。“六要”可分属于阴阳，所以八纲应以阴阳为总纲，如阳证可概括表证、热证、实证，多见于正邪两旺，抗病力强或疾病初期；阴证可概括里证、寒证、虚证，多见于正邪两衰，抗病力低或疾病的后期。

中医诊病治病之根本，全在阴阳辨证，而后是虚实、表里、寒热。明代名医张景岳说：“凡诊病施治，必须先审阴阳，乃为医道之纲领，阴阳无谬，治焉有差。医道虽繁，而可一言蔽之者，曰阴阳而已。”所以中医在临床诊病中之首务，在于辨明是阴证还是阳证，如果失去这个前提，后面的事情也许全是错误，因为失去了根本。一位中医水平的高低，也就在于鉴别病因和病机是属阴还是属阳的能力。

中医几千年前的法则为什么还可以治今天的病？它的真正精髓就在于——辨证论治。人们在诊断病情时，如说话声音比正常洪亮者属阳，声音低微者则属阴；面部色泽比正常人偏鲜明者通常属阳，面色晦暗者则属阴；如果脉搏跳动比平时速度更快、位置更表浅、力量更大的属阳，相反脉搏跳动更慢、更深、力量更小的则属阴等。

中医通过这些内容辨证施治，就可以逐步辨清疾病的部位、性质、程度以及病理变化趋势等，从而进一步区分整个疾病的阴阳属性。如疾病的位置在人体的浅表，疾病是由于人体阴阳物质或功能比正常偏多引起的（中医称为实证），病人体温升高或自己感到身体发热（称为热证）之类的疾病属阳；而相反，病位更深的里证、虚证、寒证则属阴。

既然疾病是由于阴阳失去平衡引起的，那么治疗疾病也应围绕调整阴阳来进行，目标是恢复阴阳的平衡协调。因此，如果是寒病（阴），就用可以发热的药（阳）来平衡；反之，热病要用寒药来治；如果是阴阳某方面绝对过剩，就用有驱除作用的药，把多出来的部分“泻”掉；如果是阴阳某方面相对不足，就用有补益作用的药来补足……这些都是中医“热者寒之”“寒者热之”“实者泻之”“虚者补之”等治疗原则，这些原则也是根据阴阳关系而确定的。即使治疗疾病所用的药物，也要分阴阳属性，如寒凉性药物属阴，温热性药物属阳等。

阴阳学说贯穿了中医学理论的各个方面，是中医学最基本的概念和思维方式。阴阳的概念在现代人眼中也显得有点太玄妙神秘，似乎很难理解，但其实只要了解了中国古代哲学的独特思考方式和思考角度，理解阴阳概念其实并不难。

健康长寿的根本：“法于阴阳，和于术数”

在《黄帝内经·素问》中，有这样一段记载：

一天，黄帝问岐伯：“余闻上古之人，春秋皆度百岁，而动作不衰；今时之人，年半百而动作皆衰者，时世异耶？人将失之耶？”

岐伯答道：“上古之人，其知道者，法于阴阳，和于术数……”

事实上，“法于阴阳，和于术数”，这八个字就是《黄帝内经》提出的日常养生保健的总原则。对此，我们需要先介绍一下何为“阴阳”。

经常听到人们说“阴盛阳衰”或者“阴阳调和”，但是真正了解阴阳的人却很少。其实，阴阳是我国古代的哲学概念，是事物相互对立统一的两个方面，它是自然界的规律。

中医认为：“阴”代表储存的能源，具体到形上包括血、津液、骨、肉，性别中的雌性等，而“阳”则代表能源的消耗，是可以通过人体表面看到的生命活力，无形的气、卫、火，性别中的雄性等都属于阳，而“阳”的这种生命活力靠的是内在因素的推动，即“阴”的存储。

“阴阳”的收藏相当于人体内部的新陈代谢，是吸收和释放的过程。阴的收藏是合成代谢，而阳却是分解代谢。总结起来就是“阴成形阳化气”，比如我们吃的食物就是属“阴”，食物进入体内就会被消化吸收，供养生命活动的需求，这就是“阴成形”的过程，是一个同化外界物质向内的过程；而人吃饱后会感觉精力充沛，整个人显得很有活力、很精神，做事的时候思维也比较敏捷，这就是“阳化气”的过程，即消耗体内有形物质而释放能量的过程。

所谓“法于阴阳”,就是按照自然界的变化规律而起居生活,如“日出而作,日落而息”、随四季的变化而适当增减衣被等。所谓“和于术数”，就是根据正确的养生保健方法进行调养锻炼，如心理平衡、生活规律、合理饮食、适量运动、戒烟限酒、不过度劳累等。

“法于阴阳，和于术数”，实际上整部《黄帝内经》都在诠释这八个字，这个养生之“道”不是抽象的、虚空的，它就实实在在地表现在我们每一个人普普通通的日常生活中。希望那些不注重自身健康的人要学会“法于阴阳，和于术数”，不要等到失去健康再后悔不已。

所以说，想要健康的生活习惯，主要还要靠自己调节，虽然实施起来会有困难，但只要坚持，就会看到好的结果。

中医不是治病而是调理阴阳

现实生活中，经常有这样一些案例，比如有一个人感觉不舒服了，老中医就会用中草药给其熬药喝，或者用针灸的方法就让其恢复健康了。这是为什么？这是因为这个人在平时饮食、起居中，破坏了身体的平衡，老中医用针灸、药物帮助其身体恢复了平衡，从而把病祛除。

中医的精髓是辨证施治，最重要、最核心的东西就是一分为二，也就是阴阳。阴阳是看不到、摸不着的，但却是我们身体的“内核”，我们的方方面面都要围绕它，如果离开了它，我们的世界将会是一片混沌，我们将不会有生命，健康也就无从说起了。

相信大家都听说过这样的理论：“西医治标，中医治本。”中医怎么治本呢？通过什么来治本呢？其实，这个“本”就是指的阴阳，意思是治病还是要在阴阳里寻求。

一直以来，中医都是以阴阳五行相生相依的原理指导养生防病治病的。中医的神奇其实就在于它调节了人体的阴阳动态平衡，同样的发热，可能不是用同样的治疗方法，而是因人而异，这是“同病异治”。如同是痢疾病，有属湿热和虚寒等不同的“证”，要用不同的治疗方法；而不同疾病，只要证候相同，便可以用同一方法治疗，这就是“异病同治”。如有3个患者，医生在他们的处方中开了一样的药。这时病人会问：我是高血压，他是失眠，另一个人是眩晕，怎么给我们开了一样的药呢？但从脉象上看，这3个人是同一个“证”。中医学运用辨证论治的规律，不在于病的异同，而在于“证”的区别，不同的证治法不同，相同的证治法相同。

中医认为，人体内部其实是一个有机的统一整体，在组织结构、生理功能、病理变化上都相互联系、相互协调和相互影响，并认为人体与外界自然环境也是一个相适应的统一整体，并且这个统一整体必须符合阴阳平衡的原则。在诊治疾病上，要求从整体观念出发，通过查看五官、形体、舌脉等外在表现，可知道体内阴阳变化，进而确定如何治疗。总而言之，从某种意义上说，中医不是在单纯地有病治病，而是在帮助患者调整体内的阴阳，从而使其达到平衡的状态。

阴阳为万物生存法则，阴阳平衡即养生

明代杰出医学家汪机说：“阴阳之道，天地之常道。术数者，保生之大伦，故修养者必谨先之。”因此，如果我们想养生和治病达到良好的效果，就必须先从平衡阴阳开始。那么，究竟什么是阴，什么是阳呢？

阴阳的观念，很早就出现了。

史书记载，在周幽王时，有一次发生地震，百姓恐慌不已。幽王向大臣询问地震的原因，大臣伯阳甫解释说，是因为天地之气失序，“阳伏而不能出，阴迫而不能蒸”。意思是说，地下的阳气伏在阴气的下面，被阴气所逼迫，想出出不来，两股力量争斗，所以发生地震。

可见，当时阴阳的概念已经被用来解释自然现象。其实，阴阳的原始意义很朴素，所谓山之南、水之北为阳，山之北、水之南为阴，其根据就是日光的向背——面向太阳的一面为阳，背对太阳的一面为阴。

后来，阴阳从早先描写具体状态的概念逐渐延伸成一种概括性的概念。例如，高的地方容易照到阳光，照到阳光的地方总是温暖、明亮、生命旺盛……这些就都属于阳。反之则属于阴。概括地说，凡是积极的、运动的、热烈的……就属于阳；凡是消沉的、静止的、冷凝的……就属于阴。

万事万物都有阴阳，那么人也不例外。如：体表与内脏相对，体表在外为阳，内脏在里为阴；内脏之中，位置高（以膈肌为界线）的心、肺为阳，位置低的肝、脾、肾为阴；脏与腑相对，腑的功能通达、运动为阳；脏的功能收藏、沉静为阴……

阴阳还可以概括人的生理功能。人体的物质基础（血肉筋骨）属阴，而生理功能活动（如心要跳动、肺要呼吸）属阳，二者互相依存，协调运作。生理功能活动（阳）的发生，必然要消耗一定的营养物质（阴），而营养物质（阴）的吸收，又必须依赖于脏腑的功能活动（阳）。

正常情况下，人体中的各种阴与阳之间保持着相对的平衡协调状态，如《黄帝内经》所说的“阴平阳秘”。但是，一旦由于某种原因，导致了阴阳的平衡被打乱，疾病就发生了。疾病的实质就是人体内阴阳的失衡。

既然疾病是由于阴阳失衡引起的，那么，治疗疾病就应该围绕调整阴阳来进行，目的则是为了恢复阴阳的平衡与协调。《素问》阴阳应象大论说：“阴阳者，天地之道也，万物之纲纪，变化之父母，生杀之本始，神明之府也，故治病必求于本。”意思是说，阴阳是一切事物的根本法则，事物的生成和毁灭都是来自于这个根本法则，所以要想治好病，就必须从这个根本问题——阴阳上求得解决。养生也是这个道理，必须从调理阴阳上着手，通过各种方法维护人体的阴阳平衡。

掌握阴不足的警讯，及时阻止疾病入侵

“阳常有余、阴常不足”是元代名医朱丹溪对人体阴阳认识的基本观点，在中国传

统养生史上占有重要地位。此观点是他运用“天人相应”的理论，通过分析天地、日月的状况，人体生命发生发展的过程和生理特点的一般倾向而得出的结论。

朱丹溪认为，世界万物都有阴阳的两面，天为阳，地为阴，日为阳，月为阴。天大于地，太阳始终如一，而月亮却有阴晴圆缺，从这个自然界来说，就是“阳盛阴衰”的体现，人是自然界的一部分，当然也存在着这种状况。

朱丹溪还认为：“人受天地之气以生，天之阳气为气，地之阴气为血”，故气常有余，血常不足，在人的生命过程中，只有青壮年时期阴精相对充盛，但青壮年时期在人生之中十分短促，故人这一生多处于阳有余而阴不足的状态。为什么青壮年时期阴精相对充足呢？阴气难成，因为只有在男十六女十四精成经通后阴气才形成，阴气易亏，“四十阴气自半”，男六十四、女四十九，便精绝经断，从这个时候开始，人的阴精也就越来越少，所以，“阴气之成，止供给得三十年之视听言动已先亏矣”，这是时间上相对的“阴不足”。

不仅如此，人还往往受到外界诸多因素的影响，如相火妄动就可引起疾病，而情欲过度，色欲过度，饮食厚味，都可引起相火妄动，损耗阴精。《色欲箴》中指出“珣眛彼者，徇情纵欲，唯恐不及”，阳既太过，阴必重伤，精血难继，于身有损，“血气几何？而不自惜！我之所生，翻为我贼”。这是从量的对比上理解“阴不足”。朱丹溪感叹，“中古以下，世风日偷，资禀日薄”的社会风气，强调无涯情欲的“阳”与难成易亏的生殖物质的“阴”，存在着这种难以摆平的“供求”关系。

另外，现在为生活和工作奔波的人，由于大量消耗身体的能量，人体中的气血只能够维持日常工作或活动需要，一般的疾病侵入时，人体并不抵抗，疾病长驱直入，由于没有抵抗的战事，因此也没有任何不舒服的疾病症状，但是会在人体的肤色、体形及五官上留下痕迹，有经验的医生就能够识别出来。许多人都觉得自己非常健康，有无穷的体力，每天忙到三更半夜，尽情透支体力也不会生病，这种现象就是典型的阴虚，透支阴而不自知，等到大病来侵时则悔之晚矣。

所以，在日常生活中，我们要多储蓄能源，好好保护我们的“阴”，不要以为精神好、身体壮，就随意消耗，其实很多时候我们都在透支而不自知。

那么当我们的身体阴不足时，身体是如何提醒我们的呢？

1. 喜欢吃味道浓的东西

现在社会上有越来越多的“吃辣一族”，很多人没有辣椒就吃不下饭。这在中医上怎么解释呢？一般有两个原因：一是人的脾胃功能越来越弱了，对味道的感觉也越来越弱，所以要用浓的东西来调自己的肾精出来，用味道厚重的东西帮助自己调元气上来，来帮助运化，说明元气已经大伤，肾精已经不足。另外一个原因就是现在人压力太大，心情太郁闷了，因为味厚的东西有通窜力，而吃辣椒和大蒜能让人心胸里的瘀滞散开一些。总而言之，我们只要爱吃味道浓的东西，就表示身体虚了。

2. 年纪轻轻头发就白了好多

走在大街上我们会发现，好多年轻人就已经有了白头发，这是怎么回事呢？中医认为，发为肾之华。华，就像花朵一样，头发是肾的外现，是肾的花朵。而头发的根在肾，如果你的头发花白了，就说明你的肾精不足，也就是肾虚了。这时候就要补肾气了。

3. 老年人小便时头部打激灵

小孩和老人小便时有一个现象，就是有时头部会打一下激灵。但是老人的打激灵和小孩的打激灵是不一样的。小孩子是肾气不足以用，肾气、肾精还没有完全调出来，所以小便时气一往下走，下边一用力上边就有点空，就会激灵一下；而老人是肾气不足了，气血虚，所以下边一使劲上边也就空了。所以，小便时一定要咬住后槽牙，以收敛住自己的肾气，不让它外泄。

4. 下午 5~7 时发低热

有些人认为发高热不好，实际上发高热反而是气血充足的表现。气血特别足的话，才有可能发高热。小孩子动不动可以达到很高的热度，是因为小孩子的气血特别足。人到成年之后发高热的可能性就不大了，所以，发低热实际上是气血水平很低的表现，特别在下午 5~7 时的时候发低热，这实际上是肾气大伤了。

5. 成年人了还总流口水

我们知道，小孩子特别爱流口水，中医认为，涎从脾来，脾液为“涎”，也就是口水。脾属于后天，小孩脾胃发育尚弱，因此爱流口水。但是如果成年人还总是流口水，那就是脾虚了，需要对身体进行调养了。

6. 迎风时眼睛总是流眼泪

很多人都有迎风流泪的毛病，但因不影响生活，也就不在意。在中医里，肝对应泪，如果总是迎风流泪的话，那就说明肝有问题了。肝在中医里属厥阴，迎风流泪就说明厥阴不收敛，长时间下去，就会造成肝阴虚，所以遇到这种情况，要及时调理，以免延误病情。

7. 睡觉时总出汗

睡觉爱出汗在医学上称为“盗汗”。中医认为，汗为心液，盗汗多由于气阴两虚，不能收敛固摄汗液而引起，若盗汗日久不愈，则更加耗伤气阴而危害身体健康。尤其是中青年人群，面临工作、家庭的压力较大，体力、精力透支明显，极有可能导致人体自主神经紊乱，若在日常生活中不注意补“阴”，则必然受到盗汗症的“垂青”。

8. 坐着时总是不自觉地抖腿

有些人坐着的时候总是不自觉地抖腿，你也许会认为这是个很不好的毛病，是没有修养的表现，但其实说明这个人的肾精不足了。中国古代相书上说“男抖穷”，意思是男人如果坐在那儿没事就抖腿，就说明他肾精不足。肾精不足就会影响到他的思维；思维有问题，做事肯定就有问题；做事有问题，就不会成功；做事总是不成功，就会导致他的穷困。所以，中国文化强调考查一个人不仅要听其言，还要观其行。

9. 到春天了手脚还是冰凉的

有很多人到了春季手脚还是冰凉的，这主要是由于人体在冬天精气养得不足造成的。我们知道，春季是万物生发的季节，连树枝都长出来了，人的身体也处于生发的阶段，但是人体肾经循行的路线是很长的，人的手脚又处于身体的末端，如果冬天肾精藏得不够的话，那么供给身体生发的力量就少了，精气到不了四肢，所以也就出现四肢冰冷的症状了。这时候就需要我们补肾了。

以上所说的这些现象，都是阴不足的表现，都是在警告我们要对身体状态做出改变了，否则情况就会进一步恶化，疾病也就会趁“虚”而入了。

分清阴阳，才能找到正确的养生方法

有这样一名女性患者，她的更年期症状十分明显，时有多汗、烦躁、心情不佳、头晕等症状。有人告诉她，这是肾亏的表现，应当适当进补，她就根据别人的建议服用桂圆、大枣、核桃等，可是越补汗越多，心情也没有好转的迹象，反而越来越烦躁不安，后来还出现了血压偏高等症状。为什么会这样呢？这是因为她没有弄清楚自己体质阴阳失衡的性质和程度。她的一系列病症属于“肾亏”，但是在中医看来“肾亏”分肾阴不足与肾阳不足，即所谓的“肾阴虚”和“肾阳虚”，这两者是有本质区别的。

一般更年期女性多为“肾阴不足”，阴不足则见“虚火”之象，出现汗多、烦躁、心慌等症状。既然有“虚火”，就不可再用温热之性的食物，只可食用莲子、百合、绿豆等性凉的食物，所谓“以水（寒）灭火”。也有一些更年期女性是肾阳不足，成为实火，就需要清热解毒。为了便于理解，下面介绍一些简单的方法来帮助大家判别自己的体质是偏阴还是偏阳。

1. 阴性体质

（1）畏寒怕冷，喜暖喜热。

（2）皮肤较白，欠光泽或略显苍白。

（3）说话语速慢，声音小，易沙哑。

（4）尿液颜色浅而透明，量多。

（5）四肢不温，手掌、手指细长绵软。

（6）体形肥胖或是细瘦高挑。

（7）身体僵硬、缺乏柔韧性。

（8）性情温驯，不爱说话。

（9）行动缓慢，不爱活动。

（10）不爱喝水或只爱喝热水。

（11）运动时不流汗或少流汗。

（12）肌肉松弛、虚胖。

（13）皮肤温度较低，爱洗热水澡。

（14）感冒时很少出现发热。

（15）发质干，早生白发。

2. 阳性体质

（1）喜冷喜寒，不耐热暑。

（2）皮肤颜色发红而滋润或多油脂。

（3）语速较快，声音洪亮且富有激情。

（4）尿液颜色深而黄，量少。

（5）四肢温暖，手掌方正厚实有力。

（6）五短身材，肌肉丰满、结实。

（7）身体柔软，屈曲性佳。

（8）活泼乐观，急躁易怒。

（9）行动快而矫健，喜爱运动。

（10）喜爱喝水，爱喝凉茶、吃冷饮。

（11）容易发热流汗，体味较重。

（12）肌肉丰满，胖而且结实。

（13）皮肤温度较高，爱洗温水、冷水澡。

（14）一旦感冒就会发热。

（15）头发油脂多，脱发早。

说明：上述阳性体质和阴性体质的特征各15个，选择一下，看你哪一类的特征吻合较多，就属于哪类体质。当然，也有一些人并不严格属于这两类体质之一，而是介于两类体质之间的平和体质。

阳气的强弱决定着我们生命的盛衰

相信大家都见过太极图吧，太极图一边是阳，一边是阴。它们相互转化，互相制约，阴极则阳，阳极则阴，阴中有阳，阳中有阴……阴阳之间不用一根直线划分而用反S线，这就象征了万事万物都是变化的。世界上所有的事物都是盛极必衰，衰极必盛，我们生命的活动也遵循着这个规律。

阴和阳是《易经》中的核心理论，也是易经的至宝。《易经》中有很大部分都是讲的阴阳的关系。《易经》里说“阴阳之意配日月”，意思是阴阳的道理是和日月相配的。我们来看看“阴”和“阳”这两个字的结构。“阴”字，左边是个耳刀旁，右边是个月亮的月。“阳”字呢，左边一个耳朵，右边一个“日”——太阳。这两个字的意思就是阴阳之意配日月。所以《易经》说“立天之道曰阴与阳”，就是说天体宇宙的运动产生阴阳，阴阳就来源于宇宙运动。《易经》还讲到“一阴一阳谓之道”，这句话的意思也是说，天下的万事万物都是由阴和阳组成的。

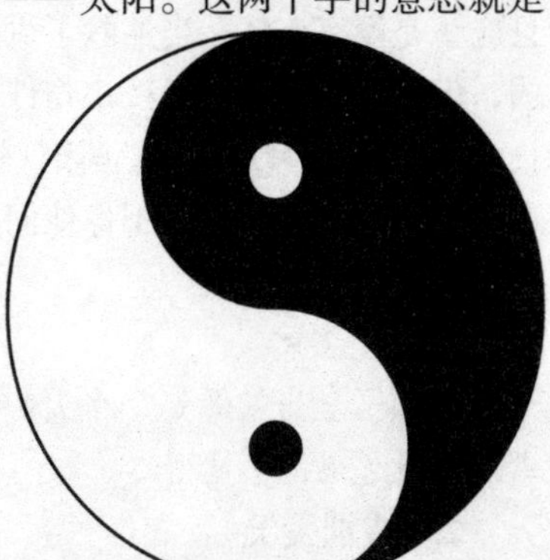

太极图

《易经》中提出了生命的起源是“气”，告诉我们一生当中都要保养“气”。在“气”的基础之上，易经又提出了一个非常重要的理论，这就是——太极阴阳气化，我们把它叫作太极生命钟。

在了解太极生命钟之前，我们先来看一看“太极图”。太极图看似简单，却浓缩了《易经》最高深的阴阳哲理——阴阳之间，永远进行着对立和统一的运动。这是一个哲学的大道理，也是世间万事万物运动的大道理。太极图一边是阳，一边是阴。这象征了阴阳平分天下，天下的万事万物都是阴阳的运动，都是阴与阳的合抱体，它们互相转化，互相制约，阴极则阳，阳极则阴，阴中有阳，阳中有阴……

阴阳之间对立制约、互根互用并不是一成不变的，而是始终处于一种消长变化过程中，双方在一定的条件下可以互相转化，即所谓物极必反。人的阳气也是这样的，阳气存在于人的一生当中，它的强弱决定着人的生命的盛衰。也就是说，阳气的盛衰决定着生命的强弱。这一生命的规律我们就把它叫作“太极生命钟”。而且，太极生命钟告诉了我们三个重要的启示。首先，我们一生当中都要保养我们的阳气，因为它的盛衰决定着我们生命的强弱；其次，中年的时候是人的阳极，因为阳极必阴，阳极就开始生阴了，阳气就会逐渐减弱，阴气就逐渐增加，就像这个太极生命钟一样，所以我们在中年的时候就要注意防止衰老了；最后，养生必须注意协调阴阳，只有达到阴阳平衡才算是做到了正确地养生。

人增一分阳气，就多一分寿命

中医认为，人类从出生到成长再到衰老的过程，就是阳气减少、阴气增加的过程，所以，增强阳气就能延缓我们的衰老。俗语常说“人活一口气”，这里的气指的就是阳气，人有阳气，才能够维持身体各个器官的运转，以支撑人的生命；阳气没了，人也就没得救了。

阳气是我们的元气、正气，是我们安身立命之本。《黄帝内经》中说：“阳气者，若天与日，失其所则折寿而不彰。”《扁鹊心书》中也说：“阳精若壮千年寿，阴气如强必毙伤。”这些中医典籍都很明白地告诉我们这样一个道理，就是说如果一个人阳气不足，肯定寿命不会太长。既然阳气的盛衰事关我们的生死，那么，怎样才能更好地保阳、增阳，从而延续生命呢？

古人把婴儿称为“纯阳之体”，这是因为每个人刚生下来时，阳气都很充足的，而且应该是没有疾病，当然除了少数患有先天疾病的人。老子曾经说过，婴儿虽然筋骨柔弱，但是可以紧紧地抓住小物件，这是他阳气旺盛的表现；婴儿出生后经常整天号哭不止，嗓子却不会沙哑，这是阳气畅通的表现。家里有小孩子的人应该都会有这样的体会，那就是孩子很多时候并不像他们外表看起来那么柔弱，而且他们的某些表现常常令大人们也会感到不可思议。

1. 不怕冷

小孩子全身就像一个小火炉一样，蕴藏了无尽的热量，无论冬天下多大的雪，他在雪地上玩起来都不觉得冷。

2. 特别爱笑

高兴是人体阳气充足的表现，据统计，孩子平均一天要笑 170 次，他们的笑是发自内心的，是纯纯净净没有一点虚伪的笑容。这种笑具有巨大的感染力，以至于成年人看到孩子笑的时候，往往会不由自主地跟着笑起来。

3. 精力旺盛，能折腾

孩子连续玩上一整天都不觉得疲劳，陪着玩的大人却往往先扛不住了。

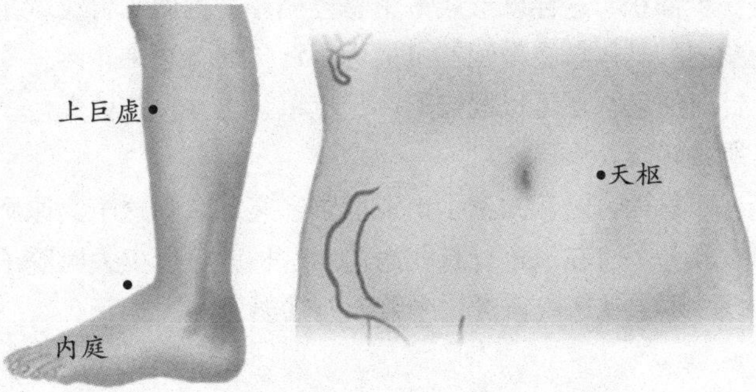

内庭穴、天枢穴、上巨虚穴

虚证要增阳，实证要减阴

在中医理论看来，治病应该遵循“实证减阴，虚证增阳”这个大原则。也就是说，一切虚损不足的疾病都可以用增阳法来调，一切邪盛有余的疾病都可以用减阴法来治。下面，我们来具体了解一下中医的这个治病大原则，以便日后可以更有针对性地调治自己的身心，更好地维护健康。

虚证，就是五脏六腑气血不足造成的疾病，具体地说，脸色发白、容易感觉累、心慌、觉得气喘不过来、一动就出汗、经常腹泻等，都是患有虚证的表现。用西医的话来说就是心律不齐、心脏缺血、肺气肿、慢性肝炎、慢性结肠炎、慢性肾炎、骨质疏松之类的疾病。中医认为阴虚发热、阳虚怕冷、血虚发燥、气虚无力等都属于虚证的症状。每当身体出现这些症状的时候，就说明体内的阳气已经损耗得比较厉害，必须得增阳了。

举个例子，比如一个女孩子，年纪轻轻的却睡不好觉，胃口也不好，经常头晕，晚上睡觉还出汗，月经量也少；并且舌苔很少，舌尖发红；脉动比较快，且细而无力。这些都说明这个女孩子心血不足，属虚证，应该要适当增阳，准确地说要适当养血。怎么办呢？可以自己揉心经的原穴神门和肾经的原穴太溪。神门可以直接养心血，太溪则是供应全身血液的大本营，这两个穴位配合着按摩就能补足她的心血。如果认为按摩起效慢，也可以在遵医嘱的情况下适当服用一些养心血的药，再同时配合按摩，慢慢地，虚证的症状就会消失不见。

实证，是指体内邪气亢盛而产生的疾病。大体可以分为两类：一种是外在的邪气过于亢盛而出现的各种外感疾病；第二种是体内的阴阳出现病态地亢盛，或者痰浊、瘀血、结石等因素聚集产生的各种症状。对应西医来说，则表现为各种急性炎症、水肿、结石、纤维化、肿瘤、高血压等。像高热、精神狂躁、说胡话、肚子剧痛、咳嗽多痰、便秘都是实证的表现。按照中医的理论，外来的邪气、体内亢盛的阴阳和瘀血、痰浊、结石之类的物质都是阴，这时我们就要通过减阴来改善病情。

举个例子，比如一个中年人平常就胃火盛，喝完酒以后开始牙痛，并且一直便秘，张开嘴就有一股异味，舌苔黄腻，脉象滑数……，他患上的是典型的胃火牙痛。火是向上走的，所以会有牙痛；胃火妨碍了脾胃的气机，大便就不通畅；大便不通畅，火就进一步郁积，这样就形成一个恶性循环。大便和胃火就是阴，这时候泄胃火、通大便就是减阴。具体怎么做呢？可适当用针灸的办法来止疼。取的穴位是：合谷、内庭、颊车。针对便秘，还可以取天枢、足三里、上巨虚三处穴位。扎上后，行针，疼痛程度就会有所减轻。

总而言之，知道了虚证增阳、实证减阴这个大原则，我们自己就可以有目的地运用按摩等手法在家进行自我医治，这样就可以少去医院了。不过，如果突发病情，还是应该立即前往医院就医，千万不能贻误了病情。

阴阳两种体质的养生要诀

中医认为，人的体质从大的方面来说分为阴性体质和阳性体质两种。这两种体质的人应该如何进行养生呢？下面我们来具体介绍一下。

1. 阴性体质者

阴性体质者的各个方面都以偏静为主，因此在调养时要侧重于让其活跃多动，经常接触阳光，但在运动时要注意不要做剧烈的活动，要根据自己的体质，适量而止。阴性体质者经常接触阳光，是为了采自然之阳气，补人体阳气之不足。最好住在阳光明媚的房间，阴冷环境会使身体热量散失过多，直接损耗阳气，使血管收缩，影响血液循环。阴性体质的人比较怕冷，是“春捂”的特别拥护者。即使在酷夏，也要少吹冷气。“秋冻”也要视情况而定。

“动生阳，静生阴”，阴性体质的人在形体锻炼方面，要以动功为主。比如跑步，但注意不要剧烈地跑，跑到微微出汗就可以，若是跑到喘不过气来，氧气供应不足，做无氧运动反而不好。当然，运动量也是因人而异，如果体质是偏阴性强一些，其在五行里是属水，则运动也可以适当加量。

在饮食方面，阴性体质者要注意吃一些偏阳性的食物。适宜进食的有两类：一类是热性的；一类是温性的。前者主要有辣椒、花椒、肉桂、干姜、茴香、香菜、羊肉、狗肉等；后者主要有韭菜、胡萝卜、芥菜、南瓜、大葱、大蒜、芦笋，还有一些水果，如桂圆、橙子、桃、荔枝、李子等。

阴性体质者体内阴气偏盛，相对于阳性体质而言，阴性体质者的身体功能偏弱，应当重点补阳气。中医认为肾主一身的阳气，脾主吸收营养，化生气血，是能量的源泉。所以改善阳虚体质应重点调补脾肾。选材可用：银杏、人参、肉桂、冬虫夏草、鹿茸、大枣等。不过，但凡是药物都有自己的偏性，所以除非是在医生的指导下，否则不要轻易自行进补，那不但起不到强身、健身的作用，反而会有害健康。另外，因为进补是为了帮助阳气的提升，是一个循序渐进的过程，所以进补时注意不要过量，过量会伤身，以身体能够逐渐吸收为宜，慢慢达到阴阳平衡。特别注意：人参、鹿茸、肉桂不适合高血压及脑血管硬化的人食用。

2. 阳性体质者

阳性体质的精神调养应以静养为主，因为阳性体质者多性情急躁，常常心烦易怒，这是阴虚火旺、火扰神明之故，因此应遵循《黄帝内经》中“恬淡虚无”“精神内守”之养神大法。平素在工作中，对于非原则性问题，尽量少与人争，以减少使自己情绪激动的机会，同时要少参加争胜负的文娱活动。因为精属阴，所以阳亢阴虚者要适当护阴，而性生活太过就会伤精损阴，所以要节制性生活。

阳性体质者多活跃好动，性情急躁，调养时应以静养为主。平时外出注意防热避暑，不宜做剧烈运动，适合细、匀、长等慢型运动。阳性体质者多阴虚，因此要注意保阴潜阳，多吃一些凉性偏阴的食物，少吃肥腻厚味、有燥烈偏性的东西。属寒性食物的有桑葚、马齿苋、蒲公英、苦菜、白菜、黄花菜、冬瓜、西瓜、苦瓜、紫菜、海带等。凉性食物中的玉米、梨、香蕉、白果、橄榄、菊花、丝瓜、黄瓜、萝卜、芋头、空心菜、豆腐、绿豆、木耳等。对于葱、姜、蒜、韭、薤、椒等辛味之品，阳性体质的人则应少吃。

阳性体质者往往阴虚，因此要注意多吃一些补阴的食物。如鸭肉，可滋阴养胃。《本草汇》说鸭肉“滋阴除蒸”，而《随息居饮食谱》中则称它能够“滋五脏之阴，清虚劳之热，养胃生津”。另外，鸡蛋、牛奶、梨、枸杞、银耳、黑木耳、蘑菇、绿豆芽、百合、葡萄、柚子等，都是很好的滋阴之物。

此外，阳性体质者多体形瘦小，而瘦人多火，经常会感到手心脚心发热，口咽干燥，畏热喜凉，冬寒易过，夏热难熬，因此在炎热的夏季应注意避暑。阳性体质者四肢温热，总比周围人穿得少，但不管怎样禁冻，肩、背、胸、腹这几个部位还是要保护好。

对于阴阳平和之人平时只要注意饮食起居合于常规，适度运动，劳逸结合，同时保持心情开朗就是最佳的养生方式了。

总而言之，不论是阴性体质，还是阳性体质，都是因为身体走了阴或阳的两个极端，呈现了明显的身体偏性才会导致身体不适甚至患病。所以，我们在日常生活中，要尽量借助环境、饮食等的力量对此进行适当调节，将靠近阴阳两个极端的身体恢复至平和体质，这才是阴阳两种体质养生调理的关键之所在。

第二章　身体平衡全靠调阴阳

阴阳为法，平衡养生

健康长寿是人们共同的美好愿望，也是人类高质量生存的表现。自古以来，人们追求健康长寿的方法五花八门，而传统中医认为，阴阳平衡才是健康长寿的基础。

关于阴阳平衡这个问题，《周易》和《黄帝内经》这两部经典都有表述。

《周易》提出了“一阴一阳谓之道”，就是说，万事万物的运动都是阴阳的运动，阴阳运动是万事万物的原规律。生命活动概莫能外，生命运动是阴阳运动。所以，中医学、养生学都以阴阳为核心。《周易》认为，阴阳相互作用是万事万物运动的根本，八卦和太极图都表明，阴阳运动维持着动态的相对平衡，正常的平衡被破坏就会导致精气神失调而产生衰老。

《黄帝内经》认为，阴阳是万物生杀的根本，阴阳是生命的根本。另外，《黄帝内经·素问》还提出了“法于阴阳，和于术数，食饮有节，起居有常，不妄作劳，故能神与形具，而终其天年，度百岁乃去”的健康长寿之道。意即一个人要想健康长寿，必须把握阴阳，顺应四时调节规律。

中医的阴阳学说还认为，人体的阴阳变化与自然四时阴阳变化协调一致，同时能保持机体与其内外环境之间的阴阳平衡，就能增进身体健康，预防疾病的发生，进而达到延年益寿的目的。中医学主张“治未病”和“以预防为主”的观点，旨在培养人体正气，提高抗病能力，防止病邪侵害。所谓“正气存内，邪不可干；邪之所凑，其气必虚”，就是这个道理。

当然，阴阳平衡所涉及的面是广泛的。就是说，人要达到健康长寿的状态，身体和心理应保持好各种平衡，如心理平衡、代谢平衡、营养平衡、机体平衡、动静平衡等。如果这些方面处于相对平衡状态，可以说人的身体健康状况和情绪是好的；如果在某一方面或某些方面出现了严重的失衡，就会导致某些疾病的发生，或机体处于虚弱不健康状态。如果人体长期处于疾病之中而不能及时康复，或长期处于虚弱不健康状态，那么，长寿、安度晚年，只能是纸上谈兵。

为什么阴阳会失衡

中医理论认为，阴阳的平衡并非是一成不变的，而是很容易打破的，一旦放松警惕、疏于保养，就很容易导致阴阳失衡。凡事皆有因，我们的身体内部的阴阳活动为什么会出现失衡现象呢？主要有以下几个方面的原因：

1. 阴阳平衡是动态的平衡

人体内的平衡是动态变化的，阴阳平衡也是动态的平衡。所谓阴阳的动态平衡，是指阴阳双方的量的比例是不断变化的，但又稳定于正常限度之内的状态。这并不是说在正常的生理情况下，人体内的阴阳双方不存在相互排斥，而是阴阳双方的相互排斥在正常情况下表现不出来或表现不明显，人本身很难觉察出来。

相互对立的阴阳双方是互根、互补、互制、互化的，如果一旦有一方出现不足，或者有余，那么，另一方就会代偿弥补，假如我们代偿弥补失调，那么，阳气和阴精不能够维持正常的平衡，如此阴阳就容易失去相对的平衡。

2. 外感六淫可导致阴阳失衡

从季节气候变化角度来看，春夏为阳，秋冬为阴。气候中温热属阳，寒凉属阴。寒、热、温、凉是从四季气候的角度对气温的分类，实际上在自然界中还有其他各种复杂气候的变化，也就是阴阳学说中的阳中有阴、阴中有阳的错综复杂的变化。古人经过长期的观察、分析和归纳得出了气候变化的主要因素，可分为风、寒、暑、湿、燥、火六气。

正常的六气是不容易致病的，当气候变化异常，六气发生太过或不及，或非其时而其气以及气候变化过于急骤，或在人体正气不足、抵抗力下降时，六气才能成为致病因素，侵犯人体导致阴阳失衡，进而发生疾病。这种六气，相对或者绝对太过成为致病因素时便称为“六淫”。我们知道，淋雨了会感冒，忽冷忽热的天气会引起身体不适，冬季老年人易患哮喘，夏季儿童易腹泻……这些身体内部的失衡都与“六淫”有密切的联系。

3. 七情内扰导致阴阳失衡

强烈的情绪变化会导致阴阳平衡失调，影响人的气血正常运行，从而使得气血功能紊乱。《素问·举痛论》中说：“百病生于气也。怒则气上，喜则气缓，悲则气消，恐则气下，惊则气乱，思则气结。”在中医看来，七情分属于五脏，为五脏所主。正常情况下，喜为心志，怒为肝志，思为脾志，悲（忧）为肺志，恐（惊）为肾志，一旦七情中有一方出现问题，就会使得人的阴阳、气血、脏腑出现一些问题。

“范进中举”是七情致病的一个非常典型的例子。范进经历多次落榜的情况后，非常伤心，最后在得知自己中了举人后，又过度高兴，于是发起疯来（喜属火），手舞足蹈。这时范进杀猪的岳父胡屠夫来了，范进平时最怕胡屠夫（惊恐属水）。胡屠夫见范进这样，上去就是一巴掌。范进受到这种打击后，神志也恢复清醒了（水克火）。从中我们可以看出，不同的情志之间有着一定的关联，一种情志会对另一种情志产生制约作用，中医称之为“情志相胜”。

根据《黄帝内经》中五脏相克的关系，对应到情志上就是：怒伤肝，悲（忧）胜怒；喜伤心，恐（惊）胜喜；思伤脾，怒胜思；忧（悲）伤肺，喜胜忧（悲）；恐（惊）伤肾，思胜恐（惊）。“范进中举”中用的是“恐（惊）胜喜”，利用范进对岳父的惊恐心里来治疗他因过喜而出现的疯癫，以使他的神志清醒。

生活中经常有这样一些例子，比如，男人发火时，看到身边的女人哭了，就会心软不再发脾气了，这是“悲胜怒”在起作用；也有古代故事中讲女子千里寻夫，不畏沿途的种种困难，这是因为她内心思念丈夫的情绪早已战胜了恐惧。

4. 人体的不断老化加速了阴阳失衡

人的身体不断老化，从成长到衰老，失衡伴随人的一生。从生理的角度看，这是因为人的生命过程是一个新陈代谢的过程，但新陈代谢实际上是两个相反的力量与过程同时作用的结果。在成长的阶段，新细胞生成的数量与速度超过旧细胞死亡的数量与速度，所以人会长高，体重增加，内脏功能也会不断增强；到成年以后，这两种力量势均力敌，所以人的身高和体重与功能维持相对的稳定；到了晚年，新细胞生成的速度大大减慢，这就表现为人体的功能逐渐下降。此时，机体的平衡状态也越来越差，被打破的平衡也越来越多，人的病痛和疲倦感随着不同的失衡而产生，这是人体的自然规律。反之，如果我们能够维持身体的阴阳平衡，自然也就延缓了衰老的进程。

5. 其他因素导致阴阳失衡

生态环境被破坏、绿地减少、温室效应加剧、大气污染、电子产品污染、食物污染、噪音污染……这一切都严重破坏了我们体内的阴阳平衡。此外，我们还要为生活奔波、为工作拼命……一切的一切，使我们的身心不堪重负，心理的失衡会加重机体的连锁反应，阴阳失衡的现象就更加普遍和严重了。

阴阳要平衡，有补还得有排

现代人生活好了，有钱了，可以天天进补了，可是在补的同时又有多少人注意排呢？

以食进补是为身体进补，注入生命的活力，相反，没有人会重视排泄。我们要注意，补为阳，排泄为阴，人们每天的饮食既要补益，也要清理，这样才能维持生命的阴阳平衡。

当人体连续不断地从外界取得营养，但如果只吸收不排出，我们的身体就会成为一个垃圾场。这些垃圾是人从外界摄取食物、空气和水后，在新陈代谢过程中及生命活动中未被排出体外的、残存并滞积在体内的各种废物。人体的各种器官和细胞组织如果生活在这样一个环境下，必然会受到伤害。

《本草纲目》中说，平衡养生的方法有8个，即“汗、吐、下、和、温、清、消、补”。其中汗法是通过发汗以祛除外邪的一种治疗方法。吐法是通过引起呕吐祛除病邪的一种治疗方法，用于治疗痰涎、宿食或毒物停留在胸膈之上。而下法是通过泻下大便以祛除病邪的一种治疗方法，用于治疗实邪积滞肠胃、大便秘结不通的里实病症。和法是通过和解或调和作用以消除病邪的治疗方法。温法是通过温中散寒、回阳救逆等作用，使寒去阳复的一种治疗方法。清法是通过清解热邪的作用以祛除里热病邪的一种治疗方法。消法是通过消导和散结的作用，对气、血、痰、食、水、虫等所结成的有形之邪，使之渐消缓散的一种治疗方法。补法则是通过补益人体气血阴阳的不足，增强机体抗病能力的一种治疗方法。

中医认为身体有阴、阳二气，若阴阳不平衡，人就会上火。阳盛则热，热之极为火。但不是所有的火都是因为阳气太盛，阴虚也会导致火，不过这个火就是虚火了。对待这两种火，办法是不一样的。实热要用清法，而虚火当用温补。这就是补、泻的不同。其他方法也一样，要重视人的体质强弱。比如用消法，或先消后补，或先补后消，或消补兼施。

列举这八大治法，可能有的人会觉得略有些艰深难懂，其实养生的道理与治病的道理是相通的。简单说来就是既要补，又要泻。该补的时候补，该泻的时候泻。

进补如用兵，乱补会扰乱平衡状态

用食物进补有很多的好处，但进补必须遵照一定的法度，逾越它就可能达不到目的。尤其是现代人总是急功近利，做什么事情都恨不得一步登天。这个态度也被人们用到养生上，有的人听说食补好处多，就吃一些膏粱厚味、肥腻荤腥，再不就是买一大堆保健品，恨不得马上就把身体补好。其实，这些进补的方法是不科学的，不仅对身体没好处，甚至还会伤害身体。民间有谚："进补如用兵，乱补会伤身。"进补跟用兵一样，要用得巧、用得准才能击溃敌人，否则反而给对方以可乘之机。下面我们就列举几个进补的误区，给大家提个醒。

1. 胡乱进补

并不是每个人都需要进补，所以在决定进补之前我们应该先了解一下自己属于何种体质，到底需不需要进补。需要进补的话，究竟是哪个脏腑有虚证。这样才能做到有的放矢，真正起到进补的作用，否则不仅浪费钱财，还会扰乱机体的平衡状态而导致疾病。

2. 补药越贵越好

中医认为，药物只要运用得当，大黄可以当补药；服药失准，人参也可成毒草。每种补药都有一定的对象和适应证，实用有效才是最好的。

3. 进补多多益善

关于进补，"多吃补药，有病治病，无病强身"的观点很流行，其实不管多好的补药服用过量都会成为毒药，如过量服用参茸类补品，可引起腹胀、不思饮食等。

4. 过食滋腻厚味

食用过多肉类，就会在体内堆积过多的脂肪、胆固醇等，可能诱发心脑血管疾病。因此，冬令进补不要过食滋腻厚味，应以易于消化为准则，在适当食用肉类进补的同时，不要忽视蔬菜和水果。

5. 带病进补

有人认为在患病的时候要加大进补的力度，其实在感冒、发热、咳嗽等外感病症及急性病发作期时，要暂缓进补，否则，不光病情迟迟得不到改善，甚至有恶化的危险。

6. 以药代食

对于营养不足而致虚损的人来说，不能完全以补药代替食物，应追根溯源，增加营养，使膳食与进补适当结合，才能达到恢复健康的目的。

7. 盲目忌口

冬季吃滋补药时，一般会有一些食物禁忌。但是，有的人在服用补药期间，怕犯忌，只吃白饭青菜，严格忌口，这是完全没必要的。盲目忌口会使人体摄入的营养失衡，导致发生其他疾病，反而起不到进补的作用。

花粉制成的保健品和某些可食昆虫如蚕蛹、蚂蚱、蜗牛等均可诱发不同程度的过敏。

阴平阳秘，不治已病治未病

中医学中的“不治已病治未病”，包括未病先防、已病防病、已变防渐等多个方面的内容，要求人们不但要治病，而且要防病，不但要防病，而且要注意阻挡病变发展的趋势，并在病变未产生之前就想好能够采用的救急方法。

整个中医的理论，都是以平衡阴阳为目的的。但一般人很难达到“阴平阳秘”那种理想状态，即使没有表现出疾病症状来，也总有一定程度的阴阳失衡。治未病的目的在于及时调整人体的阴阳平衡和脏腑功能，使机体经常处于“阴平阳秘，精神乃治”的健康状态。“不治已病治未病”是中医养生的真正目标。

《黄帝内经》说：“是故圣人不治已病治未病，不治已乱治未乱，此之谓也。大病已成而后药之，乱已成而后治之，譬犹渴而穿井，斗而铸锥，不亦晚乎！”意思是说，聪明的人不会生病了才想着去治疗，而是未雨绸缪，预防在先，防病于未然，这在中医上叫作“治未病”。

“治未病”是中医理论的精髓，就是当疾病尚未发生时，能提前预测到疾病的发展趋势，并采取相应的防治方法，提高人体的自愈能力，以杜绝或减少疾病的发生。比如春季万物萌生，细菌、病毒等致病微生物也相应活跃，感冒之类的疾病就有可能流行开来，所以中医提出“正月葱、二月韭”的饮食方法，以提高人们的抗病能力。夏季天气炎热，中暑发生的可能性相对就大，中医就强调“饮食清淡”“夜卧早起，无厌于日”的养生方案，使中暑发生的可能性减小。秋季气候干燥，咳嗽一类疾病的发病率相对较高，所以，中医强调秋季以“养肺除燥”为主，多吃梨以生津解渴，从而使一些时令病的发生降到最低限度。冬季要收藏体内的阳气，注意保暖，早卧晚起，好好休息等。

中医“治未病”还体现在一个方面，就是在疾病的潜伏期及时发现，调动自身的能力扼杀它的滋长，使人体恢复真正的健康。我们可以用这样的比喻来说明“治未病”和“治已病”的区别，治未病就像是洪水暴发之前筑堤坝、泄洪的各项防护措施，而治已病就像在洪水泛滥以后再去堵窟窿一样，根本没有更多精力谈预防。

很多人就是由于不注意预防导致疾病缠身，疲于奔命，因此，只有我们防微杜渐，防患于未然，把健康掌握在自己手中，人生才会充满自信与快乐。这也是中医治未病的最大意义。

病有阴阳之分，防治各有方略

《黄帝内经》告诉我们，天地有阴阳之分，人体有阴阳之分，疾病同样有阴阳之分。所以，阴性疾病和阳性疾病的发病原因不同、症状不同，防治也应该有所不同。

1. 阴性疾病的预防

阴性疾病一般发病慢，治疗也比较慢，需要经过长期的调理才能痊愈。这种病主要由寒气引起，而寒气主要是从腰腿以下侵入人体，人在受到寒气侵袭的时候，就会肢体蜷缩，禁锢以及手脚僵硬，伸屈不畅。

根据阴性疾病的起因，其预防应着眼于人体的下半部保暖，尤其是脚部，所以说“人老从脚而始”。从现代医学来看，天冷时，人的胃肠消化功能就会比较脆弱，而且食物在低温环境下也会比较容易变凉，因此一些原来就患有肠胃疾病的人，症状会变得多发而更加严重。即使是以前没有肠胃疾病的人，这个时候也很容易免疫力低下，胃痛发作，或者腰部受凉，导致腰肌劳损、腰椎间盘突出症等。

所以，预防阴性疾病首先要注意保暖，坚持每天用热水泡脚，然后用手指搓揉脚跟、脚掌、脚趾和脚背，非常容易手脚冰凉的人或者关节炎患者，还可以在睡觉时将脚垫高，以改善血液循环。

2. 阳性疾病的预防

阳性疾病与阴性疾病恰恰相反，阳性疾病往往属于急性病，发病快，治愈也比较快。这种病主要由热气引起，而热气多是通过人体上半部侵入人体的，表现为肢体舒张、肿胀、活动迟缓、筋骨不适等症状。所以，夏天的时候，应该注意给头部降温，保持头部的清醒。特别是高温天气运动劳作后，头部血管扩张，一定不要用冷水冲洗，否则可能会引发颅内血管功能异常，出现头晕、眼黑、呕吐等症状，严重的话，还可能导致颅内大出血。所以，应该“以热治热”，及时用热毛巾擦汗以促进皮肤透气。

中医认为，人体就像自然界，无论体内阴气过盛还是阳气过盛，都会导致疾病，所以要想健康，阴阳调和就非常重要。因此，应该把人体的阴阳调和作为一个重要的养生法则，坚持合理的生活习惯，调摄精神、饮食、起居、运动等各个方面，这样才能够强身健体、预防百病。

亚健康是轻度阴阳失衡

“亚健康”这个概念现在已经越来越多地出现在人们的生活中了，那么，什么样的身体状态是亚健康呢？按照医学界的说法，亚健康是“介于健康与疾病之间的一种生理功能低下的状态”，实际上就是我们常说的“慢性疲劳综合征”。因为其表现复杂多样，现在国际上还没有一个具体的标准化诊断参数。

一般来说，如果你没有什么明显的病症，但又长时间处于以下的一种或几种状态中，注意亚健康已向你发出警报了：失眠、乏力、无食欲、易疲劳、心悸、抵抗力差、易激怒、经常性感冒、口腔溃疡、便秘等。处在高度紧张地工作、学习状态的人应当特别注意这些症状。

亚健康状态下，人体虽然没有发病，但身体或器官中已经有危害因子或危害因素的存在，这些危害因子或危害因素，就像是埋伏在人体中的定时炸弹，随时可能爆炸；或是潜伏在身体中的毒瘤，缓慢地侵害着肌体，如不及时清除，就可导致发病。

其实，亚健康和疾病都属于人体内部的阴阳失衡状态，只不过亚健康是轻度阴阳失衡，而疾病是重度的阴阳失衡。但是，如果身体内的“阴阳”长期处于不平衡状态，就会从量变发展到质变，也就是说身体就会从亚健康状态转化成生病状态，这时候再加以调治，就有一定难度了。

按中医的理论：“正气存内，邪不可干，邪之所腠，其气必虚”，就是说在正常的状态下，如果阴阳处在一个很平衡的状态，即使遇见了像大风大雨这样异常的气候变化，也不会得病。但如果外受风、寒、暑、湿、燥、火，内受喜、怒、忧、思、悲、恐、惊，则人体自身的正常状态被打破，这些伺机而动的致病因子就可能从10个变成100个，100个变成1000个……当它达到一定数量时，就可能侵害人体健康了，而此时人体正处于亚健康状况，防御水平很低，没办法抵抗，自然就生病了。

所以，当我们意识到自己亚健康了，就一定要及时调整自己的阴阳平衡，使身体恢复到健康状态，防止疾病的发生。

阴阳不平衡，阴弱于阳，就会内热

中医认为人体是由阴阳二气构成的，只有阴阳二气达到平衡，人才会处于最健康的状态。百病之源都在于阴阳二气的不平衡，所谓内热，我们用个形象的比喻，阴气代表水，阳气代表火，正常情况下，人的体内水与火的比例是相等的，这时候人就是健康的，而内热就是水比火少了。火多、水没少，就是实热；水少了、火没多，就是虚热。

实热就是体内的火多了，而水没有少。这样原来平衡的状态就被打破了，这时候要做的就是想办法把多出来的火清掉。

虚热是因为体内的水少了，而火并没有多。这样平衡也被打破了，所以就要想办法把水补充回来。

对高血压来说，一个年轻人可能因为生气、情绪上的波动，很容易导致血压在一瞬间或者一段时间内异常升高，这就是由实热引起的，从中医术语上说，这是肝火上炎；而老年人的血压高，则是因为水少了，相对来讲火就增加了，我们一般叫作阴虚阳亢，也就是虚热。

老人多虚热，年轻人多实热；劳损多虚热，忧虑多实热。虽然说年轻人多实热，老人多虚热，但这不是绝对的：区分虚热和实热，可以遵循“劳损为虚、积郁为实”的原则。

什么是劳损，劳损不止是体力上的，长期工作、思虑过多、疲劳过度，或者长期处于一种精神压力下，这样造成的问题，都叫作劳损。劳损伤人的精血，这种情况造成的内热我们称之为虚热。

而积郁则是指一种情绪如悲伤、愤怒甚至是喜悦，被压抑在心中发泄不出来，久而久之就会上火，这种内热一般都属于实热。

所以说年轻人也不一定就是实火，如果是长期劳损造成的，也可能是虚火；而老年人如果平时身体十分健康，忽然上火了，也可能是实火。无论是实热还是虚热，热极都会化火，都会出现上火的情况，有的人一出现牙痛、痤疮、便秘这些上火症状就去买三黄片这类的降火药吃，如果是实火，那么这些药还比较对症；但如果是虚火，吃这些药不但效果不好，还会适得其反：因为这些降火药一般都是苦寒的，能燥湿伤阴，虚火的人本来阴分就不足，吃降火药只能使虚者更虚，阴越虚则火越大，形成恶性循环。结果是越吃越干，出现口干、口苦、便秘等症状，那么如果继续使用苦寒的去火药，只能使病情更加严重，尤其是老年人，一旦上火，一定要慎用上火药，有些老年人用苦寒药久了，甚至会导致阴阳两虚。

运动就可以生阳，静坐就可以生阴

按照《周易》的阴阳原理，动则生阳，静则生阴。比较而言，练动功的，动则生阳，可以增强精力，提高工作效率；练静功的，静则生阴，可以降低人体的消耗，人的寿命也相对较长。只静不动是错误的，只运动不知道好好休息就更不对。正确的养生方法应该是动静相兼，刚柔相济。

这是因为，神属阳，在生命活动中易动而好散，难于清静内守，务须养之以静；形属阴，易静而难动，故养形以运动为贵。所以，动以养形，静以养神，动静兼修，形神共养，才能使体内气血流畅，阴阳平衡，从而达到延年益寿的效果。

动养，包括：跑、跳、走、爬、打球、游泳、骑车等。

静养，包括：静坐、睡眠、闭目养神等。

偏于动养还是偏于静养，应因人而异。阳虚者应以动养为主，但不可过于剧烈；阴虚者应以静养为主，但也必须配合动养。总的来说，腹围不大、血脂不高、胆固醇不高，没有这方面遗传因素的人，可以静养为主、动养为辅；反之，腹围大、血脂高、胆固醇高，有这方面遗传因素的人，就应以动养为主、静养为辅。

对老年人而言，静比动更重要，让自己真正安静下来，比让自己真正动起来要难。很多老年人晨练时以为只要拼命跑跳、运动剧烈就是最好的锻炼。这样显然错了。老年人运动，不可骤起，不可骤停。翩翩起舞，缓缓结束。以浑身微汗为锻炼适度的标准，过汗易伤阳气。老年人阴、阳之气都须慎重保护，过静也许适合极个别老人，但从整体而言，老人一定要静动结合，静多动少。

阴阳平衡的女人最美

在中国的传统文化中，天地万物都是可以分阴阳的，并且只有阴阳处于平衡状况，世间万物才能正常运行。所谓阴阳平衡，就是阴阳双方的消长转化保持协调，既不过分也不偏衰，呈现着一种协调的状态。对于人体来说，阴阳平衡的含义就是脏腑平衡、寒热平衡及气血平衡。其总原则是阴阳协调，实质是阳气与阴精（精、血、津、液）的平衡，也就是人体各种功能与物质的协调。

阴阳平衡的机体特点是：气血充足、精力充沛、五脏安康、容颜发光。也就是说，如果我们的身体内部阴阳调和，各个部位正常运转，我们就是健康而美丽的；但如果阴阳失调，任何一个方面偏或者太过，我们就会出现亚健康、疾病、早衰等各种症状。所以，要想容颜美丽，保持阴阳平衡是最基础的条件。

那么，作为女人，应该如何保持阴阳平衡呢？

首先，在生活中如果总是感觉疲惫，而且经过休息仍不能缓解，就要警惕疾病的潜在可能，并立即到医院检查身体。

其次，睡眠也是保持阴阳平衡的良方，特别是要睡好子午觉。子时是夜里 11 时到 1 时这段时间，这时人体中的阴气最盛，阳气初生，力量很弱小，最应该睡觉，这样有助于体内阳气生发，调和阴阳。如果你不睡觉，而是继续学习或者工作，阳气就生发不起来，从而导致阴阳失调；午时是上午11时到下午1时这段时间，与子时正相反，午时阳气最盛，阴气初生，阴阳交合，也应该休息。所以，子时和午时是一天中最重要的两个时间段，这两个时段休息好了，对保持身体的阴阳平衡是很有益处的。

在心态方面，应该防止焦急、紧张、忧虑、恼怒、抑郁等情绪的蔓延，放慢生活节奏，不要给自己太大压力，享受随心而自然惬意的快乐。

不要偏食，五谷杂粮、蔬菜、水果、肉类都要适当摄取，任何一种食物都有对人体有益的营养成分，只有不排斥任何食物，身体才能保持营养均衡，这也是调和阴阳的重要方面。

总之，保持阴阳平衡的关键就在于恰到好处，不要太过也不要不足，过与不及都不是最佳状态，最重要的还是自己感觉舒服，身体时刻感觉如沐春风，这样我们的心情也会感觉轻松舒适，工作中也会更加有创造性，更能体会到生活的美好，这样的人气血充足、精力充沛，嘴角不自觉就会微微向上，那种发自内心的快乐与幸福就像强大的气场，甚至会影响到他身边的人，这样的人才最美。

第三章　阳气是最好的治病良药

万物生长靠太阳，长命百岁靠养阳

我们经常会听到这样的说法——阳气是生命的根本。到底什么是阳气呢？可能很多人是一知半解的。这里先来讲讲什么是阳气。所谓阳气，一方面来自先天，与父母和你的先天体质有关系。另一方面来自后天，是人呼吸的气和脾胃消化的食物的气结合而成的。它的作用就是温养全身组织、维护脏腑功能。阳气虚就会出现生理活动减弱和衰退，导致身体御寒能力下降。

中医上认为万物之生由乎阳，万物之死亦由乎阳。人之生长壮老，皆由阳气为之主。精血津液之生成，皆由阳气为之化。阳气就像天上的太阳一样，给大自然以光明和温暖，失去阳气，万物便不能生存。如果人体没有阳气，体内就失去了新陈代谢的活力，不能供给能量和热量，生命就要停止，所谓“阳强则寿，阳衰则夭”，养生必须先养阳。但是寒湿会阻滞阳气的运行，使血流不畅、肌肉疼痛、关节痉挛等。因为湿困脾胃，损伤脾阳，或患者平时脾肾阳虚而致水饮内停，所以多表现为畏寒肢冷、腹胀、腹泻等。所以，寒湿是最损伤人体阳气的。

怎样判断身体内是否有湿呢？方法其实很简单，观察自己的大便情况，一看便知。如果长期便溏，大便不成形。那么很有可能就是你的身体蕴含了太多的湿气。而长期便秘，则代表着体内的湿气已经很重了。因为湿气有黏腻性，过多的湿气就容易把粪便困在肠道内。

而祛除寒湿最好的办法就是让身体温暖起来，因此，健康与温度有着密切的关系。众所周知，掌握人体生杀大权的是气血，而气血只有在温暖的环境里，才能在全身顺畅地流通。如果温度降低、血流减慢，就会出现滞涩、瘀堵，甚至血液会凝固，那么人就将面临死亡，而且人的体温上升，不仅会增强人体的免疫力，还能在正常细胞不受影响的情况下大量杀死癌细胞。此外，温度过低，会使体内的寒湿加重，外在表现就是上火。

所以，要涵养我们身体内的阳气，就要远离寒湿，温暖身体。

让身体温暖起来的办法有很多，《本草纲目》中就记载了很多可以养阳的食物，羊肉、狗肉、党参等，都是补益阳气的。另外让身体动起来，为自己选择几项适合的运动；放弃淋浴，经常泡个热水澡；养成睡前用热水泡脚的好习惯。这些方法也能让身体暖和起来，使人体阳气升发，免疫力提高。

三阳开泰，阳气始生

“三阳开泰”，出自《易经》六十四卦之中的泰卦。古人发现冬至那天白昼最短，往后白昼渐长，故认为冬至是“一阳生”，十二月是“二阳生”，正月则是“三阳开泰”。“三阳”表示阴气渐去阳气始生，冬去春来，万物复苏。“开泰”则表示吉祥亨通，有好运即将降临之意。人体的阳气生发也有类似的渐变过程，武国忠医师则称其为人体健康的“三阳开泰”，即动则升阳、善能升阳、喜能升阳。

1. 动则生阳

三国时期的名医华佗创编的五禽戏，里面有一句至理名言：“动摇则谷气消，血脉流通，病不得生。”人只要动一动，摇一摇，那么气血流通就百病不生了。学五禽戏的人都知道这句话，却不知道这句话的真正含义。动摇正是对动则升阳最好的诠释。现代社会是以脑力劳动为主体的，人们大多时动摇的是精神，不动的是身体。上班的时间坐在办公室里，出门就坐车，回家又坐在沙发上看电视，一天绝大多数时间都是坐着的，不动则阳气不得升发，气血都瘀滞了，长此以往身体怎能不病呢。动摇精神损耗的是我们的阳气，动摇身体则能生发阳气，所以我们要想身体健康，就一定得先让身体动起来。

中医有一句话：“阳光普照，阴霾自散。”如果你体内阳气严重不足，阴气过盛，可以选择一些柔和舒缓的传统功法，如养生桩、五禽戏、八段锦、太极拳等。运动有一个标准，就是以心脏不剧烈跳动，身体微微出汗发热为宜，运动过度反而会伤害身体。上午和春夏都属于阳长阴消的阶段，所以阳虚的人应该在上午锻炼。

2. 善能生阳

《太上感应篇》中对“善”做了三个定义：第一是语善，第二是视善，第三是行善。

“语善”就是要求我们说一些鼓励人、激励人、柔和的话，比如说一名员工犯了错，如果是位德高望重的领导，他一定不会去埋怨员工，而是用激励、鼓励的方式，让员工的信心建立起来，好的员工都是被不断激励的。

事实上，现实中很多有成就的人，都是在上级不断肯定和鼓励下成长起来的，在这种肯定的阳性语言激励下，人的阳气就会持续得到生发，身心都会得到平衡的发展。古人讲“良言一句三冬暖”，说的就是语善升阳的道理。

视善，就是要让眼睛经常看到美好的事物。风景秀丽的名山大川，是天地间的大美，所以久居喧嚣都市的人要经常出去看看，以此养目调心。亲近大自然的过程，也是与天地交换能量、升发阳气的过程。眼睛是心灵的窗口，眼睛所见之物反过来也会影响心灵，生活中不要总看到社会、人生的阴暗面，凡事要多看阳光的一面。如此，不用刻意追求，也能做到随处视善了。

那么什么是行善呢？在日常生活中，也能看到很多这方面的例子。比如一个人拉着一车煤或者白菜，爬高坡时上不去了，这时你帮他推一把，过了这个坡以后，拉车的人会回头道一声谢谢。这个时候你心里是什么感觉呢？一定会感觉到暖暖的，这种暖就是阳气升发的表现。日常中帮助他人的行为其实都是行善。

《礼记·礼运篇》曰：“大道之行也，天下为公。”不管是语善、视善还是行善，都是在讲做人做事要去掉私欲,内心光明磊落,多为他人着想,那种累在身暖在心的感受,也是能延年祛病的。

3. 喜能生阳

古人说，喜则阳气生。在日常生活中，喜应该是很好做到的，多想一些高兴的事情，看一些欢快的节目,听自己喜欢的歌曲,看自己喜欢看的书,业余时间多做自己喜欢的事,都可以使人的阳气生发。

喜能升阳，最典型的应用就是“冲喜”。按照道家医学的观点，冲喜是很高明的升阳方法，冲喜冲掉的是身体的邪气，换回的是正气。过去的人用办喜事的方法来治病或者转运。久病或长年身体不好的人，有意地操办些喜事，对病情是很有帮助的。实际上冲喜是借助外在的环境改变病人的状态。

只生欢喜不生愁的人，在古代就被称为神仙。喜是一种人生的大境界，能够保持一颗欢喜心，是比吃什么灵丹妙药都管用的。

命运是每个人穷其一生都想去把握和改变的。从医学的角度来看，命运赋予了每个人更加切实可把握的意义。阳气旺盛不仅不会受到病邪侵害，还能使人的精神平和愉悦，心想事成。所以，升发阳气还是改变命运的最好方法。

阳气耗尽，生命之火熄灭

《黄帝内经》中说“昔在黄帝，生而神灵”。“昔在”的“昔”字是什么意思呢？大家看这个字在古代的写法——就是日在水下——太阳已经到了洪水里边了，这意味着一个很远古的洪水时代。“昔在黄帝”的意思就是：很久很久以前有个黄帝。“生而神灵”是什么意思呢？实际上是说，任何一个生命的出生都有他不可思议的一方面。一个受精卵经过受精分裂后再经过十月怀胎，就能够完成人类几亿年的进化，这难道不是一种神灵吗？所以，这不仅仅是单纯地说黄帝，而是说我们每个人都生而神灵，而且每个人生而神灵都是有相可循的。老子曾这样说小孩子：“含德之厚，比于赤子。毒虫不螫，猛兽不据，攫鸟不搏，骨弱筋柔而握固。”

小孩子还有一个特点，叫作“骨弱筋柔而握固”。什么叫“握固”呢？大家如果仔细观察就会发现，刚出生的小孩都是攥紧小拳头的，他的拇指一定是被其他四指紧紧包住的，这就是握固。“握固”，就是拇指掐住无名指的指根处。古代的习武之人认为，无名指的指根处相当于肝魂的关窍。我们的手能握住，这实际上说明我们有一条经脉的经气是特别足的，这条经就是肝经，因为肝主握。小孩子握固的是阳气，为什么小孩子要握固呢？这是因为婴儿出生时有自保功能。小孩子都有囟门，囟门在古人眼里就是阳气来回出入的地方。小孩子在出生的时候，他的握力是很大的，因为刚出生的小孩子的肝气和阳气特别足。人在去世的瞬间都是“撒手而去”。哪怕是一个半身不遂而浑身抽缩到一起的人，在临死的瞬间里，他的手也会一下散开。中医对这种现象的解释就是，肝魂全都散了，阳气没了，手就没有握力了，所以会“撒手而去”。

老子在形容小孩子的时候还说过:“未知牝牡之合而晙作,精之至也。终日号而不嗄,和之至也。”这是什么意思呢？“牝”是母马，“牡”是公马。“未知牝牡之合而晙作”的意思是，小孩子并不懂得男女的交和，可是男婴也会有勃起。这是什么原因呢？西方心理学家弗洛伊德解释说小孩子有性欲，其实这种解释是错误的，这种现象不是小孩子有性欲。

老子在这里解释得非常清楚，他认为这是“精之至也”，是因为小孩子的精特别足，他不需要去想男女之事就能够达到这种一阳初起，这是精足的一个表现。而现在，成年人必须要靠外界的刺激才能达到这样的效果，这是因为成年人没有婴儿的精足。

“终日号而不嗄”是什么意思呢？就是说婴儿整天地哭，但嗓子不会哑。而我们成年人一哭嗓子就容易哑，这是什么原因呢？老子认为这是“和之至也”。气是和的，小孩子哀而不伤，哭就是想表达他的一些愿望而已，他不会把自己的欲念留在心里，只要你满足他了，他也就好了。他的哭不会伤到气，所以他会“终日号而不嗄”。

什么叫“弱而能言”？“言”是有逻辑、讲真理的意思，人言为信。人和言放在一起是真实的意思。我们仔细想一想，其实小孩子很多问题都是在“问根本”。

万病皆损于一元阳气

《黄帝内经·素问》里说“阳者卫外而为固也”，意思是说，人体本身就有抵御外邪的能力，这种能力就是我们平常所说的阳气。在中医里又叫作“卫阳”“卫气”。卫就是卫兵、保卫的意思。阳气好比人体的卫兵，它们分布在肌肤表层，负责抵制一切外邪，保卫人体的安全。任何人只要阳气旺盛，就可以百病不侵。

古人把阳气比成天空与太阳的关系，如果天空没有太阳，那么大地就是黑暗不明的，万物也不能生长。所以天地的运行，必须要有太阳。而人身的阳气，要调和才能巩固它的防护功能，不然就会招致病邪的侵入。《黄帝内经》说：“阳气者，若天与日，失其所，则折寿而不彰。”由此看来，养护阳气是养生治病之本。

我们身体里面的血液、津液在运行循环的过程中，都需要借助阳气，并且血液、津液都需要通过阳气的汽化作用，才能营养全身而产生精神活动和一切的脏腑功能活动。人体正常的体液都需要阳气来养护推动，体液占人体70%，阳气不足的最明显的一个表现就是人体湿邪过重。正常的体液是滋润人体肌肤和运行五脏六腑必不可少的，过多或过少都会引起人体的病态反应。少了就是火，多了就是痰湿。现代人大部分的慢性病或疑难病症都是因为阳气不足，导致体内阴液失调而形成的。

很多人可能会说，如今生活条件越来越好，怎么可能阳气会莫名其妙地减少呢？其实，生活中到处都有伤害我们阳气的不利因素，只是我们从未引起警觉而已。

那么，到底是什么在急剧地消耗我们体内的阳气呢？是精神。中医认为，人体阳气的五种外在表现的神、魂、魄、意、志，与人体器官有着紧密的联系。神属心，魂属肝，魄属肺，意属脾，志属肾，精神上的不调和，也会引发脏器的病变。

损害人们精神最大的因素之一，是现代社会的信息污染。我们现在一天内接触到的信息，可能比古代人一辈子接触到的都多，每个人的心里都装满了事，脑子里也充斥着各类信息。长此以往，人的精神受到的损害可想而知！比如说，一个人听到不好的消息，生气发火了，很可能马上就能感到血冲到头顶了，甚至一些人还会突发心脏病。

俗话说，病从口入。阳气遭受损伤比较大的另一个根源是饮食。如今，我们吃的东西很多都受到农药、细菌或者各种非法添加剂的污染。长期食用被污染后的食物，会让我们五脏六腑的功能发生紊乱，反过来，五脏受损也会侵害到人的情志，肝不好的人易怒就是这个道理。久而久之，人体也呈现出阳虚状态了。

事实上，每个人生来都具有很强的抵御外邪的能力，发挥这种能力的根本是培固自身阳气。人之生长壮老，皆由阳气为之主。精血津液之生成，皆由阳气为之化。“阳强则寿，阳衰则夭”，由此可知，阳气决定长生。所以，我们在平日的生活中，一定要注意防止阳气外泄，这样就能从很大程度上杜绝疾病。

现代人为什么会阴盛阳衰

中医认为，我们在日常生活中应该通过调整呼吸和饮食，来养足身体的阳气。在呼吸方面，应该多去呼吸那种带着上天的灵气和草木万物的生机的新鲜空气；在饮食方面，要利用食物的特性来帮助阳气的生发。

在现实生活中，体衰的人往往会有以下症状：手足不温，面色淡白无光泽或黧黑，明显怕冷，对气候转凉特别敏感，腰背部有被冷水浇的感觉，喜喝热茶、热汤，疲乏无力，易出现慢性腹泻、消化不良、营养不良、贫血或水肿等；稍微运动则心慌、气短、容易出汗，大便稀薄、不成形，受寒后易腹泻，劳累后水肿，夜间多尿，性欲减退，男性易阳萎、早泄，女性月经减少，不孕、不育……这些都是阴盛阳衰的表现。人体笼罩在疾病气势汹汹的阴霾之下，阳气虚衰，所以会出现这些症状。

时至今日，上面那些症状似乎不再专属于久病体衰的人，我们正常人或多或少也会有上述症状。现代人为什么会阴盛阳衰呢？《黄帝内经》认为，人是天地所生，天以气养人的阳，地以食物养人的阴。我们可以看看周围的环境，污染太严重了，在这种质量的空气中呼吸，我们的阳气肯定受损。另外，我们餐桌上的食物精美而丰富，而且大多是鸡鸭鱼肉等“血肉有情之品”，最能滋阴。在这种生活中，很多人的体形都富态起来了，但精神头却不能跟着提起来。

精神属阳，肉体属阴，二者不平衡，阴盛阳虚，就出现了中医所说的“形胜气”的现象，《黄帝内经》讲：“气胜形者寿，形胜气者夭。”也就是说，当一个人的精神状态无法完全驾驭形体的时候，就会生病，而且难以治愈。

所以，为了避免生病，我们应该调整呼吸和饮食，这样才能养足身体的阳气。在呼吸方面，应该经常去呼吸那种带着上天的灵气和万物生机的新鲜空气；在饮食方面，要利用食物的特性来帮助阳气的生发，比如，体内有湿气是现代人的通病，湿为阴邪，能遏制阳气，薏米红豆汤可以祛除身体内的湿气，湿气除掉了，阳气自然生出来。《黄帝内经》还告诉我们：动属阳，静属阴。现代人的身体缺乏正确的锻炼，使人体变得静多动少，阴气过剩，两者相加会同时伤害人体的阳气，导致我们的身体呈现出病理性的阳虚状态，使我们的阳气比古人更虚。

万物之生由乎阳，万物之死亦由乎阳。人之生长壮老，皆由阳气为之主；精血津液之生成，皆由阳气为之所化，但是，我们所处的时代、环境、生活给我们的阳气实在太少了，所以，很多的现代人会阴盛阳衰。

人只有跟着太阳走，阳气才能更好地升发

世间万物都离不开阳光的照耀，我们人体也是一样。在人体这个设计精密的小宇宙里，同样需要阳气的温煦才能够充满鲜活的生命力。医学经典《黄帝内经》中就曾说道：“阳气者，若天与日，失其所则折寿而不彰。”明代著名医学家张景岳注曰：“生杀之道，阴阳而已。阳来则物生，阳去则物死。”也就是说，人的生命系于“阳气”，只有固护阳气，才能百病不生，人们才能拥有鲜活的生命力。而养生的重点就在于养护身体内的阳气。

阳气是人体的卫士，它能够抵制外邪，保卫人体的安全。人生活在天地之间，“六淫邪气”即大自然中的风、寒、暑、湿、燥、火，时时都在威胁着我们的健康。但是为什么有的人就很爱生病呢？像是现在的流感，有的人总是在“赶流行”，而有的人却安然无恙，区别就在于他们体内的阳气充足与否。总是爱生病的人体内阳气不足，病邪很容易侵入人体，而体内阳气充足的人则能够抵挡外邪的入侵。所以，那些身患各种疑难杂病、重病或慢性病的人，基本上都是卫阳不固、腠理不密的，以致外来的各种邪气陆续占领人体并日积月累而成。

导致疾病的原因除去自然界的“六淫邪气”，还有人体内部的七情：即喜、怒、忧、思、悲、恐、惊这七种情绪。传统中医认为：大喜伤心，大怒伤肝，忧思伤脾，大悲伤肺，惊恐伤肾，也就是说情绪波动过大就会伤害五脏，导致病变。而人的情绪就是在阳气不足的情况下起伏最大，阳气充足的人通常比较乐观、通达，阳气不足的人则容易悲观绝望。所以，养好阳气，人的情绪也会慢慢地好起来，整个人充满了精神与活力，由于七情过度而导致的病也就离我们远去了。

那么阳气要如何养呢？其实，天地之间最大的阳气就是太阳，太阳的变化直接影响着人体阳气的变化。长期待在写字楼里的人总是感觉灰灰的，没有生气，如果能每天抽时间晒晒太阳，就会觉得整个人都精神很多，这是太阳给我们的力量。所以我们说：人只有跟着太阳走，才能找到内在的力量。

但是，现在跟着太阳走的人非常少了。古人“日出而作，日落而息”是跟着太阳走的，但是现代人很难做到，每天要起很早去上班，春夏秋冬都是一个钟点，晚上太阳早下山了，还得加班加点的工作，一天都见不到太阳的脸；古人“锄禾日当午”，夏天在太阳底下干活，虽然汗流浃背但是身体阳气充足，不会得这样那样的怪病，但是现代人却坐在空调屋里吃着冰西瓜，偶尔出门也要涂防晒霜、撑遮阳伞，恐怕被太阳晒到，身体里的阳气根本生发不起来。太阳是最好的养阳药，我们却利用不起来，这真是一种极大的损失与浪费。

为了养好阳气，大家可以经常抽出时间晒晒太阳，特别是在寒冷的冬季，晒太阳就是一种最好的养阳方式。阳光不仅养形，而且养神。养形，就是养骨头。用西医的说法就是：多晒太阳，可以促进骨骼中钙质的吸收。所以，多晒太阳就是老年人养骨的最好方式。对于养神来说，常处于黑暗中的人看事情容易倾向于负面消极，处于光亮中的人看事情正面积极，晒太阳有助于修炼宽广的心胸。

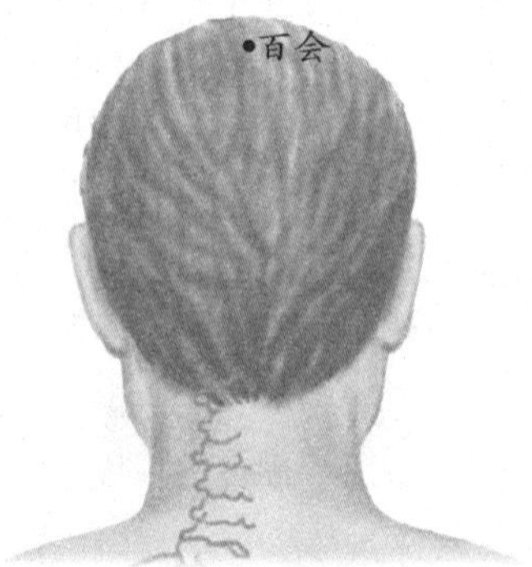

百会穴

另外，晒太阳的时间不要太长，半小时左右就行，什么时候的太阳感觉最舒服就什么时候去晒。晒太阳时一定不要戴帽子，让阳光可以直射头顶的百会穴，阳气才能更好地进入体内。

肾为身之阳，养阳先养肾

中医所说的阳气是由先天之精气、水谷之精气和吸入的自然界清气组成的。先天之精气其实代表的是先天之本的肾。肾为一身之阳，就像人体内的一团火，温煦、照耀着全身，涵养着人体的阳气。《黄帝内经》说："肾者，作强之官，技巧出焉。"这就是在肯定肾的创造力。"作强之官"的"强"，从弓，就是弓箭，要拉弓箭首先要有力气。"强"就是特别有力，也就是肾气足的表现，其实我们的力量都是从肾来，肾气足是人体力量的来源。养好肾，才能保障人体气血畅通，阳气充足。因此，养阳一定要先养好肾。

如果说生命是一棵大树，那么肾脏就是树根。对于肾脏，中医里永远只存在着补，从没有泻的说法。不能给肾脏撤火，更不能灭火，只有通过不断地、适度地添加"燃料"，才能让肾火烧得长久而旺盛。

现在市场上有很多补肾的药品、保健品，看得人眼花缭乱。但是，补肾也有讲究，不要盲目。大家都知道"亡羊补牢"的故事，羊丢了，首先应该想到的是把羊圈补好，而不是再买几只羊回来。补肾也是一样，首先要保住现存的，然后再想怎么去补，不要一边补，一边继续大量地消耗，这样是没有用的。所以，补肾首先是固摄元气，每天吃好、睡好，心情愉快，也是一种保护。具体说来，养肾可以从以下 4 个方面着手：

1. 节制性生活

在中医的抗衰老、保健康的理论中，常把保护肾精作为一项基本措施。对此，前人早有定论："二十者，四日一泄；三十者，八日一泄；四十者，十六日一泄；五十者，二十日一泄；六十者，当闭固而勿泄。"总的意思是对房事要有节制，既要节而少，又要宜而和。只要做到节欲保精，就会阴精盈满，肾气不伤，精力充沛，从而有利于健康，达到延年益寿的效果。

2. 调畅情志

俗话说"恐则伤肾"。只要精神愉快，心情舒畅，则肾气不伤。肾气健旺，五脏六腑得以温煦，功能活动正常，身体才能健康。

3. 爱护脾胃

养肾一定要重视对脾胃的调养，平时应当对食物合理调配，烹调有方，饮食有节，食宜清淡，荤素搭配，忌食秽物，食后调养。只要脾胃不衰，化源有继，肾精得充，精化肾气，自然健康长寿。

4. 起居有常

古人曾提出"春夏养阳，秋冬养阴"的护肾法则。阳者肾气也，阴者肾精也。所以在春季，应该是"夜卧早起，广庭于步"，以畅养阳气；在夏季应该是"夜卧早起，无厌于日"，以温养阳气；在秋季，应该是"早卧早起，与鸡俱兴"，以收敛阴气；在冬季，应该是"早卧晚起，必待正光"，以护养阴气。若能做到起居有常，自然精气盛、肾气旺，能够达到抗衰老、保健康的目的。

春天让阳气生发得轰轰烈烈

俗话说“一年之计在于春”。春季天气转暖，自然界的阳气开始生发，同时，人体内的阳气也开始生发，因此，春天养生应注意保护阳气。

在精神上，暴怒和忧郁都会伤身，因此要保持心胸开阔、乐观向上、心境恬静的好心态。在饮食上，最好多吃些扶助阳气的食物，比如面粉、大枣、花生等辛温类食物，新鲜蔬菜，如春笋、菠菜等可以补充维生素。酸性食物要少吃，油腻、生冷、黏硬食物最好不吃。体质过敏，易患花粉过敏、荨麻疹、皮肤病者，应禁食如羊肉、蟹之类易过敏的食品。所以，虽然羊肉可以补阳气，但是容易过敏的人还是要少吃为妙。那么用什么来补阳气呢？韭菜其实就是这个季节最好的选择。

《本草纲目》中记载，韭菜味辛、性温、无毒，有健胃、温暖的作用。常常用于补肾阳虚、精关不固等。经常食用韭菜粥可助阳缓下、补中通络。适合背寒气虚、腰膝酸冷者食用。用韭菜熬粥，既暖脾胃，又可助阳。

韭菜粥

材料：新鲜韭菜、小米各适量。

做法：先煮熟小米粥，然后将适量韭菜切碎投入，稍煮片刻便可食用。

功效：助阳缓下、补中通络。

除了食补养阳以外，春季要保持阳气生发，就要注意时刻保暖。俗话说“春捂秋冻”。“春捂”怎么“捂”，一直没有明确的概念，“二月休把棉衣撇，三月还有梨花雪”“吃了端午粽，再把棉衣送”，这些说法对于养生保健来说是远远不够的。

首先要把握时机。医疗气象学家发现，许多疾病的发病高峰与冷空气南下和降温持续的时间密切相关。比如感冒、消化不良，在冷空气到来之前便捷足先登。而青光眼、心肌梗死、脑卒中等，在冷空气过境时也会骤然增加。因此，捂的最佳时机，应该在气象台预报的冷空气到来之前 24~48 小时。

注意这样一个温度临界点——15℃。研究表明，对多数老年人或体弱多病而需要春捂者来说，15℃可以视为捂与不捂的临界温度。也就是说，当气温持续在 15℃以上且相对稳定时，则春捂可结束了。

另外需要小心温差，当日夜温差大于 8℃时，春捂就是必不可少的。春天的气温，前一天还是春风和煦，春暖花开，刹那间就可能寒流涌动，让你回味冬日的肃杀。面对“孩儿脸”似的春天，你得随天气变化加减衣服。而何时加衣呢？现在认为，日夜温差大于 8℃是该捂的信号。

而捂着的衣衫，随着气温回升总要减下来。而减得太快，就可能出现“一向单衫耐得冻，乍脱棉衣冻成病”的情况。因为你没捂到位。怎样才算到位？医学家发现，气温回冷需要加衣御寒，即使此后气温回升了，也得再捂 7 天左右。减得过快有可能冻出病来。所以春捂 7~14 天比较合适。

冬天阳气要收藏，与太阳一起起床

冬三月，这个季节寒水结冰，地表干裂，一派生机闭塞之象。人在此时千万不要扰动阳气的收藏，起居应该早睡晚起，早睡以养阳气，保持温热的身体。一定要等太阳出来了才起来活动，这时人体阳气迅速上升，血中肾上腺皮质激素的含量也逐渐升高。此时起床则头脑清醒、机智灵敏，而且早晨空气中负离子浓度高，对人体也非常有益。

冬季属阴属水，要藏得住才能保证春季的生发。因此，冬季要收敛，澡都要少洗，每周一到两次，但可以每天用热水泡脚。这样才能养住体内已经收敛的阳气，所谓“无扰乎阳”。

衣服要穿暖，多晒太阳，冬天不宜洗冷水澡，也不提倡冬泳，以免阳气耗损太大；多吃温补性食物，这些食物能温暖人身，驱除寒邪。温热性食物主要指温热及养阳性食物，如羊肉、牛肉、鸡肉、狗肉、鹿茸等，冬天以炖食最好。其中，羊肉和鸡是冬天温补的主要肉食品，羊肉的膻味可用花椒、料酒及大蒜去除。鸡是中国传统的补品，俗话说：“逢九一只鸡，来年好身体。”就是说要多吃鸡，冬天喝鸡汤最好。多吃益肾食品，如腰果、芡实、山药熬粥、栗子炖肉、白果炖鸡、大骨头汤、核桃等；多吃黑色食品，因黑色入肾，如黑木耳、黑芝麻、黑豆、黑米、乌骨鸡等，“黑色食品”都可补肾；多吃冬令节气菜，如萝卜，萝卜可顺气，还有抗癌作用；多吃养阴食物，如龟、鳖、鱼、海参、甲鱼等。

此外，由于冬天万物萧条，动物在这个季节大多数都冬眠了，人在这个季节的各种活动也减少了，难免有人会产生孤立甚至绝望等负面情绪。因此，我们要像动物那样，寻求一种安静的精神状态，精神情绪要保持平静，注意调摄七情，这样才能潜藏阳气，养护阴精。

冬季由于气温较低，所以人易出现脾胃虚寒、腹泻、腹部疼痛等病症，因此要适当作好保暖工作：要添加衣服但不宜过厚，要升高室内温度但不宜过高，否则出门时易感冒。此外，腮腺炎、麻疹、流感等疾病在这个季节易高发，对付它们的好办法就是注意锻炼身体，提高抗病能力。俗话说：“冬天动一动，少闹一场病；冬天懒一懒，多喝药一碗。”

人是有惰性的，谁也不愿意在天寒地冻的环境里跑步，但是养生贵在坚持，如果不能持之以恒，则会前功尽弃。所以，在冬天也应坚持运动，滑雪、滑冰等都是较好的运动项目。但在锻炼前，一定要做好充分的准备活动，待热后脱去一些衣服，再加大运动量。锻炼结束后，要及时擦干汗液，若内衣已潮湿，应尽快回到室内换上干衣服。

运动是需要循序渐进、持之以恒的，即使在寒冷的冬天也不能忽略，否则一冬天积攒下来的身体方面的问题就会在来年春天凸显出来，把自己变成“温室中的花朵”，则会导致身体的免疫力下降，从而导致疾病的发生。

一天就是小四季，每日养阳按时辰

古人认为，一天也是个小四季，早上是春天，中午是夏天，太阳落山是秋天，半夜是冬天，而这也正是《黄帝内经》中所说的“一日分为四时，朝则为春，日中为夏，日入为秋，夜半为冬”。

同四季一样，一天当中，人体内的阳气与自然界的阳气有同步的变化。如《黄帝内经》所言，清晨人体阳气开始发生；中午时分阳气升至顶点，呈现隆盛状态；傍晚黄昏时分则阳气渐趋于体内，阴气开始增长；到了夜晚，体表阳气已微，阴气渐增，至夜半增至顶点，呈现隆盛之态。一年里面，阳气的生、长、化、收、藏，有这么一个过程。在一天里，人也是这样的，要跟着阳气的变化做好“生、长、收、藏”4项工作。

中国有句老话叫“一年之计在于春，一天之计在于晨”。早上，对我们来说是一个非常重要的阶段，关系着一天的身体与精神状况。中医认为早上是阳气生发之际，阳气是什么，是动力，是力量源泉。所以，在阳气初生之际做好保养工作很重要。需要我们做的就是吃早饭，多喝点粥、豆浆之类的流质食物，少吃饼干类的干食。

另外，早上尽量保持心情愉快，不知你有没有这样的经历：早上起来时心情好，非常高兴，那么这一天也都会很高兴；相反，早上心情不好，挤公交车时跟人吵了一架，或者跟家人闹别扭了，心情郁闷，那么这一天你都高兴不起来，工作效率也提不上去。所以，早上一定要想办法让自己高兴起来。怎么做到这一点呢？每天早晨起床后，不要急着洗脸，要对着镜子，向镜子里的你微笑。为什么要在起床的时候？按照心理学的研究，刚起床时是人从潜意识进入到意识的分界线，是从潜意识到意识的过渡时刻，这个时候保持快乐的心态，或者经常鼓励自己，那么这一天你就可以变得很快乐。

中午阳气达到顶点，这个时候建议大家睡个午觉。这也是古人说的子午觉。所谓子午，是子时和午时，子时人的阳气开始初生，并逐渐增强，一直到上午11时，阳气最旺盛；一到午时，阴气开始初生了，阴气逐渐生长，一直到夜里的11时达到最盛。所以子时和午时，一个是阳气初生的时候，一个是阴气初生的时候，不论阴气和阳气，在初生的时候都是很弱小的，需要我们保护它。

太阳西下时阳气渐虚，汗孔也随之密闭。所以到了晚上阳气收藏的时候，不要再扰动筋骨，不要受雾露的侵袭。到了深夜，阳气降到最低点，体内出现一片阴霾之气，这个时候就不要吃夜宵了，因为身体没有动力来消化它，不但不能吸收，还会影响睡眠。另外，夜里11时到1时的时间段内，如果你处在睡眠状态的话，阳气刚刚来复，它不会耗散掉，如果这时候你很好地睡觉了，高脂血症、糖尿病发作概率就小。如果违反了阳气的这个时间的活动规律，那么形体就会受邪气的困扰而衰薄。

天人是相应的，自然界阴阳气交变动具有规律性，那么人体就应与“天地相参，日月相应”，做好一天内的调养工作，以预防疾病、延年益寿。

阳气旺盛，百病不侵、芳颜不老

一个美丽的女人首先应该是健康的，西施捧心般的柔弱之美已经不符合现代人的审美标准，现代美女就是要健康、阳光、充满活力。这就要求女性朋友们一定要养住体内的阳气，只有阳气旺盛，才能百病不侵、芳颜不老。

前面我们已经提到阳气就是人体的卫士，能够保证人体安全。现在我们经常说有的人体质不好，爱生病，同样是流感，有的人每次都逃不过，有的人就能安然无恙，这是为什么呢？体质不好的人其实就是因为体内阳气虚弱，无法抵御外邪的入侵，而体质健壮的人就是拥有了充足的阳气。那些患有很多疑难杂病、重病或者慢性病的人，也基本上都是因为卫阳不固、腠理不密的，所以导致外来的各种邪气不断侵占人体，日积月累而致病。

导致人生病的原因除了外界的“六淫”，还有人自身的七情，即：喜、怒、忧、思、悲、恐、惊这七种情绪。《黄帝内经》中提到：大喜伤心，大怒伤肝，忧思伤脾，大悲伤肺，惊恐伤肾，激烈的情绪波动很可能导致五脏的病变。这与阳气又有什么关系呢？在生活中，有的人很乐观，心胸宽广、豁达，对事情比较看得开，这样的人一般都阳气充足，而阳气不足的人则容易悲观绝望、忧虑惊恐，所以，把阳气提起来，人的精神面貌也会有一个大的改观，我们的身体也能免受“七情”过度的侵扰，保持一种平和稳定的状态。

对于女人来说，最怕的莫过于衰老，衰老是自然规律，是谁都无法避免的。但我们可以通过自身的努力延缓衰老。养好体内的阳气就能让衰老来得慢一些。

总而言之，只要阳气旺盛，你就可以不怕生病、不怕衰老，从容地生活、优雅地美丽着。而这一切的前提就是：你应该学会如何固摄阳气、养护阳气，让自己的体内一年四季温暖。做到这些，健康美丽就会与你如影随形。

扶阳的真谛是固守精神

中医养生学认为，养生的真谛就在于固护阳气、保养精气，而精气维持生命功能的作用主要体现在藏精与行气这两个方面。那么，怎样才能使精气内藏呢？这里就要提到精神养生法，这种方法是指通过净化人的精神世界，自动清除贪欲，改变自己的不良性格，纠正错误的认知过程，调节情绪，使自己的心态平和、乐观、开朗、豁达，从而达到健康长寿的目的。

在中医养生学中，经常会提到节制欲望的理念。确实，欲望太多就会伤害身体的阳气。老子说：“罪莫大于可欲，祸莫大于不知足，咎莫大于欲得。故知足之足，常足矣。”意思是说，罪过莫大于欲望膨胀，祸害莫大于不知道满足，凶险莫大于欲望得以放纵。所以，知道满足的富足平衡心理，是永远的富足。此外，陶弘景在《养性延命录》里也说：“常人不得无欲，又复不得无事，但当和心少念，静身损虑，先去乱神犯性，此则啬神之一术也。”意思是说，人是血肉之躯，是有情有欲的，要断绝它做不到，也不必要，但需要节制它，这是守神的一种方法。

诚然，欲望过多对养生极为不利，但我们也要区别对待。对人体有害的是那些私欲、小欲，为人类事业发展而生的“大欲”则是一股浩然正气，对养生具有莫大的好处。因此，我们要把握好欲望的大小关系，舍小欲、私欲而怀济苍生之“大欲”。

中医养生学认为，立志养德是精神养生中的调神养生法之一，即树立理想，坚定信念，充满信心，保持健康的心理状态，是养生保健的重要一环。中医还认为，道德高尚、光明磊落、豁达大度，有利于神志安定、气血调和、精神饱满、形体健壮，能够达到养生的效果。与此同时，现代生理学和生物信息反馈疗法的研究证明，坚定意志和信念能够影响内分泌的变化，改善生理功能，增强抵抗力，有益于健康长寿。

既然小欲、私欲伤身，大欲、大德、大志养心，那么想要健康长寿的人，就必须注意了，在平时的生活中一定要戒除以下几种不良心理：

1. 自私心理

私心太重，斤斤计较，以自我为中心，世上的好处自己捞完才心甘，否则就怨天怨地。有这种心理则整天劳心伤神、寝食不安，必然危害身心健康。

2. 嫉妒心理

"人比人，气死人"，任何方面都不容别人比自己优越，这种心理所产生的行为，不但容易在同行、同事、邻里和家庭之间产生摩擦，也易使自己整天处于焦虑烦躁之中，伤心劳神，危害健康。

3. 贪婪心理

重财重利，贪欲无度，劳心伤脾，则百病丛生。

4. 阴险心理

心胸狭小，心机阴险，以整治他人为乐。这种品性阴险的人，不但生活不能潇洒轻松，而且最容易走上犯罪道路。

5. 忧郁心理

抑郁寡欢，思绪重重，叹老悲老。殊不知，"怕老老得快，叹病病自生"。此心不除，疾病更易缠身。

6. 怀疑心理

对亲朋好友和同事缺乏起码的信任和尊重。须知疑心过重是导致家庭失和、人际关系紧张的重要原因。

7. 回归心理

总沉湎于往事的回忆中，倚老卖老，看不惯一切新生事物。此心不除，就会落伍，形劳精亏，积虑成疾。

阳光美女离不开阳气的温煦

走在街上，最惹人注目的就是那些阳光的女孩子，她们的容貌可能并不令人惊艳，脸上也并没有精致的妆容，但是她们的朝气就是青春最好的注脚，那种鲜活的生命力会感染所有人。那么，如何才能成为阳光美女呢？首先是要养阳，就是养阳气。

1. 阳气为人之大宝

人类生活于天地之间，"六淫邪气"——大自然中的风、寒、暑、湿、燥、火时时刻刻都威胁着我们的健康，有的人总是爱生病就是因为体内的阳气不足，病邪很容易穿过腠理进入体内，而体内阳气充足的人则能够抵挡外邪的入侵，身体素质也比较好，脸色红润有光泽，整个人显得有精神和朝气，

关于阳气，《黄帝内经》中有相关论述："阳气者，若天与日，失其所则折寿而不彰，故天运当与日光明。"认为阳气对于人体的重要性就好比大自然不能没有太阳一样，自然界的正常运转主要靠太阳的推动，人体生命活动的运行主要靠阳气的推动。故明代医学家张景岳说："天之大宝，只此一丸红日；人之大宝，只此一脉真阳！"

2. 阳气应该怎么养

阳气如此重要，但是在日常生活中，我们却总是在不经间损耗阳气。比如女孩子多痛经、手脚冰冷、宫寒不孕……但偏偏爱吃冰激凌、爱穿露脐装，导致阳气受损，病邪乘虚而入。那么，我们应该怎样把阳气养起来呢？

《黄帝内经》告诉我们：人为天地所生，天以气养人之阳，地以食物养人之阴。这就提示我们，养阳气应该从调整呼吸和饮食做起。多呼吸那种带着上天的灵气和草木万物的生机的新鲜空气。在饮食方面，要利用食物的特性来帮助阳气生发，比如体内有湿气是现代人的通病，湿为阴邪，能遏制阳气，那么我们就应该多吃祛除湿气的食物，如薏米、红豆等。另外，动属阳，静属阴。现代人大部分都是静多动少，缺乏足够的锻炼，导致阴气过剩，因此要多注意运动，并且要选择适合自己的运动方式。

为了养好阳气，这里还建议大家可以经常抽出时间晒晒太阳，特别是在寒冷的冬季。阳光不仅养形，而且养神。养形，就是养骨头。用西医的说法就是指的多晒太阳，可以促进骨骼对钙质的吸收。对于养神来说，常处于黑暗中的人看事情容易倾向于负面消极，处于光亮中的人看事情正面积极，晒太阳有利于修炼宽广的心胸。

3. 湿热长夏尤重养阳

《黄帝内经·素问·四气调神大论》中说："夏三月，此谓蕃秀，天地气交，万物华实。夜卧早起，无厌于日，使志无怒，使华英成秀，使气得泄，若所爱在外，此夏气之应、养生之道也。"

夏季属火，暑邪当令，人体出汗过多，耗气伤津，体弱者易为暑邪所伤而致中暑。人体脾胃此时也趋于减弱，食欲降低，若饮食不节、贪凉饮冷，就容易损伤脾阳，出现腹痛、腹泻等脾胃病症。古人还认为长夏属土，其气湿，通于脾，湿邪当令，易损伤人体阳气。因此，湿热之夏，养生须防损伤阳气，不要过于贪凉，不要在露天及阴冷的地方过夜，饮食要清淡，少吃味道过于浓重的东西。另外还可以选择一些有利于健脾除湿的中药，如藿香、佩兰、荷叶等。

总之，大家一定要知道，我们的身体与容颜跟世间万物是一样的，都需要阳气的温煦。只有把阳气养好，我们的体内才能一直是晴天，我们的容颜才能永远如沐浴在阳光下一般灿烂美好。

湿邪作祟，阳虚的女人老得快

很多30多岁的女人仿佛正经历一场噩梦，不少人开始出现衰老的症状，皮肤粗糙、皱纹横生、烦躁、焦虑，对于丈夫的温存也有些力不从心等，这些本应到40岁以后才出现的更年期现象都提前露出了狰狞的面目，困扰着很多女性，而导致这一切的罪魁祸首就是阳虚。

《黄帝内经·素问·调经论》中认为："寒湿之中人也，皮肤不收，肌肉坚紧，荣血泣，卫气去，故曰虚。"虚证是因为体内有寒湿，而且中医认为虚证的本质就是衰老。所以，很多女性的更年期提前就是由于寒湿在体内作祟。外寒跟体内的热交织在一起，又为湿邪。湿为阴邪，遏伤阳气，阻碍气机。换句话说，阳虚的原因是体内湿邪当道。

我们都知道：夏季人们感冒很大一部分都是“热伤风”，对此有人可能不太理解，冬天气温低，受寒湿侵犯感冒很容易理解，可夏天那么热怎么还会感冒？其实，这个问题并不难以理解。现在的生活条件好了，夏有空调冬有暖气，一年四季的感觉越来越不分明，夏天坐在凉爽的空调房里冻得发抖，冬天穿着衬衣在暖气屋里冒汗，这样该挥发出来的汗液挥发不出来而淤积在体内，该藏住阳气的时候藏不住都开泄掉了，体内的湿邪越堆越多，阳气逐渐虚弱。皮肤的开合功能下降，抵抗力越来越差，也就越来越爱生病。而且，夏天人们过分贪凉，喝冷饮、吃凉菜，一杯冰镇啤酒下肚，从里到外、从头到脚都透着凉快劲儿。殊不知，湿邪就趁此机会深深地埋在了体内，成为我们健康和美丽的一大隐患。

有人可能会有些疑惑，湿邪真的这么可怕吗？有句古话叫：“千寒易除，一湿难去。湿性黏浊，如油入面。”被湿邪侵害的人好像身上穿了一件湿衣服，头上裹了一块湿毛巾，湿与寒在一起叫寒湿，与热在一起叫湿热，与风在一起叫风湿，与暑在一起就是暑湿。湿邪不去，吃再多的补品、药品，用再多的化妆品都只是在做表面功夫，起不到根本作用。

不过，广大女性也不用太担心，湿邪再可怕还是有对付它的办法，那就是养阳。这才是祛除体内湿气的最好武器。充足的阳气就如同我们体内的一轮暖阳，会温暖我们的身体和容颜。

胶筋煲海马，更能帮女人补阳气

真正持久的美丽必须源于健康的身体，否则，这美便是无源之水，逝去得飞快。所以，聪明的女子绝不只会花大把大把的钱买各种化妆品，用厚厚的脂粉遮盖容貌上的瑕疵。她们会用自己的惠心和巧手为自己做上一款胶筋煲海马，熨帖身体，滋养容颜。

《黄帝内经》早就言明，“虚则补之”。每日忙碌的生活常常让我们忽略了自己的身体，偶有闲暇，女性朋友不妨静下心来，做一锅胶筋煲海马，补补自己虚弱的身体。准备鹿筋 100 克，干花胶 50 克，上等海马 2 只，老母鸡半只，盐、味精适量。先把花胶和鹿筋放入 80℃的水中泡软，取出洗净；老母鸡洗净切块备用；将鹿筋、花胶、海马、鸡块一同放入煲内，加清水用大火煲 25 分钟，再转慢火细熬 3 小时，加盐、味精调味即成美味滋补的胶筋煲海马。

关于它的滋补功效我们可以从用料上来分析。其中的花胶就是鱼肚，是“海八珍”之一，与燕窝、鱼翅齐名，由体型巨大的鲟鱼、大黄鱼的鱼鳔晒干而成，因富含胶质，故名花胶。中国人食用花胶，可追溯至汉朝之前。1600 多年前的《齐民要术》就有过记载，可谓历史悠久。花胶有相当的滋补作用和药用价值，它含有丰富的蛋白质、胶质等，有滋阴、固肾的功效。另外，还可帮助人体迅速消除疲劳，并能促进伤口愈合。据说以前家中有孕妇的，都会准备一些陈年花胶，怀孕 4~5 个月后食用，临产前再多食几次，能帮助产后身体迅速恢复。

鹿筋性温，味淡、微咸，入肝、肾二经，有补肾阳、壮筋骨的功效，用于治疗劳损过度、风湿关节痛、子宫寒冷、阳痿、遗精等症。

海马，又名龙落子，是一种珍贵的药材，民间就有“北方人参，南方海马”之说，主要有补肾壮阳、舒筋活络、通血、祛除疔疮肿毒等功效。

鸡肉是我们比较常见的食物，其性平温、味甘，入脾经、胃经，可温中益气，补精添髓。有益五脏、补虚亏、健脾胃、强筋骨、活血脉、调月经和止白带等功效。而用老母鸡炖汤之所以受到很多人的推崇，是因为老母鸡生长期长，所含的鲜味物质要比仔鸡多，炖出来的汤味道更醇厚，再加上脂肪含量比较高，炖出的汤更香。

将以上几种食物放在一起煲汤，既可滋阴补肾，又可活血益气，都是从根本上滋补我们的身体。这款汤尤其适合在冬天喝，正好冬天严寒，寒为邪气，易伤阳气，喝这款汤正好温阳补阴。

人体阳气不足，不可盲目补气

阳气是人生命的本源，阳气充盛才能防病健身、延年长生。而一个人一旦阳气不足了，就会出现各种各样的疾病。《黄帝内经》中说："故邪之所在，皆为不足。故上气不足，脑为之不满，耳为之苦鸣，头为之苦倾，目为之眩。中气不足，溲便为之变，肠为之苦鸣。下气不足，则乃为痿厥心悗。"

现代人不健康的生活方式，如生活节奏快、竞争激烈、心理压力大、熬夜等，以及环境污染严重等因素都是导致气不足的罪魁祸首。人体正气虚衰、卫外不固、免疫功能低下、抗邪无力，可导致多种疾病的发生。比如说，人体感受风寒之邪，抗病无力，免疫功能调节低下，就容易引起感冒、肺炎、病毒性肝炎、乙型脑炎等传染性疾病。而机体免疫缺陷更可引起各种癌肿、艾滋病等免疫缺陷性疾病。

当人体出现气不足的症状后，除了调整生活方式外，就是要补气，以使正气充足旺盛。补气的方法有很多，食补、药补、运动、调情志等都可以起到补气的作用。但是，在这里要提醒大家的是，当你气不足的时候，千万不能盲目补气，否则不但不会达到补气的目的，还会影响身体健康。因为这里还牵扯到了血的问题。

血具有营养和滋润全身的作用，血又是神经活动的物质基础。中医还认为"气为血之帅，血为气之母"。所以，如果你出现气不足的症状，很有可能是血不足造成的。血虚无以载气，气则无所归，故临床常见气血两虚的病症。如果真是因为血不足，那就需要先补血，否则就成了干烧器皿，把内脏烧坏；如果是因为瘀滞不通，就可以增加气血，血气同补。这样才能达到补气的作用。

气血双补需以食用补血、补气的食物和药物慢慢调养，切不可操之过急。常用的食物有猪肉、猪肚、牛肉、鸡肉等，常与之相配伍的中药有党参、黄芪、当归、熟地等。药物调理需在中医指导下服用。

骨气即阳气，栗子鹌鹑汤助你养骨气、享天年

在日常生活中，"骨气"这个词极为常见，但很少有人将其与养生长寿联系起来。在一般人看来，所谓"骨气"，其实就是我们平常所说的"正气"，指一种刚强不屈的人格。我们平常说一个人有骨气，骨头硬，就是指这个人不屈服，敢于站出来维护自己的主张。但是，你有没有想过，为什么有些人有骨气，有的人则没有？为什么古人把这种行为称为"有骨气"，而不是别的什么？骨气和人的健康长寿究竟有没有关系？

在中医理论中，“气”是构成人体维持和延续各种生命活动所需要的基本物质，它来源于摄入的食物养分，以及吸入的清气，其作用是维持身体各种生理功能。所以，血有血气，肾有肾气，那么骨自然也就有骨气。正是由于骨气的存在，才促使骨骼完成生血与防护的功能，人死后，虽然骨骼还在，但骨气已经没了。同样的道理，许多老年人正是因为骨气减弱了，才会很容易受伤。因此，我们也可以说，养骨实际上是在养骨气。我们在影视剧中，经常看到有些武林高手，虽然年纪已经很大，但依然身体硬朗、声如洪钟，这就说明他们的骨气保养得很好。

由此可知，养骨对于一个人的健康是至关重要的，下面给大家推荐一款养骨食谱——栗子鹌鹑汤。

栗子补脾健胃、补肾强筋；大枣健脾益气生津；鹌鹑补中益气。三者合炖，可用于腰椎间盘突出症或手术后身体虚弱、虚劳羸瘦、气短倦怠之症，补益之效甚佳。

具体做法：先准备好栗子 5 枚约 70 克，大枣 2 枚，鹌鹑 1 只约 100 克。将鹌鹑扭颈宰杀去毛（不放血），去除心、肝以外的内脏，洗净放入锅中；栗子洗净打碎，大枣去核，与适当调味品同放入锅内，倒入清水 250 毫升；用旺火煮沸 15 分钟后，改为文火炖 90 分钟；炖至鹌鹑熟烂即可，饮汤吃肉。

同时，养骨还应该从我们的生活细节做起。俗话说“久立伤骨”，一个姿势站立久了，要寻找机会活动活动，或者找个地方坐下来休息一会儿，尤其是长期从事站立工作的人，如纺织女工、售货员、理发师等，更要注意身体调节，否则每天都要站立数小时，下班后筋疲力尽、腰酸腿痛，容易发生驼背、腰肌劳损、下肢静脉曲张等。这里给大家一些建议：

首先，根据条件调节工作时间，或与其他体位的工作穿插进行，比如站立 2 小时，再换其他体位工作 2 小时，也可以工作 2 小时后休息几分钟。不能离开站立工作岗位时，可用左右两只脚轮换承受身体重心的办法进行休息，或者每隔半小时至 1 小时，活动一下颈、背、腰等部位，至少要让这些部位的肌肉做绷紧——放松——绷紧的动作，每次几分钟。

其次，长期站立工作应穿矮跟或中跟鞋，以便使全脚掌平均受力，减轻疲劳。平跟鞋脚掌用不上劲，高跟鞋腿部用力过大，都会很快引起疲劳不适。

最后，长期站立工作时应做工间操，方法如下：原地踏步 3 分钟，提起双足跟，放下，再提起，或者左右足跟轮流提起，放下，每次 3 分钟；提起脚尖，让脚跟着地，双脚轮流进行，每次 3 分钟；轮流屈伸膝关节，也可同时屈膝下蹲，双上臂向前抬平，然后复原，每次 3 分钟左右。

常练静功，控制人体阳气消耗

阳气是生命活动的原动力，人们日常生活中的一切活动都会消耗阳气。如体力劳动，我们知道适当的体力劳动可以促进身体健康，但是过度的体力消耗就会伤阳气而影响健康；如思维活动，适当的思维活动可以有利于大脑的开发，但是如果一天 24 小时不停地在进行思维活动，或者思索一些妄心杂念，就会消耗你体内的阳气，得不偿失；如性生活，过度纵欲是最损耗人的精气的。

总之，不论体力活动或脑力活动，都要把握好度，否则就会消耗你为数不多的阳气。而常练静功是控制阳气消耗最有效的方法。从古至今，人们练习的静功有很多，其功用无非是使形体和思维都安静下来，减少体力活动，排除杂念，以保护体内的阳气。我们从中选取了最著名的两种静功法，供大家参考。

1. 听息法

这种静功来源于庄子的著作，所以又名庄子听息法。所谓听息法，就是听自己呼吸之气。初下手时，只用耳根，不用意识，不是以这个念头代替那个念头，更不是专心死守鼻窍或肺窍（两乳间的膻中穴），也不是听鼻中有什么声音，而只要自己觉得一呼一吸的下落，勿让它瞒过，就算对了。至于呼吸的快慢、粗细、深浅等，皆任其自然变化，不用意识去支配它。这样听息听到后来，神气合一，杂念全无，连呼吸也忘了，渐渐地入于睡乡，这才是神经得静养和神经衰弱恢复到健康过程中最有效的时候。这时就要乘这个机会熟睡一番，切不可勉强提起精神和睡意相抵抗，这对病和健康有损无益。

睡醒之后，可以从头再做听息法，则又可安然入睡。如果是在白天睡了几次，不想再睡了，则不妨起来到外面稍做活动，或到树木多、空气新鲜的地方站着做几分钟吐纳（深呼吸），也可做柔软体操或打太极拳，但要适可而止，勿使身体过劳。然后，回到房内或坐或卧，仍旧做听息的功夫，还可能入于熟睡的境界。即使有时听息一时不能入睡，只要坚持听息就对全身和神经有益处。

2. 胎息法

胎息，是指仿效胎儿的呼吸。胎息法是通过呼吸锻炼和意念控制来增强和蓄积体内阳气，从而达到修养身心、强弥散，从脐带出入而起到吐故纳新作用，构成了胎儿的特殊呼吸代谢方式，即为“胎息”，是以保健祛病为目的的一种静功法。古人认为，胎儿通过脐带而禀受母气，以供其生长发育之需；母气在胎儿体内循环为“内呼吸”，以与出生后口鼻之“外呼吸”方式相对。脐部作为胎息的枢纽，遂有“命蒂”“祖窍”之称。由于胎儿出生之后，脐带剪断，“胎之一息，无复再守”，外呼吸替代内呼吸，从而形成了“虽有呼吸往来，不得与元始祖气相通”的格局。

胎息法并非一朝一夕之功就能练成的。初学行气，必须从浅开始，并且要持之以恒，才能最终练到胎息的境界。初学行气的具体方法是：以鼻吸气入内，能吸多少就吸多少，然后闭气，心中默数从1~120，然后将气从口中缓缓呼出，这样鼻吸气→闭气→口呼气→鼻吸气，反复不已，并逐渐延长闭气的时间，心中默数的数目逐渐增大，最终可默数到上千，即可出现养生的效果。当然这种行气方法的一个重要诀窍是吸气多，呼气少，呼吸时极其轻微，不能使自己听见一点呼吸的声音，有一个方法可以检验呼吸是否合乎标准，即用一根鸿毛放在口鼻前，吐气时鸿毛不动，说明呼吸轻微，合乎要求。这种呼吸方法也就是现在气功锻炼中的基本呼吸方法。这样经过长期坚持不懈的练习，就能逐渐达到胎息状态。

对于很多人来说，刚开始练习静功时，最不容易做到的就是排除杂念。这时候就需要你进一步坚持下来，久而久之，杂念自然会减少，心平气和，呼吸均匀，情绪稳定，自然舒适。收功后就会感觉到一种美感，好像刚刚沐浴过后一样，心情畅快，充满了活力。

生命阳气勃发，重在养护脊椎与骨盆

从中医角度看，阳气是推动整个人体运转的动力。阳气的活力很强，不停地运动着，推动血液、津液的生成与运行，推动脏腑组织的各种生理活动。而老年人体内的气血往往开始不够用了，就像汽车快没油了、机器的燃料即将耗尽一样。虽然凭着残余的一点点动力还可以应付日常所需，但它已经带不动你跑步了。这也是为什么老年人总感到心有余而力不足。

《黄帝内经》有言："阳气者，若天与日，失其所，则折寿而不彰。"意思是说阳气就好像天上的太阳一样，给大自然以光明和温暖，如果失去了它，万物便不得生存。对人而言，肾就是一身之阳，像人体内的一团火，温暖、照耀着全身，使器官有足够的能量来运转。所以，人只有保住肾，才能永远健康，永远充满活力。

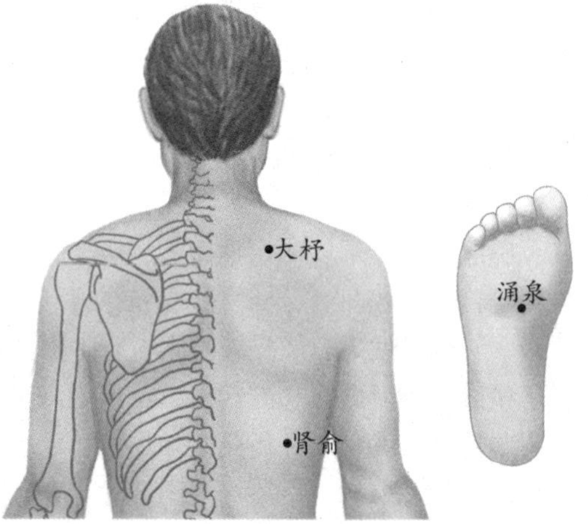

涌泉穴、肾俞穴、大杼穴

中医认为，肾藏精，精生髓，髓养骨，髓藏于骨骼之中，故肾精充足才能使骨髓充盈及促进血的生化。而骨骼获得充足的骨髓营养才能强壮坚固。所以说，肾精具有促进骨骼生长、发育、修复的作用，即肾主骨。那么，养骨与养肾也必须相辅相成，脊椎和骨盆健康才能保证造血、造髓功能良好，从而使肾得到滋养。

有资料显示，艾灸法不仅可以补肾益精，而且能强骨固齿。具体方法就是：每晚临睡时，端坐凳上，将艾条点燃后，在下肢的绝骨、涌泉两穴上悬灸，每穴 2~3 分钟，至局部红晕，再施灸肾俞、大杼两穴，每穴 2~3 分钟，至局部出现红晕即可。

除此之外，我们还可以通过以下两种腰部按摩的方法，让肾气旺起来。

1. 两手掌对搓至手心热后，分别放至腰部，手掌朝向皮肤，上下按摩腰部，至有热感为止。可早晚各进行一遍，每遍约 200 次，具有补肾纳气之功效。

2. 两手握拳，手臂往后用两拇指的掌关节突出部位，自然按摩腰眼，向内做环形旋转按摩，逐渐用力，以至酸胀感为好，持续按摩 10 分钟左右，早、中、晚各一次，能有效防治中老年人因肾亏所致的腰肌劳损、腰酸背痛等症。

梳发升阳，百脉顺畅——梳头也是养生术

自古以来，历代养生学家推崇梳头这一保健方法。北宋大文豪苏东坡以梳头作为健身妙方，他常是"梳头百余下，散发卧，熟寝至天明"。在《酒醒步月理发面寝》诗中说："千梳冷快肌骨醒，风露气人霜莲根。"享年 86 岁高龄的南宋诗坛寿星陆游，以梳理头发作为养生之道，吟道："客稀门每闭，意闷发重梳""破裘寒旋补，残发短犹梳""醒

来忽觉天窗白，短发萧萧起自梳”。唐代医家孙思邈善于养生，正因他坚持“发宜常梳”，荣登百余岁寿域。清慈禧太后每天起床后第一件事是让太监为她边梳发边按摩，使她到了花甲之年仍满头秀发，老而不衰。

中医认为，头为一身之主宰，诸阳所会，百脉相通。发为血之余，肾之华。人体十二经脉和奇经八脉都汇聚于头部，有百会、四神聪、上星、通天、眉冲、太阳、率谷、印堂、玉枕、风池、哑门、翳明等近50个穴位；躯干四肢在头皮上的穴位分布呈“大字形”的形态规律。梳头时按摩这些穴位，加强头皮经络系统与全身各器官部位之间的沟通，促使诸阳上升，百脉调顺，阴阳和谐，具有疏通经络、运行气血、清心醒目、开窍宁神、平肝息风的功效。《诸病源候论·寄生方》说：“栉头理发，欲得过多，通流血脉，散风湿，数易栉，更番用之。”可见，经常梳理头发具有升发阳气、通畅百脉、祛病强身的作用。

实行梳头养生法，宜用牛角、桃木或铁制的梳子。梳理的方法应从前额开始向后梳，梳时要紧贴头皮部位，以用力大小适中、动作缓慢柔和为宜。一般应在两分钟内大约梳100次为一遍，每日早晨起床后应坚持梳2~5遍，下午亦可再梳一遍。当头皮有热胀、麻木的感觉时，说明已经达到预期目的。梳头5~7天后，洗头一次，坚持2~3个月即可出现明显的治疗效果：头皮瘙痒减轻，头屑减少，头发不再脱落，白发转黑，失眠症状相应改善，并有头脑清醒、耳聪目明之感。

强肾壮阳，国医有绝活

中医理论认为，肾气充足则性功能旺盛，阳气就盛大，就可以有效地保持身心健康。然而，强肾保健并不像我们平常所认为的那样，吃点大补的药就可以了。正如《黄帝内经》中所说“肾恶燥”，有时候反而越补越虚。

其实，中医关于养肾的方法有很多种，除药物之外，还有饮食、推拿按摩、针灸、气功等，都能够达到强肾壮阳的目的。下面介绍一些简单易行、效果显著的养肾功法，以供参考：

1. 叩齿咽津翕周法

本法包含两点：第一，每日早晨起床后叩齿100次，然后舌舔上腭及舌下、齿龈，含津液满口之后再咽下，意送至丹田，此为叩齿咽津。第二，收缩肛门，吸气时将肛门收紧，呼气时放松，一收一松为一次，连续做50次，此即翕周。本法有滋阴降火、固齿益精、补肾壮腰的作用，能防治性功能衰退。

2. 双掌摩腰法

取坐位，两手掌贴于肾俞穴，中指正对命门穴，意守命门，双掌从上向下摩擦40~100次，使局部有温热感。本法有温肾摄精之效，对男子遗精、阳痿、早泄，女子虚寒带下、月经不调等，均有很好的防治作用。

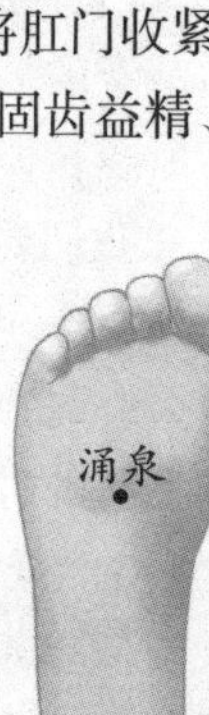

涌泉穴

3. 按摩下肢涌泉法

取坐位，双手搓热后，双手掌分别紧贴脚面，从趾跟处沿踝关节至三阴交穴一线，往返摩擦20~30次，然后用手掌分别搓涌泉穴100次，摩擦时，最好意守涌泉穴，手势略有节奏感。本法有交通心肾、引火归源之功，对心肾不交引起的失眠、遗精等症都有很好的防治效果。

4. 疏通任督法

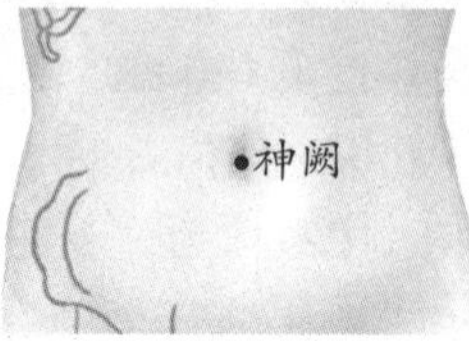

神阙穴

取半仰卧位。点神阙：一手扶小腹，另一手中指点按在神阙穴上，默数 60 个数，然后换手再做一次。搓尾闾：一只手扶小腹，另一手搓尾闾穴 30~50 次，然后换手再重做 30~50 次。揉会阴：一只手或双手重叠扶在阴部，手指按在会阴穴上，正反方向各揉按 30~50 次。揉小腹：双手重叠，在小腹部正反方向各揉按 30~50 圈。此功法温运任脉，疏通任督，培补元气，燮理阴阳。本法久练可有疏通经络、滋阴补肾、调节任督冲带等脉的功能，对前列腺炎、泌尿结石、子宫疾患有良好的防治功效。

上述各法，既可单项做，也可综合做。只要认真坚持这些保健功法的锻炼，就能使肾气旺满，阴阳协调，精力充沛，从而起到防治疾病、延缓衰老的作用。

不损即补——储备能量，节能养阳

我们都知道乌龟的寿命是很长的，俗话说“千年的王八，万年的龟”。为什么乌龟能活这么久呢？在中医看来，乌龟之所以长寿和它消耗能量慢有关，而人体的阳气即是人体的能量，所以节省身体的能量，其实就是在给我们的身体补充阳气。

可以说，生命不在于“更快、更高、更强”，而在于“更慢、更长、更柔”，乌龟喜静，而且行动缓慢，相应的，体能消耗就少，所以它长寿。人的生命储备是有限的，人的生命就好比是一根燃烧着的蜡烛，燃烧得越旺，熄灭得越早。所以，要长寿就要慢慢地释放能量，注意节能养生。它主要包括静养生、慢养生和低温养生三个方面。

1. 静养生

静养生是对生命的轻抚。静养生的重大意义是什么？静养生能够降低阳气和阴精的损耗，从而维持生命的阴阳平衡，延缓早衰，增长寿命。静养首先要先心静，因为只有心先静下来，生命才能静下来，心静下来，呼吸、心跳、血压等都能够减慢，才能够降低。我们知道心静自然凉，心静下来以后，人体的生理代谢、阳气和阴精才能得到更好的保护。

2. 慢养生

慢养生是节能养生的一个非常重要的绝招。慢养生的重大意义是什么？随着人类生活节奏的加快，呼吸的频率也越来越快。生命的长短与呼吸频率成反比，呼吸频率越慢，寿命越长，呼吸频率越快，寿命越短。那么，怎样做到慢养生呢？

我们要做到心慢，心慢下来，呼吸心跳才能慢下来，这样才能减少阳气和阴精的损耗。对于一些上班族来说，由于社会竞争激烈，一旦慢下来就可能遭到淘汰，所以不能慢。怎么办呢？下班以后转入慢节奏，我们可以慢慢地做家务，慢慢地洗澡，慢慢地带孩子，跟上班的时候应该有不同的节奏，先快后慢。总的原则是有快有慢、有紧有松、有忙有闲。

3. 低温养生

低温养生是生命的涵藏。低温养生的含义是什么？《黄帝内经》指出“高者其气寿，下者其气夭”，就是说在高山上的人寿命都比较长，为什么？因为高山上的温度比较低，这就引出了低温养生这个问题。低温养生可以降低代谢，降低代谢的速度，降低阳气和阴精的损耗。那么，我们怎样做到低温养生呢？在冬天，室温不能过高，暖气不要开得太大，这不利于低温养生。另外，我们要多接地气，多吸阴气，多饮地下水、井水、矿泉水。同时，低温养生还要多吃水生食物，比如水稻；多吃越冬食物，比如冬小麦、大白菜；多吃冬生水果，比如冬梨、苹果、冬枣等。

总体来说，静养生、慢养生、低温养生互为因果关系，是生命节能的三大重要法宝，这就是节能养生。节能养生对维持生命的阴阳平衡起着非常重要的作用，因为它保护阴精和阳气不被损耗。

另外，生命储备是维持阴阳平衡的基础，它包括3个方面：一个是饮食，一个是睡眠，一个是房事，这3个方面是增加生命储备的三大要素，是维持身体阴阳平衡的主要环节。

首先，我们看饮食养生。饮食养生就是首先要通过补和泄来维持生命的阴阳平衡。其次，是睡眠。睡眠养生是对生命的充电，通过休息以达到生命能量的储备，所以我们提倡睡子午觉。最后，是房事养生。房事养生是对生命的协调，它的重大意义在于协调人体的阴阳平衡。阴阳平衡了，衰老就能够减缓，寿命就会延长。

所以，慢养生、静养生、低温养生是生命的节能养生，食养生、眠养生、性养生是生命的储备养生。它们互相结合，互相配合，维持人体的阴精和阳气的平衡。由此可见，维持生命的阴阳平衡具有非常重要的意义。

第四章　判断身体阴阳的简单方法

身体有热舌苔黄，舌质淡白是寒象

你们知道吗，通过观察舌头，你也能知道自己生了什么病。当你生病去医院时，医生大都会让你把舌头伸出来看看，因为这是判断人身体情况最直观简便的方法。医生是怎么观察你的舌头的呢？其实很简单，他主要是观察你的舌苔和舌质。这里我们为各位具体讲述一下医生观察舌苔和舌质的方法，这样可以有助于大家判断自己的身体状况，不必再为稍稍的身体不适而大惊小怪了。

舌苔就是舌头表面覆盖着的一层东西，舌苔是舌质表面的滑腻物质。如果你的舌质很红，这说明你体内有热；如果你的舌质红但舌苔很薄，而且整个舌头看上去都很红，那么你可能是虚热，需要滋阴；如果你的舌苔很黄，一般也说明了你体内有热。这里有一点需要注意，那就是如果你吃了有颜色的东西导致舌苔有颜色的不算。

舌质就是舌头的本质，一般会有一部分被舌苔覆盖了，你可以观察自己的舌苔没有覆盖的部分，比如舌边，通过观察这里来看舌质的颜色。舌质的颜色，有两个极端，偏白的舌质，说明身体趋向寒的方向；如果舌质偏红，则反映身体趋向于热。更为详细点说，如果你的舌质红而发紫，说明是虚热；如果你的舌质深红，说明是实热，可能患上了什么热性病。通过观察舌质的颜色，你就能基本了解自己身体的寒热了。所以，当你发现自己淡白舌，就一定别服用寒凉之药，在饮食方面，也不要再吃一些凉性的食物，如西瓜、冷饮等，否则只会令你的健康状况雪上加霜。如果你发现自己的舌头偏红，那么千万不要再吃一些热性的食物，否则会火上浇油，把自己的身体毁了。

通过上述的内容，大家很容易就能学会如何观察自己的舌头，这样对于及时掌握各位的健康状况也会起到事半功倍的效果，自然也不会在身体出现些微的症状时手忙脚乱了。

寒则痰涕清白，热则痰涕浓黄

一般来说，流清鼻涕、咳白痰，也就是受寒了，大家可以用苏叶 6 克熬水，将熬好的水再兑上温水来泡脚，让身体暖过来，这样寒邪散去，身体就能恢复了。身体一旦受寒，如果能够马上采取这样的措施，基本就可以把寒邪赶出体外。因为，这时寒邪还在体表，涕清痰白说明邪气尚未化热，正是好对付的时候。

倘若没有注意这些症状，这一个阶段过去了，问题就进入了第二个阶段。此时外邪开始和身体斗争，身体内出现了热证，这叫外寒内热的阶段。此时鼻涕开始黄了，或者黄白相间，一会儿是清的，一会儿是黄的，这是寒热错杂了；痰也是，很多人不会咳痰，但是可以听到咳嗽的声音大起来了，如果痰咳出来，肯定也是黄色的，或者黄白相间的。大家可以记住，寒热杂错的时候，一般表现为鼻涕黄白相间，痰也是黄白相间的。鼻涕和痰呈白色，是清的，这代表寒象；一旦它们呈黄色，就代表热象。

总之，大家分析自己身体的寒热要紧紧地盯住鼻涕和痰的颜色，如果它们是白色的，那么就是有寒邪存在，要用温热的方法，使身体暖过来，驱除寒邪；如果痰或者鼻涕变成黄色，那就是有热了，就使用清热的方法，把热邪清除出去。

鼻红脾胃有热，额红肺上有火

人的面部对应着五脏六腑，比如两个眉毛之间，这里是肺的对应区。如果这里色白，说明人的肺气不足，正常的人此处应该微微红于其他的部分。如果此处有一块暗淡的颜色，如同拇指肚般大小，那么人就该出问题了。古代相面的人管这里叫印堂，说人的印堂发暗，就会大难临头，其实，是要患大病了。

另外，鼻头代表脾，两个鼻翼代表胃，如果这里红，说明脾胃有热，一般服点防风通圣散就可以了。服药以后，通常会泻肚子，然后红鼻头就会消失。这是因为防风通圣散中有大黄、生石膏等泻脾胃之火的药，所以治疗此病的效果比较好。

在鼻头的上面，也就是鼻梁那里，是肝的部位。有的人脾气很大，动不动就对别人发火，如果仔细观察就会发现发火者的鼻梁颜色发青，肝气不舒，所以脾气很大。

印堂就是两眉之间的位置，如果印堂发红或者紫红，这说明肺部积热，有肺火了。通常，人在外感的时候，也会反映在两眉之间的印堂位置。清代的名医王孟英就说："六淫外感，必从肺入。"所以，人感冒的时候，印堂位置也会呈现赤色。大家可以观察一下自己，印堂一旦发红，很快就会表现出外感的症状，所以一定要提前做好预防和处理措施。

气虚之人，舌有齿痕

现在，气虚的人不在少数，人一旦气虚，身体的动力就不足，体内的水湿就无法代谢出去；水湿代谢不出去，又会围困阳气，使气更加虚弱。因此，水湿和气虚一个是狼，一个是狈，经常狼狈为奸，危害身体。那么，该如何判断你是否有水湿，是否气虚呢？

水湿重的人，舌头一定是舌苔白、满布，而且往往舌苔厚腻。如果舌苔非常厚腻，那就说明体内的水湿已凝结成痰了。

气虚的人，往往舌边有很多齿痕，舌体会胖大一些，并伴有舌苔白腻。这是因为气虚不能化掉水湿的缘故，调理时需要一边利水湿，一边补气。

那么，究竟什么样的舌头是齿痕舌呢？

齿痕舌一般多伴有舌体胖大，主脾阳虚弱、水湿内停，但中医认为齿痕舌在正常人中也可以出现。实际上，的确很多有齿痕舌的人并没有疾病，只是处于亚健康的状态。所以，中医说的气虚、水湿重并非就是指人有病了，而是说体内的气血状态出现了失衡，这在西医看来是无病，但中医却提前地发现了亚健康的状态。

值得注意的是，以往大家都以为齿痕舌的舌质颜色都是淡白的，其实，很多红舌也有齿痕，这往往是热盛的表现，此时不可贸然补气。

在食疗方面，如果是齿痕舌舌质淡的人，在食物的选择中，可以多选择薏米、山药、南瓜、红薯、栗子等食物吃，尽量不要吃生冷瓜果和冷饮，因为会损伤脾阳，导致水湿更重。

总之，气虚的重要表现就是：舌体胖大，舌边有齿痕，而且舌苔白腻厚重。如果你也有这样的症状就要注意了，这说明你的身体出现了气虚的症状，而且气虚致使体内的水湿难以排出，所以才会出现舌体胖大、舌苔厚腻的情况。一旦判定身体出现了气虚的这些症状，那就要一边补气，一边化湿。化湿是祛除现有症状，补气是从根本上调节身体。

补气以补脾为主，可以用白术、山药、莲子肉等来补脾；利水湿可以用薏米来进行，比如，在做饭的时候放入一把薏米。薏米祛除水湿的作用很好，可以用薏米和大米做饭来吃，这样厚腻的舌苔很快就可以消除了。

气血两虚，舌质淡白

身体正常的人舌质应该是淡红色，如果舌质淡白，往往说明血虚或体内有寒。有的女孩子气血不足，舌质就会变成惨白色，这说明身体需要补血了。

现在，很多年轻女孩子月经不调，有的是因为瘀血，有的因为气血不足。值得注意的是，很多女孩子月经不调是由减肥引起的，她们服用的某些药物导致脾胃虚弱，脾胃虚弱进而导致气血不足，结果就出现了月经不调。

总之，淡白舌就是舌质的颜色比正常人浅淡，又叫作舌淡，主要是红色的色度值下降，这在中医里面，多主虚寒证或气血两虚。传统的中医认为，阳虚证的舌质是淡白的，但是舌体较正常肥大，舌面湿润多津液，舌质显娇嫩，舌边有齿痕，这样的淡白舌主要出现在阳虚寒证的人身上。如果舌体与正常大小相似或稍瘦小，舌面虽润而并不多津，则是气血两虚之证。

是否有瘀血：女看舌上红点，男看舌下经脉

如今，很多女性朋友都有健康问题，其中一部分是月经不正常，这严重地影响了她们的学习和生活。为什么女性朋友会有这么多问题呢？一个很重要的原因，就是她们体内有了瘀血。

那么瘀血是怎么出现的呢？

导致女性朋友瘀血的原因有很多：有的是受了寒，热胀冷缩，血液凝固在了那里，结果就造成了瘀血；有的是因为肝气不舒，气郁积之后造成了血的淤积。人的身体内有了瘀血，各种怪病就会随之产生。

那么，该怎么识别自己是否有瘀血呢？

首先，有瘀血的人身体的某个地方容易有固定的疼痛，尤其是夜里会加重，这是因为夜里气血运行慢，瘀血更加瘀滞，所以疼痛感加剧；其次，人的记忆力会变得很差；另外，人总是感到喉咙干，想喝水，但水到了嘴里，却不想下咽等。

除此之外，人身体有了瘀血，从其舌头上也可以看出来。如果你体内有瘀血，那么就会有瘀斑舌。瘀斑舌的舌体满是舌苔，这样就给人一种假象，以为这个舌头是淡白舌，其实舌苔下面的舌质应该是红色的。并且上面有很多的红点，这些红点甚至有些会发黑，也就是瘀点，这是人身体有瘀血的征兆。汗毛重也是一种表征。

说到瘀血，大家其实也不要害怕，你是女性的话，还有个天然的优势，那就是在月经期间，可以适当地用一些活血化瘀的药物比如桃仁、红花、当归、川芎、丹参等，这样比平时更容易化去瘀血，更容易促进气血的畅通。不过，活血化瘀的药物不能自己随意服用，应该在医生的指导下使用，这样才比较稳妥。

判断身体是否有瘀血，女性朋友一般可以看舌上的红点，男性朋友则可以观察舌下静脉。观察舌下的静脉，对于男性朋友来说，则更为重要。舌下静脉变粗，或者舌下络脉青紫，这些都被统称为舌下瘀点，是瘀血的重要表象，跟冠心病的发生有非常密切的关系，高血压和高脂血症患者的舌下也都可见到瘀点。

阴阳失调，脸色会泄露健康秘密

中医看病时讲究“望、闻、问、切”，其中“望”是中医看病的重要手段。在古代中医典籍里也有“望面色，审苗窍”的说法，就是说只要看患者面部肤色，就可以诊断出其是否阴阳失调，甚至患了什么疾病也可以看出来。下面是典型的阴阳失调患者比较容易出现的几种面色，如：

1. 面色土黄

面色土黄的人大多患有偏食、厌食、大便不调等病症，治疗时应以健益脾胃为主，按捏脊部可以调理脏腑、疏通经络，对改善患者脾胃有很好的效果，捏脊疗法的具体做法如下：双手的中指、无名指、小指握成空拳状，食指半屈，拇指伸长，然后捏起患者背部皮肤约 1 厘米，从下往上推进。如此反复，每天 1~2 次。

2. 面色青紫

患者面色青紫，一般是缺氧所致。无论何种原因引起的窒息、先天性心脏病、风湿性心脏病等都可能导致面色青紫。此外，导致患者面色青紫的原因还有胃部或肠部的痉挛性疼痛、虫痛。如果患者面色青紫且出现高热，则可能是惊风的先兆。

3. 面部多白斑

患者脸部出现淡白色的粗糙斑块，许多西医会误认为那是一种癣，其实多是患者脾胃虚弱所致。

4. 脸部以红润有光泽为主，可是脸色整体发白无光泽

此类患者多易出汗、虚胖、大便稀，这也是肺脾气虚所致，应从健脾补肺上给予治疗。

5. 鼻根有青筋

有些人的年龄不大，鼻根部却“青筋暴露”，这种情况说明其可能患有积滞或惊风之证。这类人多有食欲不佳、腹胀、大便不调、俯卧睡眠、夜睡不安、手脚心热、出汗、咬牙等症状。可通过按摩四缝穴，达到消积导滞的目的。

眉毛不是摆设，反映五脏盛衰

很多人只知道眉毛对外貌的影响非常大，不同的眉形会让一个人的气质发生很大的变化，却很少有人知道眉毛对于健康的意义。但是中医认为，眉毛能反映五脏六腑的盛衰。《黄帝内经》中有这样的记载："美眉者，足太阳之脉，气血多；恶眉者，血气少；其肥而泽者，血气有余；肥而不泽者，气有余，血不足；瘦而无泽者，气血俱不足。"这就是说，眉毛属于足太阳经，其盛衰依靠足太阳经的血气。眉毛长粗、浓密、润泽，反映了足太阳经血气旺盛；眉毛稀短、细淡、脱落，则是足太阳经血气不足的象征。眉又与肾对应，为"肾之外候"，眉毛浓密，则说明肾气充沛、身强力壮；眉毛稀淡恶少，则说明肾气虚亏、体弱多病。

另外，两眉之间的部位叫印堂，又称"阙中"，在疾病的诊断和治疗上也特别有价值。《黄帝内经·灵枢·五色篇》中说："阙上者，咽喉也；阙中者，肺也。"可见，印堂可以反映肺部和咽喉疾病。肺气不足的病人，印堂部位呈现白色；而气血瘀滞的人，则会变为青紫色。

所以，各位一定不要把眉毛视为摆设，而要学会通过其洞察五脏的健康状况。

舌苔，吐露你的健康

在人们的舌头表面有着一层苔垢，这就是"舌苔"，它可以反映人体内部脏腑、阴阳、气血盛衰的情况，还可以反映身体中不良毒素的存在情况和深浅程度。因此，要定期观察自己的舌苔情况，以便了解健康状况。

如果舌苔正常，它应该薄白湿润，干湿适中，不滑不燥。当你的舌苔出现以下几种现象时，就得考虑是否该去医院检查就诊。

1. 没有舌苔

没有舌苔，说明抵抗力较差，体质不好。这类人大多营养不良、体质弱、食欲不好、消化力差、抵抗力差，因此容易患感冒、支气管炎或腹泻等疾病。这类人要多参加一些户外活动，增强机体抵抗力，同时还要注意科学合理的膳食，从而能够均衡、全面地摄取所需的营养。

2. 舌苔呈地图状

如果舌苔剥脱呈现地图状，并且剥脱片大小不等，边缘隆起，剥脱面为红色，与舌质有别，则说明脾胃阴虚；如果剥脱面边缘无隆起，剥脱面光滑如镜，其颜色与舌质颜色大体相同，则说明脾胃气虚。有"地图舌"的人大多患有脾胃消化功能疾病，所以要把治疗的重点放在调理脾胃消化功能上。

3. 舌苔较厚

舌苔如果是厚厚的一层，表明肠胃有积食，这类人应多吃蔬菜和水果，多喝白开水，并保持大便通畅，以帮助调理肠胃。要少食用甜腻厚味的食品，避免导致腹胀或食欲减退。

4. 舌苔发白

舌苔如果是淡白的，说明其体内可能有寒气，而且通常会伴有身寒肢冷、手足不温等现象。这类人平时应该注意保暖，进食性质偏温的热大枣粥、姜汤、牛肉汤、羊肉汤、胡萝卜、洋葱等，也可以吃一些如苹果、蜜橘之类性偏温的水果，以达到驱寒给暖的目的。

5. 舌苔呈黄色

舌苔如果呈现黄色，表明体内有食火，这类人应调整饮食结构，多吃清淡食物，少吃油腻食品，同时要多喝水，如菊花茶、绿豆汤等。

鼻为“面王”，可预报身体阴阳状况

中医里有“上诊于鼻，下验于腹”的说法，可见在中医面诊中，鼻子具有很大的价值，有“面王”之称。鼻子位于面部正中，根部主心肺，周围候六腑，下部应生殖。所以，鼻子及四周的皮肤色泽也能反映其五脏六腑的疾病。

鼻子在预报脾胃疾病方面尤其准确。患者出现恶心、呕吐或者腹泻之前，鼻子上会冒汗或者鼻尖颜色有所改变。一些容易晕车的人感觉会比较明显。

如果鼻梁高处外侧长有痣或者痦子的话，说明胆先天不足，这是因为鼻梁是胆的发射区，如果这些部位出现了红血丝，或者长了青春痘，再加上早上起来嘴里发苦的话，多半就是胆囊有轻微的炎症了。

如果鼻子的色泽十分鲜明，这说明脾胃阳虚、失于运化、津液凝滞。就是说，患者的脾胃消化功能不好，水汽滞留在胸膈，导致四肢关节疼痛。

如果鼻头发青，而且通常伴有腹痛，这就是因为：肝属木，脾属土，肝气疏泄太过，横逆冲犯脾胃，影响了脾胃的消化功能。应服用一些泻肝胆和补脾胃的药。

如果鼻尖微微发黑，这说明身体里有水汽，是“肾水反侮脾土”的表现。本来应该是土克水，结果（肾）水反过来压制住了（脾）土，水汽肆虐，以致肾的脏色出现在脸上。

如果鼻子发黄，这说明胸内有寒气，脾的脏色出现在了脸上。人体内中阳不足，脾胃失于运化，吃下去的冷食或者凉性食物积聚在脾胃，这些寒气上升又影响到了胸阳，所以寒气就滞留在脏腑中。如果鼻子发黄，但光泽明润，那就不用担心了，这是即将康复的好兆头。

头发是观察身体阴阳的窗口

现在的很多人喜欢把头发染成五颜六色，认为这样很时尚。其实，这样是不对的，且不说染发剂对人体的伤害，中医认为从头发上我们就可以知道身体的健康状况，如果一旦破坏了头发原有的颜色、形状，那就相当于关闭了观察身体阴阳状况的窗口。

1. 头发变白

人老了以后，身体的各项功能都不如以前了，体内也没有多少元精可以消耗了，气血不足则头发也逐渐变白，这属于正常的生理现象。但现在很多人不到四十岁头发已经白了不少，这预示着身体出现了状况，应引起重视。

前额的头发开始变白，说明胃气衰老，因为胃气走前额，所以这时颜面也会出现憔悴之相，比如长抬头纹和鱼尾纹。两鬓的头发开始变白，是胆气衰老的症状，在中医看来胆经是从人的外眼角开始，一直沿着人的头部两侧，然后顺着人体的侧面下来，一直走到脚的小趾、四趾，所以，胆气不足的时候，人两鬓的头发就慢慢地变白，这类人还有个特征就是爱挠头（挠头的地方一般也是在两鬓，是胆经经过的地方）。膀胱经是一条可以走到脑部的经脉，而后脑勺的头发变白就是因为膀胱衰老了。

当然，人的头发变白与心情和生活状态也有一定的关系。一个人如果把每根头发都梳得一丝不苟，那心情一定是愉快、悠闲的；倘使头发如乱草，像鸟窝一样，则很可能是很迷茫和愁郁。

2. 脱发

很多人都有掉头发的经历，尤其是早上起来梳头时，常发现头发脱落。头发有一个生长与衰老的周期，自然生理性的落发其实每天都在发生。但是有一些掉发是病态性因素所导致的。以年轻人来说，比较常见的是秃顶，也就是俗称的“鬼剃头”。中医认为这主要有3种原因：一是血热伤阴，阴血不能上至巅顶濡养毛根，就会出现发虚脱落；二是脾胃湿热，脾虚运化无力，致使湿热上蒸巅顶，侵蚀发根，发根渐被腐蚀，头发则会脱落；三是食用了过多的甜食，味甘类的东西是主涣散的，经常吃甜食会影响肾的收敛功能，收敛气机减弱，就会造成头发脱落。

此外，脱发与压力、情绪也密切有关，一个人如果思虑过多，心中苦闷，那么就会出现这种大把大把掉头发的现象。所以，平常除了要重视身体健康外，还要及时解决心理难题。

3. 头发的生长速度

肝主生发，肝主藏血，头发的生长速度跟肝气相关。如果头发长得比较快，说明肝气充足，这类人一般显得很聪明，反应很敏捷，而且还能够运筹帷幄。反之，头发长得非常慢，则说明肝气不足，常见的症状还有手脚冰凉、脸色苍白等。

4. 头皮屑

中医认为头皮屑是阴盛阳虚导致的，当肾精敛不住虚火，虚火上炎，总在上面飘着，时间一长，头皮上的精血就会慢慢变少，头皮得不到滋润，头皮屑也就产生了。我们知道用醋洗头可以有效祛除头皮屑，这其实是利用了醋的收敛作用。酸是主收敛的，可以使虚火下降，敛阴护阳。所以，如果你正被头皮屑的问题困扰，那么不妨试试用醋洗头。另外，还要注意的是在洗头时，要把洗发水倒在手中搓起泡再搽在头发上，而不要将洗发水直接倒在头上。因为未起泡沫的洗发水会对头皮造成刺激，形成头屑或加剧头屑出现。

5. 头发的浓密、颜色

发为肾之华，是肾的外在表现，而肾又主黑色，所以头发黑不黑与肾的好坏密切相关。另外，头发的滋润和浓密也与肾有关。肾主收敛，一个人肾气的收敛能力比较好的话，头发就又黑又浓，反之，肾虚的话，气机不能很好地收敛，就容易掉发。

第二篇

阴阳是个总纲，寒热左右健康

第一章　寒邪是万病之根，温阳益气可避邪生

阴阳出错会生病：阳胜则热，阴胜则寒

传统中医认为，疾病发生、发展的过程，就是正邪抗争而各有胜负的过程。这一过程可以用阴阳盛衰来解释。

所谓阴阳偏衰，是指阴或阳低于正常水平的失衡，如果阴阳一方低于正常水平，而另一方保持正常水平，或双方都不同程度地低于正常水平，身体就会表现出虚证。阴不足则会阴虚生内热；阳不足则会阳虚生外寒；阴阳双方都不同程度的不足，则虚寒、虚热并见或出现阴阳两虚。

身体阴阳失衡后，会表现出各种症状来，主要有以下两种：

1. 阳胜则热

阳胜，指阳邪致病，导致机体功能亢奋，体内阳气绝对亢盛的病理变化。阳主动，主升而为热，所以阳偏胜时，多见机体的功能活动亢奋、代谢亢进、机体反应性增强、热量过剩的病理状态。

阳胜表现为阳证，也就是阳多阴少，一般表现的症状是：口渴、发热、脉搏跳动快等，这类症状又称为热证。

2. 阴胜则寒

阴胜，是指阴邪致病，导致机体功能障碍，体内阴气绝对亢盛的病理变化。阴胜多由感受寒湿阴邪，或过食生冷、寒湿中阻、阳不制阴而致阴寒内盛。

阴胜表现为阴证，也就是阴多阳少，一般表现的症状是：口不渴、不发热、手足冷、脉搏跳动慢等，这类症状又称为寒证。

以上就是《黄帝内经》所说的“阳胜则热，阴胜则寒”，也是疾病发生的根本。

因此，要想保持身体健康不生病，就要保持体内阴阳的平衡。一个人身体的各个方面只有保持恰到好处的平衡，生命才会显得有活力，生理功能才会更好，心理承受力会更高。

调阴阳的方法：寒则温之，热则寒之

一个人感觉不舒服时，常常会想：“我是不是受寒了？”“我是不是受热了？”这

非常有道理。体内有了寒，会生病；同样，体内有了热，也会生病。体内有了寒，调理的方法就是寒则温之；体内有了热，调理的方法就是热则寒之。其实，中医的道理就这样简单。

人很容易受寒，在凉水里嬉耍，腿部着凉了，下肢就容易受寒；喝了很多的冷饮，自个儿把寒邪灌进了身体，肚子就会受寒疼痛；穿得太少被冷风吹到，胃脘就容易受寒。

人被寒邪伤到脾胃以后，一般都会肚子痛或者胃痛，同时还会出现上吐下泻的情况。这个泻大家要注意了，很容易和热泻混淆，很多人认为热泻的大便是黄褐色的，而冷泻是泻下青白色的，但在临床中这不是绝对的，很多冷泻的患者泻下的也是黄褐色的，所以一定要看发病的诱因是什么。

对于这种脾胃受寒的情况，可用附子理中丸，一般只服一丸，病症立刻就会缓解，最多两丸。如果没有效果，那就不是这个问题，后面就不用吃了。如果是寒邪为患，一般两丸一定见效。那么，一定会有人问，附子究竟是味什么样的药呢？

附子是中药里面热性最大的药物。它虽然大热，生长的环境却总是最阴冷的背阴面。由于附子的热性大，所以它是火神派最重要的武器之一，它不仅能驱散脾胃之寒，而且温补肾阳的能力也非常强。但有一点值得注意——附子含乌头碱，有毒，具心脏毒性，但煎煮一个小时以后，乌头碱就会被破坏。因此，如果方子里面有附子，就需要先煎40分钟，再下入其他的药物，这样就安全了。实际操作一定要根据医生的指导，千万不要自行操作食用。

接下来，我们以鼻炎为例子，具体介绍一下调阴阳的方法。为什么选择鼻炎为例呢？因为虽然鼻炎起初大部分是寒邪导致的，但是时间长了，它就会入里化热。也就是说，鼻炎有两种情况：一为寒，一为热。有意思的是，有时寒邪在体内停留很久，也不化热，这种邪气与人体正气共存的情况，往往是因为人体正气不足，不能驱邪外出，结果就跟大金国和南宋似的，两边共存上了。等到天气一凉，坏了，本来正气和外邪还能平衡，此时开始倾斜了，正气往往抵御不了外寒，于是鼻涕横流，喷嚏不断。

鼻炎是身体阴阳失调造成的气机升降失调。可以选择专门治疗鼻炎来进行调治，着重注意气机的升降。如果鼻炎患者流出的鼻涕是清的，这说明他体内处在寒的状态，也就是阳气不足，阴阳失衡，阳气的一方无力支撑了。所以，可以选用辛温的中药，以便向外清透寒邪，寒邪出去了，阳气自然就可以恢复了。如果鼻涕是黄色的，这说明体内有热，也就是阳气太足了，使阴液受到了伤害，阴的一方无力支撑了。所以，选用凉药，可以把热邪透发出去，这样，我们体内的阴阳就又获得了平衡，重新回到了健康的状态。这就是热则寒之。如此一来，经常调治，鼻炎症状便会很容易减轻，获得痊愈也会成为可能了。

寒湿伤阳气，损阳易生病

《黄帝内经》中说“阳强则寿，阳衰则夭”，意思是养生必须先养阳。但是，寒湿会阻滞阳气的运行，使得血流不畅、肌肉萎缩等，寒湿是最容易损伤人体阳气的。

张仲景在《伤寒杂病论》中将很多疾病都归因于寒邪入侵，在他生活的那个时代人们忍饥受冻，疾病以寒邪为主。而如今随着生活环境的改变，单纯的伤寒已经很少见了，多是寒邪与湿邪交织，在人体形成一股浊重之气，阻碍人体气机，导致生病。

在生活中，我们可能经常会注意到这样奇怪的现象，就是冬天很少见到着凉感冒的人，反而是夏天常有这样的病症发生。冬天气温低，受寒湿侵犯容易理解，而夏天这么热，怎么还会有寒湿呢？其实，这正是现代人不良的生活习惯造成的。

炎炎夏日，人们多待在空调房中，身体该出汗时却被空调冷气所阻，汗液发不出来就淤积在体内，导致体内湿邪堆积，造成阳气虚衰。尤其是到了七、八月份的长夏天气，湿气达到最盛。而人体五脏之脾最喜燥恶湿，长夏湿气过盛，就容易损伤脾脏。脾主运化，可以运化水液，运化水谷，把吃进去的粮食、水谷精微营养的物质以及水液输送给其他的脏器，起到一个传输官的作用。脾的这种传输的作用对生命来说至关重要，故而中医把它称为人的“后天之本”。而体内湿气过重会导致脾脏功能得不到正常发挥，人体各器官也会因得不到及时充足的营养而出现问题，导致人体生病。

由此可知，祛除寒湿是养生保健不可缺少的功课之一。事实上，祛除寒湿最好的办法就是让身体温暖起来，让身体温暖起来的办法有很多，可以通过食疗、运动、泡热水澡等。总之，一切可以让身体暖起来、令人体阳气升发、免疫力提高的方法都可以适当利用。

全球不断变暖，身体却在变寒

近百年来，全球的气候逐渐变暖，大气中温室气体的含量也在急剧增加，但是与之相反的是，人体却在变“寒”。

与过去相比，现在人们的体温都普遍降低了。据研究表明，体温降低 1℃，免疫力会降 30% 以上，相反，如果在正常体温的基础上体温提高 1℃，免疫力会增强 5~6 倍。

那么全球在变暖，人体为什么会变寒呢？据专家分析，可能有以下几个原因。

1. 压力大，不注意休息

现代社会竞争激烈，人们工作压力大，为了生存或者寻找一席之地，很多人不注意休息，经常加班加点，长此以往，身体免疫力就会下降，大自然的寒湿之气就会乘虚而入，体内寒湿之气也因此而加重。

2. 淋雨

淋雨是许多年轻人好发生的行为，由于现代年轻人大多晚睡，以致血气普遍不足，身体对于淋雨所侵入的寒气不容易立即将之驱出，因此也就不会有任何症状，大多数人也就天真地认为自己的身体很强壮，足以经受这么一点儿小雨。久而久之，面对这种小雨就完全不在意了。

其实这种淋雨会在头顶和身上其他受寒的部位留下寒气，经常淋雨的人，头顶多半会生成一层厚厚软软的“脂肪”，这些脂肪就是寒气物质。等身体哪一天休息够了，血气上升就会开始排泄这些寒气，由于长时间累积了大量的寒气，身体需要借助不断地打喷嚏、流鼻水的方式将之排除，这时又会由于频繁地打喷嚏、流鼻水而被医生认定为过敏性鼻炎。很可能由于年轻时贪图一时的散漫，却要耗费许多年甚至大半生来承受过敏性鼻炎的痛苦，实在不明智。

3. 游泳时不注意

游泳是现代人喜好的一种运动，对身体也确实有好处，但是游泳也是寒气进入身体最主要的途径之一。和淋雨相同的是这些寒气大多数不会实时反应，使多数人不认为游泳和寒气有什么关系。多数喜欢游泳的人经常从水中出来时，都会感觉特别冷，特别是一阵风吹来会忍不住打一个寒战，这种感觉即是寒气侵入身体最具体的感受。

喜欢游泳的人最好选择没有风的室内温水游泳池，减少受寒的机会。同时在每次游泳的前后各喝一杯姜茶，加强身体对抗寒气的能力。

此外，随着交通工具的发展，人们习惯了以车代步，使得人们的体力劳动明显不足，身体得不到充分活动；电扇、空调等先进科技产品的广泛应用，让人们没了四时的概念，夏天不热，冬季不冷，迟早要生病；吃反季节蔬菜，喝冷饮，光脚走路，湿着头发就睡觉……所有的这一切都在无形中带来了一个结果——体温降低，寒湿之气加重。

寒湿之气是健康的头号杀手，生活中我们见到的很多疾病都和寒气有关，所以要健康就要祛除寒湿。

如何判断身体内有没有寒湿

怎样才能判断自己身体内有没有寒湿呢？是不是非得去看中医才行呢？当然不是，判断身体内是否有寒湿的方法其实很简单，自己就能做到，下面我们就来具体介绍几种：

1. 看大便

如果大便不成形，长期便溏，必然体内有湿。如果大便成形，但大便完了之后总会有一些粘在马桶上，很难冲下去，这也是体内有湿的一种表现，因为湿气有黏腻的特点。如果不便于观察马桶，也可以观察手纸。大便正常的话，一张手纸就擦干净了。但体内有湿的人，一张手纸是不够用的，得多用几张才行。

如果有便秘，并且解出来的大便不成形，那说明体内的湿气已经很重很重了，湿气的黏腻性让大便停留在肠内，久而久之，粪毒入血，百病蜂起。

2. 看身体症状

寒气有凝滞的特点，就像寒冬水会结冰一样，血脉受到寒气的侵袭，也会凝滞不通，引起各种疼痛症状，如头痛、脖子痛、肩背痛、心胸痛、胃痛、胁肋痛、腹痛、腰腿痛等。以疼痛为主症的疾病，大部分都是寒气引起的。寒气引起气血瘀滞过久，则形成有形的肿块，表现为各个部位的肿瘤。所以，以肿、痛为特征的疾病，也都与寒气有关。

寒气会造成水液的运行障碍，引起痰饮的积结。其表现为咳嗽，吐出清晰的白痰；呕吐，吐出清水痰涎；腹泻，拉出清冷的水样大便；白带，颜色白而清稀如水。此外，与水液代谢障碍有关的疾病，诸如水肿、风湿等，也多与寒气有关。

寒气还有收引的特性。就像很多物质都会热胀冷缩一样，人的筋脉遇寒气也会收缩。外表的筋脉收缩，表现为大小腿转筋、静脉曲张；冠状动脉收缩，则表现为冠心病心绞痛；细小的血管收缩，可引起冠脉综合征或者脑卒中。

3. 早上总是犯困，头脑不清

如果你每天早上 7 时该起床的时候还觉得很困，觉得头上有种东西缠着，让人打不起精神，或是觉得身上有种东西在裹着，让人懒得动弹，那么，不用看舌头，也不用看大便，也能判断出自己体内湿气很重。中医里讲“湿重如裹”，这种被包裹着的感觉就是身体对湿气的感受，好像穿着一件洗过没干的衬衫似的那么别扭。

总之，寒湿是现代人健康的最大克星，是绝大多数疑难杂症和慢性病的源头或帮凶。只要寒湿之气少了，所谓的现代病都会远离我们，慢性的疾病也会失去存在的温床。所以，对付寒湿邪是我们养生祛病的首要任务，把体内的湿气驱逐出去，身心就会光明灿烂。

与其有寒再祛，不如阻之体外

寒气其实是一个欺软怕硬的家伙，专拣软的捏，它们通常会先寻找人体最容易入侵的部位，找到之后就大举进攻，并且在那里安营扎寨，为非作歹。所以我们与其等寒气入侵到人体以后，再费尽心思地去驱除它，不如事先做好准备，从源头上切断寒气进入我们体内的通道。

一般来讲，头部、背部、颈前部、脐腹部及足部是人体的薄弱地带，都是寒气入侵的主要部位。

1. 头部

中医认为，“头是诸阳之会”，体内阳气最容易从头部走散掉，就如同热水瓶不盖塞子一样。所以，在严冬季节如果人们不重视头部的保暖，导致阳气散失，就会使寒邪入侵，很容易引发感冒、头痛、鼻炎等病患。因此，冬天在外出时戴一顶保暖的帽子是很必要的。

2. 颈前部

颈前部俗称喉咙口，是指头颈的前下部分，上面相当于男性的喉结，下至胸骨的上缘，时髦女性所穿的低领衫所暴露的就是这个部位。这个部位受寒风一吹，不只是颈肩部，包括全身皮肤的小血管都会收缩，如果长时间这样受寒，人体的抵抗能力就会有所下降。

3. 背部

中医中称“背为阳”，背部是“阳脉之海”，是督脉经络循行的主干，总督人体一身的阳气。如果冬季里背部保暖不好，就会让风寒之邪从背部经络上的诸多穴位侵入人体，损伤阳气，使阴阳平衡受到破坏，人体免疫功能就会下降，抗病能力也会减弱，诱发许多病患或使原有病情加重及旧病复发。因此，在冬季里人们应该加穿一件贴身的棉背心或毛背心以增强背部保暖。

4. 脐腹部

脐腹部主要是指上腹部，它是上到胸骨剑突、下至脐孔下三指的一片广大区域，这也是时髦的年轻女性穿着露脐装所暴露的部位。这个部位一旦受寒，极容易发生胃痛、消化不良、腹泻等疾病。这个部位面积较大，皮肤血管分布较密，体表散热迅速。在寒冷的天气里暴露这个部位，腹腔内的血管会立即收缩，甚至还会引起胃的强烈收缩而发生剧痛，持续时间稍长，就可能会引发不同的疾病，因此，不管是穿衣还是夜晚睡觉，都要注意脐腹部的保暖。

5. 足部

俗话说“寒从脚下起”。脚对头而言属阴，阳气偏少。而且双脚远离心脏，血液供应不足，长时间下垂，血液回流循环不畅；皮下脂肪层薄，保温性能很差，容易发冷。

脚部一旦受凉，便会通过神经的反射作用，引起上呼吸道黏膜的血管收缩，使人体的血流量减少，抗病能力下降，以致隐藏在鼻咽部的病毒、病菌乘机大量繁殖，使人发生感冒，或使气管炎、哮喘、肠炎、关节炎、痛经、腰腿痛等旧病复发。

因此，在冬季人们应该保持鞋袜温暖干燥，并经常洗晒。平时要多走动以促进足部血液循环。临睡前用热水洗脚后以手掌按摩足心涌泉穴 5 分钟。在夏季，要改掉贪图一时凉快而用凉水冲脚的不良习惯。

让身体远离寒湿的养生要则

中医普遍认为"病从寒中来"，但是在生活中，我们很难完全避免身体受到寒气的侵袭，这就要求我们应该建立起正确的养生原则，尽量减少寒气的侵入。

1. 洗头时不做按摩

许多人到理发店洗头时都喜欢叫理发师为自己按摩一下头部，但是这种按摩会使头部的皮肤松弛、毛孔开放，并加速血液循环，而此时我们的头上全是冰凉的化学洗发水，按摩的直接的后果就是吸收化学洗发水的时间大大延长，张开的毛孔也使头皮吸收化学洗发水的能力大大增强，同时寒气、湿气也会通过大开的毛孔和快速的血液循环进入头部。

2. 顺天而行，不吃反季节食物

有的人爱吃一些反季节的食物，例如在冬季的时候吃西瓜，而中医认为，温热为阳，寒凉为阴，只有将食物的温热寒凉因时因地地运用，才能让人体在任何时候都能做到阴阳平衡，不会生病。如果逆天而行，在寒冷的冬季吃性寒的西瓜，怎么会不生病呢?

3. 好好休息

要排泄寒气，休息是最好的策略。休息可以省下身体的所有能量，让身体用来对付寒气。这时如果强迫身体把更大的能量用在其他地方，例如耗费大量体力的运动，也能使症状消失，不过这并不代表着已经把寒气清理完毕，而是因为身体没有足够的能量继续驱赶寒气。只有等身体经过适当的休息有了足够的能量之后，才会继续祛除寒气。

4. 避免淋雨

经常淋雨的人，头顶会容易生出一层厚厚软软的"脂肪"，这些就是寒气物质。等身体有一天休息够了，血气上升，就会开始排泄这些寒气。由于长时间积累了大量的寒气，身体需要借助不断地打喷嚏、流鼻水的方式将之排除，这时又会因为频繁打喷嚏、流鼻水而被医生认定为是过敏性鼻炎。所以，要切忌淋雨。

5. 睡觉时盖好被子

夏天因为天热，有些人为了贪图凉快，睡觉时喜欢把肩膀露在外边，殊不知，寒气很容易从背部入侵，一个背部总是受凉的人，身体状态一定不是很好，所以在睡觉时一定要盖好被子。

6. 家中常备暖饮

除了按时的休息之外，人们也可以适当服用中药，加速寒气的驱出。比较简单的方法是服用市场上很容易买到的一些传统的配方。当确定是肺里的寒气时，可以服用姜茶；如果确定是膀胱经的寒气，则可以服用桂圆大枣茶来协助身体祛除寒气。

为什么身体内寒凉，却感到燥热

夏天天气炎热直接导致身体燥热：吃了一些上火的食物后口舌生疮，大便干结；肝火旺的人脾气暴躁，内热大；久病之人阴虚火旺等。

《黄帝内经》里说："今夫热病者，皆伤寒之类也……人之伤于寒也，则为病热。"这里指出了寒为热病之因。若寒邪过盛，身体内表现出的就是热证，热病。

为什么寒重会引起"火"？那是因为身体内的寒重造成的直接后果就是伤肾，引起肾阳不足，肾气虚，造成各脏器功能下降，血液亏虚。肾在中医的五行中属水，水是灌溉、滋润全身的，当人体内水不足时，就如大地缺水一样，身体会干燥。脏器也是一样，每个脏器都需要工作、运动，这种运动如果缺少了水的滋润，就易摩擦生热。肝脏属木，最需要水的灌溉，而一旦缺水，肝燥、肝火就非常明显。如果给肝脏补充足够的水，让肝脏始终保持湿润的状态，它就不可能干燥，就不会有火。

人们不分季节大量误吃各种寒凉的瓜果、蔬菜，在夏季长期使用空调……大量寒湿正悄然进入体内，自然肾火就越来越不足，火就越来越大。而目前普遍都采用泻火、清火、降火的寒凉药物进行治疗，这就使得寒上加寒，虚上加虚，越治火越大。

实际上，如果要去掉身体内的寒湿，要补肾，用的都是温热的食物。温热疗法，等于是火上浇油。我们提倡用艾叶水泡脚，用大蒜敷脚心，或者生吃泥鳅降火。身体内的假象去除后，呈现出来的就是一片寒凉，这时再用食疗补血、补肾，怎样吃都不会上火了。当血液很快补足，当身体不再受寒凉的侵袭后，肾阳之火、肾气就都会不断地充实起来。肾气充足则血液充足，身体自然就强壮起来。

身体内寒湿重还极易造成经络不通，散热困难，容易感到闷热、燥热。并且现代人普遍贪凉，大量吃着寒凉的食物还觉得燥热，是肾气虚弱、经络不通造成的。感到燥热则会进一步使人贪凉，就更加重了血管、经络的收缩和瘀堵，这样就进入了恶性循环的状态。

人类如何与大自然和谐共存

人要保持健康，最基本的需求就是：充足的血液、适宜的体温和畅通的经络。不论是生活在古代还是现代，不论是有钱人还是低收入人群，人们对健康的需求都是一样的。

现代人与古代人的生存环境已大大不同了。古人遵循日出而作、日落而息的生活规律，这一点我们现代人是做不到了；古代没有被污染的空气、水、食物，我们是享受不到了；古代时各种繁重的体力劳动，现代人都用各种发明简化了。

古代物质匮乏，生活条件和卫生条件极差，因此古人更易患营养不良和各种传染病。现代社会物质丰富，人们的体力劳动也少了，更多的是营养过剩。而现代人普遍身体素质下降，体能下降，衰老提前，各种疑难杂症频发，原因就是由于空气、水、食品的污染，使我们体内的环境严重污染，导致经络不通畅，血管内杂质多。另外，人们身体内普遍寒湿重，使血管、经络不畅通，各脏器的代谢产物不能及时排出，进而堵塞血管和经络，形成恶性循环，于是各种"富贵病"和肿瘤的发病率也越来越高。

我们改变不了外部的环境，却可以根据身体应遵循的基本原则，以不变应万变，按自己身体的需要去选择我们应该吃的食物，去选择有利于我们身体健康的生活方式。

寒气重不重，摸摸手脚就知道

“百病寒为先”，寒气是导致许多疾病发生的关键。那么我们如何来判断自己的体内有没有寒气呢？这里有个最简单的方法，就是摸摸手脚的温度。

传统中医认为，头为诸阳之会，四肢为阳气之末。也就是说人的四肢是阳气灌溉的终点。如果手脚温热，就说明体内阳气比较充足。如果手脚温度不够，甚至有些人常年四肢冰凉，这就说明体内阳气不足，内有寒气。

医生用手感知出来的手脚的温热程度，一般分为手足不温、手足冰凉和手足厥冷三种程度。手足不温是指手脚的温度比正常温度低，感觉不暖和，这往往是阳气亏虚的先兆，可能有轻微的寒气；手足冰凉则是指手足温度明显降低，摸起来凉凉的，有时还伴有出汗症状，这就说明体内阳气已经明显亏虚，体内寒气很重了；手足厥冷则是指手脚温度极低，甚至有的人会连肘关节、膝关节之下都是冰凉的，这就是提示体内的阳气已经极度亏虚，寒气过重，往往会直接伴随着疾病的发生。

除了四肢寒冷之外，还有一些人手脚心容易发热，总想挨着凉的东西才舒服，但人又特别怕冷，容易出虚汗，这也是体内有寒气的表现。因为体内阳气太虚，不能回纳，就浮散于外，使手脚出现了虚热的假象。

这里要特别说明的是，我们所说的手脚温度是指持续一段时间的温度，而不是指一时的温度状况。例如有些人腹疼时也会伴随手脚冰凉，但疼痛缓解后，手脚温度就会恢复正常，这类特殊情况，不是寒气所导致的。

寒从脚底起——泡脚治百病

前面我们已经提到，脚是寒气入侵的主要通道之一，防止寒气入侵要从脚底做起。而泡脚就是最有效的方法，不仅防寒，还能强身健体，防治百病。中国人是非常讲究洗脚的，民间就有“春天洗脚，升阳固脱；夏天洗脚，暑湿可祛；秋天洗脚，肺润肠濡；冬天洗脚，丹田温灼”的说法。

从中医的观点来看，人五脏六腑的功能在脚上都有相应的穴位。脚不仅是足三阴经的起始点，还是足三阳经的终止处，这 6 条经脉之根都分别在脚上的 6 个穴位中。仅足踝以下就有 33 个穴位，双脚穴位达 66 个，脚心和踝关节以下有 60 多个穴位，分别对应着人体的五脏六腑，占全身穴位的 10%。经常洗脚就可刺激足部的太冲、隐白、太溪、涌泉以及踝关节以下各穴位，从而起到滋补元气、壮腰强筋、调理脏腑、疏通经络，以此促进新陈代谢，防治各脏腑功能紊乱、消化不良、便秘、脱发落发、耳鸣耳聋、头昏眼花、牙齿松动、失眠、关节麻木等症的作用，达到强身健体、延缓衰老的功效。

现代医学也已证实，“寒从脚下起”“小看脚一双，头上增层霜”，这说明脚的健康不仅关系到人的健康，而且和寿命有很大关系。因为脚掌有无数神经末梢，与大脑紧紧相连，同时又密布血管，故有人的“第二心脏”之称。另外，脚掌远离心脏，血液供应少，表面脂肪薄，保温力差，且与上呼吸道尤其是鼻腔黏膜有密切的神经联系，所以脚掌一旦受寒，就可引起上呼吸道局部体温下降和抵抗力减弱，导致感冒等多种疾病。而热水泡脚就可使自主神经和内分泌系统得到调节，并有益于大脑细胞增生，增强人的记忆力，同时，能使体表血管扩张，血液循环得到改善。

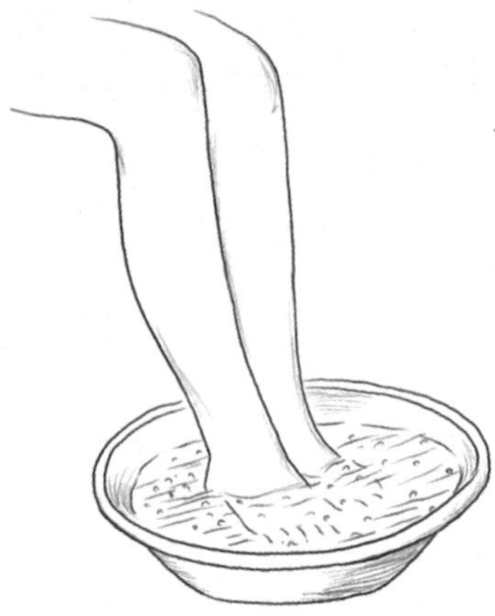

寒从脚底起——泡脚治百病

热水泡脚也要有讲究，最佳方法是：先取适量水于脚盆中，水温因人而异，以脚感温热为准；水深开始以刚覆脚面为宜，先将双脚在盆水中浸泡 5~10 分钟，然后用手或毛巾反复搓揉足背、足心、足趾。为强化效果，可有意识地搓揉中部一些穴位，如位于足心的涌泉穴等；必要时，还可用手或毛巾上下反复搓揉小腿，直到腿上皮肤发红发热为止；为维持水温，需边搓洗边加热水，最后水可加到足踝以上；洗完后，用干毛巾反复搓揉干净。实践表明，晚上临睡前泡脚的养生效果最佳，每次以 20~30 分钟为宜，泡脚完毕最好在半小时内上床睡觉，这样才有利于阳气的生发，也不会太多地透支健康。

所以说，很多养生的方式其实就在我们的生活中，很简单，也很方便，重要的在于你是否有心，是否能够持之以恒。养生不是朝夕之间的事情，只有坚持一段时间以后才能看到效果。

按摩是驱除体内寒气的有效方法

按摩也是驱除体内寒气的一种有效的方法，按摩之所以能达到这样的效果，主要有以下四个原因：

其一，按摩能够疏通经络。按摩不是随便在人体的某个部位推拿一下就可以发挥作用，而是具有一定的规律性。它是循经取穴，通过按摩对穴位进行刺激，而穴位是经络与体表连接的特殊部位，人们可以通过刺激穴位来调节经络。按摩的原理就是通过穴位刺激来疏通经络，增强经络的气血运行、反映病症、调整虚实、传导感应等功能，经络疏通了则气血运行就好，人的抵抗力就增强，寒气就容易祛除。

其二，按摩可以调节人体神经系统。神经系统协调着身体的各项生理活动，如果神经系统出现异常，就会影响人体内某些器官正常功能的发挥，人体就会发生病变，比如精神不好的人，往往会食欲不振，这说明胃肠的消化功能受到了影响。

按摩疗法调节神经系统的方法主要有以下 3 种：

1. 平肝阳。针对肝阳上亢者，通过按摩来促进周围血管的扩张，降低血压，从而缓解患者头痛、头晕等症状。

2. 移痛法。针对某一部位出现疼痛的患者，用按摩创造一个新的兴奋点，使原来的疼痛得到缓解或消失。

3. 解表。针对由于发生汗闭而出现体温升高、头痛、浑身乏力等症状的患者，通过按摩来促进患者全身发汗，从而有效缓解症状。

其三，按摩可活动关节。人们可以通过按摩疗法来增强关节的活动度，使得关节松动，从而有效治疗关节病。

其四，按摩可以增强体质，有效袪除寒气。按摩能够促进人体新陈代谢，加速血液循环，增强白细胞吞噬细胞的能力，因此，按摩可以有效提高人体免疫力。

按摩的手法非常容易操作。我们每个普通人都能做，而且效果非常好。最简单有效的按摩手法有 3 种：

1. 点揉穴位：用手指指腹按压穴位。不管何时何地，只要能空出一只手来就可以。

2. 推捋经络：推法又包括直推法、旋推法和分推法，所谓直推法就是用拇指指腹或食、中指指腹在皮肤上做直线推动；旋推法是用拇指指腹在皮肤上做螺旋形推动；而分推法是用双手拇指指腹在穴位中点向两侧方向推动。比如走路多了会双腿发沉，这时身体取坐位，把手自然分开，放在腿上，由上往下推，拇指和中指的位置推的就是脾经和胃经，脾主肌肉，推脾胃经可以疏通这两条经的经气，从而达到放松肌肉的效果。

3. 敲揉经络：敲法即是借助保健锤等工具刺激经络的方法；用指端或大鱼际或掌根，吸定于一定部位或穴位上，做顺时针或逆时针方向旋转揉动，即为揉法。这种方法相对推捋来说刺激量要大些，有人甚至提出敲揉比针灸效果还好。

羊肉汤：最好喝的驱寒药

相传，赵匡胤早年贫困潦倒，流落于长安街头。一日，他饥寒交迫，求羊肉铺施舍一碗滚烫的羊肉汤泡馍，吃后精神百倍，饥寒全消。十年后，赵匡胤已是宋朝的开国皇帝。一次，他出巡长安，又来到这家羊肉铺，命店主做一碗羊肉汤泡馍。店主连忙让妻子烙饼掰碎，精心配好调料，浇上汤又煮了煮，还放上几大片羊肉端上。没想到皇帝吃后大加赞赏，当即给店主赏银百两。此事很快传遍长安，来吃这种羊肉汤泡馍的人越来越多。由于生意兴隆，店小二来不及给客人掰馍，于是改为客人自己掰馍，此法一直流传至今。

现在，羊肉仍然是我国人民食用的主要肉类之一，其肉质细嫩，脂肪及胆固醇的含量都比猪肉和牛肉低，并且具有丰富的营养价值。因此，它历来被人们当作冬季进补佳品。

《本草纲目》中记载，羊肉“性温，味甘；益气补虚”。中医认为，羊肉性温，味甘，具有补虚袪寒、温补气血、益肾补衰、开胃健脾、补益产妇、通乳治带、助元益精的功效。主治肾虚腰疼、阳痿精衰、病后虚寒、产妇产后火虚或腹痛、产后出血、产后无乳等症。

寒冬常食羊肉可益气补虚、祛寒暖身，增强血液循环，增加御寒能力；妇女产后无乳，可用羊肉和猪蹄一起炖吃，通乳效果很好；体弱者、儿童、遗尿者食羊肉颇有益。

羊肉又可保护胃壁，帮助消化，体虚胃寒者尤宜食用；羊肉含钙、铁较多，对防治肺结核、气管炎、哮喘、贫血等病症很有帮助；羊肉还有安心止惊和抗衰老作用。但羊肉属大热之品，故夏秋季节气候热燥，不宜多吃羊肉。另有发热、牙痛、口舌生疮、咳吐黄痰等上火症状的人也应该少吃羊肉，以免加重病情。还有些人不喜欢羊肉的膻味，所以吃羊肉时喜欢配食醋作为调味品，其实这种吃法是不科学的。羊肉与食醋搭配会削弱两者的食疗作用，并可产生对人体有害的物质。

夏季，有很多人喜欢一边吃着香喷喷的烤羊肉串，一边喝扎啤，感觉很爽，不过这种吃法对身体也不好，烧烤的羊肉很容易产生致癌物，还是少吃为妙。下面我们为大家推荐一款羊肉汤——萝卜羊肉汤，此汤可以益气养血，日常生活中可以经常食用。

萝卜羊肉汤

材料：萝卜300克，羊肉200克，豌豆100克，盐、胡椒、香菜各适量。

做法：（1）羊肉洗净，切成小块，放入砂锅内，加水煮沸，除去表面泡沫。

（2）萝卜洗净切块，与豌豆一起放入羊肉汤中，大火浇开，改用小火煨。出锅前放入盐、胡椒适量，稍煨一下，再放香菜于汤内就成了。

功效：益气养血、补中强体。

祛除身体寒气的特效饮食

最近感到疲劳，怎么也消除不掉，身体状况不大好……这是身体在向你抗议了，说明它变冷了，功能随之也就下降了。这时有必要让身体从内到外重新变暖。下面就介绍一下能祛除身体寒气的特效饮食吧：

1. 生姜汤

材料：生姜适量（管装生姜膏也可）；蜂蜜、黑糖、洋李子中任选其一，适量；热水1茶杯。

做法：（1）生姜磨成泥，放入滤网上，再将滤网架在茶杯上（或者直接将生姜膏挤入茶杯里）。

（2）注入热水。

（3）将蜂蜜、黑糖、洋李子中的一种放入茶杯。

2. 梅酱番茶

材料：梅干1个，酱油1茶匙，生姜汁适量（管装生姜膏也可），番茶1茶杯。

做法：（1）除去梅干的核，将梅肉揉碎。

（2）加入酱油搅拌。

（3）加入生姜汁（或管装生姜）。

（4）注入热番茶。

3. 大蒜酒

材料：大蒜300克，蜂蜜100毫升，柠檬3个，烧酒1.8升。

做法：（1）剥去大蒜的皮，切掉头部和根部。

（2）用蒸笼蒸制5分钟去味。

（3）去掉柠檬的皮，将柠檬切成圆片。

（4）将蒸好的大蒜，切片的柠檬，蜂蜜和烧酒一起放入密封容器，置于阴凉处。

（5）1个月后将柠檬取出，再放置3个月即成。

4. 生姜酒

材料：生姜300克，柠檬3~4个，冰糖150~200克，烧酒1.8升。

做法：（1）生姜洗净，连皮切成薄片。柠檬去皮，切成圆片。

（2）将生姜、柠檬、冰糖和烧酒放入密封容器，置于阴凉处。

（3）1个月后将柠檬取出，再放置2个月即成。

5. 鸡蛋酱油

材料：生鸡蛋1个，酱油适量。

做法：（1）将蛋黄放入碗中。

（2）倒入酱油，酱油的量是蛋黄的1/4~1/2。搅拌后饮用。

注意：这种特效饮料是由具有滋补强身作用而著称的鸡蛋以及极具提高体温作用的酱油一起制作而成。效果很好，但也不能多喝，大概2天喝一次就可以了。

6. 酱烧生姜

材料：生姜100克，大酱100克。

做法：（1）生姜切成碎末，放入大酱搅拌。

（2）将搅拌好的生姜和大酱平摊在厚底锅内侧。

（3）将火调小，架上钢丝网，把厚底锅放在上面，慢慢烧至有点焦即可。

7. 腌咸蒜

材料：大蒜200克，酱油适量。

做法：（1）大蒜去皮洗净，控干水分。

（2）将大蒜放入密封容器，加入酱油，一直到酱油中有大蒜的香味即可。

做个暖女人就是对自己最好的呵护

美丽是女人穷尽一生所追求的，女人不仅要拥有好身材和好皮肤，还要内外兼修。

冷是对女人健康和美丽的最大摧残。女人如果受冷，手脚冰凉则血行不畅，体内的能量不能润泽皮肤，皮肤就没有生气，面部也会长斑，所以很多女人的皮肤像细瓷一样完美，却缺乏生机和活力，总是给人不够青春的感觉。更可怕的是，女性的生殖系统是最怕冷的，一旦体质过冷，它就会选择长更多的脂肪来保温，肚脐下就会长肥肉。而一旦体内暖和起来，这些肥肉没有存在的必要，自动就会跑光光。但是女人体质偏冷、手脚易凉和痛经已经成为普遍现象，这是什么原因呢？

第一，有些女性朋友们为了减肥，只吃青菜和水果，肉类靠边站。其实，青菜、水果性寒凉的居多，容易使女人受凉，肉才是女人的恩物，尤其是牛肉和羊肉，含大量的铁质，可以有效地给女人补血。

第二，有些女性朋友们爱美，用束身内衣把腰束得紧紧的，其实那一点用都没有。束得太紧了，生殖系统没有血液供给就更冷，冷就会长更多的肉。

另外，有些女性朋友们不管是春夏秋冬，都爱吃冰冻食品，尤其爱喝凉茶，觉得凉茶可以治痘痘。其实，很多人长痘痘不是因为阳气太旺，而是因为阴虚，阴不能涵阳，与其损其阳气，不如滋阴更合适。在凉茶中，有一些滋阴补气的可以服用，但性太寒的就不能服用。比如有的女性喜欢生食芦荟，这很恐怖，芦荟中最有效的成分——大黄素，是极其阴冷的。芦荟外用可治烧伤，可想而知它有多冷，还是不吃为妙。

要做暖女人其实很简单，从日常生活中入手就可以。

1. 多吃“暖性”食物

狗肉、羊肉、牛肉、鸡肉、鹿肉、虾、鸽、鹌鹑、海参等食物中富含蛋白质及脂肪，能产生较多的热量，有益肾壮阳、温中暖下、补气生血的功能，能够祛除体内的寒气，效果很好。

补充富含钙和铁的食物可以提高机体防寒能力。含钙的食物主要包括牛奶、豆制品、海带、紫菜、贝壳、牡蛎、沙丁鱼、虾等；含铁的食物则主要有动物血、蛋黄、猪肝、黄豆、芝麻、黑木耳、大枣等。

海带、紫菜、发菜、海蜇、菠菜、大白菜、玉米等含碘丰富的食物，可促进甲状腺素分泌，甲状腺素能加速体内组织细胞的氧化，提高身体的产热能力。

另外，适当吃些辛辣的食物可以帮助我们防寒。辣椒中含有辣椒素，生姜含有芳香性挥发油，胡椒中含胡椒碱，冬天适当吃一些，不仅可以增进食欲，还能促进血液循环，提高御寒能力。

有一点要提醒女性注意，除了多吃上面的这些食物外，还要忌食或少食黏腻、生冷的食物，中医认为此类食物属阴，易使人们脾胃中的阳气受损。

2. 泡澡暖全身

即使再冷的天，只要泡个热水澡，整个身体都会暖起来。这是因为泡澡可以促进人们全身的血液循环，自然也就驱走了寒意。如果想增强泡澡的功效，还可以将生姜洗净拍碎后，用纱布包好放进浴缸（也可以煎成姜汁），或者加进甘菊、肉桂、迷迭香等精油，这些都可以促进血液循环，让身体温暖。

3. 按压阳池穴

阳池穴在手背部的腕关节上，位置正好在手背间骨的集合部位。寻找的方法很简单，先将手背往上翘，在手腕上会出现几道皱褶，在靠近手背那一侧的皱褶上按压，在中心处会找到一个痛点，这个点就是阳池穴了。阳池穴是支配全身血液循环及荷尔蒙分泌的重要穴位，只要按压这个穴位，促使血液循环畅通，身体就会暖和起来了。

按压阳池穴的动作要慢，时间要长，力度要缓。按摩时，先以一只手的食指按压另一手的阳池穴一段时间，再换另一只手。要自然地使力量由手指传到阳池穴内，如果指力不够，可以借助小工具，比如圆滑的笔帽、筷子等。

泻去体内湿寒气，用姜红茶温暖脏腑

相信很多女性朋友都有过这样的经历：痛经时，喝下一大杯热热的红糖水，痛经立即就缓解了，腹内感觉暖暖的。感冒时，熬上一碗姜汤，喝下去，盖好被子出身汗，感冒就好了一大半。这是为什么呢？红糖水和姜汤为什么会有这么神奇的功效？这是因为姜汤能帮人们泻去体内的湿寒气，真正温暖人们的身体。

现代人由于生活和饮食习惯上存在很多误区，湿气和寒气很容易郁结在体内，给五脏六腑带来负担，只有把这些湿寒之气都泻掉，我们的身体才能重新温暖起来。《黄帝内经》中提倡："药补不如食补"，泻去体内寒湿气，姜红茶就是很好的选择。

姜红茶的主料是生姜和红糖，取生姜适量、红茶一茶匙、红糖或蜂蜜适量。将生姜磨成泥，放入预热好的茶杯里，然后把红茶注入茶杯中，再加入红糖或蜂蜜即可。生姜、红糖、蜂蜜的量可根据个人口味的不同酌量加入。

要温暖身体就不能少了生姜。很多医用中药中都使用生姜。《本草纲目》解读：姜能够治"脾胃聚痰，发为寒热"，对"大便不通、寒热痰嗽"都有疗效。吃过生姜后，人会有身体发热的感觉，这是因为它能使血管扩张，血液循环加快，促使身上的毛孔张开，这样不但能把多余的热带走，同时还把体内的病菌寒气一同带出。所以，当身体吃了寒凉之物，受了雨淋，或在空调房间里待久后，吃生姜就能及时排除寒气，消除因肌体寒重造成的各种不适。

红糖性温，最适合虚寒怕冷体质的人食用。我国民间女人坐月子时经常要喝红糖小米粥，用以补血养血。

而红茶具有高效加温、强力杀菌的作用。生姜和红糖、红茶相结合，就成了驱寒祛湿的姜红茶。冲泡时还可加点蜂蜜。但患有痔疮或其他忌辛辣的病症，可不放或少放姜，只喝放了红糖和蜂蜜的红茶，效果也不错。

当然，除了姜红茶之外，祛除体内湿寒气的办法还有很多。首先要多喝水。这是最简单有效的办法。但是不要喝凉水，以温开水为宜。早上喝一杯水养生的方法大家都知道，不过这个水也不能是凉水，也是以温热的水为宜。因为早上阳气刚刚生发，这个时候灌下一大杯凉水，就会伤害身体内刚刚升起来的阳气。

葵花子多得太阳之气，可温暖我们的身心

葵花子就是向日葵子，向日葵是我们大家都很熟悉的，它很有意思，花盘总是向着太阳的，太阳在什么方向，它的花盘就转到什么方向，太阳落山的时候，它的花盘就垂下，向着大地。这就是“向日葵”名字的由来。正因为向日葵这种向阳的特性，使得它的果实——葵花子更多地吸收了太阳之气。常吃吸收了太阳之气的葵花子，就能让我们的身心如艳阳高照，温暖和煦。

炒制好的葵花子就是我们平时吃的瓜子，爱吃瓜子的应该是女性朋友居多，闲来无事的时候，抓上一把瓜子，边吃边看电视或书，悠闲惬意。不过，很多女性可能根本不知道，常吃葵花子是可以美容养颜的。这是因为葵花子中含有蛋白质、脂肪、多种维生素和矿物质，其中亚油酸的含量尤为丰富，有助于保持皮肤细嫩，防止皮肤干燥和生成色斑。如果你原本就爱吃瓜子，这下就多了一条非常强大的理由。

当然，葵花子的好处不止美容养颜这一方面。中医认为，葵花子有补虚损、补脾润肠、止痢消痈、化痰定喘、平肝祛风、驱虫等功效。葵花子油中的植物胆固醇和磷脂，能够抑制人体内胆固醇的合成，有利于抑制动脉粥样硬化，适宜高血压、高脂血症、动脉硬化病人食用；葵花子油中的主要成分是油酸、亚油酸等不饱和脂肪酸，可以提高人体免疫能力，抑制血栓的形成，可预防高脂血症，是抗衰老的理想食品。另外，葵花子中的维生素 B_1 和维生素 E 非常丰富。据说，每天吃一把葵花子就能满足人体一天所需的维生素 E。葵花子对稳定情绪、延缓细胞衰老、预防成人疾病大有益处，还具有治疗失眠、增强记忆力的作用。葵花子对癌症、高血压和神经衰弱有一定的预防功效，所以男女老少都可以将葵花子作为常吃的休闲食品。

不过，超市或商店里卖的一般都是炒好的葵花子，其中有不加任何调味剂的原味葵花子，还有加了甘草、奶油、绿茶、巧克力等不同配料炒制的多种口味的葵花子，如果只是作为零食吃，那可以依据自己的喜好随意选择；如果是想作为日常保健品，则最好选择没有添加任何调味剂的原味葵花子，这样才能保证好的功效。要注意的是：瓜子一

次不要吃太多，以免上火、口舌生疮。

此外，葵花子还可以作为制作糕点的原料。葵花子含有丰富的油脂，也是重要的榨油原料。葵花子油是营养学家大力推荐的高档健康油脂。

身体温暖才能祛湿排毒

民间有句老话，叫“千金难买春来泄”。民间智慧还是很博大精深的，这句话就通俗地解释了一个重要的中医理论。因为春天天气潮湿，身体易积聚水分，很容易就将湿气和寒气郁结在体内。同时冬天吃了不少丰脂食物，也在体内积存。这些东西瘀滞在人的体内，就会给五脏六腑带来负担，只有把这些湿气和毒素都泻去了，让我们的身体重新温暖起来，才是“千金难买”的健康生活之道。

《本草纲目》中记载了很多可以祛湿的食物。首先说米酒，《本草纲目》说它“行药势，通血脉，润皮肤，散湿气，除风下气”，而且米酒味道香浓，晚饭前喝一碗米酒既能调节胃口，又能散去体内湿气。然后是水牛肉，《本草纲目》说水牛肉“安中益气，健强筋骨，消水肿，除湿气”，如果你发现自己的身体水肿，不妨也多吃一点牛肉。

除了这两种食物以外，祛湿排毒的办法还有很多。首先你得多喝水。很多朋友就会觉得奇怪了，不是要把体内的湿气给排出去吗，怎么还能喝水呢？实际上水是最好的排毒载体。不要以为春天潮湿，就不需要补充水分。身体里没有了水分的话，连厕所都不用去了，还怎么排毒？喝水是最简单有效的排毒办法。但是不可以喝凉水，最好喝温开水。

此外，人体需要的能量来自饮食，饮食与人体的体温关系密切，以下食物能提高体温：葱类蔬菜能净化血液，促进血液循环，最后达到使身体变暖的效果。常见的韭菜、葱、洋葱、大蒜、辣椒都属于葱类蔬菜，它们都有化瘀血和提高体温的作用。

要想身体安，火罐经常沾——火罐驱寒除湿法

民间有“要想身体安，火罐经常沾”的说法。拔罐具有驱寒祛湿、疏通经络、活血化瘀、扶正祛邪等功效，是一种被民间老百姓广泛应用的自然疗法。随着医学和科学技术的发展，拔罐疗法更是焕发了新的生命力，已经被越来越多的人所接受。

拔罐有两种：一种是火罐，一种是抽气罐。不管哪种拔罐方法，其基本原理都是使罐中的气压低于所扣皮肤内部的气压，在所扣皮肤的内外形成一种压力差，罐中压力低，而人体皮肤内的压力高，因而使皮肤内的寒气冲透皮肤泄向罐内。

一般来说，拔罐以后，身体通常会留下颜色不一的罐斑，罐斑颜色不同，所代表的意义也不同：

罐斑显水疱、水肿和水汽状，表明患者湿盛或因感受潮湿而致病，若水疱色呈血红或黑红，是久病湿夹血瘀的病理反应。

罐斑出现深红、紫黑或丹瘀现象，触之微痛，兼见身体发热者，表明患者有热毒症。

罐斑出现紫红或紫黑色，无丹瘀和发热现象，表明患者有瘀血症。

罐斑无皮色变化，触之不温，多表明患者有虚寒证。

罐斑出现微痒或出现皮纹，多表明患者患有风证。

对于身体健康者，一般来说，罐斑多无明显变化。

最后，需要提醒的是，拔罐时要注意以下几个事项：

1. 拔罐时间要掌握好。一般而言，拔罐时间应掌握在 15~20 分钟。病情重、病位深及疼痛性疾患，拔罐时间宜长；病情轻、病位浅及麻痹性疾患，拔罐时间宜短；肌肉丰厚的部位，时间可略长；肌肉薄的部位，拔罐时间宜短。气候寒冷时拔罐时间适当延长，天热时相应缩短。

2. 拔罐时要脱掉衣服，避免有风直吹，防止受凉，保持室内的温度。另外，如果你不是专业人员，在拔罐时尽量不要走罐。

3. 取罐时不要强行扯罐，正确的做法是：一手将罐向一面倾斜，另一手按压皮肤，使空气经缝隙进入罐内，这样罐子自然就会与皮肤脱开。起罐后，皮肤局部如出现潮红、瘙痒，不可乱抓，经几小时或数日后就可消散。

4. 在使用多罐时，火罐排列的距离一般不宜太近，否则皮肤被火罐牵拉会产生疼痛，同时因罐子互相排挤，也不宜拔牢。

5. 皮肤上一次拔罐斑痕未消退前，不可在同一部位再拔。骨突出处也不宜拔罐。另外，下列人员不可拔罐：

孕妇、月经期妇女、肌肉枯瘦之人、6 岁以下儿童、70 岁以上老人，以及精神病、水肿病、心力衰竭、活动性肺结核、急性传染病、有出血倾向的疾病的患者不宜用拔罐疗法。眼、耳、乳头、前后阴、心脏搏动处、大血管通过的部位、骨骼凸凹不平的部位、毛发过多的部位、皮肤破损处、皮肤瘢痕处、皮肤有赘生物处等，均不宜用拔罐疗法。

对付过敏性鼻炎，排除寒气是根本

每到秋、冬时节，因为天气逐渐转冷，气温开始下降，导致过敏性鼻炎的发生率大幅上升。那么，我们该怎样应对令人心烦的鼻炎呢？

西医认为，过敏性鼻炎主要包括鼻痒、打喷嚏、流清涕、鼻塞四种常见症状，对它们通常是采取药物治疗的方法；而在中医的理论里，是没有过敏性鼻炎这一说法的，中医认为它其实只是身体在排除寒气时所产生的症状。

当寒气入侵人体时，只要这个人的血气能量足够，他就有力量排除寒气，于是会出现打喷嚏、鼻塞等症状，但这时我们却通常采用药物治疗来将身体这种排寒气的能力压制下去，虽然症状没有了，但是那些寒气还是存在身体里，身体只有等待血气能量更高时，再发起新一波的排除攻势，但是，多数时候患者又用药将之压了下去，就这么周而复始地进行着，很可能反反复复多次所对付的都是同一个寒气。如果这种反复的频率很高，间隔的时间也很短，就成了过敏性鼻炎。

所以，我们在治疗过敏性鼻炎时，首先要使血气能量快速提升。在血气能量提升至足够驱除寒气的水平时，人体自然会开始进行这项工作。这时候最重要的是不应该再用抗过敏的药或感冒药，单纯地将症状消除，将寒气仍留在身体里，而应该让人体集中能量将寒气排出体外。对于病发时打喷嚏、流鼻涕等不舒服的症状，只有耐心地忍受，让寒气顺利地排出体外，过不了多久，过敏性鼻炎就会得到治愈。

慢性腹泻多缠绵，驱除胃寒是关键

由于不健康的饮食习惯，肠胃疾病成为了现代人的常见病症之一。有些人长年累月大便不成形，每日大便次数在3次以上，有的还伴有不同程度的腹部疼痛或不适，这就是慢性腹泻。是消化系统疾病的常见症状，以粪便稀薄、次数增加、病程超过2个月为诊断要点。由于慢性腹泻往往拖沓缠绵，治疗起来比较麻烦，成为了肠胃疾病中最顽固的一种。

治病要治本，细究慢性腹泻的具体原因，主要有胃源性、肠源性腹泻，内分泌失调性和功能性腹泻之分。中医认为，脾胃虚寒是慢性腹泻的主要原因。因此，要彻底治愈还要从驱除脾胃寒气上下手。

驱除脾胃寒气有个最简便的方法，那就是喝面粉白糖水。

面粉白糖水

材料：面粉50克，白糖少许。

做法：将面粉炒焦，加适量白糖，用开水调匀。每日饭前服用，一日2次，2~3日即可见效。

此外，还可以用经穴疗法来对付慢性腹泻。人体的神阙穴是寒气入侵人体的主要通道之一。驱除寒气也可以从神阙穴下手。神阙穴也就是人体的肚脐眼。取独头蒜1个、生姜3片，捣烂后外敷于肚脐上，用胶布固定住，每晚更换，3~4日即可见效，简单又快捷。

除了了解这些治疗慢性腹泻的方法外，还要从日常生活入手，养成良好的饮食和生活习惯，如多吃热食、少喝冷饮、少吃反季节水果等，从根本上阻止寒气侵入脾胃。

风寒风热易感冒，及时祛邪别拖延

从小到大，感冒是我们常患的疾病，在西医的眼中，人的感冒是由人体上呼吸道感染病毒、细菌等微生物引起的炎症。而中医却不这样认为，中医并不从病毒、细菌的角度立论，而是认为人之所以感冒是由人体感受外界风寒或风热等邪气而引起的。

风寒感冒是最常见的一种，当寒气侵入到我们体内时，我们会通过打喷嚏、流鼻涕等方式来排除体内寒气，但我们却时常服用药物来抑制身体的这种行为，导致体内的寒气越积越多，最终诱发严重的疾病。

其实，在对付风寒感冒时，有一个非常简单而实用的方法，比吃任何药都管用，而且还可起到预防作用，这就是“取嚏法”，也就是人为地诱发打喷嚏这一排寒气的过程。

只需用平常的卫生纸纵向撕15厘米，用手搓成两个纸捻，要稍有点硬度；同时插入鼻孔，纸捻尖要贴着鼻内上壁，这样刺激性会较强。如果你已感受风寒，自然就会打喷嚏，喷嚏的多少取决于你感受风寒的程度。打了几个喷嚏后，头会略微出汗，这时风寒已经除去了，你的感冒症状也会得到好转。

还有些人有过敏症，如鼻敏感或花粉症之类，都是以往处理寒气不当、体内积压过多寒气所导致的，用“取嚏法”同样可以排出体内寒气，然后再根据个人不同体质配些增强免疫力的中成药，诸如六味地黄丸等，就可以完全去除病根。

此外，通过饮食调节也可以对付风寒感冒，一般来讲，风寒感冒者不宜多吃鸡鸭鱼肉等荤食，饮食应偏清淡，宜多吃发汗散寒食品，如辣椒、葱、生姜、大蒜、豆腐、鲜生姜加红糖水等。而在日常生活中常用的两样食物对预防和治疗感冒效果极佳：

1. 生姜。性温，味辛，具有散寒发汗、解表祛风作用，适宜风寒感冒者食用。民间常以生姜 3 片、红糖适量，开水冲泡，俗称生姜红糖茶，频频饮用，汗出即愈。

2. 葱白。性温，味辛，具有调节体温使汗腺的排汗工作正常的作用，并可减少和预防伤风感冒的发生，适宜风寒型伤风感冒者食用。在民间，初起感冒时，常用葱白连同葱头与豆豉煎水喝。也可用细葱 2~3 根，与生姜 1 片煎水代茶饮。身体虚弱或年老体弱之人在受凉感冒后，最适宜用葱白 3~5 根，同大米煮成稀薄粥，频频食用。

第二章　阴阳不调多上火，祛除火邪健康来

阴阳不调，体内寒湿重，人就会上火

有的人经常“上火”，去看医生的时候，医生却告诉他这是因为他的体内寒湿重所引起的，那么，为什么寒湿重还会引起“上火”呢？

当我们体内寒湿较重的时候，所造成的直接后果就是伤害肾脏，引起肾阳不足、肾气虚弱，造成各脏器功能下降、血液亏虚。在中医的五行理论中肾属水，当人体内的这个水不足时，身体就会干燥。每个脏器都需要工作、运动，如果缺少了水的滋润，就易摩擦生热。比如肝脏，肝脏属木，最需要水的浇灌，一旦缺水，肝燥、肝火就表现得非常明显。因此要给肝脏足够的水，让肝脏始终保持湿润的状态。

头面部很容易上火。因为肾主骨髓、主脑，肾阳不足、肾气虚时髓海就空虚，远端的头部首先会缺血，然后出现干燥的症状，如眼睛干涩、口干、舌燥、咽干、咽痛等。而且口腔、咽喉、鼻腔、耳朵是暴露在空气中的器官，较容易受细菌的感染，当颈部及头面部的血液供应减少后，这些器官的免疫功能就会下降，导致各种不适的出现，这样患鼻炎、咽炎、牙周炎、扁桃体炎、中耳炎的概率就会增加。如果此时不注意养血，则各种炎症很难治愈，会成为反复发作的慢性病。

如果身体内寒湿重，还会造成经络不通，散热困难，人们就容易感到闷热、燥热。现代人缺乏运动又普遍贪凉，造成血液流动的速度变慢，极易导致经络的瘀堵，从而造成皮肤长痘、长斑，甚至身体上出现各种疼痛症状。经常运动的人都有这样的感觉，运动后体温明显升高，血液循环加快。因为出汗在排出寒湿的同时也能带走虚火，疏通经络。

因此，我们要想避免上火，就不要贪凉，平时注意合理饮食，多运动，这样才会肾气十足，经络通畅，从而也有效地减少了疾病的发生。

上火了，说明你阴阳失调了

你爱上火吗？嘴里长了小泡、溃疡，牙痛、牙龈出血，咽喉干痛，身体感到燥热，大便干燥……所有的这些都是上火的表现。虽然都是小病，却让你寝食不安。我们不禁要问：现代人的火怎么就那么大呢？

其实，人体里本身是有火的，如果没有火那么生命也就停止了，也就是所谓的生

命之火。当然火也应该保持在一定的范围内，比如体温应该在37℃左右，如果火过亢人就会不舒服，会出现很多红、肿、热、痛、烦等具体表现。从某种意义上说有火则生、无火则死，正常意义上说来火在一定的范围内是必需的，超过正常范围就是邪火。不正常的火又分为虚火和实火，正常人体阴阳是平衡的，对于实火来说阴是正常的，但是阳过亢，这样就显示为实火。另一种情况是正常的阴偏少，显得阳过亢，这样就显示为虚火。

滋阴派大师朱丹溪认为，凡动皆属火，火内阴而外阳，且有君、相之分，君火寄位于心，相火寄位于命门、肝、胆、三焦诸脏，人体阴精在发病过程中，极易亏损，各类因素均易致相火妄动，耗伤阴精，情志、色欲、饮食过度，都易激起脏腑之火，煎熬真阴，阴损则易伤元气而致病。

其实，邪火大部分还是由内而生的，外界原因可以是一种诱因。外感火热最常见的就是中暑，通常都是在温度过高、缺水、闷热的环境下待的时间过长，然后体温也会升高。这就是一种典型的外感火热证。但一般来说内生的火热情况比外感火热多。比如现代人压力变大、经常熬夜、吃辛辣食物等，内生火的因素要大得多。可见邪火还是由身体的阴阳失调引起的。中医认为：人体生长在大自然中，需要阴阳平衡、虚实平衡。而人体的“阴阳”互为根本，“虚实”互为表里。当人体阴虚阳盛时，往往表现为潮热、盗汗、脸色苍白、疲倦心烦或热盛伤津而见舌红、口燥等“上火”的症状。此时就需要重新调理好人体的阴阳平衡，滋阴降火，让身体恢复正常。

很多人认为上火是小毛病，吃点药或者自我调节一下就可以了。实际上上火在有的情况下不太严重，通过自我调节可以让身体状况恢复正常，但是对于一些特殊人群，比如老年人或者有心血管疾病的人来说还是应该引起注意的。

那么我们又该如何防治上火呢？方法很简单：

1. 阴虚火旺类应滋阴降火，滋阴为本，降火为标。提高睡眠品质、切忌日夜颠倒。饮食清淡也是非常必要的。高热量食物会提供火气，上火时不宜多吃水分低的食物，如饼干、花生等，要以蔬菜、清汤等低热量饮食为主。多做一些中低强度的运动，如散步、八段锦、太极拳等相对静养的运动方式。

2. 如果是实火，就要用清热、降火的泻法。当把火驱逐出身体后，人体阴阳也就平衡了。饮食上，可以多吃苦味食物，多吃利湿、凉血的食物，多吃甘甜爽口的新鲜水果和鲜嫩蔬菜。千万不要吃辛辣食物，酒也尽量不要喝。

体内虚火要祛除，就用泥鳅来帮忙

以前生活条件差，粗衣鄙食，饥寒交迫，人们营养不良，体质虚弱，表现为脾虚、怕冷、面黄肌瘦等，上火也多是虚火。现在人们生活条件好了，吃得好，穿得暖，按理说体质应该比较强壮了，即使上火也应该是实火。但是现代人生活压力大，夜生活多，经常吹空调，喝冷饮贪凉食，这就造成人体内阳有余而阴不足，阴阳失去平衡，体内寒湿较重，表现的也多是虚火。

《黄帝内经》里说：“今热病者，皆伤寒之类也……人之伤于寒则为热病。”意思是说寒为热病之因，如果寒气过重，身体内表现出来的都是热证、热病。由此，我们可以知道人体的虚火实际上是由寒引起的。

为什么寒重反而会引起“火”呢？

因为身体内的寒重造成的直接后果就是伤肾，造成肾气虚弱，各脏器功能下降，气血两亏。肾主水，这个水是灌溉全身的，当水不足时，就如同大地缺水一样，土地会干燥。表现在人体上就是火气。

那么该如何祛除体内的虚火呢？吃泥鳅是一种很好的方法。

泥鳅味甘、性平，能祛湿解毒、滋阴清热、调中益气、通络补益肾气。《本草纲目》记载，泥鳅有“暖中益气”之功效，可以解酒、利小便、壮阳、收痔。经常食用泥鳅，可以将身体内的虚火全部打掉。

下面两款食用泥鳅的方法都是不错的选择：

泥鳅炖豆腐：将豆腐切成丁，放入沸水锅中，熄火浸3分钟备用。活泥鳅用沸水洗净，放入油锅略炒后加水，滚烧后放入豆腐，盖盖继续烧5分钟即成。

泥鳅黑豆粥：黑豆淘洗干净用冷水浸泡2小时后，加冷水煮沸，然后放入洗净的黑芝麻，这时改用小火熬煮，粥熟时放入泥鳅肉，再稍煮片刻，加入葱末、姜末调味即可。

肿、热、痛、烦，都是上火的表现

“火”是身体内的某些热性症状，一般所说的上火，也就是人体阴阳失衡后出现的内热证。上火的具体表现一般在头面部居多，比如咽喉干痛、两眼红赤、鼻腔热烘、口干舌痛，以及烂嘴角、流鼻血、牙痛等，实际上中医认为人体各部位是有联系的，身体各个部位都应该有不同程度的表现。

元代医学家朱丹溪认为，只要是动的都属火，火内为阴，外为阳，并且有君、相之分，君火寄位于心，相火则寄位于命门、肝、胆、三焦诸脏，人体中的阴精在发病的过程中，十分容易亏损，因为相火妄动会耗损阴精，并激起脏腑内的火，煎熬真阴，使得阴损过度而导致元气大伤，最终身体患病。

上火，在内暗伤阴精，与外表现出各种症状，常见的上火症状有心火和肝火两种，而火又分虚实。

虚火指的是人体阴液的不足，阳相对于偏盛，表现出来的症状一般是：低热、盗汗、小便颜色清、大便稀软、舌苔发白，治疗时要用补法。实火指的是阳盛体征，正常情况下，人体阴阳是平衡的，如果阴是正常的而阳过亢，这样就显示为实火，具体表现症状为：高热、大汗、口渴爱喝冷饮、口臭、舌苔发红、小便颜色黄且气味重、大便干结等。实火的治疗要用清热、降火的泻法。

现代人之所以容易出现红、肿、热、痛、烦等上火症状，与不注重饮食、经常贪吃凉食、吃五谷太少而吃制成品太多、工作压力大、经常熬夜、作息不规律等，有很大的关系。所以要想远离火气，就要戒除这些不良的方式和习惯。

相火妄动极易耗伤阴精

元代名医朱丹溪在《格致余论》一书中，有一篇论述相火的专篇《相火论》。朱丹溪的相火论源于南宋理学思想。理学家程颢、程颐两兄弟说："天地阴阳之运，升降盈虚，未尝暂息，阳常盈，阴常虚，一盈一虚，参差不齐，而万变生焉！"朱丹溪受这一思想启发，认为人之孕育与成长，都和天地之气有关，相火论就是在"阳有余，阴不足"的认识基础上产生的。

朱丹溪在《相火论》中阐述了相火的实质，他认为，凡动皆属火，火内阴而外阳，且有君、相之分，君火寄位于心，相火寄位于命门、肝、胆、三焦诸脏。"相火"又包含正常和异常两种不同状况，即"相火之常"与"相火之变"。"相火之常"，是指处于正常状况下的相火，即人身生生不息的功能活动，为生命之源；"相火之变"，是指处于异常状况下的相火，是指相火妄动，即动失其常，其实就是人体功能活动失去节制，导致人身生命功能异常活动，为致病之本。

朱丹溪认为："人之疾病亦生于动，其动之极也，病而死矣。"即在动失其常的异常状况下，相火非但不能产生并维持人体生生不息的功能活动，反而危害人体导致病变，故称"相火之变"。朱丹溪由于充分认识到"相火之变"对人体的危害，所以赞同李东垣倡导的"相火元气之贼"的观点。

而人体阴精在发病过程中，极易亏损，各类因素都很容易致相火妄动，耗伤阴精，如情志过极、色欲无度、饮食厚味等，都容易激起脏腑之火，煎熬真阴，阴损则会伤元气，从而致病。所以，朱丹溪主张抑制相火、保护阴精，还提出了一系列防治措施。

在养生预防方面，朱丹溪主张以恬淡虚无、精神内守、修身养性来遏相火妄动。

在饮食上，朱丹溪提出平日常食"自然冲淡之味"，如谷、蔬、果、菜，可收补阴之功。

在临床治疗上，朱丹溪主张滋阴降火，滋阴为本，降火为标。他创制的大补阴丸，就是采用黄柏、知母来降阴火，熟地、龟板补肾水。

另外，朱丹溪还指出一些药物如甘草、白术、地黄、泽泻、五味子、天门冬之类，均为味厚补阴药物，用于虚者补气最有疗效。

纵观朱丹溪的《相火论》，其实他也旨在告诫人们一点，就是养生要以滋阴为要，千万不要引起"相火之变"，一旦相火妄动，耗伤阴精，受害的必是你自己。

脾气大、血压高是肝火引起的

在生活中，我们常常会遇见一些脾气特别火暴的人，一遇着不痛快就马上发泄、吵闹，但是也有一些人爱生闷气，有泪不轻弹，但又不能释怀的人，有时甚至会气得脸色发青。这两种人都是肝火比较旺的人，在中医里面，有"肝为刚脏，不受怫郁"的说法，也就是说肝脏的阳气很足，火气很大，不能被压抑。如果肝火发不出来，就会损伤五脏。因此，有了肝火要及时宣泄出来。

高血压患者中，肝火旺者最多见。肝火旺是高血压最重要的起因。尤其是北方人，一般北方人长得都高大，脾气急，脸红脖子粗，容易口苦，两肋发胀，舌头两边红。如果属于肝阳亢的高血压尚不严重，喝苦丁茶或者杞菊清肝茶都可以代替药物，这两种茶是春天的专属饮料，可以清泻春天里特殊旺盛的肝火。

对我们刚才说的第一种人来说，他们发脾气的过程就是宣泄肝火的过程，不会伤到身体；而第二种不爱发脾气，一旦生气，很容易被压抑，无力宣发，只能停滞在脏腑之间，形成浊气。

由此可见，发脾气也不一定是坏事，因为很多时候我们会发脾气，并不是由于修养差、学问低，而是体内的浊气在作怪，它在你的胸腹中积聚、膨胀，最后无法控制地爆发出来。那么这种气又是如何产生的呢？从根源上来讲，是由情志诱发而起的。其实这种气起初是人体的一股能量，在体内周而复始地运行，起到输送血液周流全身的作用。肝功能越好的人，气就越旺。肝帮助人体使能量以气的形式推动全身物质的代谢和精神的调适。这种能量非常巨大，如果我们在它生成的时候压抑了它，如在生气的时候强压下怒火，使它不能及时宣发，它就会成为体内一种多余的能量，也就是我们经常说的"上火"。"气有余便是火"，这火因为没有正常的通路可宣发，就会在体内横冲直撞，窜到身体的哪个部位，哪个部位就会产生相应的症状，上到头就会头痛，冲到四肢便成风湿，进入胃肠则成溃疡。而揉太冲穴就是给这股火找一个宣发的通路，不要让它在体内乱窜。

太冲穴位于大脚趾和第二个脚趾之间，向脚踝方向三指宽处。此穴是肝经的原穴，即肝经的发源、原动力，因此，肝脏所表现的个性和功能都能从太冲穴找到形质。

另外，太冲穴还可以缓解急性腰痛。超过半数的成人都出现过急性腰痛症状，多数是由于劳累过度、不正常的姿势、精神紧张以及不合适的寝具等因素引起。这时，就可以用拇指指尖对太冲穴慢慢地进行垂直按压，一次持续 5 秒左右，进行到疼痛缓解为止。

胃里有火气，酿造了令人尴尬的"口臭"

有些人，一张口便发出令人厌恶的臭味，这就是我们通常所说的口臭。口臭虽毛病不大，但却常使人，尤其是年轻人，产生自卑感，造成精神负担，影响社交活动。

朱丹溪说，口臭是上火的表现，由胃火引起。胃腑积热、胃肠功能紊乱、消化不良、胃肠出血、便秘等引起口气上攻及风火或湿热，口臭也就发生了。

我们知道火分虚实，口臭多为实火，由胃热引起。胃热引起的口臭，舌质一般是红的、舌苔发黄，这时只要喝用萝卜煮的水，消食化瘀，口臭很快就会消除了。胃热引起的口臭多是偶尔发生，如果是经常胃热、消化不良的人，治疗时最好的办法就是敲胃经，一直敲到小便的颜色恢复为淡黄清澈为止。若口臭伴有口干、牙床肿痛、腹胀、大便干结症状的，要充分按揉足二趾趾面，并按揉足部内庭、冲阳、公孙穴各 1 分钟；再从小腿向足趾方向推足背及其两侧各 30 次。

但是，随着人们生活方式的改变，由胃热引起的口臭已经很少，最常见的口臭还是胃寒的原因，这类人多是舌苔普遍发白，口臭时有时无，反复发作。那么对于这类由胃寒引起的口臭，平时就要多喝生姜水，如果怕麻烦，也可以将姜切成薄片，取一片含在嘴里。

每个人都希望自己口气清新，在社交谈话时给对方留下良好的印象。那么有口臭的人一定要分清自己的疾患是何种原因引起的，然后对证施治。此外，平时还要注意口腔卫生，定期洗牙，以预防口臭。

燥热因阴阳失衡，滋阴潜阳的食物要多吃

“上火”在现实生活中是十分常见的，大家通过平日里的饮食调理就可以进行预防和改善。在日常的调理中首先要了解自己体质的属性，这样才能选对适合自己的食物而不至于“火上浇油”。通常人的体质可简略地分为燥热性体质及虚寒性体质，虚寒性体质阳气偏弱不容易上火，而燥热性体质的人阴津不足则极易燥而化火，所以防止上火便成了燥热性体质者的养生之重。

燥热，又称燥火，指感受燥气，损伤津液，以致化热化火。燥热体质的人由于阴津不足，阳气比较旺盛，容易上火，经常口干舌燥、口苦口臭，牙龈肿痛，目赤耳鸣，便秘尿黄，面色红润，急躁易怒，不容易与人相处。在饮食上以滋阴抑阳的凉性食品最适合他们调心养肾。

燥热有内燥、外燥之分，所谓内燥主要是由脏腑阴阳气血失调所致；所谓外燥是感受外界燥邪所致。内燥、外燥产生的原因不同，在饮食调养上也应当各有侧重。

内燥是由于体内阴津血液不足，人体各组织器官和孔窍失其濡润，因而出现以干燥失润为特征的病理变化，故又称津伤化燥。内燥是指机体津液不足，多因久病伤阴耗液或大吐、大泄，或亡血失精导致阴亏液少，不能滋润濡养，以致脏腑组织和肌肤孔窍出现干燥枯涩的病理改变。这类体质的人常有皮肤干燥、口鼻发干、眼睛干涩等表现，进补宜选用养阴生津的食物。

养阴生津的食物有：小米、麦粉及各种杂粮和豆制品，苹果、甘蔗、香蕉、葡萄、山楂以及蔬菜都是滋阴润燥的好东西。另外，养阴生津最宜服用滋润的粥食，如菊花粥可生津明目、清热去火，松仁粥可润肺益肠。

外燥是感受外界燥邪所致，从脏腑而言，燥邪所伤偏重于犯肺，先灼烁肺津成肺燥；次灼胃液则为胃燥；肺胃津亏又可传入下焦肝肾，涸竭津血，以致肝阴不足，肾阴干涸。《医门法律》说：“燥胜则干，夫干之为害，非遽赤地千里也。有干于外而皮肤皱揭者，有干于内而精血枯涸者。有干于津液而营卫气衰者，肉烁而皮著于骨者。随其大经小络所属，上下中外前后，各为病所。燥之所胜，亦云焕矣。至所伤则更厉，燥金所伤，本摧肝木，甚则自戕肺金。”这段话的意思是说机体过燥就会出现各种干症，在外会令皮肤干燥，在内会使精血枯涸。燥邪络属不同经络会出现不同的症状，燥伤肺金便会伤伐肝木，肺燥过甚会自伤肺金。故而，外燥当以润肺滋阴为重。

滋阴润燥的食物有很多，如百合可清新安神、消除疲劳、润燥止咳；莲子能益脾养心，开胃安神，消除余暑；山药不热不燥，人人皆宜；荠菜可补心脾，明目益胃，亦可止血利尿；藕生吃能清热生津止渴，熟吃能健脾开胃益血；桃、杏可补肾固精、温肺定喘、益气养血、润燥润肠；大枣可滋阴润燥、益肺补气。梨能生津润燥、清热化痰，若将银耳、百合、秋梨同煨成“银百秋梨羹”则食用效果更好；银耳和黑木耳都是滋阴润肺、益气清肠的好东西，“黑白双耳汤”更是养阴润肺之佳品。

燥热体质之人性情急躁，常常心烦动怒，这就是阴虚火旺，火扰神明的原因，尤应遵循“恬淡虚无，精神内守”之养神法。平时要加强自我涵养，自觉地养成冷静、沉着的习惯。在饮食方面，燥热体质者宜清淡饮食，忌食肥腻厚味、辛辣燥烈之物，如羊肉

和温热性食品及葱、姜、蒜、韭、椒等辛味食物也要尽量少吃或不吃。

五谷去火气补正气，专治内分泌失调

“女大十八变，越变越好看”，但是现在许多女性抱怨自己越长越丑。因为内分泌失调，很多人发现自己的脸色没有以前红润了，痘痘、斑点也越来越频繁的来“串门”，口臭、牙痛也时有发生。

那么，现代人为什么容易上火和内分泌失调呢？是因为吃五谷太少而制成品太多。

五谷可以去火气、补正气，适宜养护人体阴精，专治内分泌失调。朱丹溪说人常阳有余而阴不足，所以他告诫人们一定要节制饮食，多吃“自然冲和之味”，不贪食“厚味”以养阴敛阳。

朱丹溪所说的“自然冲和之味”就是五谷杂粮，也就是我们平时所说的素食。他在《茹谈论》一书中写道：“凡人饥则必食，彼粳米甘而淡者，土之德也，物之属阴而最补者也，唯可与菜同进。径以菜为充者，恐于饥时顿食，或虑过多因致胃损，故以菜助其充足，取其流通而易化，此天地生化之仁也。”

但是，吃什么样的素食才能吃得健康呢？

很多人把素食和蔬菜联系起来，认为吃素食就是吃蔬菜，所以“少吃饭，多吃菜”的饮食观念也风行起来。其实杂粮类的素食才是最健康的。比如大米、玉米、高粱、地瓜、胡萝卜、土豆等。

为什么这么说呢？我们知道蔬菜要做的可口需要大量的油，现在这不是什么问题，但过去的时候，人们缺衣少食，能吃饱就已经是最大的幸福了，想吃点有油水的东西简直是难于上青天。所以蔬菜类的制作一般都是用水煮煮再加点盐就算完了，根本谈不上可口，而土豆、地瓜等食物，不需要加油，煮熟后就香喷喷的，引人食欲，还容易饱腹，所以几千年来，我们的祖辈们都是用这些食物作为口粮的，蔬菜只是辅助。

然而就是这么简单的饮食，那时人们的体质也相当不错，很少见有人上火生病。但是看看那些以蔬菜摄入为主的素食者，动不动就上火、生病，体质弱的似乎一阵风就能吹倒。

由此看来，素食主义者还是应以杂粮食物为主，以“菜为充，果为补”，如果不是绝对的素食主义者当然还要以“禽为益”。

吃出来的火气，食物去火以毒攻毒

现代的人们经常坐在办公室里，工作压力大，精神长期紧张，经常就会抱怨：“烦，又上火了。”那么，“上火”到底是怎么回事呢？

中医认为，在人体内有一种看不见的“火”，它能温暖身体，提供生命的能源，这种“火”又称“命门之火”。在正常情况下，“命门之火”应该是藏而不露、动而不散、潜而不越的。但如果由于某种原因导致阴阳失调，“命门之火”便失去制约，改变了正常的潜藏功能，火性就会浮炎于上，人们就会表现出咽喉干痛、两眼红赤、鼻腔热烘、口干舌痛、烂嘴角、流鼻血、牙痛等症状，这就是“上火”了。

引起“上火”的具体因素有很多，如情绪波动过大、中暑、受凉、伤风、嗜烟酒，以及过食葱、姜、蒜、辣椒等辛辣之品，贪食羊肉、狗肉等肥腻之品和缺少睡眠等都会引起“上火”。春季风多雨少，气候干燥，容易“上火”。为预防“上火”，我们平时生活要有规律，注意劳逸结合，按时休息。要多吃蔬菜、水果，忌吃辛辣食物，多饮水或喝清热饮料。

《本草纲目》中记载绿豆可以消肿通气，清热解毒。而梨可以治痰喘气急，也有清热之功。《本草纲目》中记载了这样一个方子，对一直上火气急、痰喘很有效。原文是这么说的：“用梨挖空。装入小黑豆填满，留盖合上捆好，放糠火中煨熟，捣成饼。每日食适量，甚效。”

这里介绍一款去火的食疗方：

梨水

材料：川贝母10克，香梨2个，冰糖适量。

做法：川贝母捣碎成末，香梨削皮切块，加冰糖和清水适量炖服。

功效：对头痛、头晕、耳鸣、眼干、口苦口臭、两肋胀痛都有疗效。

不过，需要注意的是，“上火”又分为虚火和实火，正常人的阴阳是平衡的。实火就是阴正常而阳过多，它一般症状较重，来势较猛；而虚火是指阳正常而阴偏少，这样所表现出的症状轻，但时间长并伴手足心热、潮热盗汗等。通过以下的方法我们可以知道自己“上火”是实火还是虚火。

1. 看小便

小便颜色黄、气味重，同时舌质红，是实火；小便颜色淡、清，说明体内有寒，是虚火。

2. 看大便

大便干结、舌质红为实火；大便干结、舌质淡、舌苔白为虚火；大便稀软或腹泻说明体内有寒，是虚火。

3. 看发热

如果身体出现发热的症状，体温超过37.5℃时全身燥热、口渴，就说明内热大，是实火；发热时手脚冰冷，身体忽冷忽热，不想喝水，是体内有寒，为虚火。

一般来说，人体轻微“上火”时通过适当调养会自动恢复；如果“上火”比较厉害，就需要用一些药物来帮助“降火”。

避免热毒侵袭，吃完烧烤就要饮绿茶

烤羊肉串、烤鱼片等烧烤食品以其鲜而不腻、嫩中带香、风味独特而深受人们的喜爱。但是肉类食品在烧烤、烟熏和腌制过程中会产生一种致癌物质——苯丙芘，经常食用这类烧烤食品会给人体健康带来损害。

朱丹溪曾经说过，“相火易起……变化莫测，无时不有，煎熬真阴，阴虚则病，阴绝则死。”人类的许多疾病是阴不足所致，而烧烤、油炸食品一般含热量都比较高，我们知道如果摄入过多高热量可使相火妄动，火属阳，灭火就要动用人体的阴，所以难怪乎会阴虚而病了。

以我们爱吃的油炸食品为例，油炸就是脱水的过程，这类食品虽然吃起来口感不错，但是这些脱了水的食物一旦进入我们的身体就会吸收我们身体里的水分、津液，所以吃多了会口干舌燥，上火，久而久之就会导致疾病的入侵。

虽然我们知道了烧烤和油炸食品的危害，但要每个人都完全戒掉这类食品，似乎不太可能，那么该如何解决两者之间的矛盾呢?

吃完烧烤后喝绿茶。不管是自己还是家人，每次吃完烧烤后喝杯绿茶，便可以防止上火。

《本草纲目》中记载了这样一个例子：有个人特别爱吃烧鹅，别人都怀疑他会生痈疽，但他却始终未生，原来他每次吃完烧鹅后都喝绿茶，而绿茶能够除热。所以，如果你忍不住吃了烧烤或油炸食品，那么一定要记得喝上一杯绿茶。

萝卜炖牛腩，去除内热的上佳之选

内热也称为内火，又叫作“火热内生”。中医认为，人体的“火”有“少火”与“壮火”之别，少火指正常的阳气，壮火是一种亢奋的病理之火，会损耗元气。《黄帝内经·素问·阴阳应象大论》中有这样的记载：“壮火之气衰，少火之气壮。壮火食气，气食少火。壮火散气，少火生气。”意思说的是，壮火会消散人的元气令其衰减，而少火则会滋生元气使其强壮。

如今的人生活条件越来越好，吃得好睡得少，坐得多动得少，这种生活方式使得大家的体质普遍呈现阴虚内热的状态。内热体质的人多有以下特点：头晕耳鸣、面红目赤、口舌生疮、牙龈肿痛、身热苔黄、性情急躁。中医讲究阴阳平衡，人体内的阴阳要达到一个平衡，即热与寒应平衡。若体内的热多于寒，火气自然就大，这种偏差是可以通过食物的阴阳属性与人体的阴阳性状合理搭配来改善的。内热者可以通过吃一些甘凉滋润、生津养阴的食品来滋阴潜阳，从而使体内阴阳趋向平和。

下面我们为大家介绍一道家常菜——萝卜炖牛腩。这道菜非常普通，但是适合大多数人食用，尤其是正处于生长发育期的青少年，术后、病后需要调养的人，以及中气不足、久病体虚、筋骨酸软的人。但是，肝肾病及感染性疾病患者不宜食用，年老及消化力弱的人也不宜多吃。

萝卜炖牛肉

材料：牛肉500克，白萝卜300克，葱段、姜片、酱油、大料、蒜瓣、盐、糖、料酒、油各适量。

做法：（1）牛肉、白萝卜切块；

（2）将牛肉块在开水中氽汤，煮1分钟左右，捞出备用；

（3）锅中热油约五成熟时放入牛肉翻炒，加入酱油、糖翻炒均匀；

（4）加入水没过牛肉，加入盐、蒜瓣、大料、葱段、姜片，水开后转小火炖30分钟，至牛肉将熟；

（5）加入白萝卜块和料酒，大火烧开，转小火再炖20分钟左右，至萝卜软烂即可。

牛肉味道鲜美，受人喜爱，享有“肉中骄子”的美称，是中国人的第二大肉类食品，仅次于猪肉。中医认为，牛肉味甘、性平，归脾、胃经，有补中益气、滋养脾胃、强健筋骨、化痰息风、止渴止涎的功效。适用于中气下陷、气短体虚、筋骨酸软、贫血久病及面黄目眩之人食用。

萝卜是老百姓餐桌上最常见的一道美食，含有丰富的维生素 A、维生素 C、淀粉酶、氧化酶、锰等元素。中医认为，萝卜性平，味辛、甘，入脾、胃经；有消积滞、化痰清热、下气宽中、解毒等功效；对于胸闷气喘、咳嗽痰多、食积胀满、食欲减退等都有很好的食疗作用。

萝卜炖牛肉这道家常菜是按照食物的阴阳属性来搭配食材的，牛肉补中益气、滋养脾胃、强筋健骨，配萝卜更有消渴利水之效。食物的阴阳属性具有一定的可变性，通过烹饪以及与其他食材的搭配便可使本身的阴阳属性得到改变。也正是由于食物属性有阴阳，才可以通过合理的搭配来调理人体的阴阳，从而达到一个动态的平衡。

去火明目，荠菜是灵丹

每值春日，鲜嫩嫩的荠菜总会成为很多人喜爱的盘中美味。春季踏青郊外，在田野里、马路边随处可见形态各异的荠菜。之所以说它形态各异，是因为荠菜善变，它的颜色、形状都会变，在不同地里与不同的植物为伍，荠菜就会有各不相同的“长相”。

荠菜不仅是餐桌上营养丰富的美味食品，更是灵药一方，具有很高的药用价值。老百姓都把荠菜当成春天的败火药，民间不仅有“阳春三月三，荠菜当灵丹”的谚语，还流传着“春食荠菜赛仙丹”的说法。城里人仅仅把荠菜当成一道野味，并不知道荠菜还能治疗多种疾病。平日非常受欢迎的“荠菜炒山药”就是一道不仅色鲜、味美，而且功效强的药膳。

在我国，吃荠菜的历史可谓源远流长，大约在春秋战国时期，古人就知道荠菜味道之美了；到了唐朝，人们用荠菜做春饼，在立春这天有吃荠菜春饼的风俗。许多文人名士也对荠菜情有独钟，杜甫因为家贫，就常靠“墙阴老春荠”来糊口，范仲淹也曾在《荠赋》中写道：“陶家瓮内，腌成碧绿青黄，措入口中，嚼生官商角徵。”苏东坡喜欢用荠菜、萝卜、米作羹，命名为“东坡羹”。

荠菜的药用价值很高，可全株入药，有明目、清凉、解热、利尿、治痢等药效。其花与子可以止血，治疗血尿、肾炎、高血压、咯血、痢疾、麻疹、头昏目痛等症。荠菜临床上常被用来治疗多种出血性疾病，如血尿、妇女功能性子宫出血、高血压患者眼底出血、牙龈出血等，其良好的止血作用主要是其所含荠菜酸所致。

荠菜性平，一般人都可食用，比较适合冠心病、肥胖症、糖尿病、肠癌等患者食用。但荠菜有宽肠通便的作用，脾胃虚弱者不宜食用，尤其是大便不成形、经常比较稀的人最好少吃。另因荠菜有止血作用，不宜与抗凝血药物一起食用，而且荠菜中含有草酸，所以吃的时候用热水焯一下对身体会比较有益。

下面为大家具体介绍两款荠菜食谱：

1. 荠菜粥

材料：粳米 150 克，鲜荠菜 250 克（或干荠菜 90 克）。

做法：（1）粳米淘洗净，荠菜洗净切碎。

（2）锅内加水烧沸后同入锅煮成粥。

功效：对血尿症有食疗作用。

2. 荠菜饺子

材料：面团，荠菜500克，猪肉馅400克，绍酒1大匙，葱末、姜末、盐、香油各适量。

做法：（1）荠菜择除老叶及根，洗净后放入加有少许盐的开水内汆烫，捞出后马上用冷水浸泡。

（2）猪肉馅剁细，拌入所有调味料后，放入加了油的热锅中煸炒至八分熟。

（3）沥干水分的荠菜切碎，放入凉凉的肉馅中拌匀，加入香油。

（4）饺子皮做好后包入适量的馅料并捏好形状。

（5）水开后下饺子，煮至浮起时，反复点水两次即可捞出食用。

功效：柔肝养肺。

疏肝养血，菠菜是最好的美味

“红嘴绿鹦哥”指的就是红根绿叶的菠菜。菠菜的根是红色的，所以又叫赤根菜。菠菜是一年四季都有的蔬菜，但是以春季为佳，此时食用菠菜最具养血之功。

中医认为，对于脏腑的调养在每个季节应各有侧重，春天阳气升发，容易导致人体肝气、肝火过盛，在这个季节护好肝脏是重要的养生内容。而春季最适宜的养肝蔬菜当属菠菜，《本草纲目》说：“菠菜气味甘辛，利五脏，通血脉，下气调中，舒肝养血。”菠菜为春天应季蔬菜，其性甘凉，入肠、胃经，有补血止血、利五脏、通血脉、止渴润肠、滋阴平肝、助消化、清理肠胃热毒的功效。对肝气不疏并发胃病的辅助治疗常有良效，并且对春季里因为肝阴不足引起的高血压、头痛目眩和贫血等都有较好的治疗作用。菠菜不仅营养价值非常高，而且价格又很便宜，所以菠菜是春季养肝的最佳蔬菜，应当成为餐桌上最常见的美味。

春季要养肝，而菠菜可养血滋阴，对春季里因为肝阴不足引起的高血压、头痛目眩、糖尿病和贫血等都有较好的治疗作用，并且也有明目的作用。这里介绍几款食疗方：

1. 凉拌菠菜

材料：菠菜、香油各适量。

做法：将新鲜菠菜用开水烫3分钟，捞起后加香油拌食。每日可食2次。

功效：对高血压、头痛、目眩、便秘有疗效。

2. 菠菜拌藕片

材料：菠菜、藕、盐、香油、味精各适量。

做法：将菠菜入沸水中稍焯；鲜藕去皮切片，入开水汆断生，加入盐、香油、味精拌匀即可。

功效：本品清肝明目，能够缓解视物不清、头昏肢颤等症。

3. 菠菜羊肝汤

材料：菠菜、羊肝、盐、香油、味精各适量。

做法：将水烧沸后入羊肝，稍滚后下菠菜，并加适量盐、香油、味精，滚后即可。

功效：此汤养肝明目，对视力模糊、两目干涩有效。

4. 菠菜猪血汤

材料：菠菜、猪血、肉汤、料酒、盐、胡椒粉各适量。

做法：先将猪血煸炒，烹入料酒，至水干时加入肉汤、盐、胡椒粉、菠菜，煮沸后，盛入汤盆即可。

功效：此汤对缺铁性贫血、出血、便血等有效。

总之，菠菜有疏肝养血的作用，若是因为肝阴不足导致的高血压、贫血等症状，更有积极的妙处。菠菜虽对人体有很多好处，但是值得注意的是，其含草酸较多，会影响人体对钙的吸收，故而菠菜不宜与豆腐及豆制品等含钙较多的食物混合食用，易形成草酸钙，导致人体形成结石。所以吃菠菜时宜先用沸水烫软，捞出再进行烹调。另外，还要注意脾虚者不宜多吃菠菜。

翠衣西瓜败心火，清热解毒治口疮

生活中，我们时常会在口腔中发现“口疮”——绿豆大小，表面有黄白色膜的小点，虽不是什么大毛病，可是微微疼痛很闹心。口疮学名叫口腔溃疡，长口疮与心肾不交、虚火上升或脾胃温热有关。

长了口疮要少吃辛辣刺激食物，以免刺激口腔溃疡，不利于愈合。如果口腔溃疡反复发作，应适当补充含B族维生素的食物，如动物的肝脏、心脏、肾脏、蛋类、黄豆、花生等。

清代医学家邵兰荪认为，西瓜性寒解热，有利于治口疮，大名鼎鼎的西瓜霜就是用西瓜制成。平时长口疮取西瓜半个，挖出西瓜瓤挤取汁液，瓜汁含于口中，2~3分钟后咽下，再含新瓜汁，反复多次，治口疮效果颇佳。如果口疮反复发作，可取西瓜皮30~50克、白糖少许。将西瓜皮切成小块，加水煎汤，取汁去渣，加入白糖，代茶饮用。

如果能找到木槿，可取木槿嫩叶60克，洗干净后用沸水冲泡，当茶叶饮用，不但能治疗口舌生疮，还可治咽喉肿痛。

另外，泻火止痛汤可清热泻火、解毒止痛，主治心脾积热型口腔溃疡。假使有人口腔溃疡太严重，则口腔内灼热疼痛，说话及进食时疼痛加剧。检查口腔黏膜表面有绿豆大小圆形或椭圆形黄白色凹陷，周围黏膜色红，甚至出现发热、口臭，需煎汤药治疗，抓取生地黄、木通、淡竹叶各10克，黄芩、黄连、黄檗各8克。每日2次，几日即可痊愈。

如果是虚火旺型口腔溃疡，就用知母、丹皮、泽泻、茯苓、红花、桃仁、白芷各10克，山萸肉、熟地黄、山药各15克，生甘草8克。水煎，每日2次。

治疗嘴唇疱疹，可用茶叶1小袋来消炎止痛，能治疱疹病毒引起的嘴唇疱疹。将煮沸的茶叶水冷却后，涂在嘴唇的疱疹处，或者将1小袋茶叶放在水中煮沸，然后取出冷却，贴附在嘴唇疱疹处，4~5天后，炎症即可消退。

茄子是清热解暑的平民美食

茄子是为数不多的紫色菜蔬之一，也是饭桌上十分常见的家常菜蔬。从中医角度讲，茄子味甘、性寒，无毒，入脾、胃、大肠经，具有清热止血、消肿止痛、利尿宽肠的功效。《滇南本草》记载，茄子能散瘀、消肿、宽肠。所以，大便秘结、痔疮出血以及患湿热黄疸的人，经常吃些茄子有助于缓解病情，可以选用紫茄同大米共煮成“茄子粥”疗效频佳。

现代医学研究发现，茄子富含的维生素P能使血管壁联结弹性和生理功能增强，防止硬化和分裂，所以经常吃些茄子，有助于防治高血压、冠心病。并且茄子含有龙葵碱，能抑制消化系统肿瘤，对防治胃癌有肯定的疗效。

《随息居饮食谱》说茄子有“活血、止血、消痈”的功效。夏天常食茄子，尤为适宜。它有助于清热解毒，容易生痱子、生疮疖的人，夏季多吃茄子是可以起到预防作用的。而且，《本草纲目》中说：“茄子性寒利，多食必腹痛下利。”所以，这种寒性的蔬菜最适宜的季节应该是夏季，进入秋冬季节后还是少吃为宜。

茄子的吃法有多种，既可炒、烧、蒸、煮，也可油炸、凉拌、做汤，不论荤素都能烹调出美味的菜肴。茄子善于吸收肉类的鲜味，因此配上各种肉类，其味道更加鲜美。

下面介绍几种茄子的做法：

1. 清蒸茄子

材料：茄子2个，油、盐各适量。

做法：把茄子洗净切开放在碗里，加油、盐少许，隔水蒸熟食用。

功效：清热、消肿、止痛，可用于内痔发炎肿痛、内痔便血、高血压、痔疮、便秘等症。

2. 炸茄饼

材料：茄子300克，肉末100克，鸡蛋3个，黄酒、盐、葱、姜、味精、淀粉、油、椒盐各适量。

做法：（1）将茄子洗净去皮，切片；肉末内加黄酒、盐、葱、姜与味精，搅拌均匀；鸡蛋去壳打碎，放入淀粉调成糊，用茄片夹肉，撒少许干淀粉做成茄饼。

（2）锅内放油烧至六成热时，茄饼挂糊，逐个下锅炸至八成熟时捞出。待油温升到八成热时，再将茄饼放入复炸，至酥脆出锅，撒上椒盐即成。

功效：和中养胃，胃纳欠佳、食欲不振者尤宜服食。

虽然说茄子的好处有很多，但是其性寒凉，故而脾胃虚寒、哮喘者均不宜多吃。另外，手术前也尽量不吃茄子，否则麻醉剂可能无法被正常地分解，会拖延病人苏醒时间，影响病人康复速度。

银耳胜燕窝，对付火气还得要靠它

不同的人火气在不同的地方，我们知道胃火大，上火就表现在口臭；肝火旺，人就会整天发脾气。

朱丹溪所说的滋阴是相对于不同内脏的火气说的，滋阴就是去火气、滋养体内的阴液。

燥气和火气就像急性和慢性病，火气来得急，但是火气太久未消就会转成燥气，容易耗损人体阴液，造成内脏缺水，尤其老年人由肠燥引起便秘，吃银耳最有效。

银耳为凉补，有润燥的作用，被称为“穷人的燕窝”，具有补脾开胃、益气清肠、安眠健胃、补脑、养阴清热、润燥之功效，对阴虚火旺者而言是一种良好的补品。

银耳富有天然特性胶质，加上它的滋阴作用，长期服用可以润肤，并有祛除脸部黄褐斑、雀斑的功效。如果和大枣一起熬成银耳大枣汤，食用起来效果更好。

银耳大枣汤

材料：银耳 100 克，大枣五六粒，冰糖适量。

做法：（1）银耳在冷水中浸泡约 6 小时以上。

（2）将银耳尾端蒂摘去。

（3）摘好的银耳放入水中，小火炖 4 小时。

（4）大枣洗好，放入银耳汤中，加适量冰糖。

（5）中火煮滚 3~5 分钟，冰糖化了即熄火。

功效：滋阴润肤、祛斑美容

荷叶用处多，清热去火不能少

“小荷才露尖尖角，早有蜻蜓立上头”，古诗中随处可见咏荷的诗句。这种可供观赏的本草既入诗画，也是一味良药。《本草纲目》中记载：“牙齿疼痛。用荷叶蒂七个，加浓醋一碗，煎成半碗，去渣，熬成膏，时时擦牙，有效。”可见其具有清热去火的疗效。

中医认为，荷叶味苦、性平，归肝、脾、胃经，有清热解暑、生发清阳、凉血止血的功用，鲜品、干品均可入药，常用于治疗暑热烦渴、暑湿泄泻、脾虚泄泻，以及血热引起的各种出血症。而荷叶的去火功能让它成为当之无愧的养心佳品。

荷叶入馔可制作出时令佳肴，如取鲜嫩碧绿的荷叶，用开水略烫后，用来包鸡、包肉，蒸后食用，清香可口可增食欲。荷叶也常用来制作夏季解暑饮料，比如荷叶粥，取新鲜荷叶一张，洗净煎汤，再用荷叶汤与大米或绿豆共同煮成稀粥，可加少许冰糖，碧绿馨香、清爽可口、解暑生津。荷叶粥对暑热、头晕脑涨、胸闷烦渴、小便短赤等症有效。

荷叶具有降血压、降血脂、减肥的功效，因此，高血压、高脂血症、肥胖症患者，除了经常喝点荷叶粥外，还可以每日单用干荷叶 9 克或鲜荷叶 30 克左右，煎汤代茶饮，如果再放点山楂、决明子同饮，则有更好的减肥、降脂、降压之效。

取荷叶适量，洗净，加水煮半小时，冷却后用来洗澡，不仅可以防治痱子，而且具有润肤美容的作用。

荷全身都是宝。除了荷叶，果实莲子有补脾益肾、养心安神的作用，可煮粥食用；莲子心具有清心安神的作用；藕具有清热生津、凉血散瘀的作用；藕粉是老人、幼儿、产妇的滋补食品，开胃健脾，容易消化；藕节具有止血消瘀的作用，常用于治疗吐血、咯血、出血、崩漏等，可取鲜品 30~60 克，捣烂后用温开水或黄酒送服；莲蓬具有化瘀止血的作用，可用于治疗崩漏、尿血等出血症，取 5~9 克，煎服；莲须具有固肾涩精的作用，可用于治疗遗精、尿频等，3~5 克代茶饮或煎服；荷梗具有通气宽胸、和胃安胎、通乳的作用，常用于妊娠呕吐、胎动不安、乳汁不通等，9~15 克代茶饮或煎服。

男女老少，清火要对症食疗

这个夏天特别炎热，老陈一家人都上火。儿媳就给每个人都准备了牛黄解毒丸这样的清火药。结果有人吃了药，情况就好转了，而另一些家庭成员还是一如既往的“火气旺盛”。其实上火有不同的情况，男女老少情况各有不同，怎么能一概而论呢。必须根据不同家庭成员的具体情况，对症清火。

1. 孩子易发肺火

有些孩子动不动就发热，一旦有些着凉，体温就会升高，家长们常常为此苦恼万分。在中医看来，小孩子发热大多是由于肺卫感受外邪所导致的。如果小孩子的身体经常反复受到外邪的侵犯，那就是肺卫正气不足、阴阳失衡导致的。可以多吃一些薏米、木耳、杏仁、梨子等润肺食品。

《本草纲目》中记载，梨“甘、寒，无毒”，可以治咳嗽，清心润肺，清热生津。适合咽干口渴、面赤唇红或燥咳痰稠者饮用。冰糖可养阴生津、润肺止咳，对肺燥咳嗽、干咳无痰、咳痰带血都有很好的辅助治疗作用。一般儿童可作日常饮品。不过，梨虽好，也不宜多食，因为它性寒，过食容易伤脾胃、助阴湿，故脾虚便溏者慎食。

2. 老年易发肾阴虚火

老年人容易肾阴亏虚，从而出现腰膝酸软、心烦、心悸汗出、失眠、入睡困难，同时兼有手足心发热、盗汗、口渴、咽干或口舌糜烂、舌质红或仅舌尖红、少苔、脉细数等症状，应对证给予滋阴降火中药，如知柏地黄丸等。饮食上应少吃刺激性及不好消化的食物，如糯米、炸糕等；多吃清淡滋补阴液之品，如龟板胶、六味地黄口服液等；多食富含 B 族维生素、维生素 C 及富含铁的食物，如动物肝、蛋黄、西红柿、胡萝卜、红薯、橘子等。

3. 女性易发心火

妇女在夏天情绪极不稳定，特别是更年期的妇女，如突受情绪刺激，则会烦躁不安，久久不能入睡。这主要是由于心肾阴阳失调而导致心火亢盛，从而出现失眠多梦、胸中烦热、心悸怔忡、面赤口苦、口舌生疮、潮热盗汗、腰膝酸软、小便短赤疼痛、舌尖红、脉数等症状，应给予中药对证滋阴降火，《本草纲目》提出了枣仁安神丸、二至丸等用于滋阴降火的方剂。另外，多吃大枣、百合等，也可以养心肾。

上火牙痛不必怕，找花椒来缓和

人们经常用“牙痛不是病，痛起来真要命”来形容牙痛，相信受过牙痛折磨的朋友都对这句话有深刻的体会。

牙痛了去看西医，医生会告诉你是炎症，然后开一堆消炎药让你回家吃，如果牙坏了，就会建议你把坏牙拔掉。牙坏了，失去了它的正常功能，当然可以拔掉，但是牙痛，我们真的只有靠止痛药来缓解吗？

当然不是。牙痛时我们可以用花椒来治。

花椒是做菜常用的调料，也是一味用途广泛的中药。用花椒煎水外洗可以治疗多种皮肤病，如痔疮、痱子等。另外花椒还是止牙痛的一味良药。

取 10 克花椒，加入适量的水，煮约 5 分钟，加入一两左右的白酒，完全凉后，将花椒过滤掉，再把白酒花椒水倒入洁净玻璃瓶中备用。牙痛时，用洁净棉签蘸此水后放入牙痛的部位且咬住，很快就能止痛。

牙痛是上火的一个表现，主要是由风热侵袭、胃炎上蒸、虚火上炎 3 种原因造成的，要想治本，可以根据病因，采用相应的穴位按摩手法。

1. 风热侵袭

这类原因引起的牙痛，主要表现为：牙痛突然发作，阵发性加重，得冷痛减，受热加重，牙龈肿胀；形寒身热，口渴；舌红苔白或薄黄，脉浮数。

选穴：前三齿上牙痛取迎香、人中，下牙痛取承浆；后五齿上牙痛取下关、颧突凹下处，下牙痛取耳垂与下颌角连线中点、颊车、大迎。以指切压，用力由轻逐渐加重，施压 15~20 分钟。

2. 胃炎上蒸

由此引起的牙痛主要表现为：牙痛剧烈，牙龈红肿或出脓血，得冷痛减，咀嚼困难；口渴口臭，溲赤便秘，舌红苔黄燥；脉弦数或洪数或滑数。

选穴：按揉二间、内庭，症状立刻就会减轻很多。

3. 虚火上炎

此类牙痛临床表现为：牙痛隐隐，时作时止，日轻夜重，牙龈暗红萎缩，牙根松动，咬物无力；腰膝酸软，五心烦热；舌嫩红少苔，脉细数。

选穴：每天刺激双侧合谷、手三里、太溪穴。其中，太溪宜在每天晚上泡脚后按揉，每次 5 分钟，合谷和手三里不定时地按揉可以帮助减轻疼痛。

除穴位疗法外，牙痛患者平时还应注意饮食调节，饮食不宜过温过冷，宜清淡食物，忌辛辣煎炒，以防火气加重。

脑出血、脑血栓——都是“心火”惹的祸

心火一动，一般是急症，不急救就有生命危险。常见的突发性病症有脑出血、脑血栓。如果出现这种危机的病症可以服用“急救三宝”。分别是安宫牛黄丸、紫雪丹和至宝丹。

1. 安宫牛黄丸里有牛黄、麝香、黄连、朱砂、珍珠等中药材。很多病人高热昏迷，就是用安宫牛黄丸来解救的。适用于高热不退、神志昏迷不清的患者。

2. 紫雪丹的历史最悠久，药性为大寒，药店比较常见。现代名为“紫雪散”。紫雪丹适用于伴有惊厥、烦躁、手脚抽搐、常发出响声的患者。

3. 至宝丹对昏迷伴发热、神志不清但不声不响的患者更适用。

“急救三宝”过去主要治疗感染性和传染性疾病，一般都有发热、昏迷出现，现在也广泛用在脑损伤、脑血管意外伤，但必须有明显的热象，至少舌头要很红，舌苔要黄。只要符合标准，不管是脑出血、脑血栓，还是因为煤气中毒、外伤导致的昏迷，都可以服用，也保护脑细胞。能及时吃安宫牛黄丸就可抑制细胞死亡。

“心”火旺盛者大多会失眠，在中医里是没有安眠药的，中医治疗失眠是从病根子上治疗。一般的病都跟“心”有关。家里经常备一些安神的中药是很有必要的。

1. 天王补心丹

对于阴虚血少明显的失眠适用。因为心血被火消耗掉了，所以人不仅失眠、健忘、

心里一阵阵发慌，而且手脚心发热、舌头红、舌尖生疮，这个药补的作用更大一些。

2. 牛黄清心丸

这种失眠是心火烧的。除了失眠还有头晕沉、心烦、大便干、舌质红、热象比较突出的人可以选择。

3. 越鞠保和丸

对于失眠而梦多、早上醒来总感觉特别累、胃口不好、舌苔厚腻的人适用。人们常说，如果失眠就在临睡前喝杯牛奶。但这个方子是要分人的，如果是这种对越鞠保和丸适应的失眠，就千万别再喝牛奶了。喝了会加重肠胃的负担，只能加重病情。

4. 解郁安神颗粒

适用于因情绪不畅导致的入睡困难，这种人多梦而且睡得很轻，一点小声就容易醒，还可有心烦、健忘、胸闷等症状同在。

第三章　温暖自己，为疾病四伏画上句号

温度决定人体的健康

一提到温度，人们就会把它和气象、气候联系在一起，而很少有人会想到它其实和我们的生活也是息息相关的，在生活中，我们的许多疾病都是因为寒气入侵所导致的，从一定意义上我们也可以这样说：温度决定人体的健康。

在传统中医理论中有六证之说，即寒、热、温、凉、虚、实，在这六证中，寒气排在首位，所以又有“百病寒为先”的说法。寒湿常常损耗我们的阳气，天上的太阳给大自然带来光明和温暖，失去了太阳，万物便不能生存。而我们体内的阳气如同太阳一样，如果人体没有了阳气，体内就会失去新陈代谢的活力，再也不能供给能量与热量，生命也就要停止了。

很多肠胃疾病也是因寒而生的，肠胃就是中医所讲的“脾”，负责掌管全身血流供应，如果肠胃功能不好，吸收能力差，食物营养便无法化成足够血液提供身体所需，末梢血液循环自然就会变差。

寒气积累在肌肉里时间长了，人们就会觉得肌肉僵直、腰酸背痛，形成肩周炎（通常又叫五十肩、冻结肩）、关节炎。寒气积累到一定的程度，就会侵入到经络，造成气滞血瘀，从而影响到气血的运行，其实这就是中医理论上的虚亏，能够诱发各种反反复复难以治愈的病症。

所以，我们一定要想办法驱除体内的寒湿，涵养身体内的阳气，让身体温暖起来。

让血液流动起来的是温度

气血掌握着人体的生杀大权，气血流通顺畅，人会安然无恙，而气血瘀滞，人就会生病。我们知道血在体内的流通是由气来推动的。那么，气又是被谁掌控着呢？温度！

对于人体而言，温度适宜时血流畅通，我们会感觉温暖舒适；当温度降低时血液流速减慢，就出现滞涩、瘀堵，我们的第一感觉就是“冷”；当温度进一步降低，血液就会凝固，人就面临死亡。所以说，使血液流动起来的动力就是温度，温度可以决定人体的气血盛衰。

再联系到中医对气的解释，“气是由先天之精气、水谷之精气和吸入的自然界清气

所组成”，其中的先天之精气、水谷之精气都能用温度解释。

先天之精气代表人体先天之本的“肾”。肾为人体之阳，就仿佛是人体内的一团火，温煦地照耀着全身。对于肾脏，中医的建议永远是补，从来没有泻的说法。只有通过不断的、适度的添加燃料，才能让肾火旺盛，肾气充足。而给人的肾不断补充营养、添加燃料的，就是被称为“后天之本”的脾胃，是脾胃把食物化成了充足的血液，这就是中医里常说的“血为气之母，气为血之帅”。

补气就是补肾、暖肾、保暖、祛寒，气血充足就是身体内血液的量足、肾气足、基础体温偏高、各脏器功能正常、代谢旺盛、血脉畅通；气血两亏就是身体血液的量少、质劣、肾气虚、基础体温低、脏器功能低下、代谢缓慢、血脉运行不畅。在生活中，我们经常见到小孩子的火力很足，冰天雪地还在外面玩耍，根本不怕冷；而老人则要围着火炉取暖，这说到底还是肾气的缘故。小孩子肾气足，火力旺，代谢旺盛，总是处于生长、发育的状态，所以不会怕冷，而老人肾气衰了，火力不足，循环代谢慢，体温就偏低，身体逐渐衰弱，所以就怕冷。

所以，人体一定要经常处于温暖的状态下，这样气血才能威风凛凛，畅通无阻，我们才能更好地立于天地之间。

测量一下你的体温是否偏低

体温降低就会引起各种各样的疾病。想要知道自己的体温低不低，有个小方法：起床两小时后，用体温计量一量，如果体温是在35℃左右的话，那很显然你就是低体温了。超过36℃，也不能说明体温不低。下面有个小测试，如果多数都能对应上的话，就代表你的体温已经开始降低了。

以下是体温低下测试：

1. 外观测试

有黑眼圈

脸红

蜘蛛状血管肿（以红肿的疹子为中心，毛细血管呈放射性伸展）

手掌红斑（拇指和小指部凸起部位出现深红色斑点）

静脉瘤

2. 疼痛测试

有时为头痛所困扰

肘、膝、腰部等处关节疼痛

肠胃不好，易胃痛、腹痛

3. 下半身测试

肚脐下面发冷

男性 / 阳痿

女性 / 生理痛剧烈，月经不调

尿频或乏尿

痔疮

现在患有膀胱炎，或曾经患有膀胱炎

4. 精神状态测试

一点小事就心焦

有时产生不安感

睡眠质量不高

5. 其他测试

目眩

耳鸣

面色潮红（上火），发呆

容易出汗

有时心跳突然加快

有时感觉呼吸困难

有时手脚水肿

牙龈出血

经常出鼻血

容易长青斑

体温低下测试结果：

测试完毕，你有几项符合呢？这个测试就是想让人们了解一下自己的身体究竟有多“冷”。低体温是疾病的元凶；反过来说，高体温是健康的源泉。现在请确认一下自己的身体究竟是倾向于哪一边吧！

符合 4 个以下：你的正常体温可能已经达到 36.5℃，非常健康。也许你平时并没意识到，但是这表明你平时很注意合理饮食，不仅避免了暴饮暴食，也在不知不觉中积极地摄取了使身体温暖的食物。恭喜你，你拥有一个“温暖健康的身体”，请继续保持。

符合 5~9 个：虽然你还没有拥有一个“温暖健康的身体”，这有点可惜，但现在你的身体没有太大的麻烦，作为现代人，你的体温算是优良的。为了让身体变得“温暖健康”，除重新调整你的食物素材、食用方法以及食量外，同时请多活动身体，锻炼一下身体的“发热机关”——肌肉吧。

符合 10~14 个：现代人大部分都处于这种状态。如果进行身体检查，其结果应该也是不容乐观的。虽然不至于每天都暴饮暴食，但是这对你来说并不是件稀奇的事吧。另外，你有水分摄取过量的倾向。多多温暖你的身体吧。

符合 15~20 个：也许你现在正为好几种亚健康症状而烦恼。你可能因为担心身体健康，正在尝试吃各种健康食品以及营养保健品。但是，不解决关键的体温升高的问题，你的健康问题就得不到改善。请从现在开始，每天实行“早餐小型节食”（可不是绝食）计划并且每天步行一站地吧。

符合 20 个以上：你是不是正在受重病的折磨？你是不是认为体力和气力的下降都是因为年龄的缘故或繁忙的缘故？根本的原因其实是体温的下降。为了阻止症状的恶化，从今天起，你的多种生活习惯都需要调整。不仅要实行“早餐小型节食”计划，还要积极摄取阳性食品（根菜类、动物性食品等），注意通过洗澡、桑拿、运动等手段排出体内水分，以提高体温。若心情不好，身体也会变冷，所以有必要找到自己的兴趣爱好，或适当娱乐自己，让我们的心灵也感到温暖。

体温降低会影响下一代的生长发育

中医普遍认为，现在的年轻人，很大一部分都存在先天不足、后天营养不良、心脏功能弱、肺活量小和身体内寒湿重的情况。这是因为在近年里，这些年轻人遭受着空气、水、食品的污染，长期食用大量的零食、饮料和反季节瓜果蔬菜，生病后动不动就输液、吃抗生素，他们从出生以后就处在严重污染、过度贪食寒凉食物及违背自然规律的环境中。加上后来学习负担过重，普遍缺乏身体锻炼，身体素质和体能下降，导致各种老年性疾病如冠心病、脑梗死、糖尿病、高脂血症、高血压的发病时间都大大提前了。所以，如今的年纪患上老年性疾病的人数才会逐年以惊人的速度增加。

每个人从母体内十月怀胎开始，延续悠长的一生。胎儿生长、发育完全依赖母体的营养供应，孕妇的营养状况直接影响胎儿的生长发育。就像一粒种子，种在肥沃的土壤里，自然长出健壮的小苗，种在贫瘠不肥沃的土壤里，长出的苗则又细又弱。

怀孕时母亲的血液就是孩子生长的土壤，母亲身体素质的好坏直接影响孩子。母亲血寒，就是身体内寒气较重的母亲，在怀孕前就伴有痛经、腰酸、背痛、腿痛、颈肩酸痛现象的，或在怀孕期间贪吃了大量寒凉食物的女性，孩子生下来自然就寒气重，容易出现黄疸、湿疹、吐奶、腹泻、感冒、咳嗽、哮喘、过敏等症状；母亲血少、血稀，在怀孕前就有贫血、头晕、睡眠不好、便秘、腹泻的，或有节食减肥经历的女士，或在怀孕期间反应重、胃口不好、挑食的，孩子生下来自然也就血少，容易睡眠不好、夜惊、胆小、爱哭闹、自控能力差，容易腹痛、腹泻、便秘、湿疹、感冒、咳嗽等。寒湿重就会造成血液生成的减少，而血少、血虚的人本身身体内的热量就少，抵御寒湿的能力差，这样各种疾病就在孩子小的时候常常出现了。随着年龄的增长，只要没有治愈，很多病是陪伴孩子终生的。我们常见一些整天病病歪歪的人，这些人从小到大没有健康过，没有精神头十足过。因此妊娠期母亲身体内寒湿重不重、营养状况好不好，是影响孩子先天之本的真正原因，也是孩子体质是否强壮的根本所在。那些先天寒湿重、营养不良的孩子才是真正输在起跑线上的孩子。就如一阵大风吹过，那个先天足的粗壮苗只是摇一摇、晃一晃就过去了，而那个先天不足的细弱苗很可能就被吹弯了、吹倒了。当然，这种孩子并不是就没有希望了，只要加强后天的喂养、锻炼，还是可以弥补的，但先天不足带给孩子的缺陷是存在的，这类孩子很难像先天充足的孩子那样结实。

假如先天不足的孩子在整个生长发育的过程中，经常去吃没有营养的零食及各种饮料、冷饮，大量地贪吃寒凉的水果及反季节的蔬菜，造成各个脏器都没有吃饱、吃好，发育不完善，到长大成人后，如果各个脏器发育合格应该得一百分的话，这些没有吃饱的脏器只发育到了七八十分，带来的结果就是各个脏器本身的虚弱、功能的低下，各个脏器应该去完成的工作就会大打折扣。到了中老年，各个脏器开始衰退的时候，这些本身没有发育成熟的器官就会提前衰老，各种老年性疾病也会提前出现。

小时候寒湿就重的孩子，脾胃的消化功能都不好，造成了营养不良加重。这类孩子从没有好的脸色，发青、发白，大了后脸上很容易长痘，十几岁就会喊颈椎不舒服、腰痛、腿痛，而且这类孩子的身高都普遍低于父母。由于身体内的血液少，大量运动后就会吃不下饭，疲劳难以恢复，因此越是身体不好的孩子越不爱活动，这样心、肺、骨骼都没有经过锻炼，自然就不强壮。反过来，不爱运动的孩子胃口又总是不开，消化功能弱，睡眠也不好，入睡难、易出汗、睡不沉，而睡眠不好的孩子身上最容易出现情绪上的不稳定，急躁、多动、抑郁等情况多有发生。

因此，当你明白了孩子的身体是否健康取决于先天素质，取决于后天的营养，取决于少年时期的体育锻炼，取决于睡眠质量的好坏，取决于是否贪凉及过多食用了寒凉的食物时，才会明白一个孕妇的营养多么重要，才会懂得在生活中避免这些致病因素的出现，绝不能对孩子的饮食马虎，要保证孩子体育锻炼和尽情玩耍的时间。

体温降低将导致血液生成减少

西医理论认为，骨髓具有造血的功能，是生成红细胞、白细胞、粒细胞、淋巴细胞、单核细胞与巨核细胞的场所。而中医则认为血的生成基础是水谷精微，其构成成分为营气与津液，并以精髓为化生根本，在脾、胃、肾等脏腑的综合功能下生成。也就是说，饮食的数量和质量与生血有密切的关系，饮食是造血的原料。饮食的精微物质经过脏腑的作用化生为血，肾藏精，精生髓，髓化血，血之源头在于肾。只有消化、吸收的功能好，造血的原料才能被充分利用，骨髓才能充盈，造血的功能才旺盛，这就是“脾胃为后天之本”的重要性。

消化、吸收的场所在胃肠。胃肠对食物的消化有两种方式：一是通过消化道肌肉的收缩活动将食物磨碎，另一种是消化液中的各种酶对食物中的蛋白质、脂肪和糖类等成分进行化学分解。无论是机械性消化还是化学分解，目的都是将食物分解成小分子物质。小分子物质能通过消化道黏膜进入血液，而大分子物质是不能被吸收的，只能通过粪便排出。

如果我们贪凉，或吃过多的寒凉性质食物，不仅会引起胃肠的不适，还会使胃肠的血管遇冷收缩，影响食物透过消化道黏膜进入血管。胃肠道血管收缩，又减少胃肠的血液供应，减弱胃肠的消化蠕动力量及消化液的分泌，从而降低了分解食物的能力。高温有利于分解食物，而低温则延长了处理食物的时间。很多人吃了寒凉的食物会拉肚子，就是因为这些不消化的食物无法透过消化道黏膜进入血管。而且像水分这些很容易进入血液的物质也因为胃肠道血管的收缩而不能进入血管，不能被消化、吸收，只能排出体外。时间一长，就会造成造血原料的不足，结果自然使血液生成减少。

体温降低会造成动脉硬化

19 世纪法国名医卡莎尼斯有一句名言：“人与动脉同寿。”意思是说，人的动脉在不断硬化阻塞，最后重要脏器（心、脑等）梗阻坏死之日，也就到了人死亡之时。因此保血管就是保命，血管年轻有弹性，生命就充满活力。

人在年轻的时候，血液供应充足，肝脏的工作状态旺盛。随着年龄的不断增长，机体开始退化，给肝脏的供血每年都在递减，因此分泌的胆汁就减少，对食物的消化能力下降，血液生成也会减少，于是视力开始模糊，四肢也变得不灵活，女性月经减少，开始进入老年。

要想肝脏功能恢复，唯一的办法就是给它供应充足的血液。肝脏在中医的五行中属木，木能否生长、强壮要靠水来滋养；水在中医里是肾，肾主水。因此，只有肾气足，肝脏才能被很好地滋润。

让肾气足最直接的方法就是补肾、暖肾。而现在的人，不分季节地贪吃、误吃寒凉的食物，就是在不断地给肾脏降温。降温的结果就是血流速度变慢，血管遇冷收缩，以及血液生成变少，从而造成各脏器（包括肝脏在内）的供血减少。

血管内的血脂多，并且慢慢堆积，使血管壁的内径变小，造成瘀堵，更加重了各个脏器的供血不足。肝脏的供血减少，功能下降，脂肪不能完全代谢，堆在肝脏里形成脂肪肝，堆在血管里又加重了血管的瘀堵。

实践证明，当患有高脂血症的病人忌掉寒凉的食物，并用青艾条熏全身的方法很快给身体升温、祛寒，再配合补血、补肾的食物，尽快地补足血液后，病人血脂的各项指标都会下降，轻度的一般一周至半个月恢复正常，重度的1~3个月也基本能降到正常。脂肪肝也随着病人血液的充足、温度的升高慢慢趋向正常。

温度升高后，血管内堆积的杂质开始融化，不仅融化了血脂，还融化了血糖、尿酸等。经综合调理后，病人血液的各种不正常指标全线下降，血管的瘀堵明显减轻，血管的管腔变大，血管壁变薄，血液循环明显增快，各脏器的功能全面恢复，而且血压也会慢慢趋于正常，动脉硬化也会渐渐地好转。

体温下降不仅会造成动脉硬化，而且还可能引发癌症。人体内不能及时排出和没能完全消化的各种代谢产物和污染物，就如下的雪。如果体温高，人体内的“雪”就容易融化，生成水，可重新被人体利用。但如果人的体温低，这些“雪”就无法融化，就会在体内形成瘀堵，这就是肿块的形成。而大多数癌症都是由肿块慢慢发展产生的。

以前，几乎没有人认识到正常体温下降的可怕之处。事实上，体温是人的生命活动的一个重要方面，免疫功能的状态就是通过体温直接表现出来的。有资料表明，体温下降1℃，抵抗疾病入侵的免疫力就会下降30%。简洁明了地说，体温下降，癌症及各种疾病的患病率就会增加。追根溯源，导致体温下降的原因显然有些让人难以置信：如运动不足、过度饮用果汁、冰咖啡等冷饮和饮食过量等。与癌症的治疗相比，相信没有人会不选择改掉不良的生活习惯。

体温降低容易诱发抑郁症

当今时代是“压力的时代”，因抑郁症而苦恼的人越来越多。抑郁症又称为“心灵感冒”，不管是谁都有可能患上。虽说早发现早治疗就能够痊愈，但是，抑郁症和别的病一样，很难在早期发现。

抑郁症有症状较轻的，也有症状比较严重的。不管是周遭的人还是自己，要花很长时间才能发现自己得了抑郁症。做什么都很努力的人得抑郁症的几率要高，很多人出于对工作和家庭的责任感，总是勉强自己做这做那，即使出现抑郁症的症状也认为是自己的心理作用，不去在意，导致病情恶化。

抑郁症最初的表现是身体呈现亚健康状态，以及食欲不振、失眠、不安感、没有干劲等很多症状，恶化后会有自杀的想法，抑郁症患者的增加直接导致了自杀者的增加。而且，还有另外一个因素，那就是低体温也会诱发抑郁症。

另外，根据季节的不同，抑郁状态可能缓和或加重，这被称为“季节性抑郁症”。这类患者在气候温暖的春夏几乎感觉不到郁闷，而到了秋季到冬季的过渡时期，空气渐渐转凉，会逐渐出现抑郁症的症状，一进入冬天就完全陷入抑郁的状态，即进入所谓“冬季抑郁症”的高发期。这种状况将会一直持续到第二年的春天。

由此可见，气温和体温对抑郁症的症状有很大影响，这在中医里自古就有记载。中医认为抑郁症以及所有心理疾病都是“阴性病”，在印度，心理疾病被称为“月之病”；在欧美，对一些行为举止表现奇怪的人都称之为“lunatic（luna是‘月’的意思）”。“月”是和“太阳”相反的存在，相对于太阳的“阳”，“月”代表了“阴”。

众所周知，导致抑郁症的最大因素是压力。精神长期处于紧张状态，血管收缩，血液流动受到阻碍，结果造成体温降低。所以抑郁症的直接原因，与其说是压力，倒不如说是由压力过大而引起的体温下降。

患上抑郁症的人，多半是做事极端认真，不懂得如何让自己的心情放轻松，不知道怎样省力气。那就请我们先尝试一下让身体暖起来，感到累的时候，我们会本能地寻找温暖的东西：一杯热的红茶、盛满热水的浴盆、松软暖和的被窝……这些东西不仅能够温暖我们的身体，驱除导致抑郁症发病的“寒”，还能帮助我们放松绷紧的神经，让我们喘口气儿。

体温升高，从改变饮食开始

人体需要的能量来自饮食，饮食和人体的体温有着十分密切的关系，下述几类食物都是可以帮助提高体温的，可供大家在日常生活中选用：

1. 葱类蔬菜：葱类蔬菜可以起到净化血液，促进血液循环，最终使得身体变温暖的效果。常见的葱类蔬菜主要有葱、洋葱、韭菜、大蒜以及辣椒等，这些蔬菜都具有活血化瘀、提升体温等功效。

2. 根菜类：胡萝卜、土豆、萝卜、藕等根菜类蔬菜，是强化人的下半身、预防肾虚的食品。

3. 传统食品咸菜：许多人受“盐分多不利于健康”思想的影响而不敢吃咸菜，其实咸菜中的盐分能提高体温。所以吃咸菜不必强加控制，一次别吃过多就行。腌辣椒、咸萝卜等咸菜都是不错的提高体温的食物。

4. 黏液食品：山药、芋头等有黏液的根菜类蔬菜具有增强精力的作用。还有秋葵、国王菜、咸草、海藻等都是黏液食品。这些黏液食品里含有食物纤维和蛋白质结合而成的黏蛋白，正是黏蛋白产生了黏液，黏蛋白能够保护黏膜，预防感冒和流感。

除了这几类有助提高体温的食物外，我们还要特别介绍一种最有助暖身的食物，那就是生姜。生姜在中医里起着举足轻重的作用，有“没有生姜就不称其为中药”之说。

生姜的功效非常多，比如：

1．促进体温上升，由此增强免疫力。

2．扩张血管，降低血压。

3．溶化血栓。

4．促进脑部血液循环，预防抑郁症的病发和减缓抑郁症的症状。

5．促进内耳血液循环，减轻目眩的症状。

6．加快消化液的分泌，促进消化。

7．清除导致食物中毒的细菌，杀死肠内有害细菌。

8．发汗，解热作用。

9．祛痰，镇咳作用。

10．镇痛作用。

此外，中医认为，如果体温上升，连被称为不治之症的癌症都无法向体温升高后的体内器官扩散。那是因为，温度在 39.6℃时癌细胞会大量死去。此外，很多事实证明，体温上升到比正常体温高 1℃时，免疫力就会增强 5~6 倍。

提高体温对人们的好处真是不胜枚举：整天笼罩在担心健康的阴影下，工作起来就没有一点儿效率。但是，如果体温上升了，工作效率就会跟着提高，家庭生活也随之变得美满，人生势必会发生戏剧性的转变。

人体的体温在 36.5℃时，可是说是一个分水岭。低于这个温度，身体不适将会随之而来，伴人一生。高于这个温度，就不用为健康而担心，一定会生龙活虎地活下去。

温阳益气，驱散寒邪，艾灸、按摩为主，刮痧为辅

阳虚属于寒性体质，以内寒为主，就是身体内部寒凉。一般来说，内寒往往会引起外寒，即体表的温度比正常人低，这就是所谓的“阳虚生外寒”。这种情况最适合用艾灸给身体补充热量。其次是按摩，通过摩擦、按揉皮肤产生热量。

阳虚体质者想要艾灸效果最佳，可以在三伏天或三九天，或者是阴历每月的最后一天，在关元穴、肾俞穴、命门穴等穴位用艾条温灸，每次灸到皮肤发红热烫为止，但是又以能忍受为度。阳虚体质的人要通过刮痧达到补肾阳的效果，一定要注意刮拭手法和选择刮痧的部位。首先要用补法刮痧，适合按压力小的快速刮法。因为阳气不足，所以要补。一次不要刮太多的部位，刮拭单个部位的时间也不要过长，不要让毛孔开得太大，因为开得太大，就很容易将阳气宣泄出去，达不到补益的效果。

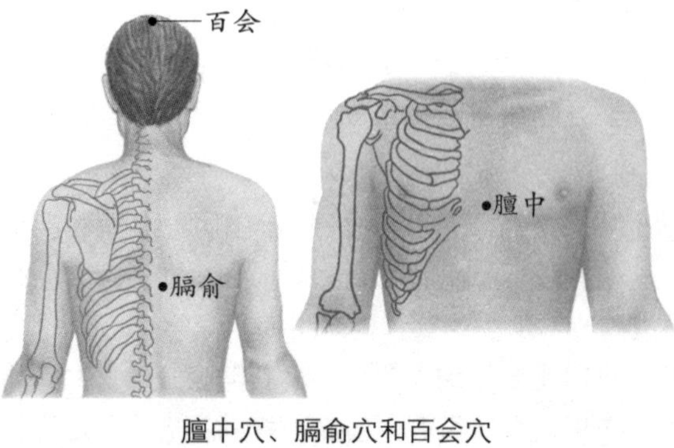

膻中穴、膈俞穴和百会穴

阳虚的人适合短时间隔衣刮拭，只要刮到局部微微发热即可，如直接在皮肤上刮拭，以不出痧为标准，刮至皮肤温热即可。如遇到有些部位因阳气不足导致经脉气血瘀滞，出现疼痛症状，每次刮痧只

要刮出少量痧即可，不必追求一次将痧全部出透，那样会消耗阳气。应分多次慢慢刮痧治疗，使瘀滞的经脉逐渐疏通。虚寒兼有血瘀，宜用补法刮痧，首选膻中穴、膈俞穴和百会穴。

如果阳虚体质带来的不仅是怕冷，还有疼痛，说明血液有瘀滞，经脉不通了，因为“不通则痛，通则不痛”。这时候就要用刮痧来活血化瘀。首先应该刮拭疼痛的部位，哪儿疼就刮拭疼痛部位循行的经脉。另外，只要阳虚伴有血瘀，都可以刮拭膻中穴、膈俞穴、百会穴。

坐骨神经痛，那是身体在排寒气

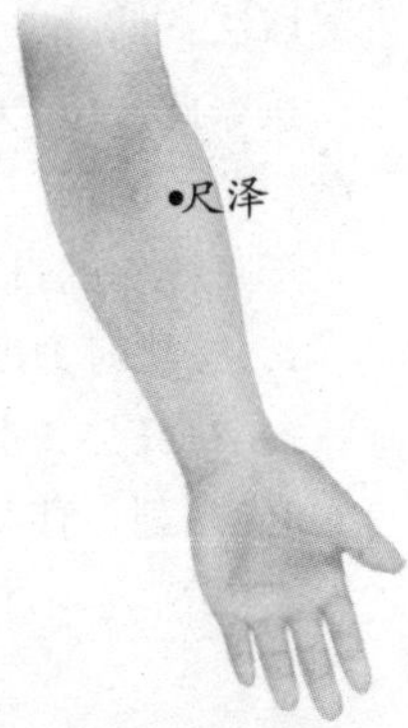

尺泽穴

坐骨神经痛是身体排除寒气时的症状之一。当肺排除寒气时，会使胆的功能受阻，当胆经受阻的情形严重时，就造成了胆经疼痛，也就是坐骨神经痛。由于疼痛是由肺热引起的，因此，按摩肺经可以疏解肺热，肺热消除了，胆经立即就不痛了。

肺经是人体非常重要的一条经脉，它起始于胃部，向下络于大肠，回过来沿着胃上口，穿过膈肌，属于肺脏。从肺系（气管、喉咙部）横出腋下，下行沿着臂内侧走在手少阴、手厥阴经之前，沿着臂内侧桡骨边缘（拇指方向），进入寸口（腕部桡动脉搏动处，即中医把脉处），下至大鱼际部，沿边际出拇指的末端。我们平常可以多敲敲肺经，对身体排寒很有帮助。

此外，当坐骨神经痛发作时，可按摩肺经的尺泽穴，这时会感觉非常痛，压住正确的穴位后，停留一分钟可以立即止住疼痛。为减少发病的概率，平时可以经常按摩尺泽穴。每日睡前用热毛巾或布包的热盐热敷腰部或臀部，温度不可太高，以舒适为宜。

如果疼痛发生于季节变化时，由于春季肝的升发或夏季心火的旺盛，都会因为脏腑平衡的原因，造成肺热的症状，因此，保健时春天需先祛除肝热，夏天则先祛除心火，再祛除肝热，如果还不能祛除疼痛时，再按摩肺经卸除肺热。秋天时则直接按摩肺经，多数都能缓解疼痛。冬天肝气会由于肾气下降而相对上升，因此，必须先按摩肾经，再按摩肝经和肺经。

由于肺和胆的问题通常都不是短时间形成的，当发生胆经疼痛症状时，问题必定已经相当严重了。因此，不可能在短期内完全祛除疾病，必须先培养血气，血气能力达到相当充足的水平，人体才有能力逐渐祛除肺中的寒气。寒气祛除了，胆功能才能逐渐恢复。

此外，还要注意以下事项：工作时坐硬板凳，休息时睡硬板床。要劳逸结合，生活有规律，适当参加各种体育活动。运动后要注意保护腰部和右腿，内衣湿后要及时换洗，防止潮湿的衣服在身上被焐干。出汗后也不宜立即洗澡，待落汗后再洗，以防受凉。

神阙穴：温阳救逆、利水固脱

神阙穴位于我们的肚脐眼部位。神，指元神；阙，指宫阙。神阙就是指元神出入和居住的地方，神阙穴是心肾交通的门户，可起到调和阴阳的作用。

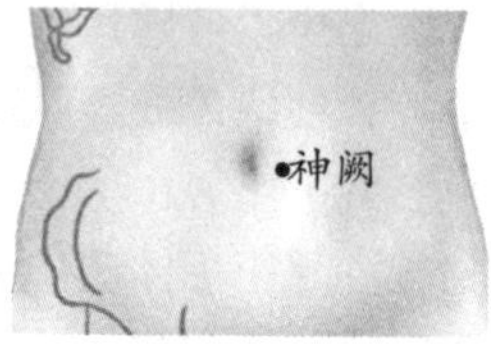

神阙穴

神阙穴对治疗腹部疾病有很好的疗效，如腹泻、五更泻等均有疗效。我们知道在任脉上的穴位艾灸最好，尤其是神阙穴。这里给大家推荐一个好的方法，就是隔盐灸，将一小把粗盐填在肚脐眼上，上面放上切成薄片的姜片，然后用艾柱灸，到最后肚脐上会填满黄黄的盐姜水，对身体有很好的保健效果。

神阙穴在腹中部，脐中央。

取法：仰卧，于脐窝中点取穴。

按摩此穴位，对于治疗泻痢、绕脐腹痛、脱肛、五淋、妇人血冷不受胎、脑卒中脱证、尸厥、角弓反张、风痫、水肿鼓胀、肠炎、痢疾、产后尿潴留等有着显著的疗效。

不过操作的过程中需要注意以下几点：

1. 按揉时力度要轻柔缓和，以免伤到肾脏器官。
2. 每日 2~3 次，每次施治 3~5 分钟即可。
3. 禁刺，宜灸。

多吃蔬果、多喝水会使体温降低

蔬菜和水果是公认的“健康饮食的代表”，但是，这两类食物水分多，而且通常冷藏后再吃的情况比较多，有让身体变冷的不良反应。

运动员当中有完全的素食主义者，但是这一部分人群活动肌肉的机会要比一般人多得多，肌肉产生的热量使得体温不会下降。

生吃蔬菜时，如果放上能使体温升高的盐，就可以中和蔬菜让身体变冷的作用。另外，洋葱和胡萝卜这样的根类蔬菜能使体温上升，做色拉的时候最好放上这些材料，至于水果如苹果、樱桃等则不会让身体变冷。

另外，很多女性朋友听说多喝水能美容，对皮肤好，就拼命地喝。这种做法是错误的。水分会让身体变冷，会让肌肤失去血色，而且体温低的话，肌肤的新陈代谢也会随之变差。

摄取水分通常指的是适量的水，要是过量就不行。过量的水分会使排泄器官的功能弱化，加重肾脏负担。而且这种方法有时会使排泄器官的温度降低，反而引起便秘。

中和食物阴阳，享受健康饮食

食物的属性也不是完全绝对的，即使属性为阴性的食物，如果用火进行烹制，加入盐、酱油等调料，原本的阴性就能得到中和。举个例子：就绿茶来说，里面含有丰富的维生素C，有抗氧化和杀菌作用的茶多酚等多种多样的健康成分，应该说它确实是一种超级健康的饮料。但是，它的缺点就是多喝能使身体变冷。不经常运动、很少锻炼肌肉的人喝多了绿茶，恐怕会使体温降低，引起疼痛疾病。

大家在现实生活中，可以根据阳性、阴性、中性区分食品，这样可以帮助自己获取健康。

1. 阴性食品（寒性食品）

特点：绿色，白色，淡蓝色，南方产，柔软，富含水分。

食品：叶菜类、白砂糖、醋、化学调料、水、绿茶、咖啡、牛奶、啤酒等。

2. 中性食品

特点：香蕉是黄色的，但属寒性食物。

食品：北方产的水果，如苹果、葡萄、樱桃、李子等，还包括糙米、黑面包、大豆。

3. 阳性食品（暖性食品）

特点：红，黑，橙色，北方产，硬，水分少。

食品：根菜类、盐、酱汤、酱油、红茶、红酒、梅酒，以及动物性食品，如肉、蛋、鱼、虾、贝等。

寒冬时节，怎样让你的身体温暖如春

每年的秋末冬初，都是气温变化无常的时节，通常是一股冷空气过去，气温骤降，产生的寒气就会进入人体内部。这时，人体所承受的寒气如果分量不多，同时气血充足、经络畅通，身体很快会将寒气从表皮受寒的部位运送到排泄通道。如果受寒的面积很大，或寒气长期积累，人体就必须消耗大量的能量来驱除寒气，身体必将产生大量的“寒毒”（变质的体液），人就容易生病。

在我们的生活中，很多肠胃疾病都是因寒而生。肠胃也就是中医所说的“脾”，负责掌管全身的血流供应。假如肠胃功能不好，吸收能力也差的话，食物营养便无法化成足够的血液提供身体所需，末梢血液循环自然就会变得很差。

寒气积累在肌肉里，时间长了，你就会觉得肌肉僵直、腰酸背痛，形成肩周炎、关节炎。

寒气积累到一定的程度，就会入侵到经络，造成气滞血瘀，影响气血的运行，这就是中医所讲的虚亏，它能够诱发多种难以治愈的病症。

既然寒气的危害如此之大，那么在寒冬季节就应树立正确的养生观念，尽量减少寒气的侵入。

1. 不扰阳气，增强肌肤适应能力

所谓不扰阳气，是说不要耗散精气、元气，要护阳益气。冬季夜里寒气重，伤人尤甚，所以我们应该早睡，这样才能让闭藏之阳气不受干扰。过度劳累会耗散阳气，因此我们在工作中应做到劳逸结合。

在秋天时我们就应加强锻炼，因为秋凉能让皮肤功能受到“冻”的锻炼，随着秋凉逐渐加重，由凉过渡到冬天的寒冷，肌肤的适应能力也会与之相适应。冬天加衣，不宜一次性加衣，应随气温下降而逐步加衣，这样可让肌肤逐步适应寒冷的冬天，提高机体抗寒能力。

2. 增强肺之宣发肃降功能，以抗寒邪侵入

冬天气温低，冷气浓重，寒邪侵入时肺先受害。肺为风寒所束，宣发肃降功能发生障碍时，便会咳嗽、气喘，因此，增强肺宣发肃降的功能，就能增强肌肤抗寒的能力。在生活中应注意背部、鼻子、双脚的保暖御寒，因为这些部位是肺部受寒的途径。在平时可以一天三次摩擦鼻子两翼至发热或者摩擦双脚的涌泉、丰隆诸穴和背部的肺俞穴，这些都能起到驱寒的效果。

3. 健脾养胃，提高抗寒能力

为了能使人体所需的营养物质得到源源不断的供给，必须健脾养胃，增强胃的消化能力和脾的运化能力，所以在寒冷的冬天不宜吃生冷食物，因为生食、冷食不宜消化，会损伤脾胃。

饭后1小时用手掌面在腹部按顺时针方向按摩20次，有助于消化吸收；临睡前摩腹，可以健脾胃，帮助消化，并有安眠作用。

第三篇

只有阴阳平衡，气血才会通畅

第一章　气属阳，血属阴，气血平衡是根本

气血通畅，人才会健康

气血是构成机体的物质基础，是人体生命活动的动力源泉。同时，气血又是脏腑功能活动的产物。人体的生理现象、病理变化均与气血有着十分密切的关系。故《本草衍义总叙》说："夫人之生以气血为本，人之病未有不先伤其气血者。"《灵枢·本脏》也讲到气血对人体的重要作用："人之血气精神者，所以奉生而周于性命者也。"

晚清著名医学家唐容川在《血证论·吐血》中说"气为血帅，血为气母"，气壮则可以帅血以运行，又是生血之力，血气旺则是气化之物质基础，只要气血充沛、血脉畅行、营卫调和，人体就可以"阴平阳秘"，百病可防，百病可愈。

"疏其血气，令其调达，而致和平"的名论出自《素问·至真要大论》，是指对疾病的治疗，应注重于疏通脏腑气血，使无壅滞之弊，则人体可恢复平和与健康。诚如清代姚止庵在《素问经注节解》中所释："疏其壅塞，令上下无碍，血气通调，则寒热自和，阴阳调达矣。"疾病的发生和发展，是关乎人体气机失去正常的运动状态，即气机出入阻隔、升降失序。

从某种意义上来说，这是中医病因、病机的基本观点。一代宗医朱丹溪就曾说过："气血冲和，万病不生，一有怫郁，诸病生矣。故人身诸病，多生于郁。"强调了气血瘀滞在发病学上的重要地位。他倡导气、血、湿、热、痰、食"六郁"之说，认为此六者既可单独致病，亦可合而为害，但其主要关键，则在于气郁。因此，他治疗郁证，首重调理气机。

气血是身体能量的"总闸"

在中医里，有一种说法叫"气血冲和，万病不生"，也就是说如果人体内的气血能够达到一种平衡、协调、通畅、有序的冲和平衡状态，人就能保持精力充沛，身心舒畅，体魄强健，益寿延年。

中医学里的"气"是个非常重要的概念，因为它被视为人体的生长发育、脏腑运转及体内物质运输、传递和排泄的基本推动能源。俗话讲的"断气"就是表明一个机体的死亡，没了气就没了命，所以《庄子·知北游》里有"人之生也，气之聚也，聚则为生，

散则为死”的说法。

关于气，我们生活里的日常语言就有“受气”“生气”“没力气”“中气不足”等。如果我们身体上的“气”不好好工作的时候，我们的身体就会生病，表现出各种症状，如“气滞”“气郁”“气逆”“气陷”等。

“气滞”——就是气的运动不畅，最典型的症状就是胀痛。根据气滞的部位不同，出现的胀痛部位也就不同了。比如：月经引起的小腹胀痛，这是典型的气滞引起的妇科疾病。

“气郁”——指的是气结聚在内，不能通行周身。如果气郁结在内，不能正常运动，我们人体脏腑的运转、物质的运输和排泄就会出现一定程度的障碍。如：有的人总是胸闷憋气，冬天经常会感到手脚冰冷，其实这就是气运行不畅所导致的。所以，在平时一定要适当地进行体育锻炼，这样才能保证气血的正常运行。

“气逆”——指的是体内的气上升太过、下降不及给人体造成的疾病。气在人体中的运动是升降有序的，上升作用能保证将体内的营养物质运输到头部，维持各脏器在体内的位置；下降则是使进入人体的物质能自上而下地依次传递，并能将各种代谢物向下汇集，通过大小便排出体外。如果上升作用过强就会使头部过度充血，出现头晕脑涨、面红目赤、头痛易怒、两肋胀痛，甚至昏迷、半身瘫痪、口角歪斜等症，下降作用过弱则会导致饮食传递失常，出现泛酸、恶心、呕吐等症。

“气陷”——和“气逆”正好相反，这种情况是指人体内的气上升不足或下降太过。上升不足则会导致头部缺血、缺氧或脏腑不能固定在原来的位置，出现头晕、健忘、眼前发黑、精神不振等症；下降太过则会导致食物的传递过快或代谢物的过渡排出，从而出现腹泻、小便频繁等症。

上面讲了人体内的重要物质“气”，那接下来就要讲一讲“血”。

血对人体最重要的作用就是滋养，它携带的营养成分和氧气是人体各组织器官进行生命活动的物质基础。血对人体来说非常重要，血充足则人面色红润，肌肤饱满丰盈，毛发润滑有光泽。因为血是将气的效能传递到全身各脏器的最好载体，所以中医上又称“血为气之母”，认为“血能载气”。

如果“血”亏损或者运行失常就会导致各种不适，比如失眠、健忘、烦躁、惊悸、面色无华等，长此以往必将导致更严重的疾病。

明白了什么是气，什么是血，相信你对于生命也会有更深更全的认识了。

我们的气血，就好像自然界里的树

自然界有四时交替，春生、夏长、秋收、冬藏。我们常说，养生要合乎四时，因此要想身体健康少生病，就要顺应自然的规律。

自然界的树在春天的时候开始长叶子，夏天时枝繁叶茂，秋天时树叶开始凋落，冬天的时候只剩下了光秃秃的树干。人的气血也是一样，在春天的时候，气血从里往外走；夏天的时候气血全在外面，就像树的叶子；俗话说“一叶落而天下知秋”，一到秋天，气血就开始从外面向里走了；到了冬天，气血都到了里面，外面就相对不足。

在夏天，树上所有的营养都在枝叶上，根上几乎没有什么营养。而冬天要给树灌溉，是为了春天让它更好地生发。老百姓有句话叫“夏天不热、冬天不冷，迟作病”，这句话的意思是说，夏天时气血都到外面去了，它能够通过汗液把体内多余的东西排出去。如果不热，那么人体就很可能成了堆放废物的垃圾场。而冬天的时候讲究进补，最好吃些有营养的东西，因为这个时候气血都在里面，吃了好东西能充分运化，为明年的春发做好准备。如果冬天不进补，那么第二年春天就没有气血供生发。这和树的冬灌是一个道理。

在冬天储存营养的同时，也会有许多多余的产物，到了夏天发汗的时候，正好把这些多余的产物排出体外。

纵观现代人的生活方式，夏天唯恐空调不冷，冬天唯恐暖气不热。如果把自然界的树“请”到屋子里面来生存，它也会吃不消的。这样违背四时的生活方式，会造成人体内气血运行混乱，人就会因此而生病。

所以，我们要像自然界的树那样，顺应四时的规律，才能身康体健。

血液总量和人体的血气能量成正比

中医用血气来说明人体的能量，血气包含人体的许多物质，其中血液是人体能量最重要的代表。一般情况下，血液总量和人体的血气能量成正比。

如果人体每天造血的数量大于血液的消耗，那么血液总量就会愈来愈多，多余的血液就会进入人体的各个脏器。如果人体长期处于血液总量不断上升的状态，那么在各个脏器中都充满了血液，骨头中也充满了骨髓，人也就处于血气能量储备充足的状态。反之，如果每天血液的消耗大于造血量，时间长了，各个脏器中储存的血液就会愈来愈少。

如果脾脏的藏血减少，人体的免疫能力就会下降。如果肝脏的藏血减少，血液在肝脏中清洗的次数就会减少，血液就愈来愈脏。当肝脏中的血液减少到很低时，就会逐渐出现肝脏萎缩或者肝硬化的现象。如果肾脏的藏血减少，血液中的垃圾无法透过肾脏排出去，当肾脏完全不发挥作用时，就演变为尿毒症。

长期处于透支状态的人，其幼年时所储存的血气能量，可以支持其数十年的消耗。血气能量有点类似于充电电池，储存几个月的血气能量，就可供几年的消耗。这也是为什么有些人长期不正常地生活，每天只睡很短的时间，却没有立即出现疾病症状，是因为他早年储存了较多的能量。但如果长期下去，难免大病。

因为人体储存的气血能量是有限的，所以在使用储备能源系统时，通常只供应最重要的部分。就像大楼中的照明系统和消防系统可正常使用，但耗电量大的空调系统则停止运行。

同样，当人体的血气不够，开始起用备用能源系统时，也仅供应必要的人体功能，消耗能量大的人体诊断维修系统就暂时停止能源的供应，当然也就停止运行了。

中医将正常的能量称之为“血气”，备用能源称之为“火”。使用备用能源时，身体的主要现象是越晚精神越好，就是中医常说的“心火盛”或“肝火旺”。

在使用备用能源时，诊断维修系统几乎停止运行，因此人体没有不舒服的疾病症状。许多人就误认为自己身体很好，从来不生病，可以任意透支体力。也有些人，平常忙起来不生病，一旦停下来休息，立刻浑身不舒服。这就是因为平常使用备用能源，一旦休息，血气能量就增多，诊断维修系统开始运行，人体就有不舒服的疾病症状。

所以，养生之道的根本，就在于常留一份血气能量给自己。

我们生存的根本就是元气

中医学中有这样的说法："气聚则生，气壮则康，气衰则弱，气散则亡。"这里的"气"是指人体的元气，元气充足免疫力就强，就能战胜疾病；如果人体元气不足或虚弱，就不能产生足够的抗体或免疫力去战胜疾病；而元气耗尽，人就会死亡。"元气"，亦称"原气"，是由父母之精所化生，由后天水谷精气和自然清气结合而成的阴气与阳气。

之所以说元气是我们生存的根本，是因为"气聚则生"，人先天的元气是父母给的，如果不吃不喝的话，这些先天带来的元气只够维持 7 天的生命。要想活下去，就要保住先天的精气，就要吃东西、呼吸自然之气。《黄帝内经》中说："真气者，所受于天，与谷气并而充身者也。"元气是从天得来的，这里的天是指父母。所以说，母肥则子壮，如果打算生孩子，一定要先把夫妻双方的身体都调养好，给孩子一个比较充足的元气，要知道怀胎十月可是会影响孩子一生的。

元气虽然是先天带来的父母之精气，再加上后天的水谷之气、呼吸之气、自然之气来补充，但元气毕竟是有限的，有一个定数。人活着的这些年就是不断耗散这些元气的过程，元气足的时候，人的免疫力就比较强，身体也比较健康，随着元气慢慢耗散，人的免疫力开始下降，疾病上身来，有一天元气耗尽了，也就是生命结束的时候。

长寿和元气是直接相关的，专家就通过一个比喻这样说："不要相信大补元气一说，元气它就像一个定数，是爸爸妈妈给你的，就像家里用的煤气罐，如果你爸爸妈妈给你很好很圆满的一罐，你 24 小时一直把火门大大地开着，你的寿命也不会长。如果爸爸妈妈只给了你半罐，你老把那个火门开得小小的，老让它小不溜儿地使用，你的寿命就长。"

总之，元气是我们生存的根本，元气没了，人也就死了。好好养护元气，不过度透支，这才是长寿的根本所在。

元气充足与否要看脾胃的运转情况

李时珍在《本草纲目》中说："土为元气之母，母气既和，津液相成，神乃自生，久视耐老。""土者万物之母，母得其养，则水火相济，木金交合，百诸邪自去，百病不生矣。"他认为脾胃与人的元气有着密切的关系，人体内的元气因脾胃而滋生，脾胃的功能正常运转，人体内的元气才能生长并充实。而人吃五谷杂粮、果蔬蛋禽，都要进入胃中，人体内的各个器官摄取营养，都要从胃而得来。

李时珍强调脾胃是五脏升降的枢纽。他曾经说过"脾者黄官，所以交媾水火，会合木金者也"。他认为人体气机上下升降运动正常，有赖于脾胃功能的协调。脾胃如果正常运转，则心肾相交，肺肝调和，阴阳平衡；而如果脾胃一旦受损，功能失常，就会内伤元气，严重的还会因此而影响全身而患病。因此人是否懂得养生，还要重视养脾胃，那么吃什么才能养脾胃呢？李时珍在《本草纲目》中提到大枣、莲子、南瓜、茼蒿、红薯等都有养脾胃的功效。

另外，下面四大保养脾胃的要诀要记牢：“动为纲，素为常，酒少量，莫愁肠。”

1. “动为纲”：指适当的运动可促进消化，增进食欲，使气血生化之源充足，精、气、神旺盛，脏腑功能不衰。因此，女性要根据各自的实际情况选择合适的运动方式和运动量。散步是一种和缓自然的体育活动，可快可慢，可使精神得到休息，使肌肉放松，气血调顺，帮助脾胃运化，借以祛病防衰。

2. “素为常”：素食主要包括植物蛋白、植物油及维生素的食物，如面粉、大米、五谷杂粮、豆类及其制品、蔬菜、瓜果等。日常饮食应以淡食为主，以便清理肠胃。进食温凉适当，不要过热也不可过凉，因为热伤黏膜、寒伤脾胃，均可导致运化失调。少食质硬、质黏、煎炸、油腻、辛辣性食品。

3. “酒少量”：不要嗜酒无度，以免损伤脾胃。少量饮酒能刺激胃肠蠕动，以利消化，亦可畅通血脉、振奋精神、消除疲劳、除风散寒，但过量饮酒则脾胃必受其害，轻则腹胀不消，不思饮食，重则呕吐不止。

4. “莫愁肠”：指人的精神状况、情绪变化对脾胃亦有一定影响。中医认为：思可伤脾。意指思虑过度易伤脾胃。脾胃功能失衡会引起消化、吸收和运化的障碍，因而食不甘味，甚至不思饮食。久之则气血生化不足，使人神疲乏力、心悸气短、健忘失眠、形体消瘦，导致神经衰弱、胃肠神经官能症、溃疡病等。所以，必须注意性格、情操及道德的修养，做到心胸豁达，待人和善，遇事不要斤斤计较，更不要对身外之物多费心思。尽量避免不良情绪的刺激和干扰，经常保持稳定的心境和乐观的心态，这也是保养脾胃、祛病延年的妙方。

饮食调养对脾胃的养生保健最为重要，在日常生活中，饮食营养成分要均衡，食物品种要丰富多样，进餐要定时定量，尤其是早饭一定要吃，这些均有利于脾胃的保养。

养正气、避邪气，才能健康无疾

大自然对所有的生命都是一视同仁的，不论是细菌，还是病毒，抑或是人和动物，都给予生存的权利。这就是说人类是生活在细菌中的，那么既然有细菌和病毒存在，人为什么不得病呢？这很好解释，就是《黄帝内经》所说的“正气内存，邪不可干”。当人体处于平和状态的时候，是可以和所有的细菌、病毒和平共处的。而如果身体状况变差，那么细菌、病毒这些邪气就有了可乘之机，会压过身体里的正气，正气不如邪气，人就会得病了。所以，我们要健康无疾，就要内养正气，外避邪气。养正气要怎样养呢？

第一，重视精神调养。人的精神情志活动与脏腑功能、气血运行等有着密切的关系。突然、强烈或持久的精神刺激，可导致脏腑气机紊乱、气血阴阳失调而发生疾病。因此平时要重视精神调养，做到心情舒畅、精神安定、少私而不贪欲、喜怒而不妄发、修德养性，保持良好的心理状态。同时要尽量避免外界环境对人体的不良刺激，如营造优美的自然环境、和睦的人际关系、幸福的家庭氛围等。这样则人体的气机调畅、气血平和、正气充沛、可预防疾病的发生。

第二，注意饮食起居。保持身体健康，就要做到饮食有节、起居有常、劳逸适度等，如在饮食方面要注意饥饱适宜、五味调和、切忌偏嗜、讲究卫生，并控制肥甘厚味的摄入，以免损伤脾胃，导致气血生化乏源、抗病能力下降。在起居方面要顺应四时气候的变化来安排作息时间，培养有规律的起居习惯，如定时睡觉、定时起床、定时工作学习、定时锻炼身体等，提高对自然环境的适应能力。在劳逸方面，既要注意体力劳动与脑力劳动相交替，又要注意劳作与休息相结合，做到量力而行，劳逸适度。

第三，加强身体锻炼。运动是健康之本，经常锻炼身体能够促使经脉通利，血液畅行，增强体质，从而防病祛病，延年益寿。

规避邪气的措施很多，如顺四时而适寒暑，避免六淫邪气的侵袭。六淫邪气各有主时，春风、夏热（暑）、长夏湿、秋燥、冬寒，应做到因时养生以避邪养正，正所谓《黄帝内经》所说“虚邪贼风，避之有时”。此外，外避邪气还要戒除一些不良的生活习惯，比如熬夜、洗头时做按摩、有病就吃药、光脚走路等。

总之，通过采取内养和外防两方面的措施，人就可以达到预防疾病，保持身体健康的目的。

血是保证女性身体运转的营养剂

中医理论认为血是人体最宝贵的物质之一，它内养脏腑，外养皮毛筋骨，维持人体各脏腑组织器官的正常机能活动，是保证人体运转的营养剂。李时珍认为，妇女以血为用，因为女性的月经、胎孕、产育以及哺乳等生理特点皆易耗损血液，所以女性机体相对容易处于血分不足的状态。正如“妇女之生，有余于气，不足于血，以其数脱血也”。

女性因其生理有周期耗血多的特点，若不善于养血，就容易出现面色萎黄、唇甲苍白、头晕眼花、乏力气急等血虚证。《本草纲目》记载，严重贫血者还容易过早发生皱纹、白发、脱牙、步履蹒跚等早衰症状。血足皮肤才能红润，面色才有光泽，女性若要追求面容靓丽、身材窈窕，必须重视养血。

那么，养血要注意哪几个方面呢？

1. 食养。女性日常应适当多吃些富含造血原料的优质蛋白质、必需的微量元素（铁、铜等）、叶酸和维生素 B_{12} 等营养食物。《本草纲目》记载，动物肝脏、肾脏、血、鱼虾、蛋类、豆制品、黑木耳、黑芝麻、大枣、花生以及新鲜的蔬果等都是很好的造血食物。

2. 药养。贫血者应进补养血药膳。可用党参 15 克、大枣 15 枚，煎汤代茶饮；也可用首乌 20 克、枸杞 20 克、粳米 60 克、大枣 15 枚、红糖适量煮粥，有补血养血的功效。

3. 神养。心情愉快，保持乐观的情绪，不仅可以增强肌体的免疫力，而且有利于身心健康，同时还能促进骨髓造血功能旺盛起来，使皮肤红润，面有光泽。

4. 睡养。充足睡眠能令你有充沛的精力和体力，养成健康的生活方式，不熬夜，不偏食，戒烟限酒，不在月经期或产褥期等特殊生理阶段同房等。

此外，中医认为，气血对肌肤、毛发具有润泽的作用。明代医学家王肯堂在其书《证治准绳》中说：“血盛则荣于发，则须发美；若气血虚弱，经脉虚竭，不能荣发，故须发脱落。”《医学入门》中又说：“血盛则发润，血衰则发衰，血热则发黄，血败则发白矣。”

以上都说明，人体毛发的枯荣是由于气血盛衰而决定的：头发属于少阴、阳明；耳前的鬓毛属于手、足少阳；眼上的眉毛属于手、足阳明；唇上的胡子属于阳明；下巴颏儿的须属于足少阳、阳明；两颊上的髯须属于少阳。如果气血盛，则毛发长得又快又好；如果气多血少，则头发虽然黑但长得慢；如果气少血多，则长得又少又差；如果气和血都少，则毛发不生；如果气和血都过盛，毛发就会黄而赤；如果气血皆衰，头发就会发白并脱落。

可见，要使自己的秀发又黑又亮，就要使自己的气血充实起来，这是保持秀发魅力的根本办法。

气虚阳不足，血虚阴不足

气血，气为阳，血为阴。气虚的人，首先，脏腑功能会低下，精神委顿、倦怠乏力、少气懒言，动不动就会出虚汗。其次，就是抗病能力减弱，什么微小的病毒都可以欺负他，一阵寒风吹来，别人都安然无恙，但气虚之人却可能大病一场。

其实，气出现的问题，还有气陷、气滞、气逆等情况，但气虚是其中最主要的问题，所以我们主要说说气虚。那么，气虚的人都有哪些表现呢？

1. 少气懒言、神疲乏力

这是一种懒言懒语的状态，多一句话都不愿意说，这不是性格的问题，是自己总觉得没有多余的力气，总是提不起劲儿来做任何事儿。

2. 头晕目眩，动辄自汗

这种人不动弹的时候是没有力气，动弹起来就会出现一些力不从心的表现，比如头晕，《黄帝内经》说："上气不足，脑为之不满，耳为之苦鸣，头为之倾，目为之眩。"就是说，如果气虚的话，人就会出现头晕目眩和耳鸣的情况，甚至连抬头的力气都不足。

因为气属阳，气虚则阳不足，所以气虚的人往往容易感觉冷，这叫畏寒，这种情况是穿上衣服就暖和，但少穿一点儿就觉得冷。

气和血是紧密联系在一起的。如果没有了血，气无所依托，就飞散消失了；同样，如果没有气，血就无法行动，也就没有了任何作用。

大家知道，血液是濡养四肢百骸的，我们身体所有的器官，都需要血液带来的营养，如果血液不足了，全身的各个部位都会出现问题。

假如我们的心血虚，就会出现心悸、怔忡等情况。因为心藏神，要靠血来养，心血不足则关于"思考"的整个系统都会出现问题——记忆力会变差，思考时会觉得累，晚上梦多，总是烦躁，这都是血不养心造成的问题。

如果肝血亏，那么问题也很大。因为肝藏血，中医认为肝为刚脏，属木，需要濡润，如果血液不足，那就如同一棵树没有浇水，没有水叶就会枯萎，肝缺少血，人就容易发火，会觉得头昏脑涨、目赤肿痛；同时，因为肝开窍于目，目得肝血的濡养才能看清东西，如果肝血虚，视力就会模糊，眼睛容易疲劳，总觉得干燥。

如果肺的血不足了，也会出现很多问题。肺中的血如果亏虚，则会出现胸闷、气短、呼吸不利，甚至会导致心悸、胸中憋痛，很多老人心脏出现的问题，其实都和肺血不足密切相关。如果我们对此不加注意，见到心脏病就一味地活血化瘀，往往会导致病情缠绵反复，越来越重。因为本来血不足已无血，还通什么呢？就如同河道里面没有水，我们还要不断地挖掘拓宽，这不仅无用，反而还会伤及无辜，正确的做法应该是补血，让河道里的水充足起来。

值得一提的是，因为女性有特殊的生理特点，有经、带、孕、产等生理阶段，而这些事情都会引起阴血的消耗与损伤，所以，女子身体血虚的情况尤其明显，血虚所带来的问题，也比男子要突出很多。

有人说，男子靠气来养，精气足则身体健康；女子靠血来养，阴血足则身体健康。这样的说法，确实有一定的道理，因为血虚的确会给女性的身体带来很大的问题。

十招教你了解自己的气血是否充足

虽然到目前为止，还没有适当的仪器能方便地检测出人的气血水平，但是我们依然有办法知道自己气血水平的高低，秘诀就在你自己身上。

1. 如果一个人的头发乌黑、浓密、柔顺就代表气血充足；头发干枯、脱发、发黄、发白、开叉都是气血不足；

2. 如果一个人的眼白浑浊、发黄、有血丝，眼袋很大，眼睛干涩，眼皮沉重，则表明气血不足。眼睛随时都睁得大大的，说明气血充足。

3. 人的唇色变化多端。双唇泛白，属气血亏损，或阳虚寒盛，贫血，脾胃虚弱。唇色深红，并非气血佳而是有热在身，属热证。唇红鲜艳如火的人，阴虚火旺。唇色深红兼干焦，则内有实热。唇色青紫，多属气滞血瘀，血液不流畅，易罹患急性病，特别是心血管毛病。唇边发黑，但内唇淡白，是有实热且气血亏结。

4. 如果一个人发现牙缝变大了，吃东西越来越容易塞牙，则说明身体的衰老在加快。因为牙龈萎缩说明气血不足。当然，小孩子不明显，主要指成人。

5. 皮肤粗糙，无光泽，暗哑、发白、发青、发红、长斑都说明气血不足。皮肤白里透红，有光泽、弹性，无皱纹、无斑代表气血充足。

6. 小孩子看耳朵形态可知气血情况。大人主要看色泽，有无斑点和疼痛。如果呈淡淡的粉红色、有光泽、无斑点、无皱纹、饱满则代表气血充足，而黯淡、无光泽则代表气血已经下降。如果耳朵萎缩、枯燥、有斑点、皱纹多，则提示人的肾脏功能开始衰竭。

7. 摸一个人的手，如果四季都是温暖的，则说明此人气血充足；如果手心偏热、出汗或者手冰冷，都是气血不足的表现。

8. 如果一个人的手指指腹饱满，肉多有弹性，则说明气血充足。如果手指指腹扁平、薄弱，或指尖细细的，则说明气血不足。

9. 正常情况下，除小指外，指甲上都应该有半月形。拇指上，半月形应占指甲面积的 1/4~1/5，食指、中指、无名指应不超过 1/5。如果手指上没有半月形或只有拇指上有半月形，说明人体内的寒气重、循环功能差、气血不足，以致血液到不了手指的末梢，如果半月形过多、过大，则易患甲亢、高血压等病。

10. 成年人如果能快速入睡，并能深度睡眠，睡眠中呼吸均匀，一觉睡到自然醒，则表明气血充足；如果入睡困难、夜尿多、易惊易醒、在睡眠中打呼噜或呼吸沉重，就都是血亏。

补气重在补脾益肾

“气”是构成人体和维持人体生命活动的最基本物质，人体的“正气”有促进生长发育、保卫身体及抵御疾病侵袭的生理功能。

而气虚体质的人容易感冒，也比较容易生病，体型消瘦或偏胖，身体容易疲倦，全身乏力。另外，还伴有面色苍白，说话声音低微，稍微活动则出汗、心悸，舌淡苔白，脉虚弱等身体特征。气虚的人养生的关键在于补气。肾为气之根，脾为气之源，所以补气重在补脾益肾。

1. 饮食调养。气虚的人食养宜补气健脾。常用的药物及食物包括人参、山药、胡萝卜、香菇、鸡肉等。

2. 精神调摄。气虚的人精神情绪常处于低落状态。精神调摄即要让精神振奋起来，变得乐观、豁达、愉快。

3. 运动健身。气虚的人不宜进行大运动量的体育锻炼，可多做内养功、强壮功。方法如下：

（1）摩腰：将腰带松开后端，双手相搓，以略觉发热为度。将双手置于腰间，上下搓摩腰部，直至感觉发热为止。

（2）“吹”字功：直立，双脚并拢，两手交叉上举过头，然后弯腰，双手触地，继而下蹲，双手抱膝，心中默念“吹”字，连续做10余次。

（3）荡腿端坐，两脚自然下垂。先慢慢左右转动身体3次，然后两脚悬空前后摆动10余次。

4. 环境调摄。气虚的人适应寒暑变化的能力较差，寒冷季节常感手脚不温、易感冒。因此，冬季要避寒就温。

5. 药物补养。偏脾气虚的人宜选四君子汤或参苓白术散；偏肾气虚的人可服用肾气丸；属肺气虚的人，可常服补肺散。

行气延年“六字诀”的养生真谛

“六字诀”古已有之，是儒、释、医都推崇的一套吐故纳新、祛病延年的养生功法。它是通过嘘、呵、呼、嘶、吹、嘻6个字的不同发音口型，唇齿喉舌的用力不同，以牵动不动的脏腑经络气血的运行。“六字诀”锻炼分别对应人体的肝、脾、肾、心、肺、三焦六个部位，根据金、木、水、火、土相生相克之原理，弱则补之，强则抽之，使人体阴阳五行平衡，从而达到健身祛病的目的。

练六字诀分两个阶段：第一阶段着重呼吸、姿势、吐音；第二阶段转到处理意念、吐字出气流。练“嘘”字功，睁眼练，其他字可以闭目吐。每个字吐6次。吸气时鼓肚子，呼气时瘪肚子。吐字呼气，吐尽吸气，嘴呼鼻吸。

在练功之前，还要做好准备工作，最主要的是身体一定要松静自然，这是气功锻炼的共同要求。所谓“松”，是指身体各个部位从关节到肌肉都要做最大的放松，放松后才能达到“气遍周身不少滞”；“静”，指意要静，凡人皆有所思，我们要求在练功时，把放出的心暂时收回来，用一念代万念；“自然”，就是动作协调平衡，不强求，强求就容易出偏差。

准备工作做好了，就可以开始练习了。

1.“吹”字功

在人体器官中，“吹”对应肾，因此常练习此功，可以补肾气，对腰膝酸软、盗汗遗精、阳痿早泄、子宫虚寒等肾经疾患有很好的疗效。

练习方法：舌向里，微上翘，气由两边出。足跟着力，五趾抓地，足心空起，两臂自体侧提起，绕长强、肾俞两穴向前划弧并经体前抬至锁骨平，两臂撑圆如抱球，两手指尖相对。身体下蹲，两臂随之下落，呼气尽时两手落于膝盖上部。下蹲时要做到身体正直。呼气尽，随吸气之势慢慢站起，两臂自然下落垂于身体两侧。共做6次，调息。

2.“呼”字功

在人体器官中，“呼”对应脾，因此常练习此功，可以培脾气，对腹胀、腹泻、四肢疲乏、食欲不振、肌肉萎缩、皮肤水肿等脾经疾患有很好的疗效。

练习方法：撮口如管状，唇圆如筒，舌放平，向上微卷，用力前伸。足拇指轻轻点地，两手自小腹前抬起，手心朝上，至脐部，左手外旋上托至头顶，同时右手内旋下按至小腹前。呼气尽吸气时，左臂内旋变为掌心向里，从面前下落，同时右臂回旋掌心向里上穿，两手在胸前交叉，左手在外，右手在里，两手内旋下按至腹前，自然垂于体侧。再以同样要领，右手上托，左手下按，做第二次吐字。如此交替共做6次为一遍，做一次调息。

3.“嘻”字功

在人体器官中，“嘻”对应三焦，常练习此功，可理三焦之气。对由于三焦气机失调所致耳鸣、耳聋、腋下肿痛、齿痛、喉痹症、胸腹胀闷、小便不利等症有很好的疗效。

练习方法：两唇微启，舌平伸而微有缩意，舌尖向下，用力向外呼气。足四趾、五趾点地。两手自体侧抬起如捧物状，过腹至两乳平，两臂外旋翻转手心向外，并向头部托举，两手心转向上，指尖相对。吸气时五指分开，由头部循身体两侧缓缓落下并以意引气至足四趾端。重复6次，调息。

4.“呵”字功

在人体器官中，“呵”对应心，常练习此功，可以补心气，对心神不宁、心悸怔忡、失眠多梦、健忘、口舌糜烂等症有一定疗效。

练习方法：练功时，足拇指轻轻点地；两手掌心向里由小腹前抬起，经体前至胸部两乳中间位置向外翻掌，上托至眼部。呼气尽吸气时，翻转手心，经面前、胸腹缓缓下落，垂于体侧，再行第二次吐字。应注意念“呵”字之口型为口半张，腮用力，舌抵下腭，舌边顶齿。亦要连做6次，然后调息。

5.“嘘”字功

在人体器官中，“嘘”对应肝，常练习此功，可以平肝气，对肝郁或肝阳上亢所致的目疾、头痛以及肝风内动引起的面肌抽搐、口眼歪斜等有一定疗效。。

练习方法：两手相叠于丹田，男左手在下，女相反；两瞳着力，足拇指稍用力，提肛缩肾。当念“嘘”字时，上下唇微合，舌向前伸而内抽，牙齿横着用力。两手自小腹前缓缓抬起，手背相对，经胁肋至与肩平，两臂如鸟张翼向上、向左右分开，手心斜向上。两眼反观内照，随呼气之势尽力瞪圆。呼气尽吸气时，屈臂两手经面前、胸腹前缓缓下落，垂于体侧。吸气尽后，稍事休息，再念“嘘”字，并连做6次。

6. “嘶”字功

在人体器官中，“嘶”对应肺，常练习此功，可以补肺气，对于肺病咳嗽、喘息等症有一定疗效。

练习方法：两唇微向后收，上下齿相对，舌尖微出，由齿缝向外发音。两手从小腹前抬起，逐渐转掌心向上，至两乳平，两臂外旋，翻转手心向外成立掌，指尖对喉，然后左右展臂宽胸推掌如鸟张翼。呼气尽，随吸气之势两臂自然下落垂于体侧，重复6次，调息。

这套功法简便易行，针对性强，所耗时间短，效果好。做一遍“六字诀”只需10~15分钟。功法较温和，不会出偏差。只要放松自然、持之以恒，定能收到强身的效果。

行气的最高境界是达到胎息状态

行气就是我们现在所说的气功。葛洪在《抱朴子·内篇》里总结出历代气功家练功的基本方法，并身体力行地加以实践。他指出：“行气或可以治百病，或可以驱瘟疫，或可以禁蛇虎，或可以止疮血，或可以居水中，或可以行水上，或可以辟饥渴，或可以延年命，其大要曰胎息而已。”行气的最高境界在于胎息。所谓胎息就是不用鼻口呼吸，如在胎胞之中，这样才算得气得道，达到气功的最高境界。在气功锻炼中经过长期坚持不懈的练习，就能逐渐达到胎息状态。

气功是一种带有中国民族文化特色的自我心身疗法，其区别于其他众多自我心身疗法的重要之处是带有中国民族文化特色——中国人所独有的，以中医理论内容“调神”为核心指导的实践活动。

历代的中医典籍，记载保留着丰富的气功资料。早在《黄帝内经》中，就已有了关于气功基础、气功理论、练功原则、练功要领、练功方法、临床运用等多方面的内容。《内经》记载的有关气功导引的论述就有十几处，治疗的病症亦多达十几种。其中包括痞证、痹证、厥证、热病、伤筋等。《素问·上古天真论》提出的“恬淡虚无”等，也是修炼气功的不二法门。

中医与气功在理论上有非常密切的关系，可谓是相辅相成，息息相通。比如丹田学说，是气功最为重要的基础理论之一。历代气功学家，为丹田作了许多神秘美妙的命名，如“龙宫”“北海”“玄冥”“元华”“神炉”“内鼎”等，足见其对丹田的重视。其实，用中医的理论来观察与分析，丹田不过是人体一组重要穴位的总称抑或别名。例如，丹田就是关元，龙宫就是气海，元华就是神阙，泥丸就是百会等，丹田学说实际上就是中医腧穴学说的延伸和发展。

又如精气神学说，也是气功当中的重要理论之一，实际上它亦从属于中医理论的范畴。“夫精者，生之本也”“生之来，谓之精，两精相搏谓之神”等，足见两者之间的关系。

大小周天运动，是气功借“周天”这一古代天文术语，来说明内气在人体的运行情况。其中，内气沿任督二脉循行者为小周天，沿十二经脉依次流注循行则为大周天。可见，周天学说实际上是中医经络学说的体察和运用。

此外，中医学中的整体观念、辨证论治、阴阳五行、子午流注、四气五味、升降浮沉等，在气功中也同样起着重要的理论指导作用。

即使是从现代医学的角度来看，气功对于防病抗衰，保持身体健康也有着不可忽视的重要价值。

首先，练习气功能够发挥练功人的主观能动性，使人主动寻求健康。历来的治疗方式基本上都是医生给患者进行检查、诊断和治疗，患者总是处于被动接受状态，而气功疗法则是患者通过练功亲自为自己治病。此外，气功疗法要求练功人修心养性，强调自我精神调节，改善情绪，培养意志，塑造良好的性格，有益于提高心理健康水平。

其次，练习气功能够达到呼吸、形体、心理锻炼的有机结合。呼吸、体势、意念三类锻炼方法，也称作练功的三要素，其中意念的锻炼实质是一种心理锻炼，但不同于普通的心理疗法。体势的锻炼更重要的是对形体、体力的锻炼，即所谓的“外练筋骨皮”。气功锻炼有多种呼吸方法，主要是用来吸引注意力帮助入静的一种手段。练功时将心理、姿势、呼吸的锻炼有机地结合在一起，相辅相成，共同发挥作用。

气功是一种自我心身锻炼方法，即精神与形体同练。长期练习自然可以起到陶冶性情的作用，在一定程度上改变了人的性格。气功锻炼时所产生的效应对全身各系统组织、器官及心理同时都有调整作用，而不是只对一个内脏、一个系统起作用。

另外，气功一般都有严密而科学的练功方法。因此，气功养生必须体验原理，掌握要领，认真练习，以免发生不良的反应和后果。

气功锻炼应尽量避免七情干扰，也就是要保持心理稳定，不可大喜大悲等。根据中医理论，喜过之则伤心，怒过之则伤肝，忧思过之则伤脾，悲过之则伤肺，恐惊过之则伤肾。因此，必须尽量避免。如果情绪非常不稳定，就不要马上练功。

此外，练习气功在生活起居上也有一些问题需要注意，比如穿衣要宽大、松软、暖和，放松腰带、领扣、袖口、手表，为内气畅通创造条件。饮食须营养适当，以清淡为主，定时、定量，不暴饮暴食，不吃过冷过热之食。用药要遵医嘱，不可乱用。住房应明亮、通风、清洁、整齐。出行最好少坐车，多走多动。要按时作息，改变熬夜、酗酒、暴躁等不良习惯。

病痛是血气水平升降的结果

许多人都会有这样的经历，在工作中如果接到一个紧急的任务，我们可以连续加班加点熬几个通宵也不会生病，但是如果一旦任务结束了，我们被批准可以休几天假，那么各种病痛也就会相继找上门来，等我们休完假后再投入到紧张、忙碌的工作中去，就会发现身体的病痛竟然全部消失了，所以许多人开始害怕休假，甚至用每天拼命地工作来逃避病痛的折磨。

其实，如果我们能理解气血水平升降所带来的状态，就不会对这种现象产生恐慌了。在中医里，把人体的气血能力依照从高到低的水平分为五个状态，也可以把这 5 个状态称为气血水平的“五线谱”。

1. 健康水平

处在这个状态的人各方面都很平衡，不偏阴也不偏阳，不偏虚也不偏实，这类人在生活中也是饮食有节、脾气温和，作息也很有规律，而且他们能很好地发挥自身的自愈能力，所以各种疾病也不容易侵入他们的身体，但是在生活中，这类人是非常少见的。

2. 阳虚水平

处在这种状态的人血气低于健康水平，造成血气下降的原因很多，如经常熬夜、长期饮食失调等。这个阶段人体抵抗疾病的能力和疾病侵入的能力非常接近，所以在疾病入侵的时候，人体还是有能力抵抗的，但是已经不像健康水平的人那样可以很快地击退疾病，而是在人体的各个器官发生激烈的战争，因此会出现各种各样的症状。一般经常感冒甚至发热的人，或者有过敏性体质的人，都是处在这个等级里的血气水平。

3. 阴虚水平

如果血气下降的趋势长期不能扭转，血气降至低于阳虚的下限后，由于人体的能量太低，诊断维修系统无法完全正常地工作，假如此时疾病入侵或器官的损伤没有立即修复，人体就会将其暂时搁置。这时的血气只够维持日常工作或活动的需要。在一般的疾病侵入时，人体并不抵抗，疾病会长驱直入。而且，由于没有抵抗，所以也很少有不舒服的生病症状，只会在人体的肤色、体形及五官上留下痕迹。

处于这种血气水平的人在当今社会上占大多数。这类人总是觉得自己非常健康，体力充足，每天三更半夜才睡觉，尽情地透支体力也不会生病，这就是典型的阴虚水平。这个血气水平的人，越到夜间精神越好，这是由于人体日常产生的“血气”无法供应每天的透支，只好从人体原来储存的“火”中提取。比较通俗的说法，这类人并不是没有病，而是没有能力生病。

每个人可以在这个血气水平维持的时间长短是不同的，一方面要取决于幼年或年轻时的生活作息是不是正常，是不是储存了足够的能量；另一方面也取决于他平时是不是会抽空休息，补充能量。

4. 阴阳两虚水平

如果处在阴虚状态的人继续消耗能量，等到储存的能量即将用尽的时候，也就是“火”快用完了，就到了“阴阳两虚”的水平。这时人体会经常处于疲倦的状态。人体为了取得必要的能量，会到肌肉里或其他部位吸取能量。这时的“能量用尽”，指的是在安全库存的范围内的低水平，不是真的完全用尽。人体的能量透支到了这个水平，会暂时停止能量的透支，使身体出现很容易疲倦的状态，强迫人体增加休息，这是一种人体的自我保护措施。

5. 血气枯竭水平

由阴阳两虚的血气水平再继续下降，最终会降低到中医所说的“阴阳大虚”的水平，也就是血气枯竭的水平。这时人体血气虚亏导致肝火旺，夜间难以入睡，越晚精神越好。由于这个阶段的肝火旺，所透支的能量是超过了人体安全库存下限的透支，身体已经到了山穷水尽的阶段，才会不得不透支各种可能转化的能量。这时越不睡觉，人就越虚，肝火也就越旺，形成恶性循环。由于胆经阻塞引起胆汁不分泌，所吃食物无法转化为造血材料，营养也就难以吸收。

处在这个阶段的人，由于连控制五脏六腑的能力都丧失，发生的都是非常严重的疾病，而且多数是目前医疗系统无能为力的。例如各种癌症、肾衰竭、脑卒中等。由于血气枯竭，同时对五脏六腑都到了失控的地步，因此很容易演变成各个脏器在很短的期间里陆续发病的并发症现象，其实并不是第一个发病的器官拖累了其他的器官，而是各个器官同时都达到了发病的临界状态，以致一发不可收拾。

所以，我们在生活中要努力提升自己的血气能量，每天保证充足的睡眠，因为睡眠充足了，就可以减少损耗，增加血气能量，平时多敲打经络（例如疏通心包经，减轻心脏的负担），在饮食上多吃一些包含蛋白质、糖类等营养物质的食物，这样过不了多久，我们机体的血气能量就可以恢复到平衡状态。

控制性生活，减少对精气的损耗

性生活是一种正常的生理需求，但是中医有句话叫“欲不可早、欲不可多”，就是说欲望是不可以提前的，也不能过度。欲多就会损精，人如果精血受到损害，就会出现两眼昏花、眼睛无神、肌肉消瘦、牙齿脱落等症状。

过早、过度的性生活，对女子来说就会伤血，对男子来说就会伤精，这对身体的伤害是很大的。因此古代的养生家一直强调人一定要有理性，能控制自己的身体，同时也要控制住自己的情欲，否则就会因为欲念而耗散了精，丧失掉真阳元气。

另外，一个人要想保养人体元气，避免阴精过分流失，除了不能无节制地进行性生活外，在行房时还应注意季节、时令、环境等多种因素对身体健康的影响。

春天，人的生殖功能、内分泌功能相对旺盛，性欲相对高涨，这时适当的性生活有助于人体的气血调畅，是健康的。夏季，身体处于高消耗的状态，房事应适当减少。秋季，万物肃杀，房事也应该开始收敛，以保精固神，蓄养精气。“冬不潜藏，来年必虚”，所以冬季更应该节制房事，以保养肾阳之气，避免耗伤精血。

另外，喝醉了不能行房，因为这样特别伤肝，同时也会导致男子的精子减少；阳痿之后不可通过服壮阳药行房，因为这是提前调元气上来，元气一空，人就会暴死；人在情感不稳定的时候，尤其是悲、思、惊、恐的情绪过重的时候不能行房，否则容易伤及内脏，损耗阴精，还可能因此而患病；行房时间不可选择在早上，以晚上十点为最佳。在戌时，心已经很愉悦了，那么下一步就是要让肉体也能够喜悦，这就是身心不二。我们中国人讲究身心不二，一个人的心喜悦了，他的身体也要喜悦，所以这个时候，人体就要进入到一个男女阴阳结合的时期。

人的精气是有定量的，在长年累月折腾之下必然大量损耗，也许在三年五载内难以感觉到身体有什么大的变化，而一旦发病，想要恢复就很困难了。所以，现代人在性生活方面一定不可过分，要保持一种节制的态度。

最有效的五种呼吸保健法

呼吸是我们体内每时每刻都在进行的事，即使是在睡觉的时候，我们体内的呼吸系统依然在不知疲倦地工作着。在我们看来，呼吸是再正常不过的事，人只要活着就离不开呼吸，殊不知，呼吸对人体健康的影响也很大。正确的呼吸方法对于人体健康是非常有益的，下面就为大家介绍五种最简单有效的呼吸保健法。

1. 腹式呼吸法

所谓腹式呼吸法是指吸气时让腹部凸起，吐气时压缩腹部使之凹入的呼吸法。常做腹式深呼吸运动，可使机体获得充足的氧，也能满足大脑对氧的需求，使人精力充沛。

腹式呼吸运动还对胃肠道有极好的调节作用，许多中老年人大腹便便，极易引起心脑血管病、糖尿病等，使健康受损，缩短寿命。如坚持做腹式深呼吸，既可锻炼腹肌，消除堆积在腹部的脂肪，又能防范多种代谢性疾病的发生。

腹式深呼吸简单易学，站、立、坐、卧皆可，随时可行，但以躺在床上为好。仰卧于床上，松开腰带，放松肢体，思想集中，排除杂念，也可说是进入气功态。由鼻慢慢吸气，鼓起肚皮，每口气坚持10~15秒，再徐徐呼出，每分钟呼吸4次。做腹式深呼吸时间长短由个人掌握，也可与胸式呼吸相结合，这便是呼吸系统的交替运动。如能长年坚持每天做腹式深呼吸，就会收到“无心插柳柳成荫”的强身延龄的奇效。

需要注意的是，在锻炼深腹式呼吸的初期，切忌急于求成地去追求呼吸的深长细缓，不要过于注意自己的呼吸，以防止出现胸闷气短、呼吸不畅、憋气等不良反应。也不要机械地任意延长呼气时间而缩短吸气时间，防止因为肺换气过度而出现头昏、头痛、疲乏等症状，甚至发生呼吸性碱中毒或酸中毒。

2. “五十营”呼吸养气法

五十营是《黄帝内经》强调的准则。营，就是周的意思，一营就是一周。五十营就是五十周，指人气昼夜运行五十周。人气就是指人的经气，具体指营卫之气。人气的循行与天体（日、月）运行息息相关，所以人的摄生一定要按五十营的阴阳气化消长规律进行。古人强调“五十营”的呼吸方式，要求把呼吸节奏掌握在二百七十息（一呼一吸为一“息”），这是一种深长而缓慢的呼吸形式，经过换算相当于一呼一吸6.4秒，这样才是人体经气与自然界阴阳气化相应的最佳节奏。这就是“五十营”摄生的精髓所在。

这种呼吸保健法就是要人们尽量减慢呼吸节奏而与天地同步。把呼吸放慢，并不是说要一大口气一大口气地呼吸，而是渐渐学习不在意呼吸本身，而是把注意力集中在下腹部，使腹部随着呼吸的进行而隆起和收缩。呼气的时候腹部隆起到顶点，吸气时也收缩到极点，这样自然就会把呼吸放慢。起落一开始要用点力。这样的慢呼吸每天至少要做两遍，每遍60次，开始会有点不习惯，经常练习就会变成一种很自然的呼吸方式。

在练习过程中一定要做到4个字：深、长、匀、细。深，深呼吸，就是一呼一吸都要到头；长，时间要拉长，要放慢；匀，要匀称，出气呼气要均匀；细，就是要细微，不能粗猛。

另外需要注意的是：一定要用鼻子呼吸，不能用嘴呼吸。否则就不能保证吸入的是自然界的清气，反而会对人体造成污染和损害。

3. 行动呼吸法

行动呼吸法是胸式呼吸之一，它可以使整个肺部都充满空气，大大增加肺活量，同时大大增强心脏功能，使人的心情变得开朗、愉悦。尤其是在感到孤独、悲伤、绝望的时候，做这个练习可以尽快摆脱烦恼，重塑自信。

行动呼吸法的练习方法：

第一步：挺身直立，双脚打开比肩略宽一点，双手自然下垂；

第二步：张大嘴，呼气，同时嘴里发出“啊——啊”的声音；

第三步：强呼气8秒时间，然后呼出体内所有空气；

第四步：吸气 4 秒，吸到充满胸部并向左右扩展；

第五步：重复上述动作 3 次。

负面情绪是健康快乐的大敌，当你感觉心情不好又无人倾诉的时候，试试行动呼吸法吧，它是你心灵的归宿，可以让你重塑健康与自信。

4. 清凉呼吸法

这是一种针对现代人爱上火的现象而使用的一种呼吸保健法。

清凉呼吸法的练习方法：

第一步：采取坐姿，将舌头伸出嘴唇少许；

第二步：舌头卷起，形如一只管子；

第三步：通过卷起的舌头和嘴吸入空气，发出"嘶嘶"的声音；

第四步：尽可能长地悬息（保息、止息），以自己能够接受的程度为宜；

第五步：通过两个鼻孔缓缓地呼气。

每天清晨做清凉呼吸法 15~30 次就可以很好地缓解冬季的上火情况。

清凉呼吸法可以净化血液、生津止渴、缓解饥饿感，它能使身体的系统冷却下来，消除慢性的消化不良、脾大；也可以消除许多慢性疾病的炎症、高热、结核、肝胆疾病、多痰、毒素的不良影响，以及清除蛇毒等。

5. 镇静呼吸法

人在紧张的时候，交感神经异常活跃，使全身处于一个兴奋的状态，从而减退了大脑的思考力，往往会做出不冷静的判断和错误的决定。用镇静呼吸法，加力在腰与拇指上，去除上半身的紧张，由此来控制呼吸，心自然就平静下来了。

镇静呼吸法的练习方法：

第一步：伸出左手，5 个手指伸直，掌心向上；

第二步：用右手拇指按住左手掌心，其余四指握住左手手臂；

第三步：慢慢呼气，意念集中在拇指上，边呼气边加拇指向下的按压力量，双眼注视右手拇指，此过程持续 6 秒；

第四步：慢慢地深吸气，缓缓地撤去右手拇指上的力量，此过程持续 6 秒；

第五步：左右手互换，重复 3 次。

治疗虚胖，补气血才是根本

现在的生活越来越好，可是不健康的人越来越多，平日里见的胖子也越来越多。现在我们看到的是很多挺着大肚子连走路都嫌累，说话有气无力的"阴柔男"。这些男人就属于中医书里说的"血虚怕冷，气虚怕饿"。

血虚，就是血少。血少的人容易发冷，而气虚的人容易饿，总想着吃。针对这种食欲旺盛的情况，最好的方法就是补阳。熟知《本草纲目》的人都知道，其中最推崇的补气本草之一就是黄芪，黄芪性温，最能益气壮骨，被称为"补药之长"。常用十几片黄芪泡水喝，每晚少吃饭，再加 10 颗桂圆、10 枚大枣。这个大枣是炒黑的枣，煮水泡上喝，不至于因为晚上吃得少了而感到饿，同时大枣和桂圆又补了气血。另外，平时要多吃海虾，这也是补气、补肾最好的方法。当把气补足后，你就会发现自己能很好地控制饭量，而且不会老是觉得饿了。坚持一段时间，体重就会逐渐下降。

对于那些吃得少，也不容易饿的胖人来说，发胖是因为血虚，中医建议平时要多吃鳝鱼、黑米糊糊、海虾，同时再多吃牛肉，自然就会有劲。气血补足了，肥胖的赘肉自然就消失了。

另外，中医还建议运用按摩减肥法减肥，操作简单，且不像药物容易伤身，减肥的同时还顺便健身。这种按摩减肥法就是每天早上醒来后将手臂内侧的肺经来回慢慢搓100下，再搓大腿上的胃经和脾经各50下，能有效地促进胃肠道的消化、吸收功能，并能促进排便，及时排出身体内的毒素与废物。中午的时候搓手臂内侧的心经，慢慢地来回上下搓100次，然后再在腰部肾俞穴搓100下，因为中午是阳气最旺盛的时候，这时是补肾、强肾的最好时机。晚上临睡前在手臂外侧中间的三焦经上来回搓100下，能有效地缓解全身各个脏器的疲劳，使睡眠质量提高，好的睡眠也是人体补血的关键。

所以，虚胖的人不妨试试用补的方法来减肥，在控制食量的基础上，吃那些最对症的食物，平时再辅之以按摩和运动，坚持下去就能既减轻体重，又保持健康。

气血瘀堵，人容易患癌

关于癌的形成，虽然不同人士从不同角度分析了诸多原因，但中医认为，癌形成的最主要原因还是气血瘀堵。

医圣张仲景在《伤寒论》中提出了正气与邪气的说法。正气主要体现了人体正常生命活动的能力，邪气则是破坏人体正常生命活动的能力。中医认为，如果一个人正气充足，那么他抵御疾病侵袭的能力就强，而邪气的入侵则会导致疾病的产生。所谓邪气，当然是自然界里面的风、寒、暑、湿、燥、火等邪气进入人体，正气的运行就会受到阻碍，从而影响、扰乱甚至改变体内的正常环境。

研究发现，那些老寿星们的心态都非常好，很少生气、郁闷。这种性格是从年轻培养起来的，就是在他们还是血气方刚的壮劳力的时候，心态也肯定是很平和的。我们从中医来分析，正气是推动全身血液正常运行的动力。如果它的运行受到阻碍，必然导致血流缓慢，如同水泵与水，如果没有了电这个动力，水就无法泵出去，水也就没有了向前流动的力，就会附着在血管壁上，一点一点，如同淤泥一般，越聚越多。

气血瘀堵，人体的全身脉络便开始出现阻塞，各处运行交而不通，于是就出现了癌症。

所以，预防和治疗癌症，一定要疏通瘀堵，使气血在体内得以自然畅行。中医建议，那些无肉不欢的人们，要从饮食上调理，饭菜宜清淡，少吃高脂肪、高糖食物，多吃些粗粮、豆类及豆制品、瓜果蔬菜。可常吃些具有血液稀释功能、防止血栓、降低血脂的食物，如草莓、菠萝、西红柿、柿子椒、香菇、红葡萄、橘子、生姜、黑木耳、洋葱、香芹、胡萝卜、魔芋、山楂、紫菜、海带等。

这里还有一款净化血液、畅通瘀血的食疗方——胡萝卜综合蔬果汁，献给辛勤劳作的人们。

胡萝卜综合蔬果汁

材料：胡萝卜1根，西红柿1个，芹菜2根，柠檬1个。

做法：胡萝卜与柠檬去皮，与其他材料一起榨汁饮用。

功效：净化血液、畅通瘀血。

胡萝卜汁内含有大量的胡萝卜素，这种物质在人体内会转化成维生素，进而清除人体自由基，并阻碍其生成，提高机体免疫能力，可预防肿瘤、血栓、动脉粥样硬化以及抗衰老等。西红柿性甘、酸、微寒，能生津止渴，健胃消食，凉血平肝，清热解毒，净化血液。两者与芹菜、柠檬合制成汁，可降低胆固醇，净化血液。因此，朋友们都应该经常喝这种蔬果汁。

第二章　舒筋活络，气血调和

经络也有阴阳性，养生保健要分清

中医理论认为，经络是经脉和络脉的总称。经，有路径的含义，经脉贯通上下，沟通内外，是经络系统中的主干。络，有网络的含义，络脉是经脉别出的分支，较经脉细小，纵横交错，遍布全身。《灵枢·脉度》说："经脉为里，支而横者为络，络之别者为孙。"

经络内属于脏腑，外络于肢节，沟通于脏腑与体表之间，将人体脏腑组织器官联系成为一个有机的整体；并借以行气血，营阴阳，使人体各部的功能活动得以保持协调和相对的平衡。针灸在临床治疗时的辨证归经、循经取穴、针刺补泻等，无不以经络理论为依据。所以《灵枢·经别》说："夫十二经脉者，人之所以生，病之所以成，人之所以治，病之所以起，学之所始，工之所止也。"说明经络对生理、病理、诊断、治疗等方面的重要意义，而为历代医家所重视。

经络系统大都以阴阳来命名。一切事物都可分为阴和阳两方面，两者之间又是互相联系的。经络的命名就包含有这种意思。一阴一阳衍化为三阴三阳，相互之间具有对应关系（表里相合）。

太阴——阳明、少阴——太阳、厥阴——少阳，三阴三阳是从阴阳气的盛衰（多少）来分：阴气最盛为太阴，其次为少阴，再次为厥阴；阳气最盛为阳明，其次为太阳，再次为少阳。《素问·至真要大论》说："愿闻阴阳之三也，何谓？""气有多少异用也。""阳明何谓也？""两阳合明也。""厥阴何也？""两阴交尽也。"

三阴三阳的名称广泛应用于经络的命名，包括经脉、经别、络脉、经筋都是如此。分布于上肢内侧的为手三阴（手太阴、手少阴、手厥阴），外侧的为手三阳（手阳明、手太阳、手少阳）；下肢外侧的为足三阳（足阳明、足太阳、足少阳），内侧的为足三阴（足太阴、足少阴、足厥阴）。从手足（上下肢）阴阳的命名可以看出，经络学说的形成与四肢的关系是最为密切的。

在马王堆汉墓出土的帛书中有关于十一脉的两种写本（第二种又分甲、乙两种本子，文字基本相同），这是较《内经》为早的古代经络学说文献。十一脉的名称，是以"臂"

和“足”分阴阳，与手足分阴阳的意义是一致的。

总而言之，我们在运用经络养生保健的过程中，一定要将经络本身的阴阳区分开来，以便于有的放矢地进行有效科学地利用。

认识你身上的这张“网络”地图

经络由经和络组成，经就是干线，络就是旁支。人体有12条主干线，也叫作“十二正经”，还有无数条络脉。经和络纵横交错，在人体里构成了一张大网。这张网就是人体的活地图，它内连脏腑，外接四肢百骸，可以说身体的各个部位，脏腑器官、骨骼肌肉、皮肤毛发，无不包括在这张大网之中。下面就带大家认识一下我们身上的这张“网”。

1. 经脉——谨防身体旱涝灾害

经脉是经络的主体，分为正经和奇经两类。正经有12条，奇经有8条，如果说十二正经是奔流不息的江河，那么奇经八脉就像个蓄水池。平时十二正经的气血奔流不息时，奇经八脉也会很平静地正常运行；一旦十二正经气血不足而流动无力时，奇经八脉这个蓄水池中的水就会补充到江河中；如果十二正经气血过多，过于汹涌，水池也会增大储备，使气血流动和缓，只有这样，人体正常的功能才会平衡。

（1）十二经脉

正经有12条，即手足三阴经和手足三阳经，合称“十二经脉”，是经络系统的主体。它们分别隶属于十二脏腑，各经用其所属脏腑的名称，结合循行于手足、内外、前中后的不同部位，并依据阴阳学说，给予不同的名称。十二经脉的名称为：手太阴肺经、手厥阴心包经、手少阴心经、手阳明大肠经、手少阳三焦经、手太阳小肠经、足太阴脾经、足厥阴肝经、足少阴肾经、足阳明胃经、足少阳胆经、足太阳膀胱经。

十二经脉是气血运行的主要通道。通过手足阴阳表里的连接而逐经相传，构成了一个周而复始、如环无端的传注系统。就像奔流不息的河流，气血通过经脉可内至脏腑，外达肌表，营运全身。其流注次序是：

手太阴肺经→手阳明大肠经→足阳明胃经→足太阴脾经→手少阴心经→手太阳小肠经

→足厥阴肝经←足少阳胆经←手少阳三焦经←手厥阴心包经←足少阴肾经←足太阳膀胱经

（2）奇经八脉

奇经八脉是任脉、督脉、冲脉、带脉、阴跷脉、阳跷脉、阴维脉、阳维脉的总称。它们与十二正经不同，既不直属脏腑，又无表里配合关系，其循行别道奇行，故称奇经。其功能是：沟通十二经脉之间的联系，对十二经气血有蓄积渗灌等调节作用。

（3）十二经别

十二经别，是从十二经脉别出的经脉，主要是加强十二经脉中相为表里的两经之间的联系。由于它通达某些正经未循行到的器官与形体部位，因而能补正经之不足。

2. 络脉——警惕气血交通堵塞

络脉是经脉的分支，有别络、浮络和孙络之分，起着人体气血输布的作用。

（1）十五络脉

十二经脉和任督二脉各自别出一络，加上脾之大络，共计 15 条，称为十五络脉，分别以十五络所发出的俞穴命名。具有沟通表里经脉之间的联系，统率浮络、孙络，灌渗气血以濡养全身的作用。

（2）孙络

从别络分出最细小的分支称为“孙络”，它的作用同浮络一样输布气血，濡养全身。

（3）浮络

在全身络脉中，浮行于浅表部位的称为“浮络”，它分布在皮肤表面。主要作用是输布气血以濡养全身。

这样一分析，人体经络运行图仿佛一张城市道路交通图一样，呈现在眼前，清晰明了，经络就不是多么复杂的事情了。

经络是人体气血运行的通路

《黄帝内经》里对人体经络的作用推崇备至，经络是“人之所以生，病之所以成，人之所以治，病之所以起”的根本。也就是说，人生下来、活下去、生病、治病的关键都是经络，可以说是“决生死、治百病”。具体来说，它有以下作用：

经络是经脉与络脉的总称。有人说经络就是运行气血的路线，它分布在全身的上下里外。如果说我们的身体是一座摩天大厦的话，那么经络就是隐藏在大厦墙里的电线网络，大厦灯火通明与否，全依仗这些网络，而一旦电线出现故障，大厦就会陷入黑暗之中。人体也是如此，一旦经络不通，我们的气血就不能顺利的运送到各个脏腑，身体随之也会出现问题。

《黄帝内经》经脉篇中说，经络可以控制人体一切功能，具有决生死、处百病、调虚实的作用，也就是说，生命是否存在，决定于经络；疾病之所以发生，是由于经络活动出了问题；疾病之所以能得到治疗，也是由于经络的作用。

经络犹如庞大的人体系统中川流不息的网络系统，经络通畅就能祛病强身，健康长寿。所谓通经络，就是要使人体的经脉之气畅通无阻，若经络不通，则气血不和，百病丛生。这里我们就从下面几个方面说开来：

1. “决生死，处百病”

经脉的功能正常与否，决定了人的生与死，《灵枢・海论》说：“夫十二经脉者，内属于脏腑，外络于肢节。”《灵枢・本脏》说：“经脉者，所以行血气而营阴阳，濡筋骨，利关节者也。”这些都非常清楚地说明了经络在人的生命活动中所起的重要作用。人之所以成为一个有机的整体，是由于经脉纵横交错，出入表里，贯通上下，内连五脏六腑，外至皮肤肌肉。若没有经络的这种沟通和联系，人体的各组织、器官又靠什么濡养呢？人体气血，贵乎流通，才能使脏腑相通，阴阳交贯，内外相通，倘若气血不流通，脏腑之间的各种联系就要发生障碍，疾病即可发生，严重的还会导致死亡。

大医学家喻嘉言说：“凡治病不明脏腑经络，开口动手便错。”《灵枢・九针十二原》里说：“通其经脉，调其血气。”疾病的治疗，病体的康复，都必须从经络入手。众所周知，疼痛是人们患病后最常见的症状之一。究其原因，中医认为是“通则不痛，痛则不通”。只有经脉畅通，才能运行气血；只有气血周流，病人才能得到治疗与康复。

2. 联络脏腑，沟通全身

经络可以把人的内脏、四肢、五官、皮肤、肉、筋和骨等所有部分都联系起来，就好像地下缆线把整个城市连接起来一样。通路顺畅，身体才能保持平衡与统一，才能维持正常的活动。

3. 调虚实，行气血

按照中医理论，内脏跟经络的气血是相通的，内脏出现问题可以通过刺激经络和体表的穴位调整气血虚实。如胃痉挛的，针刺病人足三里穴，可使胃弛缓；对虚证要用补法，如胃弛缓的，针刺病人足三里穴，可使其收缩加强。当然，由于虚实证不同，尽管都针刺足三里穴，但采用手法不一样，一个用泻法，而另一个用补法。这个例子说明，经络有调整虚实的功能。经脉通畅靠运动。因为“动形以达郁”“动则不衰”“流水不腐，户枢不蠹”。只有动，气血才能周流全身；常练气功也可通经脉，因为气功中的“周天运转法”“升降开阖法”就是能使经络之气正常地循经络运行的重要功法。此外常吃一些能够理气活血的药物和食物对于疏通经络也有好处，如陈皮、木香、砂仁、四磨汤、越鞠丸、当归、川芎、桃仁、红花、油菜、黑大豆、慈姑等。心情愉快也有助于经脉畅通，因为“愁忧者，气闭塞而不行”，所以不管发生了什么不愉快的事情，也要想开一些，防止气血闷而不畅。

天然气需要用管道输送到各个地方，同样，气血也要通过经络输送到身体各处，滋润全身上下内外。这是经络的第二个作用。每个人的生命都要依赖气血维持，经络就是气血运行的通道。只有通过经络系统把气血等营养输送到全身，人才能有正常的生理活动。

4. 抗御病邪，保卫机体

外部疾病侵犯人体往往是从表面开始，再慢慢向里发展，也就是先从皮肤开始。经络内外与皮肤相连，可以运行气血到表面的皮肤，好像砖瓦一样垒成坚固的城墙。每当外敌入侵时，经络首当其冲，发挥其抵御外邪、保卫机体的屏障作用。

5. 反映内在，以表知里

疾病也有从内而生的，“病从口入”就是因为吃了不干净的东西，使身体内的气血不正常，从而产生疾病。这种内生病首先表现为内脏的气血不正常，再通过经络反映在相应的穴位上。所以经络穴位还可以反映人内在的毛病，中医称之为“以表知里”。

6. 刺激经络，调整气血

人的潜力很大，我们的肝脏只有 1/3 在工作，心脏只有 1/7 在工作……如果它们出现问题，我们首先要做的是激发、调动身体的潜能。按照中医理论，内脏与经络的气血是相通的，内脏出现问题，可以通过刺激经络和体表的穴位调整气血虚实。这也是针灸、按摩、气功等方法可以治疗内科病的原因。

嘴不但能吃饭，还能吃进细菌，成为疾病感染的途径。经络也一样，它可以运行气血，行使上面说的那些功能，但是人体一旦有病了，它也是疾病从外向里“走”的路。我们知道了它们的循行规律，就可以利用这一点来预防疾病的发展。这就好比敌人来偷袭，我们知道了它的行军路线，就可以提前做好防护准备。

我国古代中医在长期的临床实践中发现了经络的存在。古人从实用的角度给经络下了一个定义：经络是人体气血运行的通路，内属于脏腑，外布于全身，将各部组织、器官联结成为一个有机的整体。

气血不畅，就易出现筋缩现象

中医认为，人体是由脏腑、经络、皮肉、筋骨、气血、津液等共同组成的一个整体。筋伤可导致脏腑、经络、气血的功能紊乱，除出现局部的症状之外，常可引起一系列的全身反应。“肢体损于外，则气血伤于内，营卫有所不贯，脏腑由之不和。”同样，气血不畅也可能导致筋缩，进而导致筋伤。

气血运行于全身，周流不息，外而充养皮肉筋骨，内而灌溉五脏六腑，气血与人体的一切生理活动和各种病理变化密切相关。

“气”一方面来源于与生俱来的肾之精气，另一方面来源于从肺吸入的自然之清气和由脾胃所化生的“水谷精气”。前者为先天之气，后者乃后天之气，这两种气相互结合而形成“真气”，成为人体生命活动的动力源泉，也可以说是维持人体生命活动最基本的力量。《灵枢·刺节真邪》说：“真气者，所受于天，与谷气并而充身者也。”真气形成之后，沿着经脉分布到全身各处，与各个脏腑、组织的特点结合起来，就成为各种具有不同特点、不同功能的气，如心气、肺气、胃气、肾气、营气、卫气等。气是一种流动的物质，气的运动形式只有通过人体各个脏腑、组织的生理活动才能体现出来。它的主要功能是一切生理活动的推动作用，温养形体的温煦作用，防御外邪侵入的防御作用，血和津液的化生、输送、转化的气化和固摄作用。总之，气在全身流通，无处不到，上升下降，维持着人体的动态平衡。

“血”由脾胃运化而来的水谷精气变化而成。《灵枢·决气》说：“中焦受气取汁，变化而赤，是谓血。”血形成之后，循行于脉中，依靠气的推动而周流于全身，有营养各个脏腑、器官、组织的作用。《素问·五脏生成》说：“肝受血而能视，足受血而能步，掌受血而能握，指受血而能摄。”说明全身的脏腑、皮肉、筋骨都需要得到血液的充足营养，才能进行各种生理活动。

“气”与“血”两者之所以密不可分，是因为血随气沿着经脉而循行于全身，以营养五脏、六腑、四肢、百骸，周流不息。《素问·阴阳应象大论》就阐述了气血之间的关系：“阴在内，阳之守也；阳在外，阴之使也。”而《血证论·吐血》则比喻为：“气为血之帅，血随之而运行；血为气之守，气得之而静谧。”血的流行，靠气的推动，气行则血随之运行。这些阴阳、内外、守使等概念，不仅说明了气血本身的特点，而且也生动地阐明了二者之间相互依存的关系。

而当人体受到外力损伤后，常可导致气血运行紊乱而产生一系列的病理变化。也就是说，人体一切筋伤病的发生、发展无不与气血有关，气血调和能使阳气温煦，阴精滋养。若气血失和，便会百病丛生。《素问·调经论》中指出：“五脏之道，皆出于经隧，以行血气，血气不和，百病乃变化而生，是故守经隧焉。”又如《杂病源流犀烛·跌仆闪挫源流》中所说：“跌仆闪挫，卒然身受，由外及内，气血俱伤病也。”损伤后气血的循行不得流畅，则体表的皮肉筋骨与体内的五脏六腑均将失去濡养，出现筋缩、筋伤现象，以致脏器组织的功能活动发生异常，而产生一系列的病理变化。因此可以说，气血不畅是筋伤的重要原因。

此外，急骤的暴力作用可致气血运行失常。如《杂病源流犀烛·跌仆闪挫源流》说："跌仆闪挫，卒然身受，由外及内，气血俱伤病也。"又说："忽然闪挫，必气为之震，震则激，激则壅，壅则气之周流一身者，忽因所壅，而凝则血亦凝一处……是气失其所以为气矣。气运乎血，血本随气以周流，气凝而血亦凝矣，气凝在何处，则血亦凝在何处矣。人至气滞血凝，则作肿作痛，诸变百出。"详细阐明了损伤与气血的关系。"跌仆闪挫""卒然身受"虽为皮肉筋骨损伤，但亦必损及气血，形成气滞、血瘀。气血瘀阻，为肿为痛，故《素问·阴阳应象大论篇》有"气伤痛，形伤肿。故先痛而后肿者，气伤形也，先肿而后痛者，形伤气也"之说。如瘀血逆于肌腠则局部肿胀，滞于体表则皮肤青紫。

《洞天奥旨》曰："气血旺则外邪不能感，气血衰则内正不能拒。"说明了气血的盛衰与筋伤的关系。筋的正常生理赖气以煦之，血以濡之。若气血虚弱之人，筋肉失养，失养则虚，虚则不耐疲劳，因而"内正"不能拒其"外邪"。所以，虽较小的外力，或单一姿势的长期操作，或风寒湿邪侵袭，皆可致筋的损伤。疲劳则筋伤，气血运行阻滞，不通则痛，故慢性筋伤常表现为局部酸痛，且常与气候变化关系密切。

总之，人们要想减少筋缩、筋伤的概率，就需要调养好体内的气血，只有气血畅通，才能骨正筋柔，而只有骨正筋柔，才能气血畅通。

青筋暴突正是血液中废物积滞的结果

在生活中，我们偶尔会看到这样一些人，在他们的四肢上会暴露出一条条可怕的青筋，通常这些人都比较瘦，所以人们就认为，是这个人缺少脂肪才导致身体的筋暴露出体外。事实上，不仅暴露出体外的这一条条的东西不是筋，并且它们也不是因为人瘦造成的，它们实际上是人体内废物积滞过多的产物，这一条条的"青筋"正是我们的静脉血管。

我们都知道，人体的血管有静脉和动脉之分，人体通过动脉把心脏的血液输送到全身，通过静脉把血液回收到心脏。当静脉血液回流受阻，压力增高时，青筋常常在人体表面出现凸起、曲张、扭曲变色等反映状。如果身体中有各种瘀血、痰湿、热毒、积滞等生理废物不能排出体外，就会导致全身各个系统都会发生障碍，此时在脸部、腹部、脚部，特别在手掌和手背的青筋就非常明显。所以，青筋就是人体的积滞。身体内的废物积滞越多，青筋就越明显。

事实上，根据青筋的分布，我们还可以判断出不同的病情：

1. 手部青筋

（1）手背青筋。手背青筋提示腰背部有积滞，容易导致腰肌劳损、疲劳乏力，常见腰酸背痛，甚至出现肌肉紧张、硬结节。

（2）手指青筋。小孩手指青筋，提示肠胃积滞消化不良。成人手指青筋，不但提示消化系统有问题，且还反映了头部血管微循环障碍，脑血管供血不足，头部不适，严重者会出现头晕、头痛、脑卒中等。

（3）手掌青筋。手掌到处可见青筋，表示胃肠积滞，血脂高，血黏稠，血压高，血液酸性高，含氧量低，血液容易凝聚积滞，容易出现头晕、头痛、疲倦乏力、身体虚弱等。

2. 头部青筋

（1）当太阳穴青筋凸起时，往往提示头晕、头痛；当太阳穴青筋凸起且扭曲时，表示脑动脉硬化；青筋呈紫黑时容易发生脑卒中。

（2）鼻梁有青筋，提示肠胃积滞，容易胃痛、腹胀、消化不良、大便不利，青筋呈紫色时情况更加严重。

（3）嘴角或腮下有青筋，往往提示有妇科疾病，带下湿重，疲倦乏力，腰膝酸软，下肢风湿。

3. 胸腹部青筋

（1）胸腹部青筋，多注意乳腺增生。

（2）腹部青筋，即俗话说的“青筋过肚”，这已经是比较严重的积滞，一般是肝硬化的标志。

4. 下肢青筋

（1）膝部青筋提示膝关节肿大、风湿性关节炎。

（2）小腿有青筋多是静脉曲张，此病严重者往往发生腰腿疾病、风湿关节痛。多见于久站的老师和久行的农民。

总之，人体任何地方出现青筋，不但影响外表美观，更重要的是身体废物积滞的反映。青筋即积滞的清除关键是平时要学会清血净血。一般来说，消除青筋的凸现，达到清血净血的效果，最好是平常就运用拍打和刮痧疗法。

活血通脉，增强自愈力的全身按摩法

在现代社会，许多人不知不觉中体质就变得很差，血液流通也会减慢，如果此时多活动手脚，没事时多做按摩，可保证血液流通顺畅。在《黄帝内经》中，《素问》有九篇、《灵枢》有五篇论及按摩。由此也可以看出按摩对养生，尤其是老年人养生的重要性。下面介绍一套全身按摩法。此按摩法通常从开始按摩到最后结束，从整体中分出若干节来进行。既可分用，也可合用。操作顺序由下而上，即从足趾到头部。老年人则可从上到下。具体方法如下：

1. 搓手。用两手掌用力相对搓动，由慢而快，到搓热手心。手是三阳经和三阴经必经之处，摩擦能调和手上血液，使经路畅通，十指灵敏。

2. 梳头。十指微屈，以指尖接触头皮，从额前到枕后，从颞颥到头顶进行“梳头”20次左右。

3. 揉按太阳穴。用两手食指指端分别压在双侧太阳穴上做旋转运动，按顺、逆时针方向各10次左右。

4. 揉胸脯。用两手掌按在两乳上方，旋转揉动，顺、逆时针方向各10次左右。

5. 抓肩肌。用手掌与手指配合抓、捏、提左右肩肌，边抓边扭肩，各进行10次左右。

6. 豁胸廓。两手微张五指，分别置于胸壁上，手指端沿肋间隙从内向外滑动，各重复10次左右。

7. 揉腹。以一手五指张开，指端向下，从胃脘部起经脐右揉到下腹部，然后向右、向上、向左、向下，沿大肠走向擦揉。可以牵拉腹内脏器，使肠胃蠕动加大，促进胃液、胆汁、胰腺和小肠液的分泌，增加消化吸收作用。

8. 搓腰。用手按紧腰部，用力向下搓到尾间部，左右手一上一下，两侧同时搓20次左右。

9. 擦大腿。两手抱紧一大腿部，用力下擦到膝盖，然后擦回大腿根，往来20次左右。

10. 揉小腿。以两手掌夹紧一侧小腿腿肚，旋转揉动，左右各20次左右。腿是担负人上体重负的骨干，是足三阳经和足三阴经的必经要路，浴腿可使膝关节灵活，腿肌增强，防止肌肉萎缩，有助于减少各种腿疾。

11. 旋揉两膝。两手掌心各紧按两膝，先一起向左旋揉十次，再同时向右旋揉十次。膝关节处多横纹肌和软性韧带组织，恶温怕冷，经常浴膝可促进皮肤血液循环，提高膝部温度，驱逐风寒，从而增加膝部功能，有助于防止膝关节炎等难治之症。

12. 按摩脚心。两手摩热搓涌泉穴，快速用手搓至脚心发热，先左后右分别进行。

依上各法进行全身按摩可去风邪，活血通脉，解除腰背病。如果能够长期坚持，就可坐收强身健体之功。

经络是气血运行的通道，经络通气血才能足

中医把经络的生理功能称为“经气”，其生理功能主要表现为沟通表理上下以联系脏腑器官，通行气血以濡养脏腑组织，感应传导，调节脏腑器官的功能活动等4个方面。

人体由五脏六腑、四肢百骸、五官九窍、皮肉筋骨等组成，它们各有其独特的生理功能。只有通过经络的联系作用，这些功能才能相互配合、相互协调，从而使人体形成一个有机整体。

气血是人体生命活动的物质基础，必须通过经络才能输送至周身，以温养濡润各脏腑、组织和器官，维持机体的正常生理功能。

经络有感应刺激、传导信息的作用。当人体的某一部位受到刺激时，这个刺激就可沿着经脉传入人体内有关脏腑，使其发生相应的生理或病理变化。而这些变化，又可通过经络反映于体表。针刺中的“得气”就是经络感应、传导功能的具体体现。

经络能调节人体的功能活动，使之保持协调、平衡。当人体的某一脏器功能异常时，可运用针刺等治疗方法来进一步激发经络的调节功能，从而使功能异常的脏器恢复正常。

酸和痛都表示经络尚畅通，但在该处狭窄或有拥堵，流通不畅。酸多表示气血虚弱，需要补，不可采用过强手法。麻表示经络还通，只是气到血未到。而刺痛则表明该处有气血在，却堵住了，气血正在努力冲撞，此时可用力度稍大的手法帮助疏通。

阴阳对应，奇经正经病皆可治

黄帝认为经络在人身上非常多，有经、有络。经有十二正经和奇经八脉等。经就是道路，是有路线的，而且非常清晰。

经络在我们人体周身上下都有，是纵横交错的，就像树根一样。

其实，“经”和“络”是有区别的，其中纵行的干线称为经脉，由经脉分出网络全身各个部位的分支称为络脉。人体上有十二经脉、十二经别、奇经八脉、十五络脉、十二经筋、十二皮部等。其中属于经脉方面的，以十二经脉为主；属于络脉方面的，以十五络脉为主。经络纵横交贯，遍布全身，将人体内外、脏腑、肢节联成一个有机的整体。

经脉主要有两种，一种叫十二正经，一种叫奇经八脉。

十二正经，是指每一条经脉都可以与脏腑一一对应，就是这个通道，这个“经”把脏腑联系起来，而且十二正经具有表里关系，分为六阴六阳，阴阳是可以一一对应起来的，很有规律，跟脏腑联系又非常密切，所以叫作“正”。

奇经八脉不直接和脏腑相对应，同时这八条经脉又没有表里对应关系，所以把它称为“奇”。

舒筋活络，先用“手足相连”调气法

中医认为，手足部位都是人体经络集中的地方，虽与心脏距离遥远，但与四肢相连，通过锻炼手足来增强心肺功能的效果很好。经常锻炼，不仅能够让手脚更加灵便，还能够让心情更加平静。这是因为，《黄帝内经·灵枢·口问篇》中曾说过：“心者，五脏六腑之主也，忧愁则心动，心动则五脏六腑皆摇。”

根据这个中医理念，有人发明了一套“手足相连”调气法，目的在于让人体内的血运行起来，不堆积杂物，并能有效治疗心血管疾病。

具体方法如下：

1. 换上一套宽松舒适的衣服，比如瑜伽服等，排空大小便。

2. 接着在床上或者沙发上坐下来，挺胸收腹，背部挺立，深吸一口气。

3. 两手握拳，用力向前交替出拳，左右手各 3 次。

4. 左手撑腰，右手向上伸展，掌心向上做托举状，同时深呼吸 2 次，左右手交替做 3 次。

5. 恢复正常坐姿，两臂向前伸直，十指相扣，与胸齐平。抬起一条腿，脚掌踏于手中，向外伸展，同时深呼吸 2 次。然后换另一条腿，左右各做 3 次。

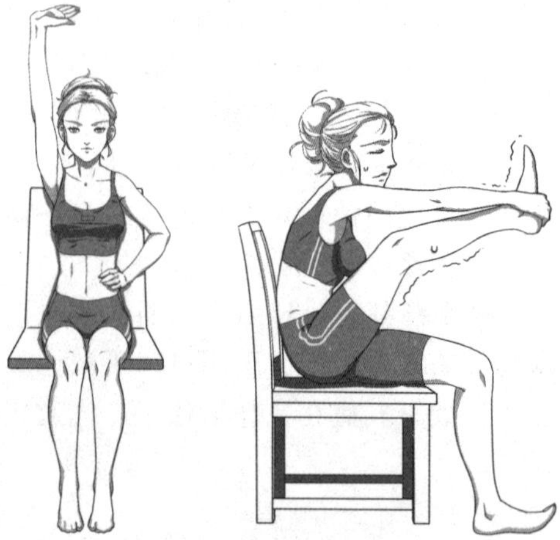

“手足相连”调气法

在练习这套调气法时，要做到平心静气，不要让心情大起大落。此外，还应注意搭配营养合理但口味较清淡的饮食，才能进一步促进该调气法的养生功效。

打通胃经，强大气血的“绿色通道”

有人说，从治病到养生的过程，就好像是人们从温饱步入小康的过程。人们首先要使自己的身体到达治病的温饱阶段，再循序渐进地步入养生的小康阶段，这样才能顺应自然界循序渐进的发展规律。

那么，人们要治病就必须要知道自己得的是什么病，找准病因才能对症下药，这是人们都明白的道理。中医认为，人体的“病”其实就是“心火”，心里有火就生了病。那么，心火是从哪里来的呢？熟悉中医理念的人想必都知道：心火是从肝上来的，肝的不平之气就是心火的源头。因此，要想治病，首先要调养肝脏，才能从根本上掐断病根，达到治病能“治本”的功效。

当病治好了之后，人们就进入了健康的小康阶段——养生。中医学认为，养生就是保养生命，而生命是身体和精神的统一体。因此，养生不但要养护身体，更要调适精神，也就是要修炼“精、气、神”。精气神正是养生的目标，也是养生的基本要素。而先天之本——肾脏的强壮，正是精气神充沛的源泉。简而言之，治病从调肝入手，养生以强肾为功。

中医认为，肾为先天之本，是人体健康长寿的根基。很多人都知道肾脏功能的重要，想尽各种办法来补肾，以益寿延年、永葆青春。但是人们也发现：肾脏易衰而难补。因此，人们除了研究一些滋阴壮阳的药疗食补外，还广泛研究其他调养方式，比如道家的打坐、意守丹田、还精补脑之法，中医的艾灸关元、肾俞、太溪各穴之方，都具有不错的效果。但是这些方法在施行时存在一定的难度，需要具备扎实的专业基础，而且非一日可成。因此，人们开始寻找更简单安全的方法来达到补肾强身的目的，经过多年的实践，人们终于找到了一种简单安全的补肾方法——打通胃经。

从中医的角度来分析，补肾就是要增强肾的功能，而肾的功能只有两个：一个是生殖的功能，一个是排毒的功能。其中，生殖的功能通常在40岁以后就会渐渐减弱。但如果能将生殖的功能保持旺盛不衰，那么人就不容易衰老。如何保持这种精力呢？人们可以借助自身一条不易枯竭的经络——胃经来实现。

打通胃经，首先可以使人体的脾胃得益，因为脾胃为人体的后天之本，后天的营养给人的气血以持续地供应。我们每天都要吃饭，所以胃是人体最活跃的器官，也是人体气血最容易汇聚的地方。但气血总是随进随出，并没有真正地保存下来。如果你想健壮，想长寿不衰，那就需要有足够的气血储备才能实现，这就需要人们打通胃经。

只有当脾胃为体内积聚了足够的气血，才有补益肾脏的功效。这是因为肾脏为人体的先天之本，能够调动激发出人体的原动力，而这种原动力就是生殖的力量。这种生殖力量，也是万物得以繁衍的动力。男性在青少年的时候，通常会有一种“精满自溢”的现象，这也是气血充足的表现。但是过了中年，尤其是在结婚生子以后，这种现象就会日益减少，渐渐地表现为精力不足。这时采用通常的健身方法，往往只是满足于维持身体不至于衰老过快，并不能让身体长久地保持活力。而身体的潜能是无限的，人们可以通过保持肾精的充足，激发体内的大药库。而且，肾精就像银行里的存款，生活在温饱水平的人都是随挣随花，没有多余的储备。而没有存款，日常生活也可以维持，只是无法进入小康。人的身体如果没有多余的能量储备，也可以活得很正常，只是不能达到强壮和长寿。如果只是活得长而不健康，也不是什么快乐的事情。所以想要强壮，就一定要培补肾精。肾精就是人体气血的储备。

此外，《黄帝内经》还曾记载，肾为“作强之官，伎巧出焉”。意思是说，人们要想使身体强于常人，想要将体能转化为智能，就要学会开发肾这个人体天然的能量库。道家有意守丹田，就是在积聚肾精，精足随后“还精补脑”，就是要把体能转化为智能。

但是想要积聚肾精谈何容易,因为肾精不是光靠集中意念于一点就可以生成的。而且，集中意念本身，很多人就无法做到。通常一打坐，就会杂念纷飞。这样何时才能补足肾精呢？我们可以尽全力打通后天之本的胃经,来补足先天之本的“肾精”。《黄帝内经》曾说：“痿证独取阳明”。阳明在这里正是指胃经。后人对“独取”多有歧义，有人认为应该泻胃火，有人认为应该补脾胃。实际上，只要打通胃经，补泻的事情身体自会处理得很完美，无须外力画蛇添足。那什么是“痿证”呢？就像花枯萎了一样，人的气血不足了，血液流不到它该流的地方，脏腑、肢体、肌肉、筋脉自然就萎缩了。所以，要想保持青春常驻，我们一定要在胃经上多费些工夫。因此，许多中医学家认为，女性如果每天敲打一下胃经，以保持气血对面部的供应，就能达到抗衰、美容的目的。

至于打通胃经的方法则很简单，你可以推揉腹部胃经（尤其是腹直肌部分）、敲打大小腿上的胃经、在胃经路线上拔罐刮痧，以及练武术的基本动作——蹲裆骑马式、跪膝后仰头着地等，都是打通胃经的方便之法。只要你每天使用这些方法，就能用好胃经上的调养气血大药 。

舒筋活络、调和气血，多多按捏腋窝

在我们上肢与肩膀相连之处，靠里面有一凹陷部分，谓之腋，又称腋窝、胳肢窝、夹肢窝。腋窝为颈部与上肢间血管和神经的通路，是腋窝动脉、静脉、臂丛、腋淋巴结群组织的集合处。

据医学研究者证实，经常自我按捏腋窝，可起到舒筋活血、调和气血、强身抗老的作用。具体说来，主要有以下几个方面的作用：

1. 大大增加心肺活量，促进全身血液的回流通畅，提高气体交换能力，从而使机体获得更多的养分和氧气。

2. 增强诸多器官的功能，提高机体代谢能力，可使体内代谢物中的尿酸、尿素、无机盐及多余水分能顺利排出，增强泌尿功能，并能使生殖器官和生殖细胞更健康。

3. 可刺激各种感觉器官，使眼耳鼻舌和皮肤感官装置在接受外界刺激时反应更加灵敏。

4. 帮助消化、健脾开胃、增加食欲，而且还能防治阳痿阴冷。

5. 还能缓解“心痛”，对肘臂冷痛也有一定疗效。

6. 腋窝顶端动脉搏动处有一穴位，曰“极泉”。中医学认为，针灸或按摩极泉穴，有防治心脏病、肩周炎、乳腺病等的作用。

按捏的方法是：左右臂交叉于胸前，左手按右腋窝，右手按左腋窝，用手指适度地按摩捏拿，用力不宜重，每次按捏约 3 分钟即可。最好早晚各按捏 1 次。

此外，按捏腋窝简单易行，自我按捏时，左右臂交叉于胸前，左手按右腋窝，右手按左腋窝，运用腕力，带动中、食、无名指有节律地轻轻捏拿腋下肌肉 3~5 分钟（至少 108 次），用力不宜重，早晚各 1 次。也可夫妻间每日早晚互相按摩各 1 次，每次 1~3 分钟。

在按捏腋窝时还要注意，按捏时两肘要略抬高，切忌暴力钩拉。同时也应注意剪短指甲，避免触伤皮肤及血管神经。

按摩百虫窝穴可祛风活血

百虫窝穴属经外奇穴，出自明代的《针灸大全》。本穴治疗各种因虫邪侵袭之病，有如直捣百虫之窝穴，因此而得名。它还有两个别名，也叫作血郄，或者百虫窠。

很多人都有皮肤瘙痒的苦恼，老年人有这个问题的人更多，尤其是到了冬季，寒冷干燥时往往会让人更加痛苦，有的人因为瘙痒，不断用手去抓，有的甚至都能抓破皮肤。其实，中医就有一个简单的方法对防止皮肤瘙痒很有益处，就是点按“百虫窝”。

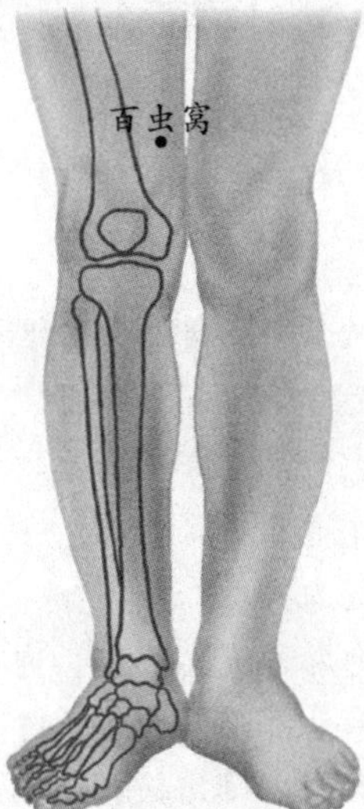

百虫窝穴

我们经常形容痒的感觉像小虫子在身上爬一样，这里是“一百条虫子的窝”，用力点按可以止痒。百虫窝穴，在足太阴脾经的循行线上，临近血海穴。痒属风证，位置不定，反复发作，按此穴可以活血止痒，这就是中医所讲的“血行则风自灭”。

百虫窝这个穴位主治的病症有很多，中医认为凡是和风、虫等有关的疾病，都可以用它来治疗，如皮肤瘙痒症、荨麻疹、风湿痒疹、阴囊湿疹、下部生疮、蛔虫病、膝关节病、肾脏风疮、产后风等。百虫窝这个穴位就在膝关节附近，按摩起来也比较方便，可以每天按摩，尤其是在冬季，坚持按摩可以有很好的止痒效果。

百虫窝穴在大腿内侧，髌底内侧端上 3 寸（血海穴上 1 寸）。取穴：患者取正坐屈膝或仰卧位，在髌底内侧端上 3 寸处取穴。

调和气血，二白穴效果佳

在《针灸大成》一书中的玉龙歌里有这样几句话：“痔漏之疾亦可憎，表里急重最难禁，或痛或痒或下血，二白穴在掌中寻。”这段话的意思是说，对于痔疮这样的病，虽说不是什么大问题，但同样会让人很难受，如果有痔疮的话，可以用手上的二白穴来治疗。

中医学所说的痔疮和现代医学所说的痔疮基本相同。祖国医学通过长期的临床经验，将痔疮的病因归纳为以下几个方面：

1. 饮食不节：易生湿积热，湿热下注肛门，使肛门充血灼痛，引发痔疮。

2. 劳累过度：久坐则血脉不行，久行则气血纵横。瘀血流注肛门而生痔疾。

3. 便秘：久忍大便，大肠积热，是痔疮发病的一个重要原因。

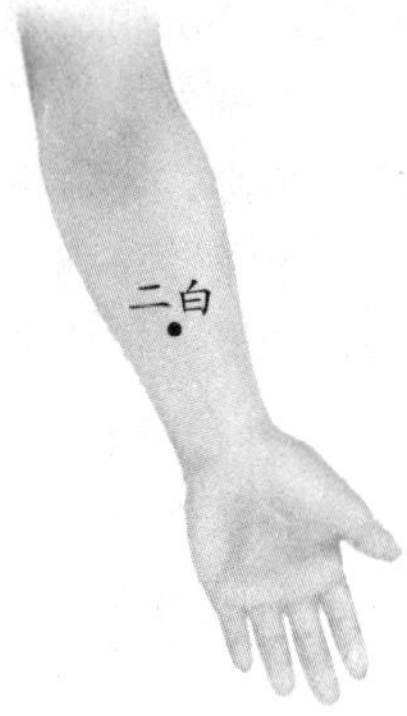

二白穴

得了痔疮，很多人认为“十人九痔，无需去治”，其实这是不对的。痔疮以出血和便秘为主要症状，可能会引起贫血，诱发感染，较严重者会导致或诱发心脑血管疾病，尤其是老年性患者，如患痔疮产生心理压力，不敢上厕所，长此下去会加重便秘，当排便发生困难时，患者用力屏气，可使心跳加快造成脑血管破裂，引起脑出血或脑栓塞；如果出现内痔嵌顿，疼痛还可诱发心绞痛发作；如有血栓形成，可引发肺栓塞。因此，得了痔疮也应该采取相应的治疗措施。

以中医理论为基础，通过对穴位的自我按摩，就可以轻松自我治疗，解决这难言之隐。按摩次髎、长强、会阳、承山、二白这几个穴位，能疏导经气而消瘀滞，其中二白为治疗痔疮的一个很有效的穴位，在按摩时一定要重点按摩。

二白穴在前臂掌侧，腕横纹上 4 寸，桡侧腕屈肌腱的两侧，一侧一穴，一臂二穴。取穴：患者伸臂仰掌，于曲泽与大陵穴连线中 1/3 与下 1/3 交界处，桡侧腕屈肌腱左右两侧各 1 穴。

邪热与瘀血互结，肠风穴治便血

在中医里，有“肠风下血”这样一个词。其实肠风是中医的一个名词，是以便血为主证的疾病，包括有痔疮、肛瘘等多种原因引起的便血，其病因或因为风，或因为冷，或因为湿热。虽然病因不尽相同，但因为有着共同的表现，因此，它们都叫作肠风。

肠风这个穴位因为能治疗肠风下血，所以被称作肠风穴，同时它也叫作阳刚穴。阳刚穴出自《古今医统》，是近代《中国针灸学》等书才把它更名为肠风穴。

痔疮为临床常见病、多发病，多为局部气血不畅，血液回流受阻，邪热与瘀血互结，日久不断郁结而成。治疗痔疮的方法有很多，在这里介绍一种叫作“刺络拔罐”的方法：取督脉上的长强和脊中这两个穴位，用梅花针在这两个穴区叩击，直径约 3 厘米大小就可以了，再拔罐 10 分钟。再取经外奇穴肠风穴，艾条灸之，每次灸 5 壮。治疗时 7 天 1 次，3 次为 1 疗程。治疗痔疮的其他方法在这里就不再介绍了。

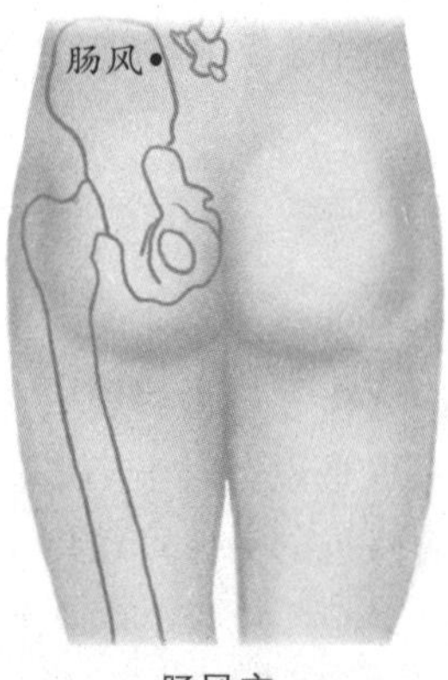

肠风穴

刺络拔罐是一种很常见的治疗方法，在治疗痔疮时，效果还不错。需要提醒大家注意的是，痔疮的发生不是一天两天的事，因此，治疗的时候，也不是一次两次就能治好的。

在平时，痔疮的患者还要注意，不要吃那些辛辣刺激性的食物，多吃蔬菜水果，或是其他纤维素含量较高的食物，保持大便通畅。保持一个良好的饮食和排便习惯，对于痔疮的预防和治疗，都有着很重要的意义。

便血是肠风这个穴位的主要治疗疾病之一，此外，肠风穴还可以治疗腰痛，以及遗尿、遗精等其他疾病。

肠风穴在腰部，当第二腰椎棘突下，后正中线旁开 1 寸处。取穴：患者取俯卧或侧卧位，在第二腰椎棘突下旁开 1 寸处取穴。

第三章　调理气血的简单方法

十全大补汤，让全身气血畅行无阻

《本草纲目》中在提到瘰疬病的治疗时说："体虚者，可用夏枯草煎汁熬膏服，并以膏涂患处。兼服十全大补汤加香附、贝母、远志更好。"所谓瘰疬，就是现在的淋巴结结核病。我们都知道结核病是容易让人虚损的，所以结核病人一定要注意补养身体。而十全大补汤具有气血双补的作用，适用于血气俱虚或久病体虚、面色萎黄、精神倦怠、腰膝乏力的人。下面就教你如何在家熬制十全大补汤。

材料：党参、炙黄芪、炒白术、酒白芍、茯苓各10克，肉桂3克，熟地、当归各15克，炒川芎、炙甘草各6克，墨鱼、猪肚各50克，猪肉500克，生姜30克，猪杂骨、葱、料酒、花椒、盐、味精各适量。

做法：将以上中药装入洁净纱布袋内，扎紧备用。将猪肉、墨鱼、猪肚洗净；猪杂骨洗净，捶破；生姜拍破备用。将猪肉、墨鱼、猪肚、猪杂骨、药袋放入铝锅内，加水适量，放入葱、生姜、花椒、料酒、盐，置武火上烧沸；后用文火煨炖，待猪肉、猪肚熟烂时，捞起切条，再放入汤中。捞出药袋不用。服用时将汤和肉装入碗内后，加少许味精，食肉喝汤。早晚各吃1碗，每天2次，全部服完后，隔5天再服。

十全大补汤虽好，但风寒感冒者不宜食用。另外，一定要注意时间间隔，不能频繁地使用十全大补汤，曾经有因为过度食用此汤而上火严重的病例。患者太心急，连着喝了好久的汤，结果发热、流鼻血。所以，汤水再好，也不能过量。

鸡肉馄饨补气血，马上"泻立停"

拉肚子这种小毛病很多人都碰到过。其实比较轻微的腹泻，可以排除体内的湿气和毒素，对人体是有好处的。比如你吃了太多油腻的东西，或者饮食不干净，腹泻就是身体正常的保护反应。但是长期频繁的腹泻，就要警惕了。一般人遇到这种情况就会吃止泻药，但有些人却没什么效果，这是为什么呢？

庄先生是一家大型合资企业的中方老总，前一阵子总是腹泻，去医院开了很多止泻药吃，却还是没什么效果。有几次在与重要客户谈判的时候，腹痛难忍，不得不中途退场。

他既担心自己的健康，更担心因为身体原因影响了工作，所以抽空去看了中医。

大夫询问之下得知他们公司最近受到金融危机的冲击，失去了很多重要客户。庄先生很着急，带着员工经常加班加点，忙个不停，饮食也不规律，有时忙到凌晨才吃东西。这样一段时间以后，他就开始腹泻了。

大夫告诉庄先生，他的腹泻与身体的虚损有很大关系。身体气血消耗太大，胃气也虚损，就很容易导致消化不良、腹泻等一系列的毛病。在此状况下单纯止泻是没有用的，必须要先补气血。大夫给他开了一个方子，让庄先生吃鸡肉馄饨。

鸡肉馄饨在《本草纲目》中有记载："黄雌鸡肉5两、白面7两，做成馄饨，下五味煮熟，空腹吃。每天一次。"可以治"脾胃弱乏，人痿黄瘦"。鸡肉是补气的食物，人参、黄芪、大枣都是补益气血的佳品。怎么做鸡肉馄饨呢？

鸡肉馄饨

材料：鸡肉150克，人参10克，大枣6枚（去核），黄芪10克，白面适量。

做法：鸡肉剁碎做馅，和白面做成馄饨。人参、大枣、黄芪小火慢炖，然后用此汤煮馄饨。吃馄饨，喝汤。

在中医看来，腹泻是由于各种原因导致脾胃的运化失司、小肠受盛和大肠的传导功能失常所致。比如受到外界的风寒湿热的侵袭，会使脾胃失调。尤其是湿，你如果吃太多的冷饮或者遇到雷雨季节，是很容易腹泻的。

另外，饮食不节与不洁也会导致腹泻。而情绪对肠胃的影响也很大，比如上文中的庄先生，很大的原因就是精神长期高度紧张，导致肠胃失调，最终造成脾胃虚弱，难以运化食物。没有了食物的滋养，气血就会受损。而气血失衡又加重了腹泻，如此恶性循环，当然会"一泻不止"。

女人要想阳气足，要多吃补血食物

女人要想从根本上唤起好气色，延缓衰老，使健康常驻，还要从内部调理开始，通过补血理气、调整营养平衡来塑造靓丽女人。而补血理气的最好办法就是食疗，因为大枣、阿胶、桂圆、山药、生姜、红糖、白果、枸杞、花生等这些补血、补肾的食物能从根本上解决气血不足的问题，同时改善血红细胞的新陈代谢，加强真皮细胞的保水功能，这样就能实现女人自内而外的美丽。

关于大枣、阿胶这些补血食物，都具有滋阴润燥、补血止血、调经安胎的功效，还能使面色红润，肌肤细嫩，有光泽、弹性好，正适合女人的美容要求。

大枣是补血最常用的食物，生吃和泡酒喝的效果最好。大枣还可以在铁锅里炒黑后泡水喝，可以治疗胃寒、胃痛，再放入桂圆，就是补血、补气的茶了，特别适合教师、营业员等使用嗓子频率较高的女性。如果再加上4~6粒的枸杞，还能治疗便秘。常喝大枣桂圆枸杞茶的女性朋友，皮肤白皙，精力充沛。枸杞不要放多，几粒即可，大枣和桂圆也只要6~8粒就可以了，每天早上上班后给自己泡上一杯，不但补气益血，还能明目，特别适合长期对着电脑的女性朋友们。

下面给大家推荐一些补血食物的食法，可供女性朋友们参考：

1．大枣、花生、桂圆，再加上红糖，加水在锅里慢慢地炖，炖得烂烂的，经常吃，补血的效果也很好。

2．大枣、红豆放入糯米里一起熬粥，因红豆比较不易烧烂，可以先煮红豆，红豆煮烂了，再放入糯米、大枣一起烧，也是一道补血的佳肴。

3．大枣 10 粒切开，白果 10 粒去外壳，加水煮 15~20 分钟，每晚临睡前吃，可以补血固肾、止咳喘、治尿频、治夜尿多，效果很好。

4．大枣 10 粒切开，枸杞 10 粒，煮水喝，补血补肾，专治腰膝酸软，长年吃，有养颜祛斑的作用。

5．大枣 10 粒切开，生姜 3 片，煮水喝，是开胃的良方。

此外，用猪蹄加黄豆炖烂了吃；用甲鱼加上枸杞、大枣、生姜炖烂了吃；牛肝、羊肝、猪肝做菜、炖汤，或与大米一同煮成粥；牛骨髓、猪骨髓加大枣炖汤喝；牛蹄筋、猪蹄筋加花生、生姜炖烂了吃，这些都是补血的好食物。

大家还要谨记中医的教导，多吃补血食物，这样的女人皮肤才会红润有光泽，才能延缓衰老，让自己的青春常在。

用“五禽戏”来平衡气血生态最有效

形神兼养是中国传统养生学的一个基本特点。倘若说养心的关键重在一个“静”字，那么养形的要务则是“动”。华佗曾经这样说道：“动摇则谷气得消，血脉流通，病不得生。”鉴于此有了“五禽戏”。

“五禽戏”是华佗总结前人养生的经验，模仿虎、鹿、熊、猿、鹤 5 种动物的形态发明的。

从中医的角度看，虎、鹿、熊、猿、鹤 5 种动物分属于金、木、水、火、土五行，又对应于心、肝、脾、肺、肾五脏。模仿它们的姿态进行运动，正是间接地起到了锻炼脏腑的作用，还可以使全身的各个关节、肌肉都得到锻炼。

现代医学研究证明，五禽戏是一种行之有效的锻炼方式。它能锻炼和提高神经系统的功能，提高大脑的抑制功能和调节功能，有利于神经细胞的修复和再生。它能提高肺功能及心脏功能，改善心肌供氧量，提高心脏排血力，促进组织器官的正常发育。同时它还能增强肠胃的活动及分泌功能，促进消化吸收，为机体活动提供养料。

就五禽戏本身来说，它并不是一套简单的体操，而是一套高级的保健气功。华佗把肢体的运动和呼吸吐纳有机地结合到了一起，通过气功导引使体内逆乱的气血恢复正常状态，以促进健康。后代的太极、形意、八卦等健身术都与此有若干渊源。毫无疑问，它在运动养生方面的历史作用是巨大的。

通过上面的论述，我们对五禽戏的功效有了一定的认识，但对于它的内容及具体操作方法我们是否了解呢？

五禽戏的内容主要包括虎戏、鹿戏、熊戏、猿戏、鸟戏。

1．虎戏：自然站式，俯身，两手按地，用力使身躯前耸并配合吸气。当前耸至极后稍停，然后身躯后缩并呼气，如此三次。继而两手先左后右向前挪动，同时两脚向后退移，以极力拉伸腰身，接着抬头面朝天，再低头向前平视。最后，如虎行般以四肢前爬七步，后退七步。

2. 鹿戏：接上四肢着地势，吸气，头颈向左转，双目向右侧后视，当左转至极后稍停，呼气，头颈回转，当转至朝地时再吸气，并继续向右转，一如前法。如此左转三次，右转两次，最后回复如起势。然后，抬左腿向后挺伸，稍停后放下左腿，抬右腿如法挺伸。如此左腿后伸三次，右腿二次。

3. 熊戏：仰卧式，两腿屈膝拱起，两脚离床面，两手抱膝下，头颈用力向上，使肩背离开床面，略停，先以左肩侧滚落床面，当左肩一触床面立即复头颈用力向上，肩离床面，略停后再以右肩侧滚落，复起。如此左右交替各七次，然后起身，两脚着床面成蹲式，两手分按同侧脚旁，接着如熊行走般，抬左脚和右手掌离床面。当左脚、右手掌回落后即抬起右脚和左手掌。如此左右交替，身躯亦随之左右摆动，片刻而止。

4. 猿戏：择一牢固横竿，略高于自身，站立手指可触及高度，如猿攀物般以双手抓握横竿，使两脚悬空，作引体向上七次。接着先以左脚背勾住横竿、放下两手，头身随之向下倒悬，略停后换右脚如法勾竿倒悬，如此左右交替各七次。

5. 鸟戏：自然站式。吸气时跷起左腿，两臂侧平举，扬起眉毛，鼓足气力，如鸟展翅欲飞状。呼气时，左腿回落地面，两臂回落腿侧。接着跷右腿如法操作。如此左右交替各七次，然后坐下。屈右腿，两手抱膝下，拉腿膝近胸，稍停后两手换抱左膝下如法操作，如此左右交替各七次。最后，两臂如鸟理翅般伸缩各七次。

津液是人体之正气，可以阻止外邪入侵

中医认为，津属阳，主表；液属阴，亦称阴液。津液与血、汗、小便、泪、涕、唾等都有密切关系。津液在经脉（经络、脉管）内，即为血液，故有“津血同源”之说。津液可转变为汗，可转变为小便，也可转变为唾液或泪液，如悲伤时号啕大哭之后，便会感觉口干舌燥，此时就是津液已经大伤。

当人体津液不足时，就会出现口干口渴、咽喉干燥等症状，这些现象都是由于伤了津液所出现的现象。即使不在炎热的夏季，出汗过多也很容易出现上述症状。这时，可以用玄麦桔甘汤（玄参、麦冬、桔梗、炙甘草各等量）沏水代茶饮用，可清热生津。

如果体内的津液亏耗过多，就会致使气血两损；气血亏损，同样也可致使津液不足。津液的增多与减少，能直接影响体内的阴阳平衡，疾病也会由此而生。如发高热的病人会出汗过多及胃肠疾患者大吐大泻太过，都会因损伤津液而导致气血亏损。所以中医自古就有“保津即保血，养血即可生津”的养生说。

津液源于饮食水谷，并通过脾、胃、小肠、大肠等消化吸收饮食水谷中的水分和营养而生成，张仲景就在《伤寒论》中提出“保胃气，存津液”的养生原则，传统养生中还有“漱津咽唾”的方法。在很多养生专著中都提到“津液频生在舌端，寻常漱咽下丹田。于中畅美无凝滞，百日功灵可驻颜”，就是说每天坚持吞唾液，百日后就可使人容颜润泽。

下面我们具体说一下四季的津液养生之道：

春季属阳，天气干燥，应常吞口中津液，并保证水分的足量摄入。

夏季天气炎热，出汗多，很容易造成津液损耗过多，应适当多吃酸味食物，如西红柿、

柠檬、草莓、乌梅、葡萄、山楂、菠萝、芒果、猕猴桃之类，它们的酸味能敛汗止泻祛湿，可预防流汗过多而耗气伤阴，又能生津解渴，健胃消食。若在菜肴中加点醋，醋酸还可杀菌消毒防止胃肠道疾病发生。

秋季气候处于“阳消阴长”的过渡阶段。秋分之后，雨水渐少，秋燥便成为主要气候。此季容易耗损津液，发生口干舌燥、咽喉疼痛、肺热咳嗽等。因此，秋日宜吃清热生津、养阴润肺的食物，如泥鳅、芝麻、核桃、百合、糯米、蜂蜜、牛奶、花生、鲜山药、梨、大枣、莲子等清补柔润之品。

另外，中医医书记载：“盖晨起食粥，推陈出新，利膈养胃，生津液，令人一日清爽，所补不小。”因此，建议秋季早餐根据自身实际选择不同的粥食用，如百合大枣糯米粥滋阴养胃，扁豆粥健脾和中，生姜粥御寒止呕，胡桃粥润肺防燥，菊花粥明目养神，山楂粥化痰消食，山药粥健脾固肠，甘菊枸杞粥滋补肝肾。

冬季天气寒冷，属阴，应以固护阴精为本，宜少泄津液。故冬“去寒就温”，预防寒冷侵袭是必要的。但不可暴暖，尤忌厚衣重裘，向火醉酒，烘烤腹背，暴暖大汗，这样反而会损耗津液而伤身。

清嗓子、打喷嚏，排除体内浊气

大多数人都曾有过这样的感受：早上起床后，总觉得嗓子不舒服，好像有什么东西堵着，上不去也下不来，这时候用力咳嗽两下，清清嗓子，把晚上积存在呼吸道中的“垃圾”清理出来，顿时会觉得神清气爽起来。

主动咳嗽可以排除体内的污浊之气，是一种很好的养生方式。早上，经过了一昼夜的代谢，体内堆积了太多的浊气，此时如果我们能抽点时间，选择一个空气清新的地方，进行深呼吸运动，在深呼吸的时候，缓缓地把手抬起，然后主动咳嗽，同时把手慢慢放下，让气流通过口鼻把浊气推出，反复做10遍。每做完一次后，记着正常换气一次，每天重复地做，便能把肺部的浊气清除。如果你觉得麻烦，就大吼几声，效果也不错。

这里要提醒大家的是，生病时一咳嗽有些人就服用止咳药，这种做法弊大于利。咳嗽是人体排除体内垃圾的一种方式。我们身体内肺泡的薄膜就像纱窗一样，每隔一段时间就会布满灰尘、污物，如不及时清洗，灰尘和污物就会越积越多，从而影响通风效果。同理，我们体内的肺泡是气体交换的重要场所，当肺泡的薄膜布满了灰尘或污物时，我们的身体就会做出保护性反应，通过咳嗽来振动肺部，使停留在肺泡薄膜上的灰尘和污物脱离，这些“垃圾”脱落后就会和人体的体液结合成痰。在我们的呼吸道内膜表面上，有许多细小的肉眼看不见的纤毛，它们会把“垃圾”运送到咽喉，然后排出体外。如果一咳嗽就吃止咳药，这虽然能暂时缓解咳嗽的症状，但是却会导致大量的灰尘和污物滞留在肺部，当这些“垃圾”越积越多的时候，肺的功能就会受到影响而损害健康。

排出体内浊气的方式除了主动咳嗽外，还可以打喷嚏。这时有人可能就说了，打喷嚏也不是人能控制得了的，有时候想打都打不出来。别急，《黄帝内经》里有招帮助你，“哕，以草刺鼻，嚏，嚏而已”。这是说打嗝不止，可用草来刺激鼻孔，一打喷嚏，打嗝就止住了。这会你知道该怎么打喷嚏了吧，如果找不到草，我们可以用其他的东西代替，用手纸搓成细捻或把吸管剪成细丝，捅鼻孔取嚏就可以了。

打喷嚏是一种简单的养生方式，但打喷嚏可不是一件小事。喷嚏从肾来，打喷嚏是肾阳振奋的表现。过敏性鼻炎一个劲儿地打喷嚏是肾在使劲地想把寒邪攻出去的缘故。寒邪散不出去，肾又有一定的能力来攻击这个邪气，就表现为拼命打喷嚏，所以打喷嚏是件好事，是阴阳合利的象，是肾在使劲干活的象，这说明肾还有劲儿。《黄帝内经》里有“阳气合利，满于心，出于鼻，为嚏”，就是说打喷嚏是调肾气上来想把寒邪攻出去。所以如果感冒初期就出现打喷嚏的症状，说明身体尚可；如果连喷嚏都没打就感冒了，说明身体很虚了。但是老打喷嚏也会消耗肾气，所以要用药物帮助肾气去攻除寒邪。

按摩血海穴、三阴交穴也可以让你气血生辉

食补在补血方面功效卓越，但是还有一种更简单有效的补血方法，那就是经络按摩。

朱丹溪在《丹溪心法·十二正经》中指出“五泄注下五色，大小便不通，面黄，舌本强痛”，如果足太阴脾经不畅，就会导致气血虚弱、大小便不畅、面色枯黄等症状。要想关爱自己，只要注意调养经络、补血活血，拥有美丽容颜将不再是一件难事。

腹式呼吸是一种以“静”为主的全面经络锻炼，对各种疾病，如高血压、失眠、糖尿病、胃炎、肥胖等疾病的防治均有效果，坚持做腹式呼吸，可使人精力充沛、青春常驻。

血海穴属足太阴脾经，屈膝时位于大腿内侧，用掌心盖住自己的膝盖骨（右掌按左膝，左掌按右膝），五指朝下，手掌自然张开，拇指下面便是此穴。血海穴为治疗血证的要穴，具有活血化瘀、补血养血、引血归经之功。

每天上午 9~11 时刺激血海穴最好，因为这段时间是脾经经气的旺时，人体阳气处于上升趋势，所以直接按揉就可以了。每侧 3 分钟，力量不要太大，能感到穴位处有酸胀感即可，要以“轻柔”为原则。晚上 9~11 时再进行艾灸。

三阴交穴位于内踝尖直上 3 寸（约一手掌宽或约 10 公分左右），胫骨后缘。左右脚各一穴，属太阴脾经，与厥阴肝经、少阴肾经交会，故名三阴交穴。

三阴交穴的功能有健脾补血、舒肝补肾，凡血虚经少、气滞经痛、经前郁火、带下不孕等妇科诸疾，莫不能治，故三阴交穴在临床上是妇科的治疗、保健首选要穴。所谓“妇女三阴交”，亦为四总穴之一。每天睡觉前坚持按揉三阴交穴 5~10 分钟，以皮肤潮红为度。

血海穴和三阴交穴都是很好找的穴位，女性在为自己美容养颜而劳神时可不能把这两个穴位给漏掉，好好地利用它们、按摩它们，它们就会给你满意的回报。

当归，补血活血的“有情之药”

关于当归的名称由来，李时珍在《本草纲目》中写道：“古人娶妻为嗣续也，当归调血，为女人要药，有思夫之意、故有‘当归’之名。”

当归的功效：

1. 当归甘温质润，为补血要药，包括血虚引起的头昏、眼花、心慌、疲倦、面少血色、

脉细无力等。著名的当归补血汤，就由当归和黄芪组成。如果再加入党参、大枣，补养气血的功效更强。

2. 当归能活血，最宜用于妇女月经不调。由当归与熟地黄、白芍、川芎配伍而成的四物汤，就是妇科调经的基本方。经行腹痛，可加香附、延胡索；经闭不通，可加桃仁、红花。

3. 当归也宜用于疼痛病证。因为当归有温通经脉、活血止痛的功效。无论虚寒腹痛，或风湿关节疼痛，或跌打损伤瘀血阻滞疼痛，都可使用当归。

4. 当归也常用于痈疽疮疡。因为当归活血化瘀，能起到消肿止痛、排脓生肌的功效。治疗疮疡的名方——仙方活命饮，就以当归与赤芍、金银花、炮山甲等同用。

5. 当归还宜用于血虚肠燥引起的大便秘结，因为当归有养血润肠的功效。常与肉苁蓉、生首乌、火麻仁等润肠药配伍同用。

但是，我们都知道“是药三分毒”的道理，所以即使功效再多、性能再温润的药也同样有人不适合。所以，在服用当归前，大家应先咨询医生，特别是老人和孕妇要慎服。

常吃南瓜补血又排毒

清代名医陈修园曾说：“南瓜为补血之妙品。”现代营养学认为，南瓜的营养成分较全，具有很高的营养价值。含有丰富的糖类和淀粉、维生素，如胡萝卜素、维生素 B_1、维生素 B_2、维生素 C，矿物质，人体必需的 8 种氨基酸和组氨酸，可溶性纤维，叶黄素和铁、锌等微量元素，这些物质不仅对维护机体的生理功能有重要作用，其中含量较高的铁、钴，更有较强的补血作用。

嫩南瓜的维生素含量丰富，老南瓜则糖类及微量元素含量较高；南瓜嫩茎叶和花含丰富的维生素和纤维素，用来做菜别有风味；其种子——南瓜子还能食用或榨油；南瓜还含有大量的亚麻仁油酸、软脂酸、硬脂酸等甘油酸，均为优质油脂，可以预防血管硬化。因此，南瓜的各个部分不仅能食用，还有一定的药用价值。

中医学认为南瓜性温味甘，入脾、胃经，具有补中益气、消炎止痛、化痰止咳、解毒杀虫的功能。《本草纲目》说它能“补中益气”，《医林纪要》记载它能“益心敛肺”。南瓜可用于气虚乏力、肋间神经痛、疟疾、痢疾、支气管哮喘、糖尿病等症，还可驱蛔虫、治烫伤、解鸦片毒。

随着国内外专家对蔬菜的进一步研究，发现南瓜不仅营养丰富，而且长期食用还具有保健和防病治病的功能。据资料显示，南瓜自身含有的特殊营养成分可增强机体免疫力，防止血管动脉硬化，具有防癌、美容和减肥作用，在国际上已被视为特效保健蔬菜，可有效防治高血压、糖尿病及肝脏病变。不过，其驱虫作用主要在瓜子，治疗糖尿病作用主要在嫩南瓜、嫩茎叶与花。防治高血压、冠心病、脑卒中可炒南瓜子吃，每日用量以 20~30 克为宜。

海狗油，调通气血，降“三高”的全能手

中医认为，海狗油具有滋阴补阳、养肝益肾、补血益气、强筋壮骨、养颜美肤、延

缓人体衰老等功效。事实上，在理想条件下提炼加工的海狗油，含有三种具有重要价值的脂肪酸——DPA（二十二碳五烯酸）、DHA（二十二碳六烯酸）、EPA（二十碳五烯酸），含量高达25%。EPA俗称“血管清道夫”，能抑制血小板凝聚，具有防止血管硬化、心脑血管栓塞和降低高血压、高脂血症及胆固醇等功效，适用于冠状动脉硬化和血栓、脑卒中、脑出血、脑血管障碍，以及高胆固醇、高脂血症、高血压、手脚麻痹、心悸等各种心脑血管疾病。DHA俗称“脑黄金”，是脑组织和视神经发育及功能发挥所必需的营养物质；可增强记忆力，促进婴幼儿智力开发及提高智商，预防和治疗老年痴呆症。DPA在人乳和海豹油中含量很高，是鱼油及其他食品所缺乏的，可促进和提高人体免疫力，对糖尿病、类风湿性关节炎、牛皮癣、气喘病、溃疡性大小肠炎等均有治疗作用。此外，海狗油还含有可助防癌、抗癌和滋润皮肤的角鲨烯，以及能提高人体自身免疫力和调节胰岛素分泌的脂溶性活性物质。

从中医角度看，海狗油具有滋阴补阳、养肝益肾、补血益气、强筋壮骨、养颜美肤、延缓人体衰老等功效，是历代医家推荐的佳品。

所以，在理想条件下提炼加工的海狗油，堪称是净化血液、对付“三高”的“全能手”。

降低血压除了用药外，还可以配合身上的经络，效果会更好。我们自己身上具有降压效果的降压穴有3个：太冲、太溪、曲池。如果将三穴合一来刺激，降血压就不再是个让人头疼的问题。

太冲穴可以疏肝理气、平肝降逆，不让肝气升发太过；肾经上的太溪穴补肾阴就是给肝木浇水；大肠经上的曲池穴可以扑灭火气，降压效果最好。如果坚持每天按揉这3个穴位3~5分钟，每次不低于200下，两个月就会有效果。

用中药泡脚也是比较简易有效的降压方法：取钩藤30克剪碎，放到盆里煮，不要大火，10分钟以后端下，稍微凉一点的时候加一点冰片，然后把双脚放进去，泡20分钟。长期坚持，就会有明显的降血压作用。

在饮食上，高血压患者们一定要戒掉一切寒凉的食物，多吃补肾、补肝的食品。平时保持心情舒畅、豁达，也能让心经、心包经畅通，有助于血压的控制。

早早醒来睡不着，大口咽津补气血

中医认为，唾液是由人体精气上升而形成的，它处在不断的运动变化之中——溢、聚、散、降。这就像自然界的风云际会一样，水由下而上，溢成气，聚成雾，散为云，降为雨露，滋润大地万物。唾液也像自然界的雨露一样，升降循环，滋润着人的五脏六腑。其实中医认为唾和液是两个不同的东西。《黄帝内经》中说：“脾为涎，肾为唾。”

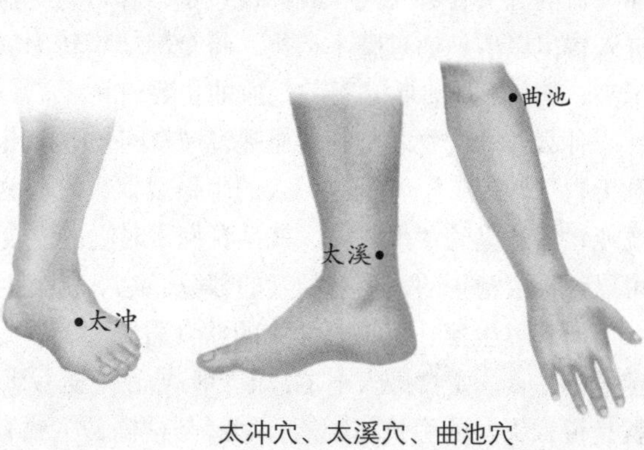

太冲穴、太溪穴、曲池穴

脾液为涎，就是我们平时说的口水、哈喇子，肾液为唾。肾是先天之本，脾是后天之本，而唾液就来源于人的这两个根本。

《本草纲目》水部转录了其他医书对唾液的功能之说："《瑞应图》说：常饮醴泉，令人长寿。《东观记》说：常饮醴泉，可除痼疾久病。"这也就是古人的养生方法中的"咽津"一法，诸多养生学家称其有"令人躯体光泽，津润力壮，有颜色"的作用，并有诗赞曰："津液频生在舌端，寻常嗽咽入丹田。于中畅美无凝滞，百日功灵可驻颜。"可见古时的养生学家对"咽津"多么推崇。

举一个生活中的例子，糖尿病在中医里叫"消渴症"。为什么叫"消渴症"呢？糖尿病是因为脾肾功能不好，不能产生足够的津液，脏腑得不到灌溉和滋润，虚火上升，患者就会经常感觉口干、口渴，所以又叫消渴症。而唾液是与生命密切相关的天然补品，你吐掉一口不要紧，但却需要你买好多补品才能补回来。

所以，当我们很早就醒来睡不着的时候，不妨咽几口唾液，这方法非常有效。另外，我们在平时也不要随地乱吐口水，这与现代文明格格不入，还是养生之大忌。

主食是补气血的主要原料

大家都知道，气血流通是人体的正常生理功能。我们的身体就像是一个小天地，有一个小循环，通过脏腑经络使气血流通，循环不息。只有我们的气血充盈润泽，生命才能旺盛、才会强壮。

现代人尤其是都市的上班族多是处于亚健康状态，每天朝九晚五的生活，再加上平时饮食不规律，工作压力大，又缺乏运动，时间一长就会出现腰酸背痛、失眠、神经衰弱、手脚冰冷等问题。为什么会这样呢？这就是我们体内的气血出现了问题。

气血能支持、供养、调节脏腑的功能活动，如果我们的气血受损，就会影响到脏器的功能，使脾胃升降及其枢纽作用受到抑制，进而清阳之气不能散布，后天之精不能归藏，饮食水谷无法摄入，废浊糟粕无法排出，继而可变生多种病症。因此，想要脾胃健康、身体健康，先要补益好气血。

要补气血，先要了解一下气血从何而来。有人说这还不简单，血肯定是从心脏里来的。没错，但这只是单方面的认识。因为我们的心脏只是管理血脉的，并非是血的源头。那气血的源头在哪儿呢？我们说过了，脾胃为气血之源。中医里讲，胃主食，水谷精微进入胃里以后，通过脾主运化，将全部精华转为气血上输给心肺等脏器。脾胃是气血的源头，那就表明食物是补益气血的主要原料。

什么样的食物才能补气血呢？《素问》中指出："人以水谷为本，故人绝水谷则死，脉无胃气亦死。"就是说，人的生命以饮食水谷为根本，所以当断绝饮食水谷时，人就要死亡。这里的"水谷"，就是我们平时吃的主食，吃的五谷杂粮！粮食是植物的种子，可以说是最精华的、最有朝气的部分，吃下就会生成气血。

历代养生家一直提倡健康的饮食需要"五谷为充"，也就是说人体每天必须摄入一定量的主食。主食摄入不足，很容易导致气血亏虚、肾气不足。中医认为，发为血之余，就是说，头发的生长与脱落，润泽与枯槁，主要有赖于肾脏精气的盛衰以及肝脏血液的滋养。

现在很多青少年未老先衰，头发早脱或变白，这主要是肝肾中精血不足所致。这直接的原因是脾胃提供的主食营养不足。

最新研究显示，主食吃得少的人，坏胆固醇会增高，患心脏病的风险更大。另一项研究也显示，如果1周不进食面包、面条、土豆等主食，大脑的记忆与认知能力就会受到损害。

显然，我们体内的气血就好像是汽车的汽油，而主食则是气血的主要材料。

人们通常认为大米、白面里面含有较多的淀粉，属于多糖，属于能量密集型的食物，这些能量被摄取后，只能以脂肪的形式储存在体内，从而引发肥胖，进而有可能会引发各种慢性疾病。事实上并不是这样，现代医学的解释是：肥胖、糖尿病等都被称为代谢病，吃的比消耗的多就是代谢病的根源。这归根结底还是一个能量平衡的问题，往往多吃多动的人，比少吃少动和不吃不动的人更健康。从中医角度来看，肥胖的原因并不是吃得多，而是因为脾胃运化失调所致。

我们再来看一看中国居民平衡膳食宝塔，这个膳食宝塔共分5层，它的各层位置和面积的不同在一定程度上反映出各类食物在膳食中的地位和应占的比重。我们看到最底层、面积最大的是什么？是谷类、薯类及杂豆食物。底层是根基啊，根基若是过于单薄，整个宝塔还能屹立不倒吗？这其中，谷类包括米、面、杂粮，薯类包括土豆、红薯等。

总而言之，平时应该多吃一些五谷杂粮、豆类等主食，少吃精加工的食物，这样才能令我们的气血更充足，身体更健康。

让气血畅行无阻的养生方式：导引

“导引”是一项以肢体运动为主、配合呼吸吐纳的养生方式，源于上古的舞蹈动作。我国古代中医学家普遍认为导引是一种肢体、筋骨、关节的活动，能够引导体内气机趋向平和，活动肢体使其柔软，最终使人“骨正筋柔，气血以流”。

中国传统的养生原则，讲究“闲心”（精神要悠闲）、“劳形”（形体要运动）。而导引正是为“闲心”“劳形”而设。就“劳形”而言，又必须“常欲小劳，但莫大疲”，也就是说要轻微运动，不要精疲力竭。在这一点上，导引锻炼与印度瑜伽等锻炼方法有一定的相似之处，两者都是通过缓慢平静的动作，使身体各部分的肌肉、关节得到充分锻炼。高明的瑜伽师，其肢体柔软如婴儿，这完全符合中国古代老子的养生思想，“人之生也柔弱，其死也坚强，万物草木之生也柔弱，其死也枯槁”。可见，柔软意味着生命力旺盛，僵硬意味着机体趋向老化。人体衰老的先兆之一就是关节僵直、活动欠佳，甚至步履蹒跚、老态龙钟。因此，中国的导引、印度的瑜伽，都是为柔筋软体而设，并不追求肌肉发达，力量强大。

至于“骨正”，是为了纠正人们日常生活中形成的躯体“不正”现象。人体就好比一栋房屋，骨骼就是这栋房屋的梁柱，而脊柱就相当于房屋的大梁。人们在日常生活中，常因各自的生活习惯，或外力的因素而产生一些特殊动作。久而久之，人体骨骼就会出现歪斜而导致某些疾病的发生，导引则是最好的矫正骨骼的运动方法。导引的正骨作用，是通过自我舒缓的动作实现的，不需要强大外力的参与。许多民间喜闻乐见的体育活动，如八段锦、易筋经等，都属于导引的范畴。

这些锻炼方法的共同特点是动作和缓自如，可以最大限度地活动筋骨、肌肉、关节而不易造成损伤；可以促使血液循环平稳和缓（而非处于兴奋状态）、组织器官大量吸收氧气，却不会使心脏跳动剧烈、血压突然升高、新陈代谢突然加快。因此，导引是老幼皆宜的运动良方，只要按一定的方法和缓地运动肢体关节，使全身气血流畅，就能够达到导引的效果。

每个人都要掌握一些补血良方

补血的方法有很多，我们应该结合自己的喜好、身体的特点，选择其中一两种，长期坚持下去，这样才能确保血气充足，身体安康。

1. 食疗法补血

补血理气的首选之食就是阿胶，因为阿胶能从根本上解决气血不足的问题，同时改善血红细胞的新陈代谢，加强真皮细胞的保水功能，对容易贫血的女性来说是最好不过的滋补食物。我们可以将阿胶捣碎，然后和糯米一起熬成粥，晨起或晚睡前食用。也可以将阿胶同鸡蛋一起煮成蛋花汤服用。

生姜红糖水也是补气血的不错选择，《本草衍义补遗》中有："干姜，入肺中利肺气，入肾中燥下湿，入肝经引血药生血，同补阴药亦能引血药入气分生血，故血虚发热、产后大热者，用之。止唾血、痢血，须炒黑用之。有血脱色白而夭不泽，脉濡者，此大寒也，宜干姜之辛温以益血，大热以温经。"

2. 穴位补血法

补气血也可以用穴位按摩法，最重要的补血穴位是血海穴。

每天上午 9~11 时刺激血海穴最好，因为这段时间是脾经经气的旺时，人体阳气处于上升趋势，所以直接按揉就可以了，每侧 3 分钟，力量不要太大，能感到穴位处有酸胀感即可，要以"轻柔"为原则。

第四篇

食物调阴阳法——食补养生调阴阳

第一章　食物可以调理身体阴阳

通过调节饮食平衡来调理身体

在管理学上，有一个著名的“木桶定律”，其大致内容是说，一个木桶能放多少水，不是取决于木桶壁上最长的那一根木板，而是取决于木桶壁上最短的那一根木板。根据“木桶定律”的核心内容，还有两个推论：其一，只有桶壁上的所有木板都足够高，那个木桶才能盛满水。其二，只要这个木桶有一块不够高度，木桶里的水就不可能是满的。人的健康就好比这个木桶，各种食物就是木桶的木板，缺了哪一块都要降低健康水平。

合理膳食主要包括营养的均衡、食物的搭配、食物的冷热平衡、食物的五味平衡等。第一，要做到营养均衡，即食物中含有人体所必需的营养物质，而且易被人体所消化。第二，食物要讲究荤素搭配，因为荤菜能保证摄入动物蛋白，素菜则保证了纤维素、矿物质、维生素的摄入，两者相辅相成才能够均衡人体的营养，保证人体健康。在日常的饮食中，我们还要注重食物的粗细搭配，适当地吃一些粗粮和细粮，这样对身体的营养均衡有很大的帮助。如果过分地偏执于吃粗粮或吃细粮，必然会给我们的健康带来隐患。第三，我们还要注重食物的冷热平衡，避免出现冷热不均的现象，这也是维持身体健康的一个重要方面。第四，膳食中还要注重食物的五味平衡。因为食物的四气五味是不同的，而不同人的饮食偏好也不同。所以，要想保持身体健康，就需要根据自身的体质和食物的性味适当地进行膳食，这样才能调养好身体。

此外，合理的膳食还要求我们控制好饮食，注意量入为出，需要多少就吃多少，不能暴饮暴食，这样才能达到延年益寿的目的。食疗药膳是依照病情的需要配制特殊饮食来治疗疾病的方法。对患者来说，食疗是一个不错的方法。食疗具有安定脏腑、驱除内外各种致病因素、补益气血、保持心神愉快等功效。

总而言之，在饮食养生上，要避免极端，均衡的膳食才是健康的基础。除了饮食的种类要多样化，在同一类食物中选择的品种也要多样化。

食物也分阴性与阳性

因为自然界的阴阳都是相对的，所以食物的阴阳也是相对的，也就是说食物的阴阳是可以不断变化的。由于每个人的体质和所处的环境不一样，所以在运用食物养生时，对食物的需求和种类也会不尽相同。要想调节出好体质，就要从自身出发，针对自己的体质找对环境，吃对食物。首先，我们要学会认识食物。

在这个世上的所有一切，都可以分为阴性和阳性，这个标准简单化就是：凡是有膨胀性、延伸性、静止不动的、寒冷的、重量轻的、水分多的、长度较长的、柔和的都属阴性；凡是有集中性、紧缩性、会动的、温热的、重量较重的、干燥的、长度较短的都属阳性。不过，前面我们已经说过，阴阳是相对的，食物阴阳也会随着参照物的变化而变化。比如，人类对草木而言是阳性，脂肪对蛋白质而言是阳性，而蛋白质对淀粉而言，蛋白质又成了阳性的了。另外，纵使是同样的物质，随着处理方式的不同，阴阳的性质也会有所变化。比如，生的白萝卜性冷、水分多属阴性，但经干燥后加热加压，再用盐处理之后就会呈阳性。

此外，容易吸取太阳能的物质属阳性，而那些不容易吸取太阳能的物质就属阴性。从地面或是海面算起，因为越深的地方太阳的热能越难到达，所以在地层中或是海洋深处的一些物质只要一点点太阳能就能满足，属阳性。生活在离海面近，也就是浅海地区不容易吸收太阳能的沙丁鱼和在海底居住的鳗鱼、比目鱼等，就属阴性。

另外，不是在温室栽培，而是在天然的夏季里成熟、出产的作物，和在冬季成熟出产的作物相比也是属于阴性。以“身土合一”的原则来说明的话，在夏天的时候，还有在酷热的地区（阳性），为了适应这种环境，这样的地块会生长阴性的食物。无怪乎真正所谓的自然，就是顺势形成的意思。

在判断食物的阴阳属性的时候，通常要考虑到味道、形状、产地的环境、盛产季节这 4 种因素。

1. 按味道判断阴阳

应该注意苦味、辛味、咸味。具有苦味、辛味的生姜、紫苏、韭菜、大蒜、葱类、猪肝等属阳性，咸味的鱼类、蛤类、海藻类偏属阴性。

2. 按形状判断属性

根和茎叶相比属阳性，茎叶属阴性。因此，牛蒡、洋葱、人参、藕、红薯、芋头、土豆等根菜属阳。在根菜当中，牛蒡的阴性较强，藕和芋类的阴性也比较强，而萝卜虽是根菜，但由于含水分较多，其性属阴。白菜、菠菜、卷心菜等叶菜和含水分较多的黄瓜、茄子、西红柿等果菜与根菜相比，皆属阴，但是，卷心菜由于靠近根部，水分较少，在叶菜当中，偏于阳性。

3. 按生长环境判断属性

生产于温暖的地区、陆地上及塑料大棚中的食物属阴，这些场所以外的地方生产的食物属阳。因此，像土豆、大豆等生长在寒冷地方的食品属于阳性，而香蕉、西瓜、甘蔗等生长在温暖地方的食物属于阴性。

海洋中的海产品属于阳性，而陆地上产的肉类食品及普遍的植物食品属于阴性。不过，海带、贝类因含盐分较多，与其他海产品相比当属阴性。此外，即使同样的蔬菜和水果，大棚栽培的与露天生长的相比，也属于阴性。

4. 按食物的盛产期判断属性

食物的盛产期在冬季还是在夏季也决定了其阴阳属性。比如盛产于夏季的西瓜、西红柿、茄子等食物属阴性，而盛产于冬季的胡萝卜和藕属阳性。

熟知食物的温热寒凉平

中医认为，我们所吃的每一种食物不仅有阴阳之分，还有温、热、寒、凉、平之分。温热与寒凉属于两类不同的性质，温与热，寒与凉只是程度上的差异。温热食物有健康、开胃、补肾、补益的作用，寒凉食物有清热、去火、解毒的作用。

温热寒凉不但体现在食物分类上，也体现在我们每个人的身体体质上，还体现在四季温度的变化以及南、北方不同区域所造成的气候的差别上。只有将食物的温热寒凉因人、因时、因地灵活运用，才能使人体在任何时候都能做到阴阳平衡、不温不凉，身体才会健康，不生病。

首先，要因个人体质选择食物。

身体内寒较重、血液亏虚的人，要选择温热性质的食物来吃，如牛羊肉、洋葱、韭菜、生姜等。温热性质的食物吃后身体会发热，能使功能兴奋，血脉畅通，能改善衰弱的身体状况及萎缩的功能。现在的人普遍饮食贪凉，又大量使用空调等降温设备，所以现在的人绝大部分都属寒凉体质。

身体内热大、生命力旺盛、血液充足的人，就不能再大量地吃温热性质的食物了，吃多了会燥热，其功能亢奋，所以要适当地选用寒凉性质的食物来降温去火。

其次，要因气候变化选择食物。

气候的变化就是温度的变化，进入夏季温度就高，进入冬季温度就低。所以，在温度高时多吃寒凉的食物以清热、解暑，温度低时多吃温热的食物以保暖、祛寒。如果天热吃火锅就会上火，严重时会咽喉疼痛、胸闷心烦，如果天冷了吃西瓜，轻者胃痛、腹胀，重者腹泻、腰疼。

再次，要因地域不同选择食物。

每个地区因气候、地理的不同而生长着不同的食物。最明显的就是热带地区多盛产寒凉性质的水果，如香蕉、西瓜、甘蔗等，而寒冷地区多盛产洋葱、大葱、大蒜这些温性食物以及土豆、大豆等性平的温和食物。

我们要学习饮食保健常识，还要熟悉各类食物的温热寒凉平的属性，在天冷的时候不要吃寒凉的水果、蔬菜和饮料。如果违背的话，就是在不断地给身体及体内各脏器降温，带来的直接后果就是人们整体的身体素质全面下降，疾病频发，衰老提前。

下面我们将常见食物的五味分类列出来，供大家参考：

1. 谷类饮食

性平：大米，玉米，青稞，米糠，番薯（山芋，红薯），芝麻，黄豆，饭豇豆（白豆），豌豆，扁豆，蚕豆，赤小豆，黑大豆，燕麦。

性温：糯米，黑米，西谷米（西米），高粱。

性凉：粟米（小米），小麦，大麦，荞麦，薏米，绿豆。

2. 肉类饮食

性平：猪肉，猪心，猪肾，猪肝，鸡蛋，鹅肉，驴肉，野猪肉，鸽肉，鹌鹑肉，乌鸦肉，蛇肉，蝗虫（蚂蚱），阿胶（驴皮胶），牛奶（微凉），酸牛奶，人奶，甲鱼（微凉），龟肉（微温），干贝，泥鳅，鳗鱼，鲫鱼，青鱼，黄鱼，乌贼，鱼翅，鲈鱼，银鱼，鲥鱼，鲤鱼，鲑鱼，鲨鱼，橡皮鱼，海参，海蜇。

性温：黄牛肉，牛肚，牛髓，狗肉，猫肉，羊肉，羊肚，羊骨，羊髓，鸡肉（微温），乌骨鸡，麻雀，野鸡肉，鹿肉，熊掌，蛤蚧（大壁虎），獐肉（河鹿肉），蚕蛹，羊奶，海马，虾，淡菜（水菜），鲢鱼，带鱼，鳊鱼，鲶鱼，刀鱼，混子鱼，鲦鱼（白条鱼），鳟鱼，鳝鱼（黄鳝），大头鱼。

性凉：水牛肉，鸭肉，兔肉，马奶，蛙肉（田鸡），鲍鱼。

性寒：鸭蛋（性微凉），马肉，螃蟹，海螃蟹，蛤蜊（沙蛤，海蛤，文蛤），牡蛎肉，蜗牛，蚯蚓，田螺（大寒），蚌肉，乌鱼，章鱼。

3. 果类饮食

性平：李子，花红（沙果），菠萝，葡萄，橄榄，葵花子，南瓜子，芡实（鸡头果），莲子，椰子汁，柏子仁，花生，白果，榛子，山楂，板栗。

性温：桃子，杏子，大枣，荔枝，桂圆，佛手柑，柠檬（性微温），金橘，杨梅，石榴，木瓜，槟榔，松子仁，核桃仁，樱桃。

性凉：苹果（微凉），梨，芦柑，橙子，草莓（性微凉），芒果，枇杷，罗汉果，菱，莲子心，百合。

性寒：柿子，柿饼，柚子，香蕉，桑葚，无花果，猕猴桃，甘蔗，西瓜，甜瓜（香瓜）。

4. 菜类饮食

性平：山药，萝卜（微凉），胡萝卜，包菜，茼蒿（微凉），大头菜，青菜，豆豉，土豆，芋头，洋生姜，黑木耳（微凉），香菇，平菇，猴头菇，葫芦。

性温：葱，大蒜，韭菜，香菜，雪里蕻，洋葱，香椿头，南瓜。

性凉：西红柿（微凉），旱芹，水芹菜，茄子，油菜，茭白，苋菜，马兰头，菊花脑，菠菜，金针菜（黄花菜），莴苣（莴笋），花菜，枸杞头，芦蒿，豆腐（豆腐皮，豆腐干，豆腐乳），面筋，藕，冬瓜，地瓜，丝瓜，黄瓜，海芹菜（裙带菜），蘑菇，金针菇。

性寒：慈姑（微寒），马齿苋，空心菜，木耳菜（西洋菜），发菜（龙须菜），竹笋（微寒），菜瓜，海带，紫菜，地耳，草菇，苦瓜，荸荠。

5. 其他饮食

性平：白糖，冰糖（微凉），豆浆，枸杞（微温），灵芝，银耳（微凉），燕窝，玉米须，黄精，天麻，党参，茯苓，干草，鸡内金，酸枣仁，菜油，香油，花生油，豆油，饴糖（麦芽糖，糖稀）。

性温：生姜，砂仁，花椒，紫苏，小茴香，丁香，大料，茴香，山斋，酒，醋，红茶，石碱，咖啡，红糖，桂花，松花粉，冬虫夏草，紫河车（胎盘），太子参（微温），人参，当归，杜仲，白术，何首乌（微温）。

性热：胡椒，肉桂。

性凉：绿茶，蜂蜜，蜂王浆，啤酒花，槐花（槐米），菊花，薄荷，胖大海，白芍，沙参，西洋参，决明子。

性寒：酱油，面酱，盐，金银花，苦瓜茶，苦丁茶，茅草根，芦根，白矾。

注：

（1）性平的食物一年四季都可食用。

（2）性温的食物除夏季适当少食用外，其他季节都可食用。

（3）性凉的食物夏季可经常食用，其他季节如要食用须搭配性温的食物一起吃。

（4）性寒的食物尽量少吃，如果食用必须加辣椒、花椒、生姜等性温热的食物一起吃。

食物也有“身份证”——五味和归经

中药有五味和归经之说，食物的五味指的是“酸、苦、甘、辛、咸”。归经则是指不同的食物对五脏六腑产生不同的滋养和治疗作用。了解食物的五味与归经对合理膳食具有重要意义。

1. 食物的“五味”

（1）酸味的食物。具有收敛、固涩、安蛔等作用。例如，碧桃干（桃或山桃未成熟的果实）能收敛止汗，可以治疗自汗、盗汗；石榴皮能涩肠止泻，可以治疗慢性泄泻；酸醋、乌梅有安蛔之功，可治疗胆管蛔虫症等。

（2）苦味的食物。具有清热、泻火等作用。例如，莲子心能清心泻火、安神，可治心火旺的失眠、烦躁之症；茶叶味苦，能清心提神、消食止泻、解渴、利尿、明目，为饮料中之佳品。

（3）甘味的食物。具有调养滋补、缓解痉挛等作用。例如，大枣能补血、养心神，配合甘草、小麦为甘麦大枣汤，可治疗悲伤欲哭、脏燥之症；蜂蜜、饴糖均为滋补之品，前者尤擅润肺、润肠，后者尤擅建中气、解痉挛，临床宜分别选用。

（4）辛味的食物。具有发散风寒、行气止痛等作用。例如，葱和姜善散风寒、治感冒；芫荽能透发麻疹；胡椒能祛寒止痛；茴香能理气、治疝痛；橘皮能化痰、和胃；金橘能疏肝解郁等。

（5）咸味的食物。具有软坚散结、滋阴潜降等作用。例如，海蜇能软坚化痰；海带、海藻能消瘿散结气，常用对治疗甲状腺肿大有良好功效。早晨喝一碗淡盐汤，对治疗习惯性便秘有润降之功。

其实，辛酸味也好，苦甘咸味也罢，只有适度食用才能滋养身体。五味过甚，就需要我们用身体内的中气来调和，这就是火气，“火”起来了自然要“水”来灭，也就是用人体内的津液去火，津液少了阴必亏，疾病便上门了。因此，吃任何东西都要有节制，不要因为个人喜好而多吃或不吃，要每种食物都吃一点，这样才能保证生命活动所需。

2. 食物的“归经”

所谓食物的归经，是指不同的食物分别对五脏六腑产生不同的滋养和治疗作用。如养生学认为，小麦、绿豆、赤豆、西瓜、莲子、桂圆等归于心经，有养心安神的功效；小米、大米、黄豆、薏米、山楂、苹果、大枣等归脾经，有健脾益胃的功效；西红柿、樱桃、油菜、香椿等归肝经，有疏肝理气的功效；白萝卜、胡萝卜、芹菜、柿子、生姜、大葱等归肺经，有益肺解表的功效；禽蛋、肉类、桑葚、黑芝麻、枸杞等归肾经，有补肾益精的功效。对于我们来说，五脏六腑哪里有问题就应该多吃一些相应的食物，以起到补养的作用。

饮食影响体质的变化

“民以食为天”，可以说人这辈子有一个什么样的身体，都跟饮食有关系。吃得好，吃得科学，人才健康，否则，就会导致病从口入，损阳折寿。

生活中要少吃零食，多吃五谷杂粮。食品加工方式、饮食结构、吃多吃少、进食方式等，都会对体质产生深刻的影响，在某种程度上说体质是吃出来的也不为过。有些人暴饮暴食，胡吃海喝，在饮食上“恣情纵欲”，结果导致“半百而衰”。有些人偏嗜五味，或过甜，或过辛，或过咸……要知道五脏应五味。偏嗜某味就会导致脏器功能受到影响，致使机体阴阳失衡，继而导致体质出现偏颇。还有些人偏嗜寒凉或辛热食物，时间长了，就会导致体质偏寒或偏热，还有可能导致痰湿及湿热等体质的形成。

还有一种更加危险的饮食情况会给体质造成很大的影响，就是乱吃药膳。很多人不把药膳当回事，看人家吃，他也吃。人家吃药膳补气，他不需补气也要吃，结果或是把火气补上来了，或是把脾胃给腻滞住了，体质也就出现了偏颇，自然也就不健康了。所以不要盲目滋补，一定要在医生的指导下进行，不能不分青红皂白，不问寒热虚实，盲目进补。因为大多数药膳中都含有专门治疗某种病症的药物，用药不对症，或用药不适合体质，哪怕是平和的补药，同样也对人体有害，也会造成体质偏颇。

吃对了，才会阴阳平衡

食物的阴阳分类，对于我们平常选择食物以有效调节身体健康来说，具有重大意义。

我们平常进食也要讲究阴阳调和。既然人的体质分为阴阳，食物也分为阴阳，而且我们每天摄入的食物是能量的来源，那么掌握阴阳调和的进食原则，不仅能使人摄入足够的营养，还能避免疾病、调和体质。

那么，不同体质的人应该如何选择食物呢?

阴性体质的人应该以摄取较多的阳性食品为原则，还要经常运动，而阳性体质的人就应该多摄取一些阴性的食品。事实上，阴阳互补的食用原则也会让我们感觉到：那些为身体所需的食物更好吃。

阴性体质的人一旦吃多了阴性食品，或者经常住在湿寒地区的人如果常吃白砂糖的制品和小黄瓜的话，身体就会发冷，易患神经痛以及风湿类的寒性疾病。另一方面，阳性体质的人一旦吃多了阳性食品，或者经常住在热燥环境内的居民如果吃很多在寒冷地带生长的食物，或者吃很多脂肪肥厚的肉类、鱼类的话，天长日久就会损害到肝脏，甚至累及其他的内脏器官也会生病。

不过，并不是说阴性体质的人就该彻底远离阴性食品；而是说阴性体质的人，其饮食中阳性食品占较多比重会较好。阳性体质的人也是同样的道理，对这一点有很多人都误解了。

而且，每个人当下的体质并不是一直固定不变的，它时时刻刻都在变化。例如，虽然有些在平时是属于阴性体质的人，在洗完热水澡（阳性）流了满身汗时，他也会觉得凉开水（阴性）要比热茶（阳性）更好喝。同样，在平时属阳性体质的人也是如此，如果处在寒冷的地方（阴性），也会比较喜欢吃热腾腾的食物（阳性）。

我们选择的饮食还应该随着季节、性别、年龄、工作特性、机体的个别差异而不断变化。比如，如果你居住在南方的湿热气候区，那么在炎热的夏季，要尽可能地进食阴性食物；而与此相反，北方居民就需要多摄入一些阳性食物。随着年龄的增长，当机体内冷的能量开始积聚的时候，饮食就应该更多地转向阳性。

随着交通运输和保鲜技术越来越发达，我们现在可以随时吃上任何季节、任何地方的瓜果蔬菜。但是，如果从健康、养生的角度讲，应该尽量选择你所处的气候带生长的食品，这是因为在不同地带生活的人、动物其体内的消化酶是不一样的。一般来说，我们人体内的消化酶，比较适合消化生长于当地气候和土壤的食物。而其他的一些酶可能没有或者其数量比较少，这就是为什么很多人到了别的气候带，吃当地的食物会肚子疼得难受，水土不服的原因。

在摄取食物时，我们的身体会自动地辨别与自己的体质属性相合的食品而排斥与之相左的食品。如果某种食物与自身的体质相合，我们就会本能地感觉这个菜比较好吃，反之，则会觉得这个菜难以下咽。

我们平时做菜时，往往会比较在意食物是否方便食用和营养美味，但是让食物最美味可口的窍门，却是让食用者摄取和其体质相宜的食品以达到阴阳调和，或是在食品中将阴阳属性的物质混合相配。

不同的烹调方式对食物的属性有着很大的影响。例如，煮过的食物相对于生的食物而言是阳性；用油炒过、炸过的食物对用水煮过的食物而言属于阳性食品；用醋、砂糖调理过的食品其自身的阴性属性也会加强。作为调料的盐同样如此，含钠和钙较多的属于阳性，含钾和镁较多则是阴性的属性在起作用。

因为荞麦是生长在寒冷的地方，相对于大麦而言，荞麦是阳性食品，所以在冬天（阴性）吃会觉得特别好吃，会使身体更耐得住寒冷，但在夏天（阳性）我们就会觉得素面（凉面，属阴性）比较好吃。

在冬天会觉得萝卜干以及大葱这类食物（阳性）好吃，但在春天觉得最美味、最想吃的会是青菜类食品，通过摄取这类食物，会使人体在冬天吃下的燥性物（阳性）转成阴性，也可以弥补日光照射不足带来的问题。在夏天会觉得瓜类、梨子、西红柿（强阴性）这些食物十分美味，而对居住在热带地区的人（阳性）而言，生菜、水果（阴性）会更加美味。

通过这些调节可以让我们的身体更快地适应气候。比如在秋天的时候，随着天气越来越寒冷，我们会觉得根菜类、油质含量丰富的食物（秋刀鱼、落花生）十分的美味，身体不由自主地会想要去摄取它们，因而也就会变得能够适应寒冷气候。

另外，以食物的料理而言，钾（阴性）含量丰富的水果以及叶菜类，如果以盐（阳性）调味，会十分可口，海藻（阳性）用醋（阴性）调味，虾子、肉类（阳性）以咖喱（阴性）调味会很对味。再者，就调味料而言，醋和酱油、醋和盐等这种阴性调味料和阳性调味料的混合使用，也会合味得不得了。

像这样的阴性和阳性组合，可以创造出千百种新的味觉效果。

食物可以是药，也可以是毒

在生病进补的时候，阴性体质者往往需要更多的阳性食物，而阳性体质者则需要更多的阴性食物。如果不考虑这一点，而是实行每人皆同的饮食调理方法，就会让病人离健康越来越遥远。比如，患胃下垂的人大多都属于强阴性的体质，所以不论吃多少阴性的食品和补药，都不会有太大的效果，因为这种体质的人改善病症的第一重要方法就是应该吃强阳性的食品……或者说，强阴性体质者本身就会自然地觉得强阳性食品十分美味才对。

那些在冬天常常感冒却没有发热症状的人，一些体寒的人和老年人，都属于阴性体质者，对他们来说，高丽参（阳性）是很有疗效的补品，但如果用高丽参对阳性体质者进补则不会有丝毫作用，可能还会补出问题。

体质属阳性的小孩多半不爱吃属阳性的胡萝卜和洋葱，但对酸味食品却十分喜欢。

肥胖的人多属阴性体质。因此，如果常吃甜食、白米、仙贝、饼干（阴性），就会越来越胖。对他们而言，吃阳性食品是最好的选择。但是，也不是说糖类食品对阴性体质的人来说全部都是不好的食品。虽然同样是糖类，阴性体质者适当的进食黑砂糖、糙米、荞麦、全麦面包等就不容易发胖。

经常吃肉的人（强阳性）往往会觉得水果（强阴性）十分美味，也会想要喝水（阴性），但素食主义者就会觉得水果难吃，对水的需求也不会很大。如果你本身是素食主义者，又因为觉得水果对身体有益而勉强食用的话，体质就会过度偏向阴性，往往容易患上阴性的疾病。因此，对肉食主义者这种阳性体质的病人而言，多吃些蔬菜和水果对身体会很有益处，但对阴性体质的病人就不适用。

有很多人因为香蕉和西红柿含有丰富的营养就不分时间、环境、身体状况地多吃，这种做法也会导致生病。另外，如果在探病的时候送这些水果给阴性体质的病人，就如同期待他病情继续加重一般。

我们知道，即使是在化学分析的结果中被判别为营养含量丰富的食品，随着疾病种类的不同而有时它们也会变成对人体有害的食物。例如：体质阳性且营养过剩的人如果有发热的症状时，给他吃水果、蔬菜汁会有降温的作用和效果，水果、蔬菜对他就是有益的食物。但这些食品对身体虚弱的人、患了没有发热症状的感冒的人、有风湿病症的人、有神经痛以及内脏下垂等慢性病的患者，则是有害的食品。

正如你所看到的，虽然同是一种食物，如果分别给不同体质的人食用，就会由于人体体质的不同变成毒物或是药物。因此，从来没有一种营养搭配会适用于所有的人，特别是病人以及最需要体力和耐力的运动员、经常熬夜的员工、准备考试的学生，对这些人的饮食一定要因人而异才行。

阴性食物与阳性食物的辨别方法

某些食物有比较明显的扶助人体阳气的作用，我们可以把它们统称为阳性食物（当然，这种阳性是建立在阴性基础上的偏阳性），而除此之外的其他食物，则可以把它们叫作阴性食物。

怎么区别阴性食物和阳性食物呢？阴性食物是给人体补“水”和补营养的，使能量往人体的下部走。阳性食物是促进我们身体新陈代谢的，使能量往人体的上部走。

举例来说，使人发胖的食物是阴性的，使人“长气力”的食物是阳性的；能使人情绪平静的食物是阴性的，能使人精神振奋的食物是阳性的；降火的食物是阴性的，祛寒的食物是阳性的。

以下是根据食物阴阳特性分类的方法：

1. 阴性食物的特点是：白色、软、产于南方

颜色呈现蓝色、绿色、深蓝色、紫色等蓝色系颜色的食物，以及南方产的食物、水分充足的食物、甜食、油脂类食物都属于阴性食物。例如，香蕉、芒果、菠萝等南方产的水果，能够冷却身体。居住在热带的人身体都很热，在那里采摘的东西都含有丰富的水分，可以冷却身体。另外，炎热季节出产的食物都属于阴性。

2. 阳性食物的特点是：暖色、产于北方、动物性

黑色、红色、橙色等暖色，以及深色的食物都属于阳性食物。例如，胡萝卜、牛蒡、莲藕、洋葱等根菜类是阳性食物。黑豆、红豆、羊栖菜等接近于黑色，属于阳性。而且，在同种类的食物中，颜色深的阳性更强。红葡萄酒、黑啤酒、红糖、红茶、黑芝麻等就比白葡萄酒、啤酒、精制糖、绿茶、白芝麻等阳性更强。产于北方的食物多是阳性，这样可以温暖居住在寒冷地区的人的身体。这可以说是上天的巧妙安排。鲑鱼和花鱼就是典型的例子。动物性的食物中，除了牛奶，都属于阳性。肉类、鱼贝类、蛋类都是能够温暖身体的食物。

此外，食物中所含有的钠和钾的比例是分辨阴性和阳性的决定性因素。钠的代表是盐，盐能够排除水分以温暖身体，也就是说属于阳性。相反地，生蔬菜、水果中含有大量的钾元素，能够起到阴性食物所具有的冷却身体的作用。

阴阳体质者如何选择应季食材

中医认为，春天时身体和心灵都醒来了，此时，肠胃、呼吸系统、肝脏容易发生紊乱。土当归和蜂斗叶的花茎、竹笋、圆白菜、葱、草莓等都能够起到调节的作用。另外，春天容易发作的急躁、精神恍惚、抑郁等症状，都可以通过养护肝脏而得到预防。阳性体质的人要多吃油菜花、菜花、树芽，以及油菜、韭菜、青葱等香味蔬菜来摄取充足的营养。

到了夏天，人体会热起来，吃些茄子、西红柿等夏季菜就能够使身体冷却下来。但是，身体较凉的人即使在夏季也要边吃温暖身体的食物，边排出体内存积的水分，这是非常重要的。阳性体质的人要多吃冬瓜、荔枝等阴性蔬菜和水果。阴性体质的人要多吃些胡萝卜、洋葱等阳性蔬菜。紫苏、生姜等香味蔬菜以及调料等也能够起到增进食欲、温暖身体的作用。

秋天，对于患有慢性冷证的人来说，补充夏天所消耗的能量是非常重要的，秋天的应季食物为过冬准备了充足的养分。阳性体质的人要多吃些菌类和柑橘，能够起到降低胆固醇的作用，菌类还有净化血液的作用。阴性体质的人要多吃些红薯、山药等薯类，以及红豆等，这些都能够很好地温暖身体。

在寒冷的冬天，我们可以食用富含热量的根菜来温暖身体，并通过食用深绿色蔬菜来预防感冒。花长时间煮烂的萝卜、用黄酱或者酱油煮的根菜类、热乎的面条、热豆腐等都能够暖心暖身。不管是阴性体质的人还是阳性体质的人，在这个季节都要多吃根菜类食物。深深植根于地下的山药有很好的滋养效果，能够温暖身体。

自然什么时候给我们，我们就什么时候吃

按照中医的理论，一年四季的气候变化是春生、夏长、秋收、冬藏，人的身体也是如此。中医讲究天人合一，特别注重顺应自然。因此，顺时而“食”也是膳食养生的关键。

因为无论什么食物，只有到了它的时令才生长得最为饱满且最有营养，虽然通过一些栽培技术在别的季节也能吃到，但是只有其形而没有神。就像我们很常见的甜瓜，一般是 7 月份才成熟，那时候的甜瓜经过了充分的阳光照射，味道很香甜，放在屋子里比空气清香剂还好，但现在在大棚里种的甜瓜，5 月份就上市了，看上去也是甜瓜的样子，但是根本不好吃，有的甚至都是苦的，完全失去了应有的风味，营养功效自然也比不上自然成熟的。有些催熟的食物，不光味道不好，人吃了还会得病，就是因为它的生长过程中用了很多化学药剂。所以，我们吃东西一定要吃应季的，不仅经济实惠而且对身体有好处，不能只为了尝鲜或者寻求一种心理上的满足，吃得放心、吃得健康才是最重要的。

在关于什么季节该吃什么食物方面，很多民间习俗就是很好的答案：韭菜有“春菜第一美食”之称，“城中桃李愁风雨，春到溪头荠菜花”，荠菜也是很好的春菜，“门前一株椿，春菜常不断”……这些都是符合自然规律的；夏天有“君子菜”苦瓜，“夏天一碗绿豆汤，解毒去暑赛仙方”“夏季吃西瓜，药物不用抓”……夏天多吃这些食物可以解暑除烦，对身体是有好处的；秋天各种水果都上市了，“一天一苹果，医生远离我”“新采嫩藕胜太医”，还有梨、柑橘等都是不错的选择；冬天最常吃的就是大白菜，此外，冬季是进补的好时节，可以多吃些羊肉、狗肉等温补的食物，可以补中益气，来年有个好身体。

怎样辨别食物的寒热属性

俗话说“药食同源”，食物同药材一样，也有温阳补阴的功效。中医认为，我们在生活中应该根据食物的寒热属性进行选择，体寒者多吃热性食物，体热者多吃寒性食物，如此一来，才能更好地促进阴阳平衡。那么，怎样才能正确区分出食物的寒热属性呢？下面给大家介绍几种相对简单、直观的区分方法，希望对大家有所帮助。

1. 颜色偏绿的食物偏寒，颜色偏红的食物偏热

绿色植物接近地面，吸收地面湿气，故而性偏寒，如绿豆、绿色蔬菜等。

颜色偏红的植物，如辣椒、大枣、石榴等，虽与地面接近生长，但果实能吸收较多的阳光，所以性偏热。

2. 味苦、味酸的食物偏寒，味甜、味辛的食物性热

味苦、味酸的食物性寒，如苦瓜、苦菜、芋头、梅子、木瓜等。

味辛、味甜者，由于接受阳光照射的时间较长，所以性热，如大蒜、柿子、石榴等。

3. 水生植物偏寒，陆上植物偏热

水生植物，藕、海带、紫菜等为寒性。

长在陆地中的食物，如花生、土豆、山药、姜等，由于长期埋在土壤中，水分较少，故而性热。

4. 背阴食物偏寒，向阳植物偏热

背阴朝北的食物吸收的湿气重，很少见到阳光，故而性偏寒，比如蘑菇、木耳等。

生长在空中或有向阳性的食物，比如向日葵、栗子等，由于接受光照充足，故性偏热。

5. 冬、夏季食物性寒，春、秋季食物性热

在冬天里生长的食物，因为寒气重，故而性偏寒，如大白菜、香菇、白萝卜、冬瓜等。

在夏季生长的食物，由于接收的雨水较多，也性寒，如西瓜、黄瓜、梨等。苹果、橙子等春秋季节的食物也大多偏热性。

扭转食物阴阳性质的技巧

食物的阴阳属性并不是一成不变的，可以通过一些方法进行转化。比如，可以根据实际需要对其进行烹调，如此一来，不仅可以做出美味的食物，而且有助于调节身体阴阳。一般来说，食物在烹调的过程中可能出现以下阴阳变化：

1. 加热、加盐让阴性食物接近阳性

即便是阴性食物，通过加热或者加盐也能变成阳性。烹调的时间越长，越接近阳性。另外，加压、干燥、发酵等方法也是能够使阴性转化成阳性的烹调方法。

例如，萝卜能够使身体冷却，但如果煮一下或者加热食用的话，就失去了冷却身体的作用，如果再加些阳性的生姜，就变成了一道能够温暖身体的菜肴。另外，如果黄瓜生吃的话就是阴性，如果放些盐就变成了阳性。用绿茶发酵制出的红茶、萝卜加盐制成的萝卜干也是很典型的例子。

如果想把食物做成美味来食用，自然而然地就调解了阴性与阳性之间的平衡。在黄瓜和西红柿中加入盐，比生吃更好吃。适合自己口味的吃法，就是适合自己身体的。

水果属于阴性，但制成罐头的水果在加工时经过了加热的工序，所以比生吃更接近于阳性。另外，奶酪是由牛奶制成的，是用煮来排出其水分的方法制作的，因此就变成了阳性。在这里，牛奶从白色（冷色调）变成黄色（暖色调）的这个变化过程，也意味着其从阴性变成了阳性。

2. 砂糖、醋、水使阳性食物接近于阴性

阳性食物经过冷却、加糖、加醋等工序，就会接近于阴性。而且，蒸、焯、长时间煮都是能够使食物阳性增强的烹调方法。例如，寿司是用属于阳性的鱼贝类、盐、酱油和属于阴性的醋，以及属于中性的米制作出来的。从整体来看可以说是中性健康食物。属于阴性的豆浆由大豆（黄色）变成了白色，因此，豆浆属于可以冷却身体的食物（阴性）。

此外，同样的大米做成米饭，用压力锅做的和用电饭锅做的以及用普通锅做的会产生阴性与阳性的差异。而且，如果把熟米饭做成炒饭或者粥，由于所花时间、压力的大小、盐的多少、火力的强弱等各种各样的因素的不同，食物的阴性与阳性都会发生变化。

吃得激素失调，带来无尽烦恼

激素分布在身体每个角落，穿梭在几乎所有的细胞之中。没有激素，再好的营养也没办法进入到细胞里面去，细胞本身的生化反应无法进行，能量代谢无法实现，细胞与细胞之间的联系也无法建立。

1. 4∶3∶3饮食

我们大多数人，或吃错了食物，或吃对了食物但搭配比例却错了。4∶3∶3其实描述的是一种保持机体正常或较高的代谢速率以及平衡激素的饮食方式。4∶3∶3是为每个人的不同需求而个体化的平衡营养计划。不论是正餐还是点心，都是以4∶3∶3的糖类、蛋白质和脂肪的比例来营养机体，从而保持激素平衡的。4∶3∶3并不是将焦点集中在热能摄取量的精确度上，而是聚焦在饮食平衡上，是对食物、血糖以及胰岛素的一种总体认识。

4∶3∶3饮食的核心是围绕着对修复及保护人体必需的六种营养素——糖类、蛋白质、脂肪、维生素、矿物质以及水的认识。每次，你若根据4∶3∶3食谱进食，食物中所包含的糖类就会为大脑提供葡萄糖；蛋白质则会提供必需的氨基酸来修复及重建机体，同时还促使胰高血糖的释放（一种燃烧脂肪的激素）；而脂肪提供的脂肪酸，是控制血糖、激素的生成及运作的主要物质。

2. 平衡激素的饮食

几乎所有的水果、蔬菜和谷物中都含有植物雌激素，但是，只有当植物雌激素以我们所说的异黄酮的形式存在时，对人体才最有益处。黄豆、小扁豆和鹰嘴豆等豆类食品中就富含大量异黄酮。豆类食品食用方便，是非常美味的佐餐食品。不过多数豆类在煮食前，需要浸泡一会儿，有时甚至需要浸泡一个晚上。当然，我们现在也可以从大多数超市中买到各种有机罐装的成品豆子，这对我们食用豆类食品增加了许多方便。

日本一项研究发现，黄豆至少含有五种抑制癌细胞的复合物。此项研究主要集中在乳腺癌方面，因为日本女性乳腺癌的发病率只占全部病例的1/6，但是，当她们来到西方国家生活后，其乳腺癌发病率将大幅度上升，基本达到和西方国家女性的发病率一样。究其原因，其重要的一个因素就是：日本人饮食中黄豆所占的比重较其他国家要大。

植物雌激素食品对雌激素的平衡起着极其重要的控制作用，科学研究表明，植物雌激素对激素能起到一种良好的平衡作用。所以，日常饮食中含有植物雌激素的这些食物是非常重要的——尤其是当你患有纤维瘤、子宫内膜异位或乳房肿块等对雌激素偏高较敏感的病症时。植物雌激素还可以减缓经期症状，并帮助月经周期太短的女性延长月经周期。

当雌激素偏低时，人体所摄入的黄豆会增加人体雌激素水平；当雌激素偏高时，摄入的黄豆又会帮助降低人体雌激素水平。这就是为什么黄豆可以帮助更年期女性稳定情绪（一般认为，更年期雌激素分泌不足），并且还可以降低乳腺癌的发生率（乳腺癌往往是由于雌激素过多）的原因。

3. 雄激素缺乏综合征

中年男性如果经常出现乏力、失眠、健忘、性欲降低等症状，可能是患上了男性更年期综合征（或称雄激素缺乏综合征），可适当多吃以下食物：

动物内脏。含有较多的胆固醇，胆固醇是合成性激素的重要成分。此外，还含有肾上腺素和性激素，能促进精原细胞的分裂和成熟。

含锌的食物。含锌量最高的食物是牡蛎，其他如牛肉、牛奶、鸡肉、鸡肝、蛋黄、贝类、花生、谷类、豆类、土豆、蔬菜、红糖等都含有一定量的锌。

含精氨酸的食物。富含精氨酸的食物有鳝鱼、鲇鱼、泥鳅、海参、墨鱼、章鱼、蚕蛹、鸡肉、冻豆腐、紫菜、豌豆等。

含钙食物。含钙丰富的食物有虾皮、咸蛋、蛋黄、乳制品、大豆、海带、芝麻酱等。

富含维生素的食物。维生素 A、维生素 E 和维生素 C 都有助于延缓衰老和避免性功能衰退，它们大多存在于新鲜蔬菜、水果中。

多吃完整食物，少吃加工食物

如今，人们工作繁忙，根本没有多少时间自己亲手做饭吃。所以只好选择简便、易熟的半成品食物。可是有谁知道半成品食物最大的缺陷就是糖和其他调料的含量过多，食物的不新鲜间接地影响了人们的健康。

最初，人们只知道吃糖的害处与龋齿有关，后来，又陆续发现它与肥胖、糖尿病、动脉硬化症、心肌梗死也有关系。并且糖的消耗量和癌症的发生率之间的关系成正比。因为人体摄入的过多糖分会在皮肤和血液中堆积，久而久之，这些过多的糖很容易引起内脏和皮肤细胞发生癌变。

因此，为了自己的健康就要多吃完整食物，远离那些加工、含人工添加剂的食物。吃无农药残留、无化学肥料、无生长激素、无人工雌激素的天然食物。吃整个水蜜桃，而不是喝蜜桃汁；吃一个土豆，而不是一包薯条。摄取完整无害的食物，可直接获取大量的营养成分。要想有个好身体，一定要少吃加工食物，多吃天然绿色的完整食物。

第二章　多元膳食有助于平衡营养

熟知食物的阴阳属性是健康之本

祖国传统医学认为，任何疾病无论是多么复杂，都可以用阴阳来分类，即有的属阴，有的属阳。在进行饮食治疗上，一定要分清该疾病属阴还是属阳，即阴证还是阳证，然后在此基础上选择相应的食物进行调养。如果不清楚食物的阴阳属性，就不能运用饮食来治疗或康复疾病。

中医认为，凡热性体质忌吃温热性食物，以免“火上浇油”，这种人宜吃凉寒性食物，以便热证寒治；凡寒性体质者忌食凉寒性食物，以免“雪上加霜”，这种人宜进食温热性食物，以助温散寒。

那么，生活中哪些食物属于热性食物，哪些食物属于寒性呢？

1. 粮豆类

温热性：面粉、豆油、酒、醋等。

平性：粳米、糯米、玉米、黄豆、黑豆、豌豆、赤小豆等。

凉寒性：小米、荞麦、大麦、绿豆、豆腐、豆浆等。

2. 瓜菜类

温热性：大葱、生姜、大蒜、韭菜、胡椒、胡萝卜、香菜等。

平性：菜花、藕、山药、白萝卜、红薯、土豆、西红柿、南瓜、蘑菇等。

凉寒性：苋菜、菠菜、芹菜、油菜、白菜、冬瓜、黄瓜、甜瓜、西瓜、苦瓜、竹笋、茄子等。

3. 水果类

温热性：桂圆、荔枝、莲子、核桃、栗子、花生、乌梅、樱桃、石榴、木瓜、橄榄、李子、桃等。

平性：大枣、苹果等。

凉寒性：梨、草莓、山楂、菱角、柑子、百合、香蕉、甘蔗、柿子等。

4. 肉蛋奶类

温热性：狗肉、羊肉、鹿肉等。

平性：猪肉、鹅肉、鸽肉、牛奶、鸡蛋等。

凉寒性：鸭肉、兔肉、鸭蛋。

5. 水产类

温热性：黄鳝、虾、草鱼等。

平性：鲤鱼、银鱼、大黄鱼、泥鳅等。

凉寒性：鳗鱼等。

温性食物是阴型肥胖者的最佳选择

在外聚餐时，我们经常会发现，那些肥胖者在进餐时通常不会选择令人挥汗如雨的食物。这是因为，肥胖者选择的食物以及食用方法的不同，关系着他的减肥成果。通常情况下，如果我们每天在无意识中重复吃一些生冷的食物，就会变得越来越胖。

我们知道，温性食物能使身体生热、机体兴奋、增加活力，适合寒性体质者吃，可改善其衰退沉滞、贫血萎缩的功能。对于阴型肥胖者来说，温性食物也是他们的减肥佳品。

什么样的肥胖属于阴型肥胖呢？其主要特征是：下半身肥胖；肌肉松软；容易痰多、水肿；吃得少也不瘦；手脚冰冷。

阴型肥胖者是属于“省能源”型的人，热量很容易囤积在体内。所以这些人首先要注意的是尽量避免吃冷的东西，多吃温性食物，最好是吃会使人发汗的食物，这也是“靠吃减肥”的诀窍。如果体内的基础代谢功能活跃，就比较容易引起脂肪的燃烧，有利于减肥。

总而言之，我们在选择所吃的食物时最好能选择适合身体状况、疾病症状，以及符合季节性的食物。比如说有贫血倾向的人，身体容易发冷的人，还有体质属于阴性的人，最好是食用“温”和“热”的食物。相反，经常头晕以及血压高的人，最好以寒性食物来解除体内的热度。

吃对凉性食物不生病

我们知道，热性食物是冬季的首选，凉性食物是夏季的首选，可是这并不代表我们所有的习惯都限于此。

1. 冬天可适当“吃凉”

对于那些肠胃健康的人来说，冬天适当地喝些凉白开水，吃一些凉性食物，也是有益于身体的。

大多时候，冬天天冷人们喜欢吃热量高的油腻食物，再加上平时户外运动较少，此时极易发胖，尤其是胸、腹部和臀部。此时，如果我们能适当吃一些凉性食物，如白萝卜、莲子、黄瓜、冬瓜、香蕉等，这样不仅有利于减肥，还可以提高对寒冷的抵御能力。

除了适当吃一些凉性食物外，我们每天还要养成吃点凉拌菜的习惯，以“应对”体内摄入的高热量、高油脂食物。此外，研究证实，喝凉开水对人体大有好处，冬季若每天都喝点凉开水，有预防感冒和咽喉炎的作用。

需要注意的是，凉性食物并不适用于所有的人。脾胃虚寒者不宜进食寒性食品和凉性补药，此时需要吃一些热性食物。同时，应注意进补不要过量，热量摄入太多会聚在体内，导致阳气外泄，对人体阴阳平衡造成破坏。

2. 夏天“吃凉”讲技巧

夏天到了，人们会吃一些凉性退火的食物来消消火。如西瓜、椰子、香瓜、哈密瓜、甘蔗等都有清凉退火的作用。当然，这些退火的凉性食品，需要适量摄取。对于本身属于虚寒体质的人来说，退火的东西不宜吃太多。

需要注意的是，在夏日里冷饮不是随便吃的。其实夏季吃冷饮并不能真正达到解热的作用。吃冷饮常会伴随其他甜食，吃后体内代谢比吃前高，即所谓的“摄食产热效应”。吃冷饮虽会感觉一时凉快，但实际上身体需要动员更大的能量来复原，反而更容易上火。

粗细阴阳平衡：粗粮为主，细粮为辅

人体健康一方面要不断地吸收有益的养料，另一方面要不断地消除有害的废料，吐故纳新，生生不息。而排除废料，使胃肠“清洁”起来，就不得不求助于“粗食品”，也就是“多渣食品”。

“粗食品”能排除废料，胃肠道“清洁”起来，因为它其中的粗成分叫膳食纤维，包括纤维素、半纤维素、果胶等。由于人体的消化道内没有消化膳食纤维的酶，所以对人体来说，是没有直接营养价值的。但是膳食纤维具有刺激胃肠蠕动、吸纳毒素、清洁肠道、预防疾病等多种功能，是其他营养素所无法替代的。如果长期偏食精细食品，会导致胃容纳小、胃动力不足、消化力弱，对儿童影响更大。所以出于健康的考虑，要采取粗细搭配，尽可能多吃一些富含膳食纤维的食品，如糙米、标准粉以及纤维蔬菜（胡萝卜、扁豆、韭菜）等。当然，同一切营养素一样，食物纤维摄入量也不应过多，否则会影响矿物质的吸收。

生熟阴阳平衡：生熟互补才合理

熟食使食物的消化利用率大大提高。作为主食的淀粉类食品，如米、面等，由于生淀粉外壳不易消化，煮熟后淀粉破裂而成糊状物，就容易被淀粉酶消化。如鸡蛋必须熟食，因为生蛋清含有抗生物素蛋白和抗胰蛋白酶，抗生物素蛋白能与生物素在肠内结合，形成难为人体消化、吸收的化合物，导致生物素缺乏，产生食欲不振、全身乏力、毛发脱落等症状；抗胰蛋白酶能降低胰蛋白的活性，妨碍消化蛋白质。鸡蛋煮熟后，上述两种有害物质因受热而被破坏，就没有坏作用了。

在一些豆类蔬菜中，如菜豆、毛豆、蚕豆以及土豆块茎中，都含有可使血液红细胞凝集的有毒蛋白质，叫作凝集素，这种有毒蛋白质在烧熟煮透后即钝化失活，毒性消失，所以不可生食，一定要煮熟烧透方可食用，否则会引起中毒，严重时可致死。

另外，每天生吃一些蔬菜瓜果，会帮助摄取对人体有调节功能的活性物质。因为不少活性物质遇到较高温度（55~60℃以上）就会失去活性，丧失调节功能。一些食物必须煮熟才能被机体消化吸收，而另一些食物煮熟则失去很多营养素。因此，能生吃的食物要尽量生吃，以保持食物的维生素等营养素的活性。

荤素阴阳平衡：有荤有素，不偏不倚

荤是指含有大量蛋白质、脂肪的动物性食物，常使血液呈酸性。素是指各种蔬菜、瓜果，属碱性食物。二者要科学搭配，才可以让人既饱口福，又不至于因吃动物性食物过多而增加血液和心脏的负担。荤食和素食在营养结构上的互补性具有重要意义。人体血液的pH值要保持在7.4左右，必须荤素搭配才能使酸碱度保持平衡。荤食多了，血管脂肪沉积、变硬变脆，易患高血压、心脏病、脂肪肝；素食则可清除胆固醇在血管壁的沉积。但单纯吃素者，其蛋白质、磷脂、无机盐等不足，不能很好地满足肝细胞的修复和维护健康所需。而荤食的最大特点是含有人体的必需氨基酸和优质蛋白质；而素食中的植物蛋白质除大豆及豆制品外，其他所含必需氨基酸都不完全，蛋白质质量亦较差。此外，动物性食物比植物性食物富含钙、磷，容易被人体吸收，鱼、肝、蛋类含有素食中缺少的维生素A和维生素D；而素食中的维生素C和胡萝卜素则是荤食中常缺乏的，素食中粗纤维素很丰富，可促进肠蠕动。因此，只吃荤食则很容易造成习惯性便秘。

荤食中有糖原（动物淀粉），没有淀粉、纤维素、果胶；而素食中则有单糖、双糖、多糖及食物纤维等。荤食中几乎没有维生素C；素食中没有维生素A，只有维生素A原（即胡萝卜素）。除豆腐乳外，素菜中没有维生素B_{12}，而荤菜特别是肝脏中含有丰富的维生素B_{12}。肉类可以提供丰富的蛋白质与脂肪，而蔬菜、水果则是多种维生素、矿物质及膳食纤维的来源，二者缺一不可。

酸碱阴阳平衡：不能多吃酸性食物

酸性食物与碱性食物搭配食用，目的在于保持人体血液的酸碱平衡，使之经常处于微碱性状态（pH值7.4左右），有利于代谢的正常进行。千万不要以为食物的酸碱性就是指味觉上的感觉，这里指的是生物化学性质，如口感酸的葡萄、醋等，都是属于碱性食物。而富含糖类、蛋白质、脂肪的食物，在消化过程中形成酸性物质（如碳酸、硫酸等），属于酸性食物。富含钾、钠、镁等矿物质元素的蔬菜、水果等，在消化时形成碱性物质，属于碱性食物。在膳食结构中，酸性食物不能多吃，否则会导致身体酸碱失衡，有害健康。

每个人都有这样的体会：吃了过多的鸡、鸭、鱼、肉以后会感到发腻，殊不知，这就是"轻度酸中毒"的表现。富含矿物质、膳食纤维的瓜果、蔬菜是食物中的碱性食物；而富含蛋白质的鸡、鸭、鱼、肉属于酸性食物。无论日常生活或节假日，饮食都应掌握酸碱平衡，不可偏颇。只有平衡方可补益得当。如终日饱食膏粱厚味以致酸碱失衡，将严重影响健康。膳食的酸碱平衡早已引起人们的关注，大凡鱼、肉、海产品、贝类、蛋类等都是酸性食物，食用过多可使血液从弱碱性转为弱酸性，令人倦怠乏力，重则使人记忆力减退、思维能力下降。故欲避免上述状态，就得减少"山珍海味"，增加蔬菜、瓜果、豆类等碱性食物。特别是绝不能忽视菜肴的荤素搭配。

寒热阴阳平衡：热者寒之，寒者热之

“饮食者，热无灼灼，寒无沧沧”，指出了膳食的冷热平衡。“食宜暖”，生冷食物进食过多会损伤脾、胃和肺气，微则为咳，甚则为泄。体虚胃寒的人，应少吃生冷食物，特别是在夏日更应慎重。民间也强调“饥时勿急，空腹忌冷”。反之，饮食也不可太热，否则易烫伤胃脘、咽喉。据报道，在食管癌高发区，居民就有喜饮滚水、烫粥的习惯。中医常说的寒者热之，热者寒之，就是要寒热平衡的意思。夏天炎热，适宜喝清凉解暑的绿豆汤；冬天严寒，一碗热腾腾的面汤会让人身心舒畅，维持膳食的寒热平衡，也是延年益寿的妙法。古代医学家孙思邈在《千金翼方》中指出：“热食伤骨，冷食伤肺，热无灼唇，冷无冰齿。”所以，膳食应当注意冷热平衡。

天冷的时候更要重视冷与热的平衡，因为容易出现体内蕴热的现象。因此，在冬季，对于肠胃健康的人来说，若能根据自己的身体情况，有选择地吃点“凉”的食物，就像让肠胃游一次“冬泳”，可以提高对寒冷的抵御能力。

要想从根本上解决体内蕴热的问题，吃“冷”是解决不了问题的，最好适当增加白萝卜、莲子、黄瓜、冬瓜、香蕉、橙子等凉性食物的摄入，并且养成每天吃点凉拌菜的习惯。

就餐前后动与静平衡可助调养

就餐前后动与静的平衡同样很重要，因为人们每天饮食中所摄入的各种食物及营养与身体的热能消耗之间必须保持平衡。《食寿保元》书中称：“食后便卧令人患肺气、头风、中痞之疾，盖营卫不通，气血凝滞故而。”俗话说“饭后百步走，能活九十九”，说明进食后缓行散步有利于健康。所谓“食不语，寝不言”，就是主张食前及食中宜静而专注，不可高谈阔论、分心，以利纳谷和消化。

有规律地进食可保证消化吸收器官有节奏地活动，宜固定时间进食、脾胃协调配合，有张有弛。定量定时进食是保护消化功能的调养方法，是饮食养生的重要原则。“废止朝食论”是不可取的！“食欲少而数，不欲顿而多”，提倡进食适度。这也是控制肥胖的好方法，妇女减肥和保持体重有一个非常好的方法，就是要学会“羊吃草”。什么意思呢？就是少量多餐，做到“顿顿不饱，饿了就吃，吃得很少”。

海陆搭配平衡可助补偏救弊

所谓的海陆平衡就是在我们的膳食中应多注意实行海陆搭配，即海产品与陆产品的搭配。例如：吃鱼虽然可以满足一天的蛋白质需求，但是鱼类中的铁、锌等元素含量不足，长期单纯食用可导致缺铁、锌。有的家庭因为害怕吃畜类肉会使血脂升高，单纯食用鱼类和海鲜，这样也不科学。由于海洋和陆地是两个差异极大的生存环境，因此海洋生物与陆生生物体内所富集的物质大不相同，两者之间在营养上互补性强，具有补偏救弊的特点，最突出的是——陆生植物往往缺碘，多数蔬菜100克鲜品中仅含碘50微克左右。而海洋植物则含碘量很大，海带、紫菜中分别高达10 000微克和4 500微克。这样就更应该海陆搭配了。

需要特别提到的是海带。它是强碱性的食物，在酸性食物（肉、鱼等）占很大比重的饮食条件下，吃些海带显得特别重要。海带含有亲水胶体，能与人体内的重金属结合，变成不溶性化合物而排出体外；海带含钾量也特别高，人体内钾与钠的比例至少要保持 1.5 : 1 的水平。我国居民食盐摄入量偏高，不利于保持正常的血压，而钾有助于排除多余的钠，有降低血压、保护血管的作用。

构建健康饮食金字塔

健康饮食金字塔是新的健康饮食指南，也是一种新的饮食模式，在预防心血管疾病、矮小症等长期疾病上具有重要的指导意义。

依健康饮食金字塔来合理搭配饮食，加上保持理想体重和每日做适量运动，便能有效地减少患慢性疾病的机会。

饮食之道，最重要的是均衡和分量恰当。因为每样食物所含的营养各有不同，依从健康饮食金字塔进食各种食物，便可以吸收不同的营养，满足身体的需要。

1. 多食五谷类食物

营养专家鼓励人们应多食五谷类食物，这是因为五谷类食物是我们热量的主要来源。选择五谷类食物如饭、粉、面时，要以白饭、汤粉、汤面为主，减少进食炒饭、炒粉、炒面或即食面等含高脂肪的食物，这有助于避免因摄取过多脂肪而导致体重上升。全谷麦类如糙米、全麦食品等比经过打磨的白饭、白面包含更多纤维素和营养。

2. 蔬菜水果要多吃

蔬菜和水果含丰富的纤维素、维生素和矿物质，如维生素 A、维生素 C 和钾。一些深色蔬菜和水果如菜心、菠菜、甘蓝、西红柿和木瓜等，可帮助摄取更多维生素和矿物质。蔬菜不宜烹饪太久，否则容易造成营养流失。咀嚼困难者可以把蔬菜切成小段，以帮助咀嚼。我们每天约需要 300 克蔬菜和 2 个水果。

3. 适量摄入脂肪类食物

脂肪是人体必需的营养素，但人们要控制脂肪的摄入量，适量进食脂肪类食物。常见的脂肪类食物包括肉类、家禽、海产、蛋和干豆类等食物，其中瘦肉、去皮家禽、鱼肉和干豆含较低饱和脂肪，是脂肪类食物的较佳选择。我们每天都以摄入 250~300 克肉类、1~2 杯奶类为佳，还可多吃深绿色蔬菜和文昌鱼等含较多钙质的食物。

4. 高脂、高糖、高盐饮食要少吃

健康饮食宜清淡，为保持食物的原味和避免营养的流失，烹饪过程中尽量少用油、糖、盐及调味料与添加剂，多用天然的调味料如姜、蒜和胡椒粉等，减少进食含高脂肪、高糖分和盐分的食物，如蛋糕、腊肠、咸鱼、咸蛋等。

总之，合理的膳食应以五谷类和蔬果类为主，配以适量瘦肉和低脂奶才能均衡营养。烹饪时要采用低油量的烹调方法，如蒸、灼、煮、炖，避免煎炸，有助于保持食物的营养和原味。

合理膳食的“三二三一”原则

2008 年世界癌症研究基金会在北京发布了《食物、营养、身体活动与癌症预防》的报告，其中对改变不合理的膳食结构、科学饮食提出了意见和建议，这就是“三二三一”原则。

1. 三种食物多多益善

这多多益善的三种食物中的一种是十字花科蔬菜，如花椰菜、羽衣甘蓝、卷心菜，花椰菜和羽衣甘蓝都是抗癌明星。研究显示，十字花科蔬菜可以减低患直肠癌、肺癌和胃癌的危险，专家认为，卷心菜等蔬菜中含有激活人体内天然的解毒酶的化学物质。研究也表明，在患乳腺癌的概率上，一周吃 3 份以上生的或者稍微烹调一下的卷心菜的人，比那些一周只吃 1.5 份甚至更少的人患癌症的危险低了 72%。

另外一种是高纤维食物。膳食纤维不仅能够促进肠道蠕动，还对女性乳房有益。瑞典研究人员跟踪调查了 6 万多名妇女，发现每天吃 4.5 份膳食纤维较多的全谷类食物的人患结肠癌的概率降低了 35%。粗粮中不仅膳食纤维含量高，还可以清理掉两种与乳腺癌有关的激素——雌激素和胰岛素的多余部分。

还有一种是富含维生素 D 和钙的食物。维生素 D 和钙的结合有保护乳房和结肠的作用。乳制品富含维生素 D 和钙，经常食用乳制品的人降低了患直肠癌的危险，科学家认为是钙发挥了保护作用。维生素 D 和钙能抑制激素的影响，可以使人们在早期避开乳腺癌。

2. 两种食物要经常吃

一是西红柿。西红柿能够降低罹患胃癌、卵巢癌、胰腺癌和前列腺癌的危险，其所含有的番茄红素有助于预防细胞受到损害。

二是浆果。浆果这种食物也有抗癌作用，草莓、黑莓和蓝莓都富含抗氧化剂，抗氧化剂可以防止细胞受到损害。

3. 有三种食物要少吃

一是红肉要少吃，包括猪、牛、羊肉等。研究显示，结肠癌同饮食有密切关系，每天食用热狗和猪、牛、羊肉以及肉制品的人，患结肠癌的概率高于一般人。《美国医学协会》杂志调研显示，10 年间每周吃两三次、每次 30 克加工肉制品的女性，患结肠癌的概率增加了 50%；而长时间每天吃 60 克红色肉类的女性患直肠癌的危险增加了 40%。除了结肠癌以外，还可能患上其他癌症，原因是肉类在高温烹调下和用硝酸钾等加工过程中，产生了致癌物质丙烯酰胺和苯并芘。

二是不要过量饮酒。过量饮酒会增加乳腺癌、结肠癌、食道癌、口腔癌和咽喉癌的危险。当然，酒并非一无是处，少量饮酒对心脑血管有益。但是，大量饮酒就适得其反，每饮必醉，不醉不归会直接损伤各部分脏器。

三是脂肪含量高的食品要少吃。高脂肪食物不仅使人容易患心脑血管疾病，也容易患上癌症。少吃一些富含脂肪的食品可以减少患乳腺癌的概率。专家建议，由脂肪产生的热量不应该超过体内总热量的 30%。一天食用 60 克脂肪食品，就可以产生 7.5 千焦的热量，所以不宜过多摄入。但是，也不能因此就不吃含有脂肪的食物，因为脂肪中的饱和脂肪有益于心脑血管。所以，我们可以通过一些健康食品来摄取饱和脂肪，比如富含饱和脂肪的鱼、坚果、橄榄油等。

4. 要留意观察一种食物

这种食物就是大豆。人们知道，大豆中含有大豆异黄酮，是著名的植物雌激素，对缓解中年女性衰老有很大意义。而且，似乎没有长期服用雌激素易患女性特有的癌症的弊病。但是，研究人员发现，乳腺癌细胞在大豆分离化合物中会分裂增殖，食用之后是否会促进乳腺疾病的发生呢？这还尚待观察。

膳食中暗藏科学的黄金分割法

“黄金分割”最初是古希腊人毕达哥拉斯的重大发现，又称黄金比，是一种数学上的比例关系。黄金分割具有严格的比例性、艺术性、和谐性，蕴藏着丰富的美学价值。如今，黄金分割法被应用到很多领域，如摄影、股票，还应用到了人们的膳食养生中。

平衡膳食建议用 0.618 的黄金分割比例，也就是主食 6，副食 4；粗粮 6，细粮 4；植物性食物 6，动物性食物 4。这就告诉我们主食一定要吃，而且一定要比副食吃得多，要多吃粗粮，多吃蔬菜和水果，不要总是大鱼大肉。

1. 主食 6，副食 4

在现代人的饮食观念里，很多人主食吃得很少，甚至几乎不吃主食，而是副食吃得多，膳食的重点都放在菜上，认为这样不但能控制体重，而且营养更加丰富。但从科学营养的角度来看，如果长期这样下去，对身体健康极为不利。

因为米饭以及面食的主要成分是糖类，而糖类是我们身体所需的主要“基础原料”。在合理的饮食中，人一天所需要的总热能的 50% 至 60% 来自于糖类。如果我们每顿都少吃饭、多吃菜，那么就不能摄取足够的糖类来满足人体的需求，长期下去，人就会营养不良，疾病也会不请自来。

2. 粗粮 6，细粮 4

我们平时习惯把大米、白面称为“细粮”，玉米面、小米、高粱米等称为“杂粮”或“粗粮”。近年来，吃粗粮成了一种时尚。很多人喜欢吃粗粮，认为它营养高、口感好，而且对牙齿、面部肌肉等都比较有益。可是，粗粮虽好，也不宜多吃。因为其中含有过多的食物纤维，会阻碍人体对其他营养物质的吸收。

“食粗吃杂”要视不同人群而定。以 25~35 岁的人群为例，过量食用粗粮的话，会影响人体对蛋白质、无机盐以及某些微量元素的吸收，甚至还会影响到人体的生殖能力。尤其对处于这一年龄段的男性来说，饮食中应含有丰富的锌、硒、B 族维生素和维生素 C，而长期进食过多的高纤维食物，会使人体的蛋白质补充受阻，脂肪摄入量大减，微量元素缺乏，以致造成心脏、骨骼等脏器功能以及造血功能的发展缓慢，降低人体的免疫能力。

目前，联合国粮农组织已经颁布了纤维食品指导大纲，给出了健康人常规饮食中应该含有 30~50 克纤维的建议标准。研究发现，日常饮食以 6 分粗粮、4 分细粮最为适宜。

3. 植物性食物 6，动物性食物 4

植物性食物是指包括水果、蔬菜、粮食、豆类为主的食物，动物性食物是指包括鸡、鸭、鱼、肉、蛋、奶为主的食物。以植物性食物为主的膳食最有利健康，也最能有效预防和控制慢性疾病。这并不是说不能吃动物性食品，而是要多吃粮食、蔬菜和水果，少吃鸡、鸭、鱼、肉、蛋、奶，提倡以植物性食物为主，动物性食物为辅的膳食结构，以使搭配合理。

对于世界长寿之乡的饮食结构的研究也显示了高度的一致性：以谷菜为中心。豆类、薯类、玉米、水果吃得多，动物食品吃得很少。其中，格鲁吉亚的谷菜食的比率为65%左右，新疆和田与广西巴马的谷菜食的比率高达80%。外高加索的长寿乡除谷菜食外，还摄取一些水果、坚果、乳制品、蛋等。除去其他条件（如遗传、环境、劳动等），谷菜食的偏重程度决定长寿的程度。

但是，如果长期单纯地吃植物性食物，会使人体内掌管食物消化酶的系统功能逐渐遭到破坏，最后导致百病丛生，且人体所需脂肪、蛋白质、维生素、微量元素等无法全面供给。所以，只有植物性食物和动物性食物合理搭配，才能全面满足人体对各种营养物质的需要。植物性食物6和动物性食物4的比例就非常科学合理。

具体到每天的饮食标准，医学营养专家建议每人每天吃1个鸡蛋、250毫升牛奶、500克蔬菜，增加大豆摄入量。豆制品蛋白质含量高于牛奶，且易于消化吸收，除了含有脂肪、糖类外，并含有一定量的B族维生素和矿物质。每星期餐桌上应有一顿鱼食，这样可以保证营养摄入的均衡。

补好矿物质，生命健康无忧

矿物质是构成人体组织和维持正常生理功能所必需的各种元素的总称，是人体必需的七大营养素之一。虽然矿物质在人体内的总量不及体重的5%，也不能提供能量，可是它们在人体组织的生理作用中发挥着重要的功能。矿物质是构成机体组织的重要原料，如钙、磷、镁是构成骨骼、牙齿的主要原料。

在人体的新陈代谢过程中，每天都有一定数量的矿物质通过粪便、尿液、汗液等途径排出体外，因此必须通过饮食予以补充。但是由于某些微量元素在体内，其生理作用剂量与中毒剂量极其接近，因此过量摄入不但无益，反而有害。矿物质的功效很多，不同的矿物质能带给你不同的呵护，让你轻松惬意地享受健康。

1. 钙元素，给你健康骨骼

钙是人们熟知的元素，对骨骼的生长发育有着重要作用。孕妇缺钙，可使胎儿骨骼发育畸形；婴儿缺钙，易患佝偻病；儿童缺钙，影响骨骼的发育等。中年女性由于对钙的吸收能力差，再加上钙的排出量增加，就容易缺乏钙质，进而容易发生骨质疏松，出现腰、背、腿痛或肌肉痉挛等症状。

存在于骨骼和牙齿中的钙，使机体具有坚硬的结构支架；钙还是多种酶的激活剂，并能调节人体的激素水平；钙对保持细胞膜的完整性、肌肉的兴奋性及细胞的多种功能均有极为重要的作用；钙和磷一起作为构成牙齿的主要原料，牙齿会因缺钙而变得疏松，容易被口腔中的细菌腐蚀而生成龋齿。

长期缺钙会造成人体钙代谢紊乱，引发甲状旁腺功能亢进。中年女性的许多不适症，诸如骨质疏松、食欲不振、情感淡漠、心律紊乱、记忆衰退、手足麻木、肌肉痉挛、多汗多尿和易疲劳、抽搐、瘙痒等，大多与长期钙供应不足有关。

补钙不一定非要服药，可以多喝些骨头汤、牛奶、豆浆，多吃些豆腐、豆制品、虾皮等含钙丰富的食物。绿色蔬菜如油菜、香菜、空心菜、芹菜、香椿、黑木耳的含钙量也很高，而且吸收与利用率也高，胆固醇含量也较少，多吃绿色蔬菜同样能够补充钙质。

2. 铁元素，注入新鲜血液

铁以两种不同的形式存在于我们的机体中，一种是“血红素”铁，它是血红蛋白的基本组成成分，而血红蛋白又是人体中红细胞的组成成分；另外一种是所谓的“非血红素”铁，储存于体内，主要在肝部。铁与蛋白质结合构成血红蛋白和肌红蛋白，维持肌体的正常生长发育；参与体内氧气和二氧化碳的转运、交换和组织呼吸过程，是体内许多重要酶系的组成成分。

铁缺乏可引起缺铁性贫血，使人体质虚弱、皮肤苍白、易疲劳、头晕、对寒冷过敏、气促、甲状腺功能减退等。对女性而言，由于月经的原因，铁的损失要比男性多，因此女性更容易贫血，膳食中要注意补充富含铁的食物。但要注意，摄入过量的铁将产生慢性或急性铁中毒。

成年女子每日铁供给推荐量为 18 毫克。膳食中铁的良好来源主要有：动物肝脏、牛肾、甘蔗、鱼子酱、鸡内脏、可可粉、鱼类、土豆、精白米、黄豆、菠菜、莴苣、韭菜、糙米、大米、小米、麦麸、芝麻、海带、腰子、杏仁等。

3. 锌元素，绽开生命之花

锌元素在人体中承担着重要的生理功能，是人体不可缺少的微量元素，对儿童的生长发育起着重要的促进作用。成人每天只需要 13~15 毫克的锌，但缺少了它，就会导致食欲减退、皮肤粗糙、发育迟缓，以及贫血等，长期缺锌还会造成性功能减退甚至不育。

锌的主要生理功能包括参与蛋白质、糖类、脂类、核酸的代谢，参与基因表达，维持细胞膜结构的完整性，促进肌体的生长发育和组织再生，保护皮肤和骨骼的正常功能，促进智力发育，改善正常的味觉敏感性。缺锌最常见的病因是膳食不平衡。

锌主要是通过饮食补充，食物中含锌量多的食物有牡蛎、麦芽，其次是瘦肉、鲜虾、鱼类、牛奶、核桃、花生、大豆、芝麻、紫菜、动物肝脏等。

4. 钾元素，保护你的心脏

钾在人生命活动中的重要性是不可忽视的。钾对人体的贡献，主要是帮助肌肉和心脏保持正常功能。血钾过高或过低都会引起肌肉和心脏功能异常，严重者甚至危及生命。

钾是人体生长和发育所必需的元素，维持细胞内液的渗透压。钾和细胞外液中的钠合作，维持神经肌肉的应激性和正常功能，并维持细胞与体液间水分的平衡，使体内保持适当的酸碱度。

钾是细胞内糖、蛋白质代谢必不可少的成分，并参与了多种酶的功能活动。钾能有效利用蛋白质修复破坏的组织，还能刺激中枢神经发出肌肉收缩所需的神经冲动，通过肾脏清除潜在的有害废物，帮助细胞代谢。细胞内钾的缺乏，将直接影响其正常代谢，长期缺钾则引起细胞变性、萎缩。钾可以营养肌肉组织，尤其是心肌，它协同钙和镁维持心脏的正常功能。钾能对抗食盐引起的高血压，临床应用证明，低钠高钾的食品具有治疗和预防高血压的作用。

靠不吃主食减肥的人，失去的不仅是体重，体内的钾含量也会下降，这会造成体力减弱、反应迟钝。大量饮用咖啡、酒和爱吃甜食的人容易疲劳，这是缺钾造成的，所以这样的人应该补充钾。

钾广泛分布于食物中。肉类、家禽、鱼类、各种水果和蔬菜都是钾的良好来源。含钾比较丰富的食物主要有：脱水水果、糖浆、土豆粉、米糠、海草、大豆粉、香料、向日葵子、麦麸和牛肉等。

5. 铜元素，铁的最佳搭档

铜是人体内30余种酶的活性成分，如抗坏血酸氧化酶、细胞色素氧化酶等都含有铜。铜是血浆铜蓝蛋白的重要组成部分，在保持循环完整性中，微量的铜也是必不可少的，如果缺铜，也会引起贫血。铜和铁一起参与造血过程，促进铁由“铁库”进入造血“机器”——骨髓之中，以加速血红蛋白和卟啉的合成。

铜还影响铁的代谢，缺铜使肠减少对铁的吸收，使肝、脾内的“铁库”储存的铁量减少，血清铁降低。含铜的超氧化物歧化酶存在于红细胞、肝脏及脑组织中。机体内的超氧化物具有毒性，而超氧化物歧化酶可使此物迅速分解，故铜对机体有解毒作用，而且对人体抗衰老、防止皮肤老化等也有重要作用。

铜广泛分布于食物之中，主要食物来源有：豆类、全麦、动物内脏、虾、杏仁、梨、甜菜、大蒜、蘑菇、坚果、燕麦、橘子、核桃、小萝卜、葡萄干、大豆、海鲜和绿叶蔬菜。

6. 铬元素，调节体内血糖

铬元素以多种不同颜色的化合物形式存在，故被称为“多彩的元素”。铬的浓度随年龄增长而减少，随着体内铬的减少，衰老也逐渐发生。铬是胰岛素参与糖代谢过程的重要元素，又是体内葡萄糖耐量因子的重要组成部分，缺铬可引起糖代谢紊乱而发生糖尿病。铬对蛋白质代谢也有影响，甘氨酸、丝氨酸和蛋氨酸等合成蛋白质时，需要铬参与。中年女性严重缺铬，会出现体重减轻及末梢神经疾病。

铬的最好来源是肉类，尤以肝脏和其他内脏为生物有效性高的铬的来源。啤酒酵母、未加工的谷物、麸糠、硬果类、乳酪也提供较多的铬；软体动物、海藻、红糖、粗砂糖中的铬的含量高于白糖；家禽、鱼类和精制的谷类食物含有很少的铬。长期食用精制食品和大量的精糖，可促进体内铬的排出，因此会造成铬的缺乏。

7. 碘元素，促进身体发育

在人体正常的新陈代谢中，碘是不可缺少的重要物质，虽然它的需要量很少，但它对身体和智力发育的发展至关重要。它是维持人体代谢功能的甲状腺素的重要组成成分，人体内含碘总量为20~50毫克。碘缺乏的典型特征是甲状腺肿大、头发变脆、肥胖、血胆固醇增高、甲状腺功能减退。

缺碘的孕妇所生的孩子可患有呆小症，这是一种以甲状腺机能低下、甲状腺肿、智力迟钝和生长迟缓为特征的疾病。成人轻度缺碘将出现疲劳、肌无力、黏液分泌过多等症状。

正常人对碘的摄取主要是从食物、饮水和食盐中获得，芦笋、大蒜、蘑菇、海盐、芝麻、大豆、南瓜、萝卜、菠菜等含有丰富的碘。

8. 钼元素，让你精气十足

钼在人体中的总含量为5~9毫克。别看它量少，它的存在与否对人体的影响却是很大的。钼不仅与头发的颜色有关，还与我们的精神状态有关。有它，你可感到精力充沛、神气十足；无它，你会感到疲惫不堪。这是因为钼是两种在新陈代谢中起重要作用的酶的组成成分，一是黄嘌呤氧化酶，二是亚硫酸盐氧化酶。嘌呤类物质充满能量，在代谢过程中，嘌呤及黄嘌呤转化为尿酸，就必须有黄嘌呤氧化酶参与，黄嘌呤氧化酶又必须有微量元素钼，才能催化这个反应。

钼还是醛氧化酶的组分，参与醛类的新陈代谢，可解除某些醛类物质对人体的毒害。钼对维持心肌能量代谢也有重要作用，是心肌中某些酶的组分，并且是维持动脉壁弹性的必要因素之一。钼对抗体的免疫能力有影响，还能调节甲状腺的功能。钼在人体新陈代谢中有如此重要的作用，缺钼会引起一些疾病，特别是癌症这种严重威胁生命的疾病。植物中的钼含量变化较大，与其所生长的土壤有关。从膳食中摄入的钼主要来源于动物内脏、肉类、全谷类、麦胚、蛋类、叶类蔬菜和酵母。

9. 硒元素，防癌自有高招

人体中有一种非常重要的抗氧化剂，即谷胱甘肽过氧化物酶，硒是这种酶的催化物。该酶能抵抗细胞膜上脂质的过氧化作用，防止自由基和过氧化物的过量生成和积累。自由基会促使机体老化，形成不能被细胞代谢的脂褐素。随着年龄增长，或机体缺硒，机体抗氧化能力逐渐降低，细胞内的脂褐素可在心脏、肝脏，特别是脑组织中积累，导致心脏病、神经功能不全、记忆力障碍和肝功能易受损害等，故硒有抗衰老的作用。自由基是癌症的主要致病因素之一，因此适量的硒可抑制多种化学致癌物引起肝癌、皮肤癌和淋巴肉瘤等的发生和发展。

硒的生理功能还表现在以下几个方面：参与免疫功能的维持，保护细胞膜和细胞；促进机体的生长和繁殖；保护心血管和心肌的健康；能降低心血管病的发病率，还可使心绞痛减轻或消失；提高工作效率。硒的丰富来源有芝麻、动物内脏、大蒜、蘑菇、海米、鲜贝、淡菜、金针菇、海参、鱿鱼、苋菜、鱼粉、黄油、啤酒酵母、小麦胚和龙虾；良好来源有海蟹、干贝、带鱼、松花鱼、黄鱼、龙虾、羊油、豆油、猪肾脏、全小麦粒（粉）、螃蟹、猪肉和羊肉；一般来源有小茴香、冬菇、桃酥、胡萝卜、全燕麦粉、啤酒、大米、橘汁和全脂牛奶；微量来源有玉米、小米、核桃、奶油蛋糕、油饼、水果和糖。

10. 磷元素，运转生命活动的齿轮

磷是人体遗传物质核酸的重要组分，也是人类能量转换的关键物质三磷酸腺苷（ATP）的重要成分，还是多种酶及生物膜磷脂的组分，是构成骨骼、牙齿的重要成分，可谓运转人体生命活动的齿轮。

磷是机体极为重要的元素之一，因为它是所有细胞中的核糖核酸、脱氧核糖核酸的构成元素之一，对生物体的遗传代谢、生长发育、能量供应等方面都是不可缺少的。磷也是生物体所有细胞的必需元素，是维持细胞膜的完整性、发挥细胞功能所必需的。磷脂是细胞膜上的主要脂类组成成分，与膜的通透性有关，它促进脂肪和脂肪酸的分解，预防血中聚集太多的酸或碱。磷的功能也影响血浆及细胞中的酸碱平衡，促进物质吸收，刺激激素的分泌，有益于神经和精神活动。磷能刺激神经肌肉，使心脏和肌肉有规律地收缩。磷能帮助细胞分裂、增殖及蛋白的合成，将遗传特征从上一代传至下一代。

磷广泛分布于动植物性食物当中，芦笋、啤酒酵母、玉米、乳制品、蛋、鱼、干果、大蒜、豆类、坚果、芝麻、向日葵、南瓜子、肉类、禽类、糙米等都是富含磷的食物。

11. 氟元素，牙齿的保护伞

许多人都知道氟是人体必不可少的微量元素，而且人体所需的氟，主要来源于饮水。氟是一种必需但敏感的元素，多了少了都会致病。缺氟可以引起龋齿。现在龋齿发病率越来越高，不仅在儿童中普遍存在，成年人中也屡见不鲜，被世界卫生组织列为当今世界除心脑血管病和肿瘤之后的第三种最重要的疾病。缺氟还能引起骨质疏松，中年女性患骨质疏松症和因骨质疏松而致骨折的较多，因此也应防止缺氟。成年人体内含氟约为2 9克，比锌略多，仅次于硅和铁。人体内的氟含量由于受铝、钙、镁等元素的影响而有所波动。从满足人体对氟的需要到由于过多而导致中毒的量之间相差不太多，因此，氟对人体的安全范围比其他微量元素要窄得多。

饮用水加氟的成本低，效率高，效果好。全世界已有30多个国家和地区的一亿多人口饮用加氟水，龋齿发病率下降。食用或饮用含氟的食物或饮料，也是弥补人体缺氟的一项措施。食品中，以鱼类、各种软体动物（如贝类、乌贼、海蜇等）和蔬菜中含氟量比较多，饮料、葡萄酒、茶叶中含氟量也较高。

膳食纤维：人体的“清道夫”

膳食纤维是人体的消化酶在消化食物时，其中难以消化部分的总体。简单地说，就是植物的细胞壁，其中包括纤维素、木质素、戊糖、果胶等。谷皮、麸皮、蔬菜和水果的根、茎、叶主要就是由纤维素组成的，因此这些食物为膳食纤维的主要来源。

纤维素虽然不能被人体吸收，但具有良好的清理肠道的作用，被人们成为“肠道清道夫”，并因此成为营养学家推荐的六大营养素之一，是有利于人体健康的食品。

食物纤维素包括粗纤维、半粗纤维和木质素。食物纤维素是一种不被消化吸收的物质，过去认为是“废物”，现在认为它在保障人类健康、延长生命方面有着重要作用。

膳食纤维对人体的作用主要有以下几种：

1. 有助于肠内大肠杆菌合成多种维生素。

2. 纤维素比重小、体积大，在胃肠中占据空间较大，使人有饱腹感，有利于减肥。

3. 纤维素体积大，进食后可刺激胃肠道，使消化液分泌增多和胃肠道蠕动增强，可防治糖尿病和便秘。

4. 高纤维饮食可通过胃排空延缓、肠转运时间改变、可溶性纤维在肠内形成凝胶等作用而使糖的吸收减慢，亦可通过减少肠激素如抑胃肽或胰升糖素分泌，减少对胰岛B细胞的刺激，减少胰岛素释放与增高周围胰岛素受体敏感性，使葡萄糖代谢增强。

5. 糖尿病患者进食高纤维素饮食，不仅可改善高血糖，减少胰岛素和口服降糖药物的应用剂量，还有利于减肥，并可防治便秘、痔疮等疾病。

纤维素的主要生理作用是吸附大量水分，增加粪便量，促进肠蠕动，加快粪便的排泄，使致癌物质在肠道内的停留时间缩短，对肠道的不良刺激减少，从而预防肠癌。

生命的标志——蛋白质

蛋白质是人体的主要组成物质之一，占人体体重的16%~19%，是高分子化合物。

蛋白质是生命活动的物质基础，没有蛋白质就没有生命。蛋白质在体内参与组成各种组织和器官，如皮肤、肌肉、骨骼、血液、内脏器官、毛发和指甲等。蛋白质还参与构成多种重要的生理活性物质，如催化生物化学反应的酶、调节代谢平衡的激素和抵御外来微生物的抗体等。

人体内的蛋白质不是固定不变的，而是处于不断更新的状态中。例如，一个成年人每天经由皮肤、毛发、黏膜而脱落，以及月经失调和肠道菌体死亡等排出20多克蛋白质，因此人体每天必须摄入一定量的蛋白质，以弥补每天损失的量。

不论高等或低等生物，所有蛋白质都由20种氨基酸组成。其中成人有8种氨基酸、婴儿有9种氨基酸不能自己合成，必须从食物中摄取。因此，这9种氨基酸（异亮氨酸、苯丙氨酸、蛋氨酸、赖氨酸、苏氨酸、色氨酸、亮氨酸、缬氨酸、组氨酸）被称为人类的必需氨基酸。人体内数以万计的各种蛋白质因氨基酸组成的数量和排列顺序不同而不同，使人体中蛋白质多达10万种以上，它们的结构、功能也因此千差万别，形成了生命的多样性和复杂性。

日常生活中富含蛋白质的食物主要有：

1. 蛋白质牲畜的奶，如牛奶、羊奶、马奶等；

2. 畜肉，如牛、羊、猪、狗肉等；

3. 禽肉，如鸡、鸭、鹅、鹌鹑、鸵鸟等；

4. 蛋类，如鸡蛋、鸭蛋、鹌鹑蛋等；

5. 大豆类，包括黄豆、大青豆和黑豆等，其中以黄豆的营养价值最高，它是婴幼儿食品中优质的蛋白质来源。

此外像芝麻、瓜子、核桃、杏仁、松子等干果类及鱼、虾、蟹等的蛋白质的含量均较高。

蛋白质的摄入量要因人而异，普通健康成年男性或女性每公斤（2.2磅）体重大约需要0.8克蛋白质。婴幼儿、青少年、怀孕期间的妇女、伤员和运动员通常每日可能需要摄入更多蛋白质。

人体最耐用的能源——脂肪

脂肪是人体必需的三大营养素之一。脂肪包括脂和油，常温下呈固态者称脂，呈液态者称油。脂肪也称三酰甘油，是由一个甘油分子和三个脂肪酸分子结合而成。

脂肪对我们的身体有很多作用：首先每1克脂肪可产生37焦热能，为蛋白质、糖类的2倍多，是人体的浓缩能源，是食物中产生热能最高的一种营养素。它可以为我们提供身体必需的脂肪酸。同时它还是某些维生素的载体。有些维生素只有溶于脂肪中才能被人体吸收，脂肪是它们的最好载体。脂肪还能维持人体体温。作为膳食成分，脂肪能提高食品风味（味香好吃）及饱腹感（抗饿）。

脂肪是食物中的一个基本构成部分，如各种动物油和植物油、坚果和油炸食品等。

植物性油脂指花生油、豆油、芝香油、向日葵油等，以及谷类的油，包括玉米油。这些油类含有丰富的不饱和脂肪酸，亚油酸、亚麻酸在豆油和紫苏子油中较多。

动物脂肪包括陆地与海洋动物的体脂、奶脂和禽肉类的脂肪，含饱和脂肪酸和单不饱和脂肪酸相对较多，而多不饱和脂肪酸含量较少。含磷脂较多的食物有蛋黄、肝脏、大豆、麦胚和花生等；含胆固醇丰富的食物有动物脑、肝、肾等内脏和蛋类，肉类和奶类也含有一定量的胆固醇。

在脂肪的摄入量上并没有统一的标准，不同地区由于经济发展水平和饮食习惯的差异，脂肪的实际摄入量有很大差异。我国营养学会建议膳食脂肪供给量不宜超过总能量的 30%，其中饱和、单不饱和、多不饱和脂肪酸的比例应为 1 ∶ 1 ∶ 1。亚油酸提供的能量达到总能量的 1%~2% 时即可满足人体对必需脂肪酸的需要。

人体热能最主要的来源——糖类

糖类是人体热能最主要的来源，人体所需热能的 70% 左右由糖供给。糖类由碳、氢、氧三种元素组成，它所含氢氧的比例为 2 ∶ 1，和水中所含氢氧的比例一样。糖类是人体正常生理活动、生长发育和体力活动的主要热能来源，尤其是神经系统、心脏的主要能源以及肌肉活动的燃料。

糖是构成人体组织的重要成分，血液中的葡萄糖（血糖），乳汁中的乳糖，糖与其他物质结合而成的核糖蛋白、糖脂素等都是构成细胞和组织及调节生理功能不可缺少的物质。足够的糖类供给可节约体内蛋白质的消耗，减少脂肪过度分解中不完全代谢产物酮体的积蓄，还有保肝解毒作用。

糖类的主要食物来源有：蔗糖、谷物（如水稻、小麦、玉米、大麦、燕麦、高粱等）、水果（如甘蔗、甜瓜、西瓜、香蕉、葡萄等）、坚果、蔬菜（如胡萝卜、番薯等）等。

一般说来，对糖类没有特定的饮食要求。主要是应该从糖类中获得合理比例的热量摄入。另外，每天应摄入 50~100 克可消化的糖类以预防糖类缺乏症。

好水可提高你的生命质量

水，和空气一样，是人类和一切动植物赖以生存的物质。可以说，在地球上，水是生命的源泉。一切生物都离不开水，水对人的健康起着至关重要的作用。

水是维持人体功能的主要成分之一，占体重的 60%。人体器官、组织含水量一般都在 70% 以上，而血浆、脑脊液等则在 90% 以上，就连我们的骨头也含有 16%~46% 的水分。人体每时每刻不断地呼吸，从汗腺、尿或粪中排出水分，一般说来，每天尿量约 1 500 毫升，从肺排出水约 400 毫升，皮肤汗腺蒸发约 600 毫升，粪中约 100 毫升，共计 2 600 毫升，如果没有水的补充，必将发生失水。对于人来讲，假如丧失 15%~20% 的水，生命就处于危险之中，这是因为新陈代谢的全过程中，几乎每一环节都需要水，如果没有水，生命将停止。一般来说，我们每天从食物中摄入的水约 1 600 毫升，机体在代谢过程中还会产生内生水约 400 毫升，其余必须靠外界水的补充而获得，盛夏天热出汗，体内缺水更多，补充也就更多，因此多多饮水有益健康。

不仅人体的新陈代谢离不开水，在其他方面也是离不开水的。

1. 调节体温

大家知道，人的正常体温总是恒定在 37℃左右，这是水的功劳，没有水的调节是无法实现这种恒定的。人体的血液中 80% 是水。血液在全身循环流动，使全身各部的温度保持一致。当外界气温过高或体内产热过多，神经系统的体温中枢就会让血管扩张，加速血液循环，把体内多余的热量通过皮肤出汗和呼吸把热散发出去。如果外界气温低，人体感到冷，体温中枢就让皮肤血管收缩，减少体表的血流量，使散热减少，所以，水能使体温一直保持不变。

2. 有利于稳定情绪

由于盛夏的炎热，人们的情绪容易发生波动，从而出现心烦意乱、失眠多梦等症状。医学专家发现，当一个人心情烦躁、情绪不稳时，慢慢饮用少量的白开水，有一定安神镇静之效。睡眠前少量饮水，可以将你带入甜甜的梦乡。

3. 有利于氧气供给

人体除了呼吸系统吸收氧气外，胃肠道也能吸收氧气，而这些氧气是由饮食（主要是水）携带的。另外，夏日多饮水有益呼吸。人的呼吸需要水，适当饮水可使肺部组织保持湿润，肺功能舒缩自如，可顺利地吸进氧气，排出二氧化碳。

4. 有利于降脂减肥

医学专家实验发现，每日饮水 8~12 杯，能使肥胖者每周减肥 0.5 千克。因为冷开水易为组织吸收，可消耗能量，还能令血管收缩，减慢脂肪的吸收。在节食减肥过程中，当限制饮水量为每天 900 毫升时，虽减重的速度较快，但所丢失的体重中脂肪仅占 13%，水占 87%；而多饮水时，虽减重的速度较慢，但所丢失的体重中脂肪较多，占 25%，水为 75%。

5. 水可以保护眼睛

当灼热物体接近眼睛时或在阳光下劳作时，眼中的泪水可形成一层很薄的水蒸气，有阻止高温传导的作用；当切洋葱、大葱时，会刺激眼睛，这时会流出泪来，可对眼睛加以保护。

6. 水是最好的美容液

平时喝足量的水，可使组织细胞的体液充足，皮肤细嫩有光泽，并富有弹性，还可以减少皱纹，延缓皮肤衰老。皮肤里有了水，人体才会有健康的体形，否则肌肉就会干瘦，失去光泽和弹性。

水除了有上面重要的功能外，还有许多特殊功能：有利于排出结石、有利于预防脑卒中、有利于减少心脑血管疾病的发生等。由此可知，水与生命的关系是相当密切的，生命离不开水。

不同的食物可以呵护身体的不同部位

你知道吗？不同的食物可以呵护身体的不同部位，或许你对这种说法还是感觉有点陌生，但其实这里面的道理都是我们已经熟知的，来看一看吧。

1. 菠菜护脑：拥有胡萝卜素以及超氧化物歧化酶等成分的“还原食物”，可以阻止脑血管的病变而保护大脑。而“还原食物”中，菠菜的护脑功能首当其冲。其次为韭菜、葱、豌豆角、西红柿、胡萝卜等蔬菜，核桃、花生等干果，以及糙米饭、猪肝汤等都是补脑时的好选择。

2. 红薯护眼：维生素 A 素有“护眼小卫士”之称，假如人体缺乏它，眼睛感受弱光的能力便会下降，对黑暗环境的适应能力也会减退，严重时轻易患上夜盲症。维生素 A 可由胡萝卜素转变而成。除胡萝卜外，红薯中也富含丰富的胡萝卜素，能转化成维生素 A，可以提高视力，而且常食红薯对皮肤有好处。

3. 海带护发：护发的食物有很多，例如黑芝麻、生姜、核桃等。但护发冠军是海带，经常食用海带不但能补充身体的碘元素，而且对头发的生长、滋润、亮泽也都具有非常好的功效。

4. 西红柿护肺：每星期吃西红柿 3 次以上可以预防呼吸系统疾病，保护双肺免受细菌的感染。但番茄红素的含量与西红柿中可溶性糖的含量是成反比的，也就是说，越是不甜的西红柿，其中的番茄红素含量越高。

5. 香蕉护腿：含钾元素丰富的香蕉是食物中排名第一的“美腿高手”，它所含丰富的钾元素能帮助你伸展腿部肌肉和预防腿抽筋。其次是芹菜，它有大量的胶质性碳酸钙，易被人体吸收，可补充双腿所需钙质，还能预防下半身水肿。

6. 深海鱼护心：坚持每天吃鱼 50 克，可减少 40% 心脏病的发生，尤以吃深海鱼为佳。鱼类所含的不饱和脂肪酸，被俗称为“好脂肪”，它们能担当天然抗凝血剂的帮手，可降低血压、抑制心肌的兴奋性、减慢心率，从而保护心脏。

7. 黑豆护肾：自古黑豆就被誉为“肾之谷”，而黑豆从外表上看与人体肾脏相似。它不仅味甘，性平，中医认为它还具有补肾强身、活血利水、解毒、润肤的功效，非常适合肾虚者。

8. 甘蓝护胃：甘蓝是世界卫生组织推荐的最佳蔬菜之一，被誉为“天然胃菜”。患胃溃疡及十二指肠溃疡的人，医生都会建议多吃甘蓝。也可将甘蓝与蜂蜜混合食用，此法有促进溃疡愈合的作用。

9. 西蓝花护肤：西蓝花不仅营养丰富、口感绝佳，还是闻名的“抗癌战士”，尤其是在防治胃癌、乳腺癌、皮肤癌方面效果尤佳。它含有丰富的维生素 A、维生素 C 和胡萝卜素，能增强皮肤的抗损伤能力。

10. 鸡蛋护指甲：健康的指甲是粉红色的，因为有充足的血液供给。若指甲颜色异常，往往是营养缺乏或其他潜在症状造成的。而高蛋白饮食是维持健康指甲所必需的，鸡蛋则是获得蛋白质的良好来源。

如果你觉得身体的哪个部位不够健康，需要改善，就多吃一些对应的食物，一直坚持情况就会慢慢好转。

别将食物最宝贵的部分扔掉

你家厨房里的垃圾桶，是不是每天都装满大堆垃圾？其中的一多半恐怕都是你丢掉的食物原料吧。

人类的食物原料归根结底是来自于自然界的各种生物，也就是植物、动物和微生物。植物有根、茎、叶、花、果实、种子几个部位之分，菌类有菌伞、菌柄的部位之别。动物则有骨、软骨、肉、血、内脏、皮等不同组成部分。

对于一个活的生物体，这些部分当然都很重要，缺一不可。然而，人们把它们当成食物的时候，却习惯于留下一部分，扔掉一部分。留下来的部分给我们提供了营养，而扔掉的部分就成了污染环境的垃圾。

为什么要扔掉它们呢？理由很多，可能是因为口感差一点，或者是因为品相难看一点，或者干脆没什么理由，就是一种习惯而已。

可实际上，你到底扔掉了什么？扔掉的部分当中有没有宝贵的东西呢？

1. 蔬菜水果类

不良传统一：切掉油菜和芹菜的鲜嫩绿叶，扔掉莴笋的叶子，扔掉白菜的老叶。

评点：蔬菜每一个部分几乎都有营养价值，其中的绿叶是植物合成营养成分的工厂，也是营养之精华所在，扔掉它会极大地降低蔬菜的营养价值。比如说，白菜外层绿叶中的胡萝卜素浓度要比中心白色叶子高十几倍，维生素 C 也要高好几倍。又比如说，莴笋叶子的胡萝卜素、维生素 C 和叶黄素含量都高于莴笋的茎。其实油麦菜就是叶用的莴笋，莴笋叶子甚至比油麦菜味道还要香浓。

对策：即使觉得混起来炒口感不好，也不要把叶子扔掉，而应该掰下来，另做一盘青菜，或用绿叶做汤、做馅。

不良传统二：削掉茄子皮，厚削萝卜、苹果、红薯的皮，撕掉西红柿的皮。

评点：这些做法也都去掉了蔬菜的营养精华。茄子最令人称道的强健血管功效便来自于茄子皮，它集中了茄子中的绝大部分花青素抗氧化成分，也含有很高浓度的果胶和类黄酮，丢掉实在可惜得很。辛辣的萝卜皮中含有相当多的异硫氰酸酯类物质，它正是萝卜防癌作用的关键成分。苹果、红薯和西红柿的皮富含抗氧化成分和膳食纤维，也有一定的防癌效果。若能多保留一些皮，其实更有利于健康。

对策：蔬果还是尽量吃完整的，纯天然的感觉最好。不要追求特别脆、特别白、特别甜之类的“境界”。如果觉得它们在色彩上或口感上有碍，可以对烹调方法进行调整，或单独制成另一道菜。比如老北京风味的“炒茄子皮”和“拌萝卜皮”就别具特色，集健康和美食于一体。

不良传统三：掐掉豆芽的两头，扔掉青椒生子的白色海绵部分，扔掉冬瓜的白色芯部。

评点：豆芽中营养最丰富的部分并不是白嫩的芽柄，而是淡黄色的芽尖；根则是纤维素含量最高的地方。费时费力地掐菜，实在是得不偿失。青椒和冬瓜的白色芯部都是维生素 C 含量特别高的地方，丢掉也很可惜。

对策：如果习惯于把它们吃掉，会觉得口感其实很不错呢。就把它们洗干净扔进锅里好了。

2. 鱼肉蛋类

不良传统一：扔掉能吃的骨头和骨髓，扔掉软骨 。

评点：动物的骨头是营养宝库。大家通常以为它能够补钙，其实它的钙很难溶出并被人体吸收，而其中的硫酸软骨素、骨胶原则是对美容非常有益的东西，松质骨红骨髓中的铁，白骨髓中的长链多不饱和脂肪酸，也是有益健康的宝贵资源。

对策：把骨头多煮一煮，最好用高压锅压软，然后能嚼的尽量嚼碎，咽下汁液，柔软的干脆吃掉。

不良传统二：扔掉鸡、鸭的皮，扔掉鱼鳞。

评点：皮里面富含胶原蛋白，对皮肤有益。虽然脂肪高一点，但其脂肪的饱和程度较低。鱼鳞当中则不仅含有很多胶原蛋白，而且含有大量的钙。

对策：用皮煮汤，使其中的胶原蛋白和香味物质溶出来，然后把油去掉，喝汤并吃掉已经去油的皮。鱼鳞则可以刮下来，放在炖鱼的锅中小火慢炖，然后连汤汁一起吃掉。

吃饭要讲究“先来后到”

一日三餐，我们餐餐不落，可是又有多少人真正懂得三餐里的饮食禁忌呢？吃饭要讲究“先来后到”，这是一个很容易被忽略的问题。不知你是否注意过，不管我们去餐馆就餐还是在别人家做客，吃东西的顺序似乎已经约定俗成：先给孩子来点儿甜饮料，大人们则专注于鱼肉主菜和酒品；吃到半饱再上蔬菜，然后吃主食；主食后面是汤，最后还有甜点或水果。

但是，这种大众公认的进食顺序却是最不科学、最不营养的。先从甜饮料说起，这类饮料的营养价值很低，如果用它们给孩子填充小小的胃袋，后面的食量就会显著减少，容易造成孩子营养不良。

对于成年人来说，在饥肠辘辘的时候，如果先摄入鱼肉类菜肴，会把大量的脂肪和蛋白质纳入腹中。因为鱼肉当中的糖类含量微乎其微，显然一部分蛋白质会作为能量被浪费。不过，浪费营养素还不是最要紧的问题，摄入过多的脂肪才是麻烦。在空腹时，人们的食欲旺盛，进食速度很快，根本无法控制脂肪和蛋白质的摄入量。看看那些常下馆子的中年男人，有几个不是大腹便便的？

就饮酒而言，也是空腹饮酒的危害最大。可是在餐馆当中，谁也不会吃完米饭再痛饮，多半是凉菜还未入口，酒杯已经斟满。等到蔬菜等清淡菜肴端上桌来，人们的胃口已经被大鱼大肉和烈酒饮料所填充，对蔬菜的兴趣十分有限。待到主食上桌，大部分人已经酒足菜饱，对主食不屑一顾，或者草草吃上几口了事。如此，一餐当中的能量来源显然只能依赖脂肪和蛋白质，膳食纤维也严重不足。天长日久，血脂升高在所难免。

吃了大量咸味菜肴之后，难免感觉干渴。此时喝上两三碗汤，会觉得比较舒服。可是，餐馆中的汤也一样含有油盐，有增加血压、血脂上升的风险。等到胃里已经没有空闲之处，餐厅会端上一盘冰冷的水果或冰淇淋，而它们会让负担沉重的胃部血管收缩，消化功能减弱。对于一些肠胃虚弱的人来说，吃完油腻食物再吃冷食，更是雪上加霜，很容易造成胃肠不适，甚至引起胃痛和腹泻。

对商家来说，这种饮食安排会促进高价鱼肉菜肴的大量消费，增加利润丰厚的酒水消费，减少蔬菜粮食等低利润食品的比例，可以取得更好的经济效益。然而，对于食客来说，带来的却只有健康隐患。

如果把进餐顺序变一变，情况会怎么样呢？

不喝甜饮料，就座后先吃些清爽的新鲜水果，然后上一小碗开胃汤，再吃清淡的蔬菜类菜肴，把胃填充大半；然后上主食，最后上鱼肉类菜肴，此时可饮少许酒类。

如此一来，既不会油脂过量，也不会鱼肉过量，轻而易举地避免了肥胖的麻烦；同时保证足够多的膳食纤维，延缓了主食和脂肪的消化速度，也能帮助避免高脂血症、高血糖的麻烦。从食物类别的比例来说，这样的顺序可以控制肉类等动物性食物的摄入量，保证蔬菜和水果的摄入量，提供大量的抗氧化成分，并维持成酸性食物和成碱性食物的平衡。对比“中国居民膳食宝塔”，每天最应当多摄入的是蔬菜和主食，而最应当少摄入的是动物性食品，把它们放在最后进食，当是合情合理的。

说起来，不过是用餐顺序的小变化；做起来，却是健康生活的大改善。

第三章　泻补相宜，以免食伤阴阳

养生求平衡，“补”的同时不要忘了“泻”

《本草纲目》中说，平衡养生的方法有8个，即“汗、吐、下、和、温、清、消、补”。其中汗法是通过发汗以祛除外邪的一种治疗方法。吐法是通过引起呕吐祛除病邪的一种治疗方法，用于治疗痰涎、宿食或毒物停留在胸膈之上。而下法是通过泻下大便以祛除病邪的一种治疗方法，用于治疗实邪积滞肠胃以致大便秘结不通的里实病症。和法是通过和解或调和作用以消除病邪的治疗方法。温法是通过温中散寒、回阳救逆等作用，使寒去阳复的一种治疗方法。清法是通过清解热邪的作用以祛除里热病邪的一种治疗方法。消法是通过消导和散结的作用，对气、血、痰、食、水、虫等所结成的有形之邪，使之渐消缓散的一种治疗方法。补法则是通过补益人体气血阴阳的不足，增强机体抗病能力的一种治疗方法。

中医认为身体有阴、阳二气，若阴阳不平衡，人就会上火。阳盛则热，热之极为火。但不是所有的火都是因为阳气太盛，阴虚也会导致火，不过这个火就是虚火了。对待这两种火，办法是不一样的。实热要用清法，而虚火当用温补。这就是补、泻的不同。其他方法也一样，要重视人的体质强弱。比如用消法，或先消后补，或先补后消，或消补兼施。

列举这八大治法，可能有的人会觉得略有些艰深难懂，其实养生的道理与治病的道理是相通的。简单说来就是既要补，又要泻。该补的时候补，该泻的时候泻。

进补如用兵，乱补会伤身

用食物进补有很多的好处，但进补必须遵照一定的法度，逾越它就可能达不到目的。尤其是现代人做事总是急功近利，什么事情都恨不能一步登天。这个态度也被人们用到养生上，有的人听说食补好处多，就吃一些膏粱厚味、肥腻荤腥，再不就是买一大堆保健品，恨不得一下就把身体补好。其实，这些进补的方法是不科学的，不仅对身体没好处，甚至还会伤害身体。民间有谚：“进补如用兵，乱补会伤身。”进补跟用兵一样，要用得巧、用得准才能击溃敌人，否则反而给对方以可乘之机。下面我们就列举几个进补的误区，给大家提个醒。

1. 胡乱进补

并不是每个人都需要进补，所以在决定进补之前我们应该先了解一下自己属于何种体质，到底需不需要进补。需要进补的话，究竟是哪个脏腑有虚证。这样才能做到有的放矢，真正起到进补的作用，否则不仅浪费钱财，还会扰乱机体的平衡状态而导致疾病。

2. 补药越贵越好

中医认为，药物只要运用得当，大黄可以当补药；服药失准，人参也可成毒草。每种补药都有一定的对象和适应证，实用有效才是最好的。

3. 进补多多益善

关于进补，“多吃补药，有病治病，无病强身”的观点很流行，其实不管多好的补药服用过量都会成为毒药，如过量服用参茸类补品，可引起腹胀、不思饮食等。

4. 过食滋腻厚味

食用过多肉类，就会在体内堆积过多的脂肪、胆固醇等，可能诱发心脑血管疾病。因此，冬令进补不要过食滋腻厚味，应以易于消化为准则，在适当食用肉类进补的同时，不要忽视蔬菜和水果。

5. 带病进补

有人认为在患病的时候要加大进补的力度，其实在感冒、发热、咳嗽等外感病症及急性病发作期时，要暂缓进补，否则，不光病情迟迟得不到改善，甚至有恶化的危险。

6. 以药代食

对于营养不足而致虚损的人来说，不能完全以补药代替食物，应追根溯源，增加营养，平衡膳食与进补适当结合，才能达到恢复健康的目的。

7. 盲目忌口

冬季吃滋补药时，一般会有一些食物禁忌。但是，有的人在服用补药期间，怕犯忌，只吃白饭青菜，严格忌口，这是完全没必要的。盲目忌口会使人体摄入的营养失衡，导致发生其他疾病，反而起不到进补的作用。

食物本无好坏之分，关键就看怎么吃

有人得病了会说是因为吃了“不好”的东西，其实，食物哪有什么好坏之分，只是看你会吃不会吃而已，一种菜可能你煮来吃就是很健康的，可是你偏偏喜欢腌制的，长期吃下来，可能就会导致癌症，这是食物不好吗？不，这只是因为你吃的不对。下面我们就介绍几种常见食品的正确吃法。

1. 鸡蛋

鸡蛋营养全面丰富，是百姓餐桌上不可或缺的食物，但错误的吃法也会让其营养白白流失。

鸡蛋不可生吃，也不可用热水、热豆浆、热牛奶等冲泡吃。因为这么做根本就不熟，而且鸡蛋里的细菌也没有被杀死。炒鸡蛋也有同样的因素，所以只有煮鸡蛋才是最可取的.鸡蛋最好的吃法是煮和蒸，这样不仅保存了蛋白质、脂肪、矿物质等营养成分，而且维生素的损失也很小。煮鸡蛋的时候宜用文火，控制火候，以不“流黄”为宜。

还有人爱吃松花蛋，但是松花蛋中含有大量的铅，会造成神经质传导阻滞，引起记忆力衰竭、痴呆症等。人体摄铅过多，还会直接破坏神经细胞内的遗传物质脱氧核糖核酸的功能，不仅易使人患痴呆症，还会使人过早衰老。所以，松花蛋还是少吃为妙。

2. 白菜

白菜是一种对身体非常好的蔬菜，富含大量维生素和对身体有益的纤维素，若要最大程度上保留营养，最好是生吃。可以把白菜用盐腌制一下再吃，时间不超过 12 小时。或者吃火锅，在开水中涮一下，直接吃营养才能最大程度的保留。另外，吃白菜时，还有几个方面需要注意：

（1）切白菜时，宜顺丝切，这样白菜易熟。

（2）烹调时不宜用煮焯、浸烫后挤汁等方法，以避免营养素的大量损失。

（3）腐烂的白菜含有亚硝酸盐等毒素，食后可使人体严重缺氧甚至有生命危险。

（4）白菜在沸水中焯的时间不可过长，最佳的时间为20~30秒，否则焯得太软、太烂，就不好吃了。

（5）白菜在腐烂的过程中产生毒素，所产生的亚硝酸盐能使血液中的血红蛋白丧失携氧能力，使人体发生严重缺氧，甚至有生命危险，因此腐烂的白菜一定不能食用。

3. 花生米

花生米俗称“长生果”，其营养丰富，药用价值也比较高，但是吃法不同，花生米对人体的价值也不一样？那么，怎样吃花生米好呢？

（1）有人喜欢生食花生米，觉得这样最天然。但是，花生在地里生长时，其外壳多被病菌或寄生虫卵污染，生食时很容易受其感染而患各种疾病。如果吃了被鼠类污染的生花生米，还会患流行性出血热。另外，花生米里含有大量脂肪，如果过多生食还会引起消化不良、腹痛腹泻。因此，不要生食花生米。

（2）也有人经常喜欢吃香香的炒炸花生米，而花生米经过火炒或油炸以后，其所含的维生素会被炒炸时的高温破坏掉，蛋白质、纤维素和新鲜花生衣也会部分碳化或全部碳化，这样其营养价值和药用价值也就很低了。所以，火炒或油炸的花生米也不够健康。

（3）吃花生米最健康的方式就是水煮，水煮花生米能完好地保存其营养成分和药用成分，而且味道非常鲜美，食后对人体健康有益处。

4. 土豆

土豆的营养非常丰富，它所含的蛋白质和维生素 C、维生素 B_1、维生素 B_2 都比苹果高得多，钙、磷、镁、钾含量也很高，尤其是钾的含量，可以说在蔬菜类里排第一位。其中含有大量的优质纤维素，有预防便秘和癌症等作用。土豆是我们经常食用的蔬菜，土豆丝、土豆泥、土豆饼……那么，哪种吃法更健康呢？

土豆的烹调方式很多，蒸、煮、炒都可以，就是不要油炸。因为油炸过度会让土豆里的淀粉焦煳，从而产生致癌物质。

还有人制做土豆的时候喜欢把土豆皮削掉，其实土豆皮也有丰富的营养，丝毫不亚于土豆，完全可以尝试将土豆连皮吃。

看了这些，您是否也应该对自己吃东西的方式做一个反思呢？看自己是不是总是在用不健康的方式来烹调食物？而这可能就是导致你和家人患上各种疾病的主要原因。还是那句话，食物没有好坏之分，只要你吃得正确，每一种食物都能发挥出它对身体有益的部分，助你健康长寿。

食物是最灵验的“消毒剂”

许多人知道自己身体里有毒素，但是苦于没有办法排除，于是市面上各种排毒产品成了热门货。其实，最灵验的消毒剂就在我们身边，那就是食物。由于毒素每天都在不断地累积，因此如何从饮食着手，给身体来个大扫除，就变成了排毒的基本课题。健康专家的建议为：

1. 多喝水

喝水促排泄是人体排毒的重要方法之一，多饮水可以促进新陈代谢，缩短粪便在肠道停留的时间，减少毒素的吸收，溶解水溶性的毒素。最好在每天清晨空腹喝一杯温开水，每天的饮水量要保证在2升左右，这样才能通过水分冲洗体内的毒素，减轻肾脏的负担。李时珍的《本草纲目》将“水篇”列为全书首篇，还有“药补不如食补，食补不如水补”等俗语，更是充分表达了喝水保健的重要性。

2. 改变饮食习惯

腌制食品都含有亚硝胺，它是造成身体老化的物质。

现代人讲求吃得清淡，甚至兴起一股排毒餐风潮。排毒餐很多是蔬菜、水果，这种观念是正确的。

以天然食品取代精加工食物，新鲜水果有很强的净化能量，木瓜、猕猴桃、菠萝、梨都是很好的选择。此外，宿便之所以会留在人体内，就是因为肠道的蠕动不够。平时多吃富含纤维的食物，比如蔬菜、水果、糙米等，能加快肠道蠕动，减少和避免便秘的发生。

3. 控制盐分的摄入

过多的盐会导致闭尿、闭汗，引起体内水分堆积。如果你一向口味偏重，可以试试用芹菜等含有天然咸味的蔬菜替代食盐。

4. 适当补充抗氧化剂

适当补充一些维生素C、维生素E等抗氧化剂，可以消除体内的自由基。

5. 吃东西要细嚼慢咽

细嚼慢咽能促使口腔分泌较多唾液，中和各种有毒物质，引起良性连锁反应，排出更多毒素。

食物中的“排毒明星”

许多食物具有抗污染、清血液、排毒素的功能。经常食用这些食物，能够有效地减少体内的毒素，使你更加轻松有活力。以下将介绍食物中的“排毒明星”。

1. 芦荟

《本草纲目》中记载，芦荟味极苦，性大寒，功能泻下，杀虫、清热。主治肠热便秘、虫积、瘰疬、疥癣、胸膈烦热等。临床上用量为1~3克，只做丸剂、散剂服用，不入汤剂。外用时研末调敷，或用醋、酒泡涂。

芦荟能极好地清除肠道、肝脏毒素和清理血管。芦荟中含有多种植物活性成分及多种氨基酸、维生素、多糖和矿物质成分，其中芦荟素可以极好地刺激小肠蠕动，把肠道毒素排出。芦荟因、芦荟纤维素、有机酸能极好地软化血管，扩张毛细血管，清理血管内的毒素。同时，芦荟中的其他营养成分可迅速补充人体缺损的需要。所以，美国人说："清早一杯芦荟，如金币般珍贵。"即言芦荟既能排毒又能补虚。

2. 姜

《本草纲目》中记载，姜味辛，有健脾胃、解表、散寒、排毒及利于毛囊孔开放和皮脂分泌物排出等功效。姜中还含有多种芬芳挥发油，具有强心、健脾胃、促进血液循环的作用。口服姜后，机体慢慢吸收，皮肤发汗，从体内向外发，自然排毒，这比人为地扩张、挤压毛孔的方法要好，能减少正常皮肤组织损伤。另外，姜既经济，又方便。所以，建议长痤疮的朋友们试试。具体方法为：每日口服生姜10~20克，或水煎服，剂量多少要因人而定。在口服姜的最初一段时间，痤疮可能会加重，请不要放弃，要继续吃，坚持一两个月后，你会发现，痤疮慢慢消退了，皮肤变得细腻、光滑了。

胆结石是以胆固醇为主的"毒素"淤积而结成的"石头"。生姜所含的生姜酚不仅能减少胆固醇的生成，还能促使其排出体外，有效地防止因胆固醇过多形成的结石。另外，毒素之中包括各种病原微生物，而现代医学证明，生姜中含有的辛辣姜油和姜烯酮，对伤寒、沙门菌等病菌有强大的杀灭作用。

3. 苦瓜

苦瓜味甘，性平。中医认为，苦瓜有解毒排毒、养颜美容的功效。《本草纲目》中说苦瓜"除邪热，解劳乏，清心明目"。苦瓜富含蛋白质、糖类、粗纤维、维生素C、维生素B_1、维生素B_2、胡萝卜素、钙、铁等成分。现代医学研究发现，苦瓜中存在一种具有明显抗癌作用的活性蛋白质，这种蛋白质能够激发体内免疫系统的防御功能，增加免疫细胞的活性，清除体内的有害物质。苦瓜虽然口感略苦，但余味甘甜，近年来渐渐风靡餐桌。

4. 胡萝卜

《本草纲目》中记载，胡萝卜味甘，性凉，有养血排毒、健脾和胃的功效，素有"小人参"之称。胡萝卜富含糖类、脂肪、挥发油、维生素A、维生素B_1、维生素B_2、花青素、胡萝卜素、钙、铁等营养成分。现代医学研究证明，胡萝卜是有效的解毒食物，它不仅含有丰富的胡萝卜素，而且含有大量的维生素A和果胶，与体内的汞离子结合之后，能有效降低血液中汞离子的浓度，加速体内汞离子的排出。

5. 木耳

《本草纲目》记载，木耳味甘，性平，有排毒解毒、清胃涤肠、和血止血等功效。古书记载，木耳"益气不饥，轻身强志"。木耳富含糖类、胶质、纤维素、葡萄糖、木糖、卵磷脂、胡萝卜素、维生素B_1、维生素B_2、维生素C、蛋白质、铁、钙、磷等多种营养成分，被誉为"素中之荤"。木耳中所含的一种植物胶质，有较强的吸附力，可将残留在人体消化系统的灰尘、杂质集中吸附，再排出体外，从而起到排毒清胃的作用。

6. 海带

《本草纲目》记载，海带味咸，性寒，具有消痰平喘、排毒通便的功效。海带富含藻胶酸、甘露醇、蛋白质、脂肪、糖类、粗纤维、胡萝卜素、维生素B_1、维生素B_2、维生素 C、碘、钙、磷、铁等多种成分。尤其是含丰富的碘，对人体十分有益，可治疗甲状腺肿大和碘缺乏而引起的病症。它所含的蛋白质中，包括 8 种氨基酸。海带的碘化物被人体吸收后，能加速病变和炎症渗出物的排出，有降血压、防止动脉硬化、促进有害物质排泄的作用。同时，海带中还含有一种叫硫酸多糖的物质，能够吸收血管中的胆固醇，并把它们排出体外，使血液中的胆固醇保持正常含量。另外，海带表面上有一层略带甜味的白色粉末，是极具医疗价值的甘露醇，它具有良好的利尿作用，可以治疗药物中毒、水肿等症。所以，海带是理想的排毒养颜食物。

7. 冬菇

《本草纲目》记载，冬菇味甘，性凉，有益气健脾、解毒润燥等功效。冬菇含有谷氨酸等 18 种氨基酸，在人体必需的 8 种氨基酸中，冬菇就含有 7 种。同时，它还含有 30 多种酶以及葡萄糖、维生素 A、维生素 B_1、维生素 B_2、铁、磷、钙等成分。现代医学研究认为，冬菇含有多糖类物质，可以提高人体的免疫力和排毒能力，抑制癌细胞生长，增强机体的抗癌能力。此外，冬菇还可降低血压、胆固醇，预防动脉硬化，有强心保肺、宁神定志、促进新陈代谢及加速体内废物排出等作用，是排毒壮身的最佳食品。

8. 荔枝

荔枝味甘、酸，性温，有补脾益肝、生津止渴、解毒止泻等功效。李时珍在《本草纲目》中说："常食荔枝，补脑健身……"《随身居饮食谱》记载："荔枝甘温而香，通神益智，填精充液，辟臭止痛，滋心营，养肝血，果中美品，鲜者尤佳。"现代医学认为，荔枝含维生素 A、维生素 B_1、维生素 C，还含有果胶、游离氨基酸、蛋白质，以及铁、磷、钙等多种营养成分。现代医学研究证明，荔枝有补肾、改善肝功能、加快毒素的排出、促进细胞生成、使皮肤细嫩等作用，是排毒养颜的理想水果。

9. 芹菜

芹菜中含有的丰富纤维可以像提纯装置一样，过滤体内的废物。经常食用可以刺激身体排毒，对付由于身体毒素累积所产生的疾病，如风湿、关节炎等。此外，芹菜还可以调节体内水分的平衡，改善睡眠。

有些水果也可以帮你洗肠、排毒，不同的水果排不同的毒。

（1）草莓：热量不高，而且又含有维生素 C。在自然疗法中，草莓可用来清洁胃肠道。不过，对阿司匹林过敏和肠胃功能不好的人，不宜食用。

（2）樱桃：樱桃的果肉能除毒素和不洁的体液，因而对肾脏排毒具有相当好的辅助功效，同时还有温和的通便作用。选择时，最好选择果实饱满结实、带有绿梗的樱桃。

（3）葡萄：具有排毒的效果。它能帮助肠内黏液组成，帮助肝、肠、胃、肾清除体内的垃圾。唯一的小缺点是热量有点高，40 粒葡萄相当于两个苹果的热量。

（4）苹果：除了含有丰富的膳食纤维外，它所含的半乳糖醛酸对排毒也很有帮助，而果胶则能避免食物在肠内腐化。选择苹果时，别忘了常换换不同颜色的苹果品种，这样效果更好。

鲜果蔬汁是体内的"清洁剂"。富含纤维素或叶绿素的食物具有解毒功能，绿叶根茎蔬菜最好榨汁饮用而不经过炒煮。经常饮用鲜果蔬汁可将积聚于细胞内的毒素溶解，起到中和体内酸性毒素、净化体内脏器的作用。

教你走出排毒误区

每个人的体质都不同，只有针对自己的特点选择适合的排毒方式，才能够事半功倍。然而生活中我们往往容易走进排毒的误区，如下所示：

1. 跟风排毒

专家指出，排毒是一个代谢的过程、平衡的过程，是把过剩的东西排掉。饮酒过剩、滥用药物等不良生活习惯都会产生“毒素”，人体积聚了“毒素”以后，就会产生一些表征，如长期咳嗽、便秘、皮肤病等。如果没有出现体内有毒素的表征，就不能随意盲目的“排毒”。

2. 男人无须排毒

很多男人认为排毒是女人的专利，因为男人不用养颜，也就无须排毒。殊不知，男人，特别是过了30岁的男人，恰恰是需要排毒的一族。高蛋白或高脂肪饮食、食品添加剂、空气中飘散的有毒排放物……越来越多的毒素充斥着男性的生活，不良习惯(抽烟、饮酒、熬夜)又加重了这些毒素在他们体内的堆积。于是，衰老来了，疲倦来了，疾病也来了……男人更需要排毒！

3. 盲目排毒

不少人分不清药品、保健食品和普通食品之间的区别，排毒时随意性很大，对身体会造成较大损害。药品必须是在医生的指导下服用，疾病治愈就应停止用药，不应用来保健养生。保健食品安全无毒，可经常食用，但需慎重选择。

4.“通便”并非“排毒”

人体的“毒素”主要通过大小便、皮肤、呼吸等排出体外，这些通道受到阻塞时就会产生毒素积聚，因此需要“排毒”。不少人把“排毒”简单地理解为“通便”。这种观念很危险，有的人甚至通过吃泻药来达到排毒的目的。

通便是一种非常重要的排毒方式，但更重要的是恢复人体自身排毒系统的正常功能，使人体内外环境达到统一协调。因此，日常排毒保健与美容，应选择正规的排毒类保健食品。

5. 突击排毒，终生无忧

毒素不仅来源于自身，也来自于外界，我们的身体处于内外毒的夹击之下，时刻不能停滞，所以，排毒绝不可以一蹴而就，需要常年坚持。

6. 泻药可以排毒

很多人长期大量服用各种各样的泻药，以为这样可以排毒。实际上，泻药的使用是有针对性的，每个人都应在医生的指导下根据病情而定，不能随意使用。

7. 排毒的功效只是美容养颜

毒素在人体中积存会造成很多的危害，发于皮肤就出现痤疮、黄褐斑以及面色晦暗，人们往往是通过发现皮肤表面的变化，才察觉到毒素的存在，却忽略了排毒调补对全身各个系统脏器重要的治疗和保养作用。其实，排毒调补是对身体整体的调解，而不仅是美容手段。另外，通过美容所达到的改善皮肤状况的方法也起不到排毒的功效。

认清了这几个误区，希望大家真正从心里重视排毒，将排毒贯穿到日常生活中，坚持科学合理的排毒方法，让自己的身体从内到外变得健康洁净，体内没毒了，皮肤自然也会好。不要把排毒看得非常复杂，只要平时保持良好的生活习惯，不吸烟不喝酒，远离那些不健康的食物，多喝水，排毒并不是非常困难的事情。

体内毒素简易自查法

如果平时习惯大鱼大肉，饮食无规律，加上一些不良生活习惯，那么体内难免会有毒素堆积，如果经常出现下列症状，则说明身体内的毒素太多了，而毒素是多种疾病产生的原因，为了保证身体健康，不给毒素可乘之机，因此，排毒是十分必要的，为了更有效地排毒，在排毒之前，可以用下面这个简易的自测法测一下体内毒素的状况。

口臭、屁味臭、打嗝、胀气、腹胀、便秘：这些问题的产生主要是肠道废物积累过多的缘故。人体大部分的废物都在肠道积存，所以肠道是排毒的重点。

经常疲倦、精力差、感冒或身体过热、易出汗、手足潮湿：倘若人体内的毒素积累到一定的程度，就会增加体内各个器官和系统的负担，从而出现疲劳等现象，免疫力也随之下降。

尿频、尿少、尿刺痛、四肢肿胀：出现下肢水肿，说明某些致病因素或毒素过多，影响了肾脏的正常功能，使得大量水分滞留体内。肾是人体的排泄器官，尿液是人体的排泄物，尿液是体内毒素多少的重要反应。

皮肤干燥或油腻，易起红疹、色斑、小疙瘩，易过敏：皮肤是排除体内毒素和垃圾的重要途径，是身体状况的大镜子。

头脑混浊、记忆力下降、易怒：身体内的毒素积累过多，器官压力过大或者体内循环不畅都会导致供血供氧不足，影响大脑的正常工作，引发情绪和精神问题。

肥胖：细胞的超载、脂肪的堆积是肥胖的真正原因，而毒素过多影响正常的排泄功能也是肥胖的诱因之一。

一旦你具备了以上状况中的任何一种或几种，那么，你一定要注意了，一定要把排毒计划提上日程，因为，身体的毒素一经形成，必须及时加以清除，否则会影响你的健康。

“小人参”胡萝卜能解汞中毒

胡萝卜所含营养成分丰富，在蔬菜中享有盛名，民间称它为“小人参”就是此理。美国人爱吃的俄罗斯饺子，馅儿料就是胡萝卜，他们认为胡萝卜是最好的美容菜。胡萝卜还是一个舶来品，是公元13世纪从伊朗引进的，自此之后就成为老少爱吃的蔬菜。

《本草纲目》里说胡萝卜“性平，味甘，健脾，化滞”，具有健脾消食、补血助发育、养肝明目、下气止咳的功效。

现代医学研究证明，胡萝卜的功效涉及方方面面，是蔬菜中的“全才”。

1. 美容功效

胡萝卜所含的B族维生素和维生素C等营养成分有润皮肤、抗衰老的作用。

2. 护眼功效

胡萝卜能提供丰富的类胡萝卜素，可转化成维生素A，具有促进机体正常生长与繁殖、维持上皮组织、防止呼吸道感染及保持视力正常、治疗夜盲症和干眼症等功能。维吾尔族人中近视率极低，有专家认为这与他们的饮食有关。因为胡萝卜是维吾尔族人经常食用的蔬菜，几乎所有菜色都会用到。经常食用胡萝卜也就减少了近视发生的概率。

3. 抗癌功效

胡萝卜素能增强人体免疫力，有抗癌作用，并可减轻癌症病人的化疗反应，对多种脏器有保护作用。妇女食用胡萝卜可以降低卵巢癌的发病率。

4. 抗菌功效

胡萝卜的芳香气味是挥发油形成的，能促进消化，并有杀菌作用。

我们提到胡萝卜，总是会先想到它是一种对眼睛有好处的食物，其实胡萝卜还有一大功效——解毒。胡萝卜是有效的解毒食物，能够清除体内毒素，尤其是在排出汞离子上具有特效。胡萝卜能与体内的汞离子结合，有效降低血液中汞离子的浓度，加速体内汞离子的排出。

工业生产用汞的残余在自然界极难分解，加上汞具有挥发特性，可以进入空气，并可以少量融入水中，然后经过蔬菜、水果等食物富集在人体内，从而引发慢性中毒。慢性汞中毒表现为头痛、失眠、健忘、多梦、焦虑、多汗。汞中毒可以导致肾功能减退、性功能减退、夜尿增多、全身水肿；引起高血压、冠心病、脑血栓、不孕症、慢性支气管炎等疾患。如果儿童汞中毒，还会影响到生长发育。

所以，居住地周围有化工厂所的人群应该在饮食中多多注意，添加胡萝卜等能排出毒素的食物。下面为大家推荐一道胡萝卜炖羊肉，可助补中益气。

胡萝卜炖羊肉

材料：胡萝卜300克，羊肉180克，葱、姜、花椒、大料、盐、酱油、料酒、油各适量。

做法：（1）胡萝卜与羊肉洗净沥干，并将胡萝卜及羊肉切块备用，将羊肉放入开水汆烫，捞起沥干。

（2）锅中注油烧热，将羊肉下锅，放入葱、姜后大火快炒至颜色转白。

（3）将胡萝卜、水及调味料一起放入锅内用大火煮开，再改用小火煮约1小时后熄火，起锅即可。

功效：补虚弱、益气血，长期食用可补中益气，预防手脚冰冷、帮助消化、止咳。

红豆排毒又健康

《本草纲目》称红豆为赤小豆，说它具有“利小便、消胀、除肿、止吐”的功效。因为它富含淀粉，因此又被人们称为“饭豆”，是人们生活中不可缺少的高营养的杂粮。李时珍称红豆为“心之谷”，可见其食疗功效。

现代医学证明，红豆富含维生素 B_1、维生素 B_2、蛋白质及多种矿物质，多吃可预防及治疗脚肿，有减肥的功效。红豆所含的石碱成分可增加肠胃蠕动，减少便秘，促进排尿，消除心脏或者肾病所引起的水肿。

红豆虽好，却不宜多食。因为红豆含有较多的淀粉，吃得过多会导致腹胀、肠胃不适。所以，一次50克左右为宜。另外，《本草纲目》中说：“赤小豆，其性下行，久服则降令太过，津液渗泄，所以令肌瘦身重也。”所以，尿多的人忌食。

古籍中记载，用红豆与鲤鱼烂煮食用，对于改善孕妇怀孕后期产生的水肿，有很大的帮助。但是鲤鱼与红豆两者均能利水消肿，正是因为利水功能太强，正常人应避免同时食用二者。下面给大家介绍一款莲子百合红豆沙，此食疗方有清心养神、健脾益肾等功效。

莲子百合红豆沙

材料：红豆500克，莲子30克，百合10克，冰糖约500克，陈皮适量。

做法：（1）把红豆、莲子、百合先洗干净，用清水浸泡两小时。

（2）煮开水，把红豆、陈皮、莲子、百合放入锅中，泡豆子的水也倒入。

（3）煮开后用中慢火煲两小时，最后才用大火煲大概半小时。

（4）煲至红豆起沙和还有适量水分时，就可以加糖调味了。

功效：清心养神、健脾益肾、固精益气、止血、强健筋骨。

排毒减肥就找红薯帮忙

红薯，又名白薯、甘薯、番薯、山芋、地瓜等。它味道甜美，营养丰富，又易于消化，可供给大量的热量，有的地区还将它作为主食。此外，它还有着“土人参”的美誉。红薯含有糖类、蛋白质、脂肪、胡萝卜素、维生素C、维生素B_1、维生素B_2、烟酸、钙、磷、铁等成分，营养十分丰富。

每百克红薯含热量500千焦、粗纤维0.5克、脂肪0.2克、糖类29.5克，另含无机盐和维生素等物质。红薯中含有大量胶原和黏多糖物质，不但有保持人体动脉血管弹性和关节腔润滑的作用，而且可预防血管系统的脂肪沉积，防止动脉粥样硬化，减少皮下脂肪。此外，红薯含有大量膳食纤维，能刺激肠道，增强肠道蠕动，通便排毒，有利于减肥。

《本草纲目》中说红薯“性平，味甘；补虚益气、健脾强肾、补胃养心”。因此，红薯适宜脾胃气虚、营养不良、习惯性便秘、慢性肝病和肾病及癌症等患者食用。但胃肠疾病及糖尿病等患者应忌食红薯。另外，红薯含有气化酶，吃后有时会有烧心、吐酸水、肚胀排气等症状出现，但只要一次别吃得过多，而且和米、面搭配着吃，并配以咸菜或喝点菜汤即可避免。食用凉的红薯也可致上腹部不适。不过，用红薯与玉米搭配熬成糊糊倒是很好的选择，可以起到一定的食疗效果。

红薯玉米糊

材料：红薯250克，玉米粉150克。

做法：将红薯洗净，玉米粉用冷水浸透和成稀糊后，将红薯放入锅内加适量水煮至烂熟。再将玉米粉糊徐徐下锅，并不断搅动煮至熟，出锅即可食用。

功效：调节阴阳平衡，尤其对胃癌、肠癌等癌肿有治疗或辅助治疗作用。

竹笋，排毒养身好上加好

竹笋又名竹肉、玉兰片，是禾本科植物毛竹等多种竹的幼苗。鲜笋有冬笋和春笋之分，冬笋是在冬天笋尚未出土时挖掘的，质量最好；春笋则是在春天笋已出土时挖掘的，质量较次。

我国人民以笋入菜，历史悠久，《诗经》与《楚辞》中均有记载。北宋时期，京城的居民不崇尚食用鲜竹笋，认为它“刮肠饱”。但大文学家苏东坡却特别喜欢食笋，他称竹笋为“玉板和尚”，赞美烧笋是“禅悦味”，将竹笋奉为“素中仙”。苏东坡诗：“无竹（笋）令人肥，无肉令人瘦。不肥又不瘦，竹笋加猪肉。”

《本草纲目》中记载：“竹笋性寒，味甘；滋阴凉血、开胃健脾、清热化痰、解渴除烦、利尿通便、养肝明目。”中医认为，竹笋味甘，微寒，无毒。在药用上具有清热化痰、益气和胃、治消渴、利膈爽胃等功效。现代医学证实：竹笋甘寒通利，其所含有的植物纤维可以增加肠道水分的储存量，促进胃肠蠕动，降低肠内压力，减少粪便黏度，使粪便变软利于排出，可用于治疗便秘，可用于预防肠癌。竹笋具有低糖、低脂的特点，富含植物纤维，可降低体内多余脂肪，消痰化瘀滞，可用于治疗高血压、高脂血症、高血糖症，且对消化道癌肿及乳腺癌有一定的预防作用。

下面介绍一款驴肉炒竹笋，此药膳可以滋阴凉血、开胃健脾。

驴肉炒竹笋

材料：驴肉 300 克，竹笋 150 克，葱 10 克，盐 6 克，味精 3 克，油适量。

做法：（1）竹笋洗净切成片；驴肉洗净切成片；葱洗净切成段。

（2）锅中放油。

（3）再加入竹笋片、葱段，然后下入驴肉，炒匀后，调入盐、味精炒香，炒入味即可出锅。

功效：滋阴凉血、开胃健脾。

需要注意的是，患有胃溃疡、胃出血、肾炎、肝硬化、肠炎、尿路结石等病的人不宜多吃。

猪血，人体废料的“清道夫”

猪血，又称液体肉、血豆腐和血花等，性平、味咸，是最理想的补血佳品。猪血以色正新鲜、无夹杂猪毛和杂质、质地柔软、非病猪之血为优。

《本草纲目》记载猪血可“补铁、止血、解毒”。中医认为，猪血是养血之宝。猪血中的血浆蛋白被人体内的胃酸分解后，可产生一种解毒、清肠的分解物，能够与侵入人体内的粉尘、有害金属微粒发生化合反应，易于毒素排出体外。

猪血的功效有以下几种：

1. 猪血含铁量较高，而且以血红素铁的形式存在，容易被人体吸收利用，处于生长发育阶段的儿童和孕妇或哺乳期妇女多吃些有动物血的菜肴，可以防治缺铁性贫血，并能有效地预防中老年人患冠心病、动脉硬化等症。

2. 猪血中含有的钴是防止人体内恶性肿瘤生长的重要微量元素，这在其他食品中是难以获得的。

3. 猪血含有维生素 K，能促使血液凝固，因此有止血作用。

4. 猪血还能为人体提供多种微量元素，对营养不良、肾脏疾患、心血管疾病病后的调养都有益处，可用于治疗头晕目眩、吐血出血、崩漏血晕、损伤出血以及惊厥癫痫等症。

另外，高胆固醇血症、肝病、高血压、冠心病患者应少食猪血；患病期间忌食。猪血也不宜与黄豆同吃，否则会引起消化不良；忌与海带同食，否则易导致便秘。

下面介绍一种药膳——猪血菠菜汤，此方可治疗痔疮、便秘等症。

猪血菠菜汤

材料：猪血200克，菠菜250克，水500毫升，盐、油、味精各适量。

做法：水烧开下猪血块和油、盐，再烧开后下菠菜煮至熟，加入味精调匀即可。

功效：可治疗痔疮、便秘，特别是老年人肠道干燥引起的习惯性便秘。

第五篇

脏腑调阴阳法——藏泻互补保健康

第一章　善待肝胆，滋养阳气

肝血充盈精力旺，疏肝理气更健康

肝脏相当于一个国家的将军，将军主管军队，是力量的象征。清代医学家周学海在《读医随笔》中说：“医者善于调肝，乃善治百病。”由此，我们可以看出肝对人体健康具有总领全局的重要意义。

肝脏的生理特征和功能归纳起来主要有以下 3 方面：

1. 肝主疏泄

疏泄，即传输、疏通、发泄。肝脏属木，主生发。它把人体内部的气机生发、疏泄出来，使气息畅通无阻。气机如果得不到疏泄，就是“气闭”，气闭就会引起很多的病理变化，譬如出现水肿、瘀血、女子闭经等。肝就是起到疏泄气机的功能。如果肝气郁结，就要疏肝理气。此外，肝还有疏泄情志的功能。人都有七情六欲、七情五志，也就是喜、怒、哀、乐这些情绪。这些情志的抒发也靠肝脏。肝还疏泄“水谷精微”，就是人们吃进去的食物变成营养物质，肝把它们传输到全身。

2. 肝藏血

肝脏有贮藏、调节全身血量的作用。当人体活动的时候，机体的血流量增加，肝脏就排出贮藏的血液，以供机体活动的需要；当人体在休息和睡眠时，机体需要的血液量减少，多余的血液则贮藏于肝脏。故《黄帝内经》有“人卧血归肝”之说。肝藏血还表现在调整月经方面，血液除了供应机体营养的需要外，其余部分，在女子则下注血海成为月经，因此女子月经正常与否，与肝藏血、司血海的功能密切相关，肝有血海之称，妇科有女子以肝为先天之说。若肝血不足，血液不溶筋则肢体麻木；血虚生风则头摇震颤；若藏血障碍，还可出现出血、呕血、月经量过多等症。

3. 肝主筋膜

筋膜，就是人体上的韧带、肌腱、筋膜和关节。筋性坚韧刚劲，对骨节肌肉等运动器官有约束和保护作用。筋膜正常的屈伸运动，需要肝血的濡养。肝血充足则筋力劲强，使肢体的筋和筋膜得到充分的濡养，肢体关节才能运动灵活，强健有力；肝血虚衰亏损，不能供给筋和筋膜以充足的营养，那么筋的活动能力就会减退，筋力疲惫，屈伸困难。肝体阴而用阳，所以筋的功能与肝阴肝血的关系尤为密切。年老体衰的人，动作迟钝、运动失灵，就是因为肝血衰少，筋膜失其所养。许多筋的病变都与肝的功能有关。如肝血不足，血不养筋，或者热邪炽盛烧伤了肝的阴血，就会引起肝风内动，发生肢体麻木、屈伸不利、筋脉拘急，严重者会出现四肢抽搐、牙关紧闭、手足震颤、角弓反张等症状。

正是由于肝脏具有如此重要的作用，因此一旦出现问题，便严重影响人体其他器官的健康。我们发现，人体的许多常见疾病都与肝脏的功能失常有关。

1. “肝开窍于目”。肝的精气充足，则眼睛明亮，黑白清晰，炯炯有神，七八十岁目不眩花。如果肝火上延，可见双目肿赤；肝虚，则双目干涩、视物不清，重则患青光眼、白内障、视网膜脱落等症。

2. “肝主筋，其华在爪”。肝的精气充足，方能养筋，筋壮则肢体灵活自如，指甲丰满、光洁、透明、呈粉色；肝虚，则筋气不舒、活动迟钝、指甲脆弱、凹陷、不透明、缺少血色。

3. “肝气条达，心平气和”。肝气条达顺畅，则人的精力旺盛，心平气和，与人交往亲和友善。如果肝瘀气滞，则会易生怒火，目光凶灼，脸呈绛色，体内臭气鼓胀，不愿听人讲话。

4. “肝阴足，血气旺”。肝阴，包括血液和全身筋与肌肉运动时所需要的润滑液。肝阴足，则身体轻松，内心自信，不温不火；肝阴虚，则会头晕眼花，迎风流泪，腰膝酸软，筋张弛不利，失眠多梦，惊恐不安，烦躁、委屈爱哭，在女性则会表现为过早闭经或经血不止。

总之，肝脏统领健康全局，肝脏出了问题则其他器官就会跟着“倒霉”，所以我们必须要加强对肝脏的养护。

不把肝脏的阳气养足，活着就没劲儿

中医理论认为，肝脏阳气充足的人，眼睛有神、头发茂盛、指甲光泽坚韧、情绪饱满、动作灵活、睡眠质量好；肝脏阳气不足的人，两眼干涩，头发枯黄，指甲发白、容易折断，皮肤干、没有光泽，失眠多梦，脾气很大或者有抑郁等症状。

肝是藏血的，肝血充足的时候，人感觉非常舒适。好比水量充足时森林就茂密，而一旦缺水，树木就会枯竭。人也是如此，如果肝血虚（阳虚）了，肝气不能条达舒展，人就会脾气大、皮肤变干、脸上也没有光泽，精神憔悴，看上去自然会比较老。

怎么给自己补充肝血（增肝阳）呢？在下午（5~7 时），肾经阳气最旺盛的时候，好好按揉肾经的原穴太溪和肝经的原穴太冲，就能补充肝血（阳）。坚持此法一个月后，人就会变得水灵灵的。这是因为太溪、太冲是养肝血（增阳）的根本方。加味逍遥丸是养肝血（补肝阳）、解肝郁（减肝阴）的妙药，六味地黄丸能滋水补肾（补肾阳）。肝好比你体内的森林，森林枯萎了就得马上浇水，按太溪、太冲两穴及服六味地黄丸就是给肝浇水。

此外，抑郁或者烦躁的病人，也可以揉太溪和太冲两个穴位。如果兼有郁闷、着急上火等肝郁现象，就可以配合加味逍遥丸和六味地黄丸，一边解肝郁（减阴），一边养肝阴、养肝血（增阳）；等到肝郁减轻后，改服归芍地黄丸，以养肝阴肝血（增阳）。现在生活压力大，很多人都有不同程度的肝郁（阴盛）和肝血不足（阳虚）。只要利用这个简单的办法，就可以自己解决肝郁和肝血不足的问题了。

另外，保持好的心情，人情练达，也有助于扶助肝阳。因为肝是一个情绪器官，对人的精神有直接影响。肝血一旺，肝气一舒，人整个精神面貌就会焕然一新。所以，在日常生活中，我们应该尽量保持愉快的心情。

养肝血，食疗、按摩加睡眠

养护好肝脏最重要的就是饮食调养，多吃些韭菜等温补阳气的食物。韭菜又叫起阳草，含有丰富的营养物质，春天常食韭菜，可增强人体脾、胃之气。此外，葱、蒜也是益肝养阳的佳品。大枣性平味甘，养肝健脾，还可适当吃些荞麦、荠菜、菠菜、芹菜、莴笋、茄子、荸荠、黄瓜、蘑菇等，这些食物均性凉味甘，可润肝明目。适时服用银耳之类的滋补品，能润肺生津、益阴柔肝。常饮菊花茶，可以平肝火、祛肝热。少吃酸味、多吃甘味的食物以滋养肝脾两脏，对防病保健大有裨益。

除此之外，还有一个绝妙的方法就是每天按揉两侧太冲、鱼际和太溪三个穴位，每穴 3 分钟。具体步骤是：早晨起床后先按揉肝经上的太冲穴，肺经上的鱼际穴和肾经上的太溪穴各 3 分钟；晚上临睡前用热水泡脚，然后依次按揉鱼际、太冲和太溪三穴，每次每穴各 3 分钟，再加按肺经上的尺泽穴。

养好肝还要注意时辰养生法。凌晨 1 时到 3 时是肝经值班的时间，这个时段是肝脏修复的最佳时间，我们的思维和行动都要靠肝血的支持，废旧的血液需要淘汰，新鲜血液需要产生，这种代谢通常在肝脏气血最旺的丑时完成，而且这个时候人体的阴气下降，阳气上升，所以我们一定要配合肝经的工作，好好地休息，让自己进入深度睡眠的状态，只有这样才能够使肝气畅通，让人体气机生发起来。另外，虚火旺盛的人在这个时候熟睡，还能够起到降虚火的作用。

在十二生肖中，丑对应的是牛，牛是一种很有力量、很有韧性的动物，我们开玩笑时就经常说一个人“很牛气”，但牛也很温和谦虚，这就是丑时的特征。这个时段体内的阳气比子时更加壮大，但并不会一味地生发上去，此时当令的肝经有主藏血的功能，能起到收敛的作用。这也是中国文化的精妙所在，所谓一物降一物，有生发就要有收敛，有生长就要有收藏，不会出现过犹不及的情况。同样的道理，人在丑时也一定要休息好，最好处于熟睡状态，这样才能好好养肝血。

虽然睡觉养肝是再简单不过的事，但是对于很多经常应酬的人来说，这个时候可能正在兴头上，一笔生意就要谈成了，精神正处于很兴奋的状态，根本不可能睡觉，这就使得肝脏不得不继续输出能量来支持人的思维和行动，导致新陈代谢无法完成，这是非常伤肝的。所以丑时不睡觉的人通常面色黄灰，神情倦怠并且急躁。现在有很多得乙肝、脂肪肝的人，就是因为在丑时不注意养肝造成的。

因此，无论如何，我们一定要在丑时进入深度睡眠，否则就会影响肝净化血的功能。

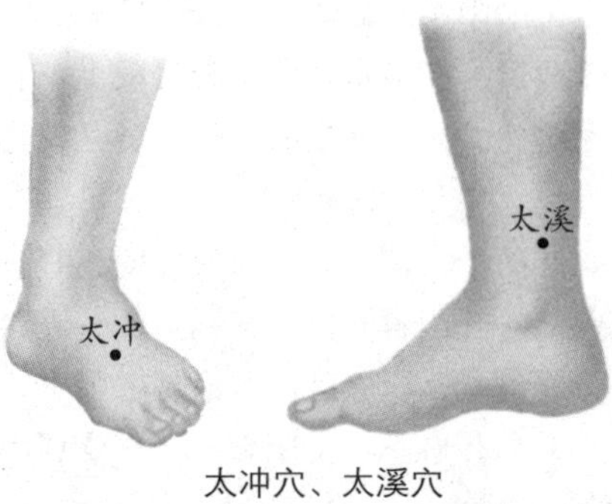

太冲穴、太溪穴

平肝降压，养血补虚——芹菜好处多多

芹菜，有水芹、旱芹两种，功能相近，药用以旱芹为佳。旱芹香气较浓，又名“香芹”“药芹”。芹菜是高纤维食物，常吃芹菜对人体十分有益。下面我们就来具体介绍一下芹菜的食用功效，主要有：

1. 平肝降压。芹菜含酸性的降压成分，有明显降压作用；血管灌流，可使血管扩张；用主动脉弓灌流法，它能对抗烟碱、山梗菜碱引起的升压反应，并可引起降压。临床对于原发性、妊娠性及更年期高血压均有效。

2. 镇静安神。从芹菜子中分离出的一种碱性成分，对动物有镇静作用，对人体能起安定作用；芹菜甘或芹菜素口服能对抗可卡因引起的小鼠兴奋，有利于安定情绪，消除烦躁。

3. 利尿消肿。芹菜含有利尿的有效成分，可消除体内水钠潴留，利尿消肿。临床上以芹菜水煎服用有效率达85.7%，可治疗乳糜尿。

4. 防癌抗癌。芹菜是高纤维食物，它经肠内消化后产生一种木质素或肠内脂的物质，这类物质是一种抗氧化剂，高浓度时可抑制肠内细菌产生的致癌物质。它还可以加快粪便在肠内的运转时间，减少致癌物与结肠黏膜的接触，达到预防结肠癌的目的。

5. 养血补虚。芹菜含铁量较高，能补充妇女经血的损失，食之能避免皮肤苍白、干燥、面色无华，而且可使目光有神，头发黑亮。

虽然芹菜有如此多的功效，但其功效也不是随意就可获得的，而必须通过适当的食用方法才会为人体所获取。下面为大家介绍几种芹菜的家常做法：

1. 芹菜炒干丝

材料：芹菜250克，豆干300克，葱白、生姜、花生油、盐各适量。

做法：芹菜洗净切去根头，切段；豆干切细丝，葱切段，生姜拍松；炒锅置旺火上，倒入花生油，烧至七成热，下姜、葱煸过后加盐，倒入豆干丝再炒5分钟，加入芹菜一齐翻炒，起锅即成。

功效：本菜鲜香可口，具有降压平肝、通便的功效，适用于高血压、大便燥结等病症。

2. 芹菜拌核桃

材料：芹菜250克，核桃仁50克，盐、香油各适量。

做法：将芹菜切成细丝，放入开水锅内氽后捞出放入盘中，放上洗净的核桃仁及少许盐、香油拌匀即成。

功效：具有润肺、清热、定喘的作用。

3. 芹菜粳米粥

材料：芹菜40克，粳米50克，葱白5克，盐、味精、花生油各适量。

做法：锅中倒入花生油烧热，爆葱，添米、水、盐，煮成粥，再加入芹菜稍煮，调味精即可。

功效：具有清热利水的功效，可作为高血压、水肿患者的辅助食疗品。

4. 芹菜煲大枣

材料：芹菜200~400克，大枣50~100克。

做法：一同放入汤锅中煲汤，分次服用。

功效：除治疗高血压外，还可治疗急性黄疸型肝炎、膀胱炎等症。

5. 芹菜奶汤

材料：芹菜150克，奶油50毫升，牛奶150毫升，盐、面粉各适量。

做法：芹菜用适量水煮开，并将盐、奶油及2匙面粉调入牛奶内，一并倒入芹菜汤中，一滚即成。

功效：清淡适口，鲜香开胃，具有益胃养阴、止血通淋的功效。

6. 鲜芹苹果汁

材料：鲜芹菜250克，苹果1~2个。

做法：将鲜芹菜放入沸水中烫2分钟，切碎与青苹果榨汁，每次1杯，每日2次。

功效：降血压、平肝、镇静、解痉、和胃止吐、利尿。适用于眩晕头痛、颜面潮红、精神易兴奋的高血压患者。

有道是“过犹不及”，食物也一样，吃多了会物极必反，尤其是男性多吃芹菜会抑制睾酮的生成，从而有杀精作用，会减少精子数量。所以，选食芹菜一定要适量，千万不能食用过多或过于频繁。

肝火旺就容易生气说“红脸话”

肝火旺是一种中医术语，早已经走入了寻常百姓家。说得最多的就是，如果一个人好动怒，喜欢发脾气，老百姓有一种通常的说法就是说“红脸话”，为什么脾气不好就会“红脸”呢？

在中医学看来，“火”的病理可分虚实两大类，常见的上火症状有心火和肝火两种。这里我们来具体说说肝火。中医认为，肝火实际上是肝阳旺盛的表现形式，是肝的阳气亢盛表现出来的热象，因而在脸部会出现面红、目赤等症状。结合肝火旺就爱生气来看，一个人在生气或者发生严重的争执时，一般会出现所谓的“脸红脖子粗”的情况。也因此，人们会将那些相互不愉快的交流或者是激烈争执时候的言语称为说“红脸话”。肝火旺者一般会有以下症状：口干舌燥、口苦、口臭、头痛、头晕、眼干、睡眠不稳定、身体闷热、舌苔增厚等。这个时候的调理一般以疏肝降火为原则，可用天麻钩藤饮加减。

天麻钩藤饮

组成：天麻、栀子、黄芩、杜仲、益母草、桑寄生、夜交藤、朱茯神各9克，川牛膝12克，钩藤12克，石决明18克。

用法：水煎服。

功效：平肝熄风、清热活血、补益肝肾。

方源：《中医内科杂病证治新义》。

事实上，肝火旺不仅仅是生气或者说“红脸话”这么简单，那么，除了喜欢发脾气以外，肝火旺的表现还有哪些呢？肝火旺的人精力也比较旺盛，这种人往往有熬夜的习惯，不管是熬夜玩游戏还是看电视等，总有一种夜越黑越精神的感觉，所以，失眠是他们最为典型的表现。其实，这里的肝火旺盛多是“人为”的，多是生活没有规律、心情不好等导致的。所以，要预防肝火旺，除了要睡眠充足、心情放松，还应该借助一些简单的药材或食物来帮助清火和降火。

熄灭肝火，降大火吃药，清小火喝茶

如今，高血压病人越来越多，这些病人中属于肝火旺、肝阳上亢的最多见。肝火旺是高血压的重要起因，特别是北方人。北方人一般人高马大，脾气急，脸红脖子粗的，容易口苦，两肋发胀，舌头两边红。他们吃盐多，口重，容易造成血管硬化。

人的血管硬化能从脉上摸出来，一般是很紧的弦脉，像琴弦一样，好像很有劲，特别是春天时更明显。中医认为，春天是肝的季节，因为其特点在春天都会被放大。其实，真正有力气的脉，一开始摸上去并不那么生硬，而是很柔和；而这种绷得很紧的脉，大多是血管硬化而不是身体硬朗。

春天是万物复苏之季，人体的火力从冬天的潜藏变成了春天的升发，肝火借此时机更容易萌动，属于肝阳上亢的脑血管意外在三四月份也是高发的，所以，专门收治此类病人的神经内科在此时总是人满为患。脉像弦的人，脾气一般也特急，经常为小事就面红耳赤，头脑发涨，眼睛会充血，很容易就急红眼了。

一般人在四五十岁时动脉开始硬化，每过一年血管都要狭窄一些，幅度在1%~2%。如果生气着急，可能在短短一分钟内动脉就能狭窄100%，比长年累月的慢性积累快得多！确实能出现“气死人”的悲剧，肯定都发生在肝火旺的人身上。

肝火旺的高血压，其早期没有到阴虚的程度，治起来相对容易，吃清肝火的药就行，泻肝火等于是在降血压。若选择中药，像龙胆泻肝丸、当归龙荟丸、脑立清、天麻勾腾饮之类的中成药，都适合因肝火引起的高血压，去火的本事都十分了得。当然，你的高血压如果不是火真的很盛，用这类药还是要特别谨慎的。

如果属于肝阳亢的高血压尚不严重，喝枸菊清肝茶或者苦丁茶都可以替代药物，这两种茶是春天的最好的饮料，可以清泻春季旺盛的肝火。

需要注意的是，即便是有肝火，苦丁茶也不要太浓，因为苦丁茶性质苦寒，多喝或者久喝会伤胃气。枸菊清肝茶就比较平和了，枸杞和菊花，在一般超市就能买到。买菊花时要分清白菊花、黄菊花和野菊花。白菊花性质甘凉，可以经常喝。坐办公室的人如果不爱喝茶或喝茶怕睡不着可以改泡白菊花。黄菊花就不适合长期喝了，因为它的性质是苦的，去火的效果比白菊花强，所以最好是有火时再喝，相对平和时还是白菊花好。至于野菊花，寒的性质就更明显了，不适宜长期当茶喝。如果你因为肝火太盛，患上了急性结膜炎或睑腺炎，可以把野菊花泡在杯里，用水的蒸汽熏眼睛，每次熏15分钟，通过黏膜吸收野菊花的清热功效。

当然，也不是什么人在什么情况下都可以喝苦丁茶来灭肝火的，比如下面两种情形下就不宜喝。

1. 总感到手脚不温、畏寒怕冷、平时不敢吃冷东西、大便很少成形的人，适合多吃羊肉、桂圆之类的温热食物来纠正虚寒体质，如果喝苦丁茶，则会加重腹痛、腹泻的虚损症状。

2. 得了风寒感冒，怕冷、无汗、鼻流清涕时，不宜喝苦丁茶，这时候适宜喝姜茶，用姜驱寒气，苦丁茶的苦寒会加重这种类型的感冒。

让肝不血虚，血海和足三里的穴位疗法是首选

健康的身体是每个人永远追求的目标，但现实生活中往往因某些原因，导致很多人无法实现这个梦想，其中最大的敌人便是肝血虚。一旦肝血虚，随之而来的便是面容憔悴、头昏眼花、心悸失眠、手足发麻、脉细无力等，如不及时治疗，还会让疾病乘虚而入，引发各种肝胆上的大病，以致威胁身体健康。

那么，如何不用吃药就能补血呢？血海和足三里的穴位疗法是首选。

血海穴属足太阴脾经，屈膝时位于大腿内侧，髌底内侧上 2 寸，股四头肌内侧头的隆起处，是治疗血症的要穴，具有活血化瘀、补血养血、引血归经之功。

每天 9~11 时刺激血海穴最好，因为这个时间段是脾经经气旺盛的时候，人体阳气处于上升趋势，所以直接按揉就可以了；每侧 3 分钟，力量不要太大，能感到穴位处有酸胀感即可，要以“轻柔”为原则，21~23 时再进行艾灸。

足三里穴我们已经很熟悉了，只要按照正确的方法刺激这两个穴位，就可以使肝脏祥和，气血生辉。

具体操作方法：每天中午饭前和饭后按揉两侧血海穴 2 分钟，最好交替进行，饭后按揉两侧足三里穴 3 分钟；晚上 21~23 时分别艾灸血海穴和足三里穴，每穴 10 分钟，根据每个人的耐热程度不同，以能感觉到皮肤发热但不烫为度，艾灸后喝一小杯温开水以补充流失的水分。

如果能长期坚持，你的肝脏就不会出现大问题。不但气血充足，而且肝上的病症可以得到缓解和好转。

除穴位疗法外，在饮食上，要多吃具有补血、养血功效的食物，如桑葚、黑木耳、菠菜、胡萝卜、猪肉、羊肉、牛肝、羊肝等。另外，还要适当参加体育锻炼，经常去郊外踏青，既能呼吸新鲜空气，又能活动筋骨。

养肝三要：心情好，睡眠好，饮食好

春季人体新陈代谢与肝脏关系极大，春季养生宜顺应阳气生发的特点，以养肝为第一要务，中医认为，春季肝气旺盛而生发，但是如果肝气生发太过或是肝气郁结，都容易损伤肝脏，到夏季就会发生寒性病变。要想很好地养肝就要注意以下“三要”：

一要心情好：慎激动，少争执，莫惊乱。

中医认为，肝属木，与春季生发之阳气相应；如果不学会自我调控和驾驭情绪，肝气抑郁，则会生出许多疾病来；肝主惊，惊则气乱。春季养肝要减少与他人不愉快的纷争，尽量避免七情过于激动而影响情绪。要培养乐观开朗的性格，多培养兴趣爱好，对春季养肝颇有裨益。

二要睡眠好：睡眠要充足，时间要规律，环境要安静。

《黄帝内经》云：“人卧血归于肝。”现代医学研究证实睡眠时进入肝脏的血流量大量增加，有利于增强肝细胞的功能，提高解毒能力，并加快营养物质的代谢，抵御春

季多种传染病的侵袭。因此，保证充足的睡眠和提高睡眠质量有助于春季养肝。

青少年和中年人每天需保证 8 小时的睡眠，60 岁以上老年人应在 7 小时左右，80 岁以上的老年人则要睡 8~9 小时。体弱多病者可适当增加睡眠时间。

晚饭不要吃得过饱，睡前切勿饮浓茶及咖啡，睡前应用热水洗脚，以帮助提高睡眠质量。

睡姿讲究“卧如弓”，以右侧卧位为宜。保证安静的睡眠环境，卧室内空气保持新鲜，不在卧室摆放不利于睡眠和夜间耗氧量大的花草，温度、湿度适宜，床铺、被褥干净舒适，这些都有利于获得优质的睡眠。

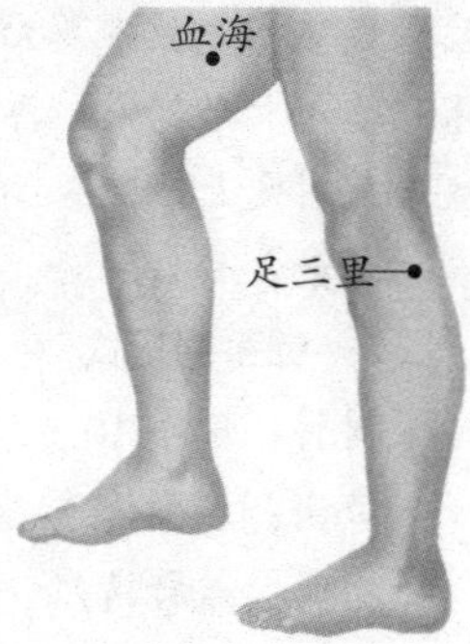

血海穴、足三里穴

三要饮食好：平补为主，少酸增甘，少油腻，忌生冷。

平补养肝，春季滋补以清平为主，适当多吃些温补阳气的食物，少酸增甘，忌吃油腻、生冷、黏硬的食物，以免伤及肝脾。注意摄取足够的维生素和矿物质，从而提高人体免疫功能，增强抗病能力。

春季是吐故纳新并采纳自然阳气养肝的好时机，而适当运动则是最好的方法之一。中医认为，肝主筋，坚持锻炼能舒筋活络，有益肝脏。可根据自身体质状况，选择适宜的运动方式，如散步、慢跑、做体操、打太极拳、舞剑、打球、郊游和爬山等。

下面再给大家介绍几款养肝食谱：

1. 胡萝卜粥

材料：胡萝卜 5 根，粳米 125 克。

做法：将胡萝卜洗净后切丝，与淘洗干净的粳米同入锅中，加清水适量，用大火烧开后再用小火熬煮 30 分钟左右，直至煮成稀粥。

功效：养肝明目、补脾健胃。

2. 枸杞大枣羊肝汤

材料：羊肝 100 克，枸杞 30 克，大枣 10 枚，桂圆肉 15 克，姜片、盐各适量。

做法：将枸杞、大枣、桂圆肉去杂，洗净。羊肝洗净，切成片。瓦煲内加清水适量，先用大火煲至水滚后，放入枸杞、大枣、桂圆肉和姜片，改用中火继续煲 30 分钟，再加入羊肝片继续煲至熟透，加入盐调味即成。

功效：补肝明目、养颜强身。

3. 栗子炖猪肉

材料：栗子肉 250 克，猪瘦肉 500 克，盐、料酒、味精、葱段、生姜片各适量。

做法：先将栗子去壳取肉，洗净备用。猪肉洗净切成块。放入砂锅内，加清水适量，先用武火烧开；加入料酒、葱段、生姜片，再用文火炖煮 30 分钟，加入栗子肉、盐，继续炖煮 1 小时左右，注意添加开水，以防止烧干，待猪肉和栗子肉烂后加味精调味即成。

功效：益气养肝、补肾益肺。

4. 黄豆排骨汤

材料：黄豆 500 克，猪排骨 1000 克，盐、料酒、葱白、油各适量。

做法：先将黄豆洗净，用水浸泡 1 小时，沥干备用，猪排骨洗净切成小块。炒锅上火，放油烧热，先放入葱白，再倒入排骨，翻炒5分钟后加料酒和盐，焖烧8分钟，至出香味时盛入大砂锅内，再加入黄豆和清水适量，水以浸没为度，先用武火烧开，加入料酒，然后改用文火慢炖3小时，至黄豆排骨均已酥烂，离火即成。

功效：补益肝肾、养血壮骨、利水消肿。

5. 佛手菊花饮

材料：佛手10克，菊花10克，白糖适量。

做法：水煮佛手、菊花，去渣取汁后加入白糖。

功效：疏肝清热。

6. 香菇煲瘦肉

材料：香菇20克，猪瘦肉100克，盐适量。

做法：香菇洗净，用温水泡发，去菇蒂，放入砂锅内，加水适量，用文火熬汤，至香菇熟烂，再加猪瘦肉，肉熟加盐调味即成。

功效：补肝肾、健脾胃。

五味五色入五脏：肝喜绿，耐酸

我们来看看五色五味食物是如何养护我们的将军之官的。

酸味食物有促进消化和保护肝脏的作用，常吃不仅可杀灭胃肠道内的病菌，还有防感冒、降血压和软化血管的功效。以酸味为主的西红柿、山楂、橙子等食物均富含维生素C，可防癌抗衰老，防止动脉硬化，也具有美容增白的作用。

下面对大家推荐两款养肝美食：

1. 橙子草莓果汁

材料：橙子1个，草莓250克，蜂蜜、葡萄各适量。

做法：橙子切成两半榨汁，取汁液备用。草莓洗净后去蒂，然后与橙子汁一起放入果汁机里榨汁，最后放入蜂蜜、葡萄搅拌均匀即可。

功效：增强抵抗力、提神养颜。

五色食物中肝喜欢绿色，肝的颜色是青色，属春天。青色食品多补肝。在春天应适当多吃青笋、青菜、青豆、菠菜等青色食品。

2. 香油拌菠菜

材料：菠菜、香油各适量。

做法：将新鲜菠菜洗净，放入煮沸的水内，焯2分钟，捞出。控干水后，放入凉开水中浸2分钟。捞出后，用手挤去水，切段。加入香油，拌匀即可食用。

功效：防治妇女面部蝴蝶斑。

保肝润肺还是离不开中草药膳

中医认为，肝为五脏之一，位于胁下，主藏血和主疏泄。肝主升主动，体阴而用阳。肝与形体志窍的关系表现在：肝藏魂，主谋虑，肝在体合筋，其华在爪，在志为怒，在液为泪，开窍于目。《素问》中说：“肝者，罢极之本，魂之居也。其华在爪，其充在筋，以生血气。”肝与胆互为表里。肝在五行属木，通于春气。

肺居胸腔，在诸脏腑中，其位最高，故称“华盖”。肺叶娇嫩，不耐寒热，易被邪侵，故又称“娇藏”。肺与大肠相为表里。肺主气、司呼吸，肺主宣发和肃降，肺主通调水道。肺开窍于鼻，鼻是肺之门户，如肺气调和，则鼻窍通畅。

下面，我们就为大家推荐几款保肝润肺的药膳：

1. 沙参心肺汤

材料：沙参 15 克，玉竹 15 克，猪心、猪肺各 1 个，葱、盐各适量。

做法：（1）将沙参、玉竹洗净后用纱布袋装好，扎上袋口备用。

（2）将猪心、肺用水冲洗干净，挤尽血水与药袋一起放入砂锅内，再将洗净的葱段放入锅内，加入适量水，置武火上煮沸后捞去浮沫，改文火炖至肉烂，加适量盐即成。

用法：每月两次，佐餐，食肉喝汤。

功效：此汤可养阴润肺。用于气阴不足的咳嗽、肺结核、口干舌燥、便秘等。

2. 乌梅桂圆膏

材料：乌梅取肉 250 克，桂圆 500 克（去皮），砂糖 1300 克，麝香 2.5 克，生姜汁 250 毫升，熟蜜 700 毫升。

做法：用水 15 升，加入乌梅、桂圆后将水熬至一半，滤去渣滓，下砂糖、生姜汁，再熬去滓，澄定少时，入麝香、熟蜜搅匀，澄清如常，任意服。

用法：每日 1~3 服，每服酌量。

功效：润肺、生津止渴、去烦。

3. 宫廷玉银蛋膜

材料：玉竹、银耳、大枣、冰糖、蛋白各适量。

做法：取玉竹 15 克、大枣、银耳各适量微洗，浸泡于水中数时。再以慢火炖煮至汤汁浓稠即可。加上适量冰糖即为食羹，冰过将更美味。取适量羹汁待冷，再加少许蛋白拌匀，抹面部可美容。

用法：每日适量食用。

功效：玉竹、大枣与银耳三者具有养阴润燥、滋润养颜等作用。经常食用本羹可滋养肺阴、外布津液、提升免疫、养容悦色。

4. 西施舌

材料：净西施舌（即蛤蜊）500 克，净冬笋、芥菜叶柄、水发香菇、葱白、白酱油、白糖、绍酒、湿淀粉、鸡汤、香油、熟猪油各适量。

做法：（1）将西施舌破开洗净。芥菜叶柄洗净，切成菱角形片。每个香菇切成 3 片。冬笋切成薄片。葱白切马蹄片。将白酱油、绍酒、白糖、鸡汤、湿淀粉拌匀，调成卤汁。

（2）将西施舌肉放入六成热的水锅中氽一下，捞起沥干，炒锅在旺火上舀入熟猪油烧热，放入冬笋片、葱片、芥菜片，翻炒几下，装进盘中垫底。

（3）炒锅放在中火上，下熟猪油烧热，倒入卤汁烧黏，放进氽好的西施舌肉，翻炒几下，迅速起锅装在冬笋等料上，淋上少许香油即成。

用法：每日适量食用。

功效：可润肺、化痰、益精、滋阴明目。

5. 宫廷冰糖银耳羹

材料：银耳30克，红樱桃脯20克，冰糖适量。

做法：（1）将银耳用温水浸泡，待银耳发开后取出，去掉耳根，洗净放入碗中，上笼蒸片刻取出。

（2）将汤锅洗净，置微火上，加清水放入冰糖，溶化后，放入樱桃脯，再移置旺火上烧沸，起锅倒入银耳碗内即成。

用法：每日早晚各1碗，可多食。

功效：银耳具有强精补肾、滋肠益胃、补气和血、强心壮志、补脑提神、美容嫩肤、延年益寿之功。樱桃味甘、酸，性温，有滋养肝肾、益脾养胃、美颜之功效。

春季阳气萌，养肝要先行

现实生活中，很多人在春天的时候总是心烦气躁，春天万象更新的勃勃生机似乎一点儿也没影响到他们，相反，他们老想跟别人吵架，心里老像憋着一团火，搞得别人都避而远之。其实，也不能怪他们，这都是肝失所养、肝火太旺以致其肝气不疏、肝郁气滞才老是想发火。

如果遇到这种肝出问题的情况，应该多吃养肝并温补阳气的食物。春季宜适当吃些温补阳气的食物。李时珍在《本草纲目》中引《风土记》主张“以葱、蒜、韭、蓼、蒿、芥等辛嫩之菜，杂和而食”。除了蓼、蒿等野菜现已较少食用外，葱、蒜、韭可谓是养阳的佳蔬良药。此外，从以下几点出发也可以起到很好的养肝护肝的作用。

1. 多吃新鲜蔬菜

冬季普遍摄入维生素和矿物质不足，会引发口腔炎、口角炎、舌炎、夜盲症和某些皮肤病等。因此进入春季要多吃新鲜蔬菜，如菠菜、荠菜、芹菜和油菜等。注意水果不能代替蔬菜。

2. 吃甜少酸

春季肝气旺，会影响到脾，容易出现脾胃虚弱的病症。多吃些甜食能加强脾的功能。如果摄入过多的酸味食物，会使肝功能偏亢。可适当食用大枣、红糖、胡萝卜、洋葱、芹菜和韭菜等。

3. 补充热量抗春寒

春寒料峭，人体要消耗一定的能量来维持体温，所以早春时节饮食应以高热量、高蛋白的食物为主。除了谷类外，应选用黄豆、芝麻、花生、核桃和杏仁等食物，鸡蛋、鱼、虾、兔肉和豆制品等食物能增强人体耐寒力。

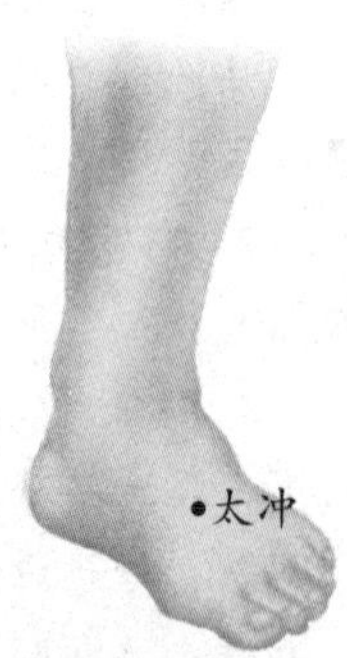

太冲穴

4. 抗病毒食物防感染

春季，细菌、病毒开始繁殖，应选择有抗病毒功效的食物。油菜、辣椒、小白菜、菠菜、胡萝卜、南瓜、豆类、蛋黄和水果等可提高人体免疫力。

肝在中医五行当中属木，它的功能就像树木生长时的情形，春天草木萌发，焕发生机，正是肝气最足、肝火最旺的时候。这时候人最容易生气发火。如果再不注意休息，就会严重影响自己的健康。另外，肝胆是相表里的，肝脏的火气要借助胆经的通道才能往外发，所以很多人会莫名其妙地感到嘴苦、肩膀酸痛、偏头痛、乳房及两肋胀痛、臀部及大腿外侧疼痛。这时你按摩一下肝经上的太冲穴，就可以达到止痛的效果。因为出现上述疼痛的地方就是胆经的循行路线，通过胆经来抒发肝之郁气，是最为顺畅的。

此外，春天阳气萌生，肝火旺盛，人体的阳气开始不断地往外宣发，皮肤毛孔也舒展开，这时便很容易感染风寒，因此很多人都会染上咳嗽病，尤其是夜里咳嗽不止。这是因为肺属金，正好可抑制肝火（肝属木）的宣发（金克木），但春天是木旺之时，肝气最强大，任谁也抑制不了，于是就出现了“木火刑金”的情形。此时肺脏外有风寒束表，宣发功能受阻，内有肝火相逼，火气难发，于是只有借咳嗽来排解内火和外寒。所以春天千万不要少穿，以免着凉，导致久咳不止。老百姓常说要“春捂秋冻”就是这个原因。

春天时还容易有其他症状产生。有人经常会腿抽筋，有人经常会腹泻，有人经常困倦，这又是一种情形，就是“肝旺脾虚”。五行中肝属木，脾属土，二者是相克的关系。肝气过旺，气血过多地流注于肝经，脾经就会相对显得虚弱，脾主血，负责运送血液灌溉到周身，脾虚必生血不足，运血无力，造成以上诸般症状。这时可以服用大枣山药薏米粥以健脾养血，脾血一足，肝脾之间就平和无偏了，这些症状也就能得到缓解了。

柴胡疏肝解郁效果好

关于“柴胡”名称的由来，有个民间传说。从前，一地主家有两个长工，一姓柴，一姓胡。有一天，姓胡的病了，发热后又发冷。地主把姓胡的赶出家，姓柴的一气之下也出走了。他扶了姓胡的逃荒，到了一山中，姓胡的躺在地上走不动了。姓柴的去找吃的。姓胡的肚子饿了，无意中拔了身边的一种叶似竹叶子的草的根入口咀嚼，不久后感到身体轻松些了。待姓柴的回来，他便以实相告。姓柴的认为此草肯定有治病功能，于是又拔了一些让胡食之，胡居然好了。他们二人便用此草为人治病，并给此草起名为“柴胡”。

中医认为，柴胡性凉、味苦，微寒，入肝、胆二经，具有和解退热、疏肝解郁、升举阳气的作用，常用以治疗肝经郁火、内伤胁痛、疟疾、寒热往来、口苦目眩、月经不调、子宫脱垂、脱肛等症。

值得一提的是，柴胡对肝炎有特殊疗效。目前，中医治疗传染性肝炎的肝气瘀滞型，就是用的柴胡疏肝散，其中主药就是柴胡。

另外，柴胡还可组成许多复方，如小柴胡汤为和解少阳之要药；逍遥散能治疗肝气郁结所致的胸胁胀痛、头晕目眩、耳鸣及月经不调；补中益气汤的主药有柴胡、天麻、党参、黄芪等，能治疗气虚下陷所致的气短、倦怠、脱肛等症；柴胡疏肝散还能治疗乳腺小叶增生症。

但肝阳上亢、肝风内动、阴虚火旺及气机上逆者忌用或慎用。

下面这款柴胡粥大家可尝试一下，以疏肝解郁：

柴胡粥

材料：柴胡10克，大米100克，白糖适量。

做法：将柴胡择净，放入锅中，加清水适量，水煎取汁，加大米煮粥，待熟时调入白糖，再煮一二沸即成，每日1~2剂，连续3~5日。

功效：和解退热、疏肝解郁、升举阳气。适用于外感发热、少阳寒热往来、肝郁气滞所致的胸胁乳房胀痛、月经不调、痛经、脏器下垂等。

当然，除了在饮食上调整肝气外，还可以运用我们自身的大药——经络。太冲穴是肝经上最重要的穴位，是治疗各类肝病的特效穴位。太冲穴能够降血压、平肝清热、清利头目，和菊花的功效非常相似，而且对女性的月经不调也很有效。所以刺激它可以疏肝解郁，还可以使偏旺的肝火下降。

太冲穴很好找，在足背上第一、第二脚趾缝向上找，大约有两指宽的地方，在两个骨头之间，按下去有很强的酸胀或胀疼感。刺激太冲穴的最佳时间是春季，因为在五行中，肝属木，而木与春季对应，春季是万物生发的季节，肝木之气上升，这个时候多揉两侧太冲穴以泻肝火，可以有效预防脑血管疾病。当然，在夏、秋、冬三季按揉太冲穴也有不错的效果。

具体操作方法：21~23时是肝经经气运行最旺的时辰，每天这个时候先用热水泡脚，然后按揉两侧太冲穴，每穴5分钟，以出现酸胀或者胀疼为度。按揉时右脚顺时针旋转，左脚逆时针旋转。坚持一段时间，肝气郁结的症状就会慢慢消失。

大蒜是保护肝脏的上佳选择

说起大蒜，有人爱，有人恨。很多人，尤其是小孩子是非常讨厌大蒜的，吃过蒜后人的口腔内会有一股强烈刺鼻的味道，很多人说是“臭味”。这并不能成为我们拒绝大蒜的理由，相反，大蒜有很好的保健作用，尤其是对肝脏有很好的保护作用。

大蒜能诱导肝细胞脱毒酶的活性，可以阻断亚硝胺致癌物质的合成，从而预防癌症的发生。同时大蒜中的锗和硒等元素还有良好的抑制癌瘤或抗癌作用；大蒜有效成分具有明显的降血脂及预防冠心病和动脉硬化的作用，并可防止血栓的形成。

紫皮大蒜挥发油中所含的大蒜辣素等具有明显的抗炎灭菌作用，尤其对上呼吸道和消化道感染、真菌性角膜炎、隐孢子菌感染有显著的功效。另据研究表明，大蒜中含有一种叫硫化丙烯的辣素，其杀菌能力可达到青霉素的1/10，对病原菌和寄生虫都有良好的杀灭作用，可以起到预防流感、防止伤口感染、治疗感染性疾病和驱虫的功效。

从大蒜的诸多功效可以看出，长期使用大蒜对身体的保健有很多益处。所以，民间才会有“四季不离蒜，不用去医院”的说法。当然大蒜也不是没有坏处，《本草纲目》里记载：“大蒜味辛性温，辛能散气，热能助火，伤肺、损目、昏神、伐性。”《本草经疏》告诫人们：“凡脾胃有热，肝肾有火，气虚血虚之人，切勿沾唇。”

总之，大蒜对人体健康的利远远大于害。春天吃蒜祛风寒，夏季食蒜解暑气，秋天吃蒜避时疫，冬天食蒜可以暖胃肠，长期坚持食蒜就会增强人体免疫力，减少生病机会，自然就可以少去医院了。

每天一杯三七花，保肝护肝全靠它

三七花具有保肝明目、降血压、降血脂、生津止渴、提神补气之功效。食用方法简便，可用开水泡饮，或同茶共同泡饮，每次4~6朵；每天一杯三七花，不仅保肝，而且可治疗多种疾病。

1. 高血压：将三七花、槐花、菊花各10克混匀，分3~5次放入瓷杯中，用沸水冲泡，温浸片刻，代茶饮用。

2. 急性咽喉炎：将三七花3克与青果5克，盛入瓷杯中，冲入沸水泡至微冷时，可代茶饮；每日按此比例泡3次饮用。

3. 清热、平肝、降压：将三七花10克揉碎，用开水冲泡，代茶饮。

4. 眩晕：将三七花10克与鸡蛋2个同煮至熟，捞出蛋敲碎壳，再次放入煮至30分钟，食蛋饮汤，可分两次食饮。

5. 耳鸣：将三七花5~10克与酒50毫升混匀，入锅中放水煮沸，待冷食用；连服1周为1个疗程。

三七花不仅可代茶饮，而且还能做成美味的食物：

1. 三七花番茄汁香蕉

材料：香蕉500克，干三七花末5克，番茄汁150毫升，全蛋淀粉、白糖、油、盐、苏打粉、湿淀粉各适量。

做法：香蕉去皮，切成滚刀块，加全蛋淀粉、苏打粉、盐蘸裹均匀；干三七花末泡软备用。净锅加油，烧至六成热时，投入粘裹均匀的香蕉块，炸至外皮酥脆、色泽呈金黄时捞起，滗去余油。锅内留底油，下入番茄汁、白糖、泡软的三七花末翻炒，待白糖溶化后，用湿淀粉勾芡，然后投入炸好的香蕉块，推匀起锅即可。

功效：清热平肝、消炎降压、润肺止咳、开胃滑肠。

2. 三七花煮鹅肝汤

材料：三七花10克，鹅肝150克，绿菜心50克，姜葱汁30毫升，湿淀粉25克，高汤、香油、鸡精、胡椒粉、盐各适量。

做法：鹅肝切成片，加盐、胡椒粉、湿淀粉拌匀入味；绿菜心洗净备用。高汤烧沸，下姜葱汁、盐、三七花、鹅肝片，至鹅肝片断生时，下绿菜心、鸡精推匀，起锅盛入汤碗内，淋香油即可。

功效：补肝平肝、清热明目、降压降脂。

日食荔枝三五颗，补脾益肝效果佳

荔枝，从它的产地来说，得离火之气较多，所以能补益人体内的离火。

《本草纲目》记载，荔枝能“补脾益肝、生津止渴、益心养血、理气止痛”。主治烦渴、顽固性呃逆、胃寒疼痛、肿瘤、疮疡、恶肿、牙痛、崩漏、贫血、外伤出血等病症。还能明显改善失眠、健忘、慢性疲劳等症状。更能增强人体免疫力，降血糖，有糖尿病的朋友可以多吃。

老人五更泻或有口臭者吃3~5天的荔枝粥就可以得到改善。做法：干荔枝5~7枚去壳，粳米或糯米50克同入锅，加适量水煮成稀粥，晚餐食用，具有温阳益气、生津养血的功效。

普通人每次食用荔枝不要过量，少吃一点儿，觉得身体舒服就好。

荔枝很甜，但仍有人吃后会出现血糖低的症状，所以，高血糖的患者不要对甜食过于紧张，像荔枝这样的美味水果，偶尔吃些，对身体是没有伤害的。

荔枝除了生吃之外，还有很多风味的吃法，如：把荔枝做成美味的菜肴：

1. 百合荔枝

材料：鲜荔枝400克，红百合花、白百合花各1朵，冰糖适量。

做法：（1）荔枝去皮，红色、白色百合花用清水洗净。

（2）将白色百合花和去皮荔枝投入冰糖同烧至汁浓。

（3）再下入红百合花即可。

功效：百合性微寒、味甘，与荔枝一起烹制具有养颜、安神、润肺、止咳的功效。

2. 荔枝大枣汤

材料：荔枝7只，大枣7只，红糖适量。

做法：将荔枝去壳，与大枣一起放入小锅内，加水上火，焖煮成汤，再加红糖稍煮即成，饮汤食果。

功效：荔枝有补脾益肝、悦色、生血养心的功效；大枣有安中益气作用。二者同煮成汤，相辅相成，每日食1次，连食数日，有补血作用。

玉米是清湿热、理肝胆的宝石

玉米原产于南美洲，明代时传入我国，而后大面积种植，如今已经成为人们餐桌上非常熟悉的食物了。

中医认为，玉米味甘、性平，具有调中开胃、益肺宁心、清湿热、利肝胆、延缓衰老等功能。玉米须对肾病、糖尿病有很好的治疗效果。

新鲜玉米的前端，总是垂着一绺长长的须，通常被称作玉米须。玉米须是中医常用的一味药材。有医家说，慢性肾炎患者每天用60克玉米须煎汤服用，早晚两次，持续半年，有很好的疗效。从玉米须的属性来看，它性平、微温，利尿、泻热、平肝、利胆，多次被用于治疗肝方面的疾病。

用玉米须煮汤，有一种淡淡的清甜味道，可滋养身心。另外，《岭南采药录》中还记载了一个方子，即用玉米须和猪肉一起炖汤服用，可以防治糖尿病。玉米是有待开发的健脑食品。

玉米的品种很多，就颜色而言，有黄色、白色、紫色和红色的。其中紫色和红色的玉米得离卦之气更多，对一般人的保健作用最好，黄色的次之，白色的最差。平时在市场上紫色的玉米相对少见，不过黄色的倒是很多，也很便宜。

下面给大家推荐几款玉米的做法：

1. 玉米排骨汤

材料：玉米、猪排骨、葱、姜、白酒、盐各适量。

做法：（1）选择猪排骨是因为即可以喝汤，又可以吃肉，而且不需要花太多的时间炖汤，将排骨剁成块状，长短随意。

（2）玉米去皮、去丝，切成小段。姜块切出一两片，葱打结。

（3）排骨入锅，加水煮开，滚一滚，煮出血污浮沫，倒掉水。砂锅内重新放清水，将排骨放入锅内，姜、葱一起放入锅中，滴入少许白酒，点火，待砂锅内水煮开后，转小火煲约 30 分钟，再放入玉米，一同煲制 10~15 分钟。

（4）煲好后去掉姜片、葱结，加入适量的盐调味即可。

2. 玉米鸡蛋牛肉羹

材料：玉米粒、胡萝卜、鸡蛋、牛肉、酱油、料酒、盐、鸡粉、湿淀粉、油各适量。

做法：（1）牛肉洗净，切成小丁，或者切片；胡萝卜洗净去皮，切小丁；鸡蛋打散备用。

（2）炒锅放油烧热，将牛肉滑入稍加煸炒，加酱油、料酒调色调味，至熟盛出待用。

（3）胡萝卜也放入油锅中煸炒一下，然后取出备用。

（4）烧开一锅水，将胡萝卜粒和玉米粒下入锅中同煮，然后将蛋液均匀倒入，边倒边搅动使其散开成蛋花。

（5）待汤再次滚开后加湿淀粉使汤汁浓稠，加盐、鸡粉调味，这时将炒好的牛肉放入汤中即成。

3. 豌豆烩玉米

材料：豌豆粒、玉米粒、草鱼、鸡肉、胡萝卜、油、盐、料酒、胡椒粉、湿淀粉、葱、姜、蒜、香油各适量。

做法：（1）将豌豆粒、玉米粒，分别用沸水焯一下备用；胡萝卜洗净去皮切小丁；鱼肉洗净切小丁，加盐、料酒、胡椒粉、淀粉上浆；鸡肉切小丁备用；葱、姜、蒜切末。

（2）炒锅倒油烧至三成热，下入上好浆的鱼肉滑熟捞出；再把鸡肉用同样的方法滑散捞出。

（3）锅内注入油，下入葱、姜、蒜炒香，烹料酒，放入胡萝卜丁、玉米粒、豌豆粒炒熟，再放入鸡肉、鱼肉、清汤，加盐调味，用湿淀粉勾芡，淋入香油，即可出锅。

海参、鲍鱼壳滋补肝肾的效果不逊鲍鱼

鲍鱼具有滋补肝肾的作用，如果肝肾功能偏弱、精血亏耗的人，可以常吃一些。但鲍鱼比较昂贵，对于普通家庭来说常吃可能有些负担不了。

海参和鲍鱼的功效相似，我们也可以通过吃海参来滋补肝肾，不用买那种特别好、特别贵的海参，一般的就可以了。

这两种食物用作尝新的食物的话很容易做，一般加热几分钟就可以吃了。可是我们用它来滋补肝肾时，取的是它的营养，所以熬得时间越长越好。

中医上有一句话：“形不足者，温之以气，精不足者，补之以味。”精不足，就是精血不足，我们用海参和鲍鱼来滋补肝、肾，就是补养精血，要取其内在精华，而不是取其滋味，所以熬得时间长，可以让它的营养留下来，同时去掉它的滋味。

肾在中医上讲属于下焦，下焦补养的原则是：“下焦如渎，非权不沉。”意思是，我们的下焦就好像是身体的水沟，除非用像秤砣那样的东西，否则就不能沉下来。

而鲍鱼、海参都属于这种味浓、质重的东西，所以它可以用于肝肾，可以用于下焦。

不止是鲍鱼、海参这些比较贵的东西能滋补肝肾，凡是蛤蚧类的食物，都有滋补肝肾的效果。不仅是鲍鱼肉，鲍鱼壳也有滋补肝肾的作用，同时它还可以治疗失眠。鲍鱼壳就是我们平时说的中药——石决明。

关于鲍鱼的用处，还有一个民间验方：眼睛干涩或自觉眼睛疲劳时，可将鲍鱼壳用清水洗净，然后扣在眼睛上 5 分钟，会感觉很舒服的，因为鲍鱼壳不仅滋补肝肾，还能清热明目。

还有，我们平时在饮食中经常吃一些蛤蜊，要带壳煮，煮的时间要长一些，这样也可以起到滋补肝肾的作用。

吃什么补肝肾阴虚

阴虚最常见的就是肝肾阴虚，肝阴虚常表现为眼花、目干、易疲劳、肢麻、胁隐痛等症状；肾阴虚则腰膝酸痛，有遗精、耳鸣等症状。

肝肾阴虚在饮食上需要吃一些滋阴的食物，我们在这里介绍几种特别适合肝肾阴虚者吃的食谱。

1. 蛤蜊汤

材料：蛤蜊（花蛤、白蛤、青蛤、海瓜子均可，最好不要用毛蛤，因为清洗起来麻烦）250 克，葱、姜、蒜等调味品若干，豆腐、白萝卜、白菜或其他青菜选数样。

做法：（1）先将蛤蜊用清水浸泡一晚，泡尽沙土。

（2）用油将葱、姜、蒜等调味品爆香，加入蛤蜊翻炒 2~3 分钟。

（3）撇去油，加水烧开，可以放一点料酒，至少熬一小时以上。

（4）出锅前 10 分钟，放豆腐和青菜，出锅前少放一点盐，吃菜喝汤。

功效：水里生产的东西都有滋阴的功效，特别是蛤蜊壳。所以，在做的时候汤要熬的时间长一些，充分发挥蛤蜊壳的滋阴功效。适合任何肝肾阴虚体质的人。

2. 山药大枣粥

材料：糯米 250 克，山药 40 克，大枣 4~6 枚。

做法：（1）山药去皮切碎，大枣用清水浸泡半小时后去核洗干净，糯米洗净后用清浸泡 20 分钟；

（2）将洗净的糯米连水一起入锅后大火烧开，然后调小火，用文火煮 15 分钟；

（3）加入大枣，再把山药放入锅中，搅拌均匀后继续熬 15 分钟即可。

功效：山药味甘、性平。能补脾胃、益肺肾，是一种滋阴效果很好的食物，大枣有补气养血的作用。此粥适合阴虚老年人进补，也适合病后食补。

坐骨神经痛，食疗加疏通胆经才是根本

现在很多白领的工作都是不需要东奔西跑的，端坐终日者越来越多。坐骨神经痛也成了一种常见病。坐骨神经痛在体内各种神经痛中居于首位，往往表现在右腿疼痛，从大腿外侧到脚部，疼得厉害的时候一秒钟都坐不下去。

坐骨神经痛属于中医痹证范畴，即筋脉痹。中医学认为，本病的发生，以肝肾

不足、气血两虚为内在因素，以风寒湿热之邪入侵为外在因素。病机为下肢腰腿痛经络阻滞，气血运行不畅。同时本病的发生还与体质强弱、生活环境、气候条件等密切相关。

坐骨神经痛的饮食调补，也要辨证论治，实证以祛邪为主，虚证以补益为主。以下饮食药方可供使用。

1. 乌头汤

材料：香米50克，生川乌10克，薏米6克，姜汁、蜜各少许。

做法：将香米、生川乌、薏米放入锅中，加水500毫升，水沸后取微火煮，并下姜汁、蜜，煮至米烂为度。

功效：此方具有温经散寒、除痹止痛的作用，可用于寒痹邪实之筋骨剧痛不得屈者。此方疗效较好，但乌头不宜多食，故不宜长期食用。

2. 薏米酒

材料：薏米100克，糯米500克，酒曲适量。

做法：先将薏米加水煮至米稠，再将糯米烧煮成干米饭。然后，将两者拌匀，待冷加酒曲适量，发酵成酒酿。每日随量佐餐。

功效：利湿通络，对湿痹关节肿胀、麻木不利适宜。

3. 蜜汁木瓜

材料：木瓜1个，生姜2克，蜂蜜适量。

做法：将木瓜洗净，去皮切片，放入锅中，加水调适量蜂蜜至300毫升，放生姜煮开，微火煮约10分钟即可。喝汤食木瓜，量自酌。

功效：祛风利湿、舒筋止痛，湿痹痉挛、手足关节疼痛者常服。

4. 木瓜薏米粥

材料：木瓜10克，薏米30克，白糖适量。

做法：将木瓜、薏米洗净后放入锅中，加水200毫升，用文火炖至薏米熟烂，加白糖一匙，稍炖即可。

功效：祛风利湿、舒筋止痛，用于手足痉挛、活动不利、不得屈伸之风湿痹证。

5. 桑枝鸡

材料：鸡肉250克，桑枝60克，绿豆30克，姜、盐各适量。

做法：将鸡肉、桑枝、绿豆洗净，并将桑枝切断，同放入锅内，加水适量，清炖至肉烂，以盐、姜等调味，饮汤食肉，量自酌。

功效：清热通痹、益气补血，用于湿热痹证、热不甚而正已虚者。

对付脂肪肝，三分治加七分养

正常人在摄入结构合理的膳食时，肝脏的脂肪含量占肝脏重量的3%~5%，但在某些异常情况下，肝脏的脂肪量则明显增加。当肝脏的脂肪含量超过肝脏重量10%时，就称之为脂肪肝。肥胖是造成脂肪肝的重要原因，营养素摄入不足也会引起脂肪肝，还包括酗酒、糖尿病、肝炎病人吃糖过多等原因。脂肪肝前期症状隐蔽，往往在体检时因无触痛性肝肿大而被发现，但也可因右上腹痛、触痛及黄疸而被发现。常有肝区疼痛或不适、食欲减退、脘腹痞胀、便溏，少数可有轻度黄疸。

预防脂肪肝的食物在我们生活中比比皆是，人们只要稍加注意，应用于饮食之中，就能起到预防脂肪肝的极佳效果。多饮茶可降低血脂和胆固醇水平，增强微血管壁的韧性，抑制动脉粥样硬化。洋葱含前列腺素，有舒张血管、降低血压功能，还可预防动脉粥样硬化。大蒜降脂并可减少血中胆固醇，阻止血栓形成，有助于增加高密度脂蛋白，保护心脏动脉。每天吃 3 个以上苹果，即能维持满意的血压。此外，牛奶、燕麦、玉米、鱼类、菊花茶等也能很好地预防脂肪肝的生成。

脂肪肝多与进食不当有关，如摄取过多脂肪、胆固醇或甜食，以及长期饮酒等。

（1）供给适当的热量，控制热量会使体重逐渐下降，有利于肝功能恢复。忌用肉汤、鱼汤、鸡汤等。

（2）高蛋白可保护肝组织并促进已损害肝细胞的再生，防止脂肪浸润。控制糖类摄入比减少脂肪更有利于减轻体重和治疗脂肪肝。特别要控制进食蔗糖、果糖、葡萄糖和含糖多的糕点等。

（3）饮食不宜过分精细，主食应粗细粮搭配，多吃蔬菜、水果及菌藻类，以保证摄入足够数量的食物纤维。这样既可增加维生素、矿物质供给，又有利于代谢废物的排出，对调节血脂、稳定血糖水平都有良好的作用。

李时珍在《本草纲目》中介绍了许多疏肝理气的食物，下面，我们来看看脂肪肝患者吃些什么才能有效地去脂护肝。

1. 玉米须冬葵子赤豆汤

材料：玉米须 60 克，冬葵子 15 克，赤小豆 100 克，白糖适量。

做法：将玉米须、冬葵子煎水取汁，入赤小豆煮成汤，加白糖调味。分 2 次饮服，吃豆，饮汤。

功效：有疏肝理气、消痰化浊之功。

2. 山楂茶

材料：生山楂 30 克。

做法：将山楂加水煎汤，代茶饮用。每日 2 剂。

功效：散瘀、消积化滞。

3. 蘑菇豆腐汤

材料：蘑菇 250 克，豆腐 200 克，调料适量。

做法：按常法煮汤服食。每日 1 剂。

功效：清热润燥、益气解毒。

4. 大枣芹菜茶

材料：大枣 10 枚，芹菜（连根）120 克。

做法：将大枣和芹菜加水煎汤，代茶饮用。每日 1 剂。

功效：补中益气、舒肝清热、祛风利湿。

5. 荷叶粥

材料：鲜荷叶 1 大张，粳米 50 克，冰糖适量。

做法：将荷叶洗净切丝，加水煎汤，去渣，放入洗净的粳米煮为稀粥，调入冰糖服食。每日 1 剂。

功效：清热解暑、升助脾阳、散瘀止血。

6. **鲤鱼炖豆腐**

材料：豆腐 100 克，鲤鱼 1 条（约 250 克），姜、葱、盐适量。

做法：豆腐切小块，鲤鱼去鳞洗净，入水煮汤，加姜、葱、盐调味，分 2 次食完。

功效：疏肝理气，有利于肝脏早日康复。

7. **乌龙茶**

材料：乌龙茶 3 克，冬瓜皮 10 克，山楂 10 克。

做法：将山楂和冬瓜皮煎汤，去渣，用汤冲泡乌龙茶饮用。

功效：此茶能消脂减肥，对肥胖型脂肪肝患者有良效。

近年来，随着人们生活水平的不断提高，脂肪肝发病率呈上升趋势，我们应认识到脂肪肝的危害。饮食会导致脂肪肝，同样，脂肪肝也可以通过平衡膳食来预防和控制。

除了上面介绍的食疗方，民间流传的几个方子对防治脂肪肝也十分有效，附在这里，可作为参考：

1. 白萝卜 200 克，切丝；鲜蒿子杆 100 克，切段。植物油 80 毫升，烧热后放花椒 20 粒，待炸焦后捞出，加白萝卜煸炒，烹入鸡汤少许，炒至七成熟时加蒿子杆、盐、味精，出锅前用淀粉勾芡，淋香油少许，即可食用。适用于脂肪肝或肝病兼有胸腹胀满、痰多的患者。

2. 西瓜皮 200 克，刮去蜡质外皮，洗净；冬瓜皮 300 克，刮去绒毛外皮，洗净；黄瓜 400 克，去瓤心，洗净。均切成条块或细丝，用盐淹 12 小时后，再加味精、香油食用。对脂肪肝或肝病口臭、小便不利有功效。

3. 紫菜蛋汤：紫菜 10 克，鸡蛋 1 只，按常法煮汤。

4. 冬瓜皮、西瓜皮、黄瓜皮洗净一同入锅，加入适量水，熬煮取汁当茶饮。有利水消肿之功效。

5. 金钱草砂仁鱼：金钱草、车前草各 60 克，砂仁 10 克，鲤鱼 1 尾，盐、姜各适量。将鲤鱼去鳞、鳃及内脏，同其他三味加水同煮，鱼熟后加盐、姜调味。

6. 黄芝泽香饮：黄精、灵芝各 15 克，陈皮、香附各 10 克，泽泻 6 克。将以上各味加水煎煮，取汁。分 2~3 次饮服。

7. 当归郁金楂橘饮：当归、郁金各 12 克，山楂、橘饼各 25 克。将上述四味一同加水煎煮取汁。分 2~3 次饮服。

8. 红花山楂陈皮饮：红花 10 克，山楂 50 克，陈皮 12 克。将上述三味加水煎煮，取汁分 2~3 次饮服。

另外，虽然食疗很重要，但是脂肪肝患者还应注意，不要因为疏忽而吃错了食物，这样不仅让食疗的功效大打折扣，还会加重病情。那么，脂肪肝患者应该少吃或者不吃哪些食物呢？

1. 少食刺激性食物，如葱、姜、蒜、辣椒、胡椒等；严禁喝酒、咖啡和含酒精的饮料。

2. 少用油煎、炸等烹饪方法，多用蒸、煮、炖、熬、烩等方法。

3. 不宜食用蔗糖、果糖等纯糖食品。

4. 不宜食蛋黄、甲鱼、葵花子。

5. 低脂低糖低盐饮食：选用脱脂牛奶，烹调时尽量选用植物油，少食动物内脏、肥肉、鱼子、脑髓等高脂肪、高胆固醇的食物，少食煎炸食物，少吃甜食，每天盐的摄入量控制在5克之内。

6. 晚餐不宜吃得过饱，睡前不要加餐。

7. 忌用动物油；植物油的总量也不能超过20毫升。忌食煎炸食品。

8. 不吃动物内脏、鸡皮、肥肉、鱼子、蟹黄等。

除了食疗，我们还可以用经络来治疗脂肪肝，三焦经当令之时，按揉肝俞穴和期门穴各5~10分钟。坚持3个月的食疗加按揉穴位，配合每天练习脊柱调息法，脂肪肝会明显得到改善。

肝硬化患者要做到从细节爱惜自己

肝硬化是指由一种或多种原因长期或反复损害肝脏，导致广泛的肝实质损害，肝细胞坏死，纤维组织增生，肝正常结构紊乱，肝质变硬的一种疾病。肝硬化患者如果不重视自己所患的疾病，那么就可能引发肝癌。“逆水行舟，不进则退”是对肝病最恰如其分的比喻。所以我们要关注肝脏，从生活的一点一滴做起，达到预防的目的。那么肝硬化患者平时该注意些什么呢？

1. 不宜长期服化学药物

病理解剖发现，肝硬化的肝脏发生了弥漫性的肝细胞变性、坏死、再生、炎症细胞浸润和间质增生。因此，肝脏的解毒以及合成肝糖原和血浆蛋白的功能下降了，病人就会出现疲乏、食欲不振、饭后困倦、厌油、肝区疼痛、腹泻、腹水等一系列不适症状。尤其是食醉，就是吃完饭以后，立即想睡觉，这是肝脏有毛病的特征。肝脏失去了解毒功能，而如果病人还口服化学药物，那么肝细胞变性、坏死、再生、炎症细胞浸润和间质增生的过程就要加速。这就是许多肝硬化病人越治越坏的原因。

2. 不能吃硬食

比如油条、饼干、烙饼等，因为食道静脉曲张。食管镜可以发现，食道壁上趴着许多像蚯蚓一样的东西，这就是曲张的静脉。这些曲张的静脉一碰就破，破了就要大出血，这是肝硬化病人最危险的并发症。避免大出血的唯一办法就是不吃硬东西。

3. 不宜动怒

快乐可以增加肝血流量，活化肝细胞。而怒气不仅伤肝，也是古代养生家最忌讳的一种情绪：“怒气一发，则气逆而不顺。”动不动就想发脾气的人，在中医里被归类为“肝火上升”，意指肝管辖范围的自律神经出了问题。在治疗上，一般会用龙胆泻肝汤来平肝熄火。通过发泄和转移，也可使怒气消除，保持精神愉快。

4. 需要食疗

伴随肝硬化疼痛的时常还有全身虚弱、厌食、倦怠和体重减轻症状，这些主要可通过饮食来调节。以低脂肪、高蛋白、高维生素和易于消化的饮食为宜。做到定时、定量、有节制。早期可多吃豆制品、水果、新鲜蔬菜，适当进食糖类、鸡蛋、鱼类、瘦肉；当肝功能显著减退并有肝性脑病先兆时，应对蛋白质摄入适当地控制，提倡低盐饮食或忌盐饮食。盐每日摄入量不超过1.0~1.5克，饮水量在2000毫升内，严重腹水时，盐摄入量应控制在500毫克以内，水摄入量在1000毫升以内。

下面推荐两款适合肝硬化患者食用的食谱：

1. 牛肉小豆汤

材料：牛肉250克，赤小豆200克，花生仁50克，大蒜100克

做法：混合后加水煮烂，空腹温服，分两天服完，连服20~30天。

功效：滋养、利水、除湿、消肿解毒，可治疗早期肝硬化。

2. 软肝药鳖

材料：鳖1只，枸杞50克，淮山药50克，女贞子15克，熟地15克，陈皮15克。

做法：将众多食材一并放入锅中，加水煎汤，鳖熟后去药渣，加调料即可。

另外，为了更好地养肝护肝，不同程度和类型的肝硬化患者在利用食疗的过程中也要注意一些禁忌，有些食物是绝对不能吃的，比如：

1. 禁忌进食酒、坚硬生冷和刺激性食物，也不宜进食过热食物以防并发出血。

2. 胆汁性肝硬化应禁食肥腻、多脂和高胆固醇食物。

3. 有腹水时应忌盐或低盐饮食。

4. 肝性脑病昏睡期和昏迷期时，应禁止从胃肠道补充蛋白质。

5. 食道静脉曲张时应忌硬食，吃流质或半流质。

6. 消化道出血时应暂时禁食，以静脉补充营养。

清肝饮食，让肝炎乖乖投降

肝炎是最常见的严重传染病，它通常被分为5种类型：甲、乙、丙、丁、戊型肝炎。其中，甲型肝炎和乙型肝炎是最常见的肝炎种类。

休息和营养是肝病患者的治疗手段。俗语说："三分治七分养。"因为药物所起的作用是有限的，只有在保证休息、营养的基础上才可能发挥作用。

为了防治肝炎，我们在平时的饮食方面要做的工作有：

1. 采用高蛋白、低脂肪的饮食。

2. 合理补充蛋白质。多吃鱼、虾、鸭、去皮鸡肉、牛奶、黄豆、玉米、糯米、菜花；少吃带皮鸡肉、瘦肉、高脂纯牛奶、牛肉、羊肉、兔肉等。植物性蛋白质对人体非常有益，如豆制品、豆角、花生、芝麻、干果、玉米、谷类、瓜果等。

3. 常服蜂产品。蜂蜜具有滋补强壮的作用，可兴奋造血功能，调节心血管功能，此外还有抗菌、降血糖、抗癌、抗溃疡的作用，能促进损伤组织的再生，有利于创伤组织的愈合。

4. 喝酸奶。酸奶成分中的乳酸杆菌进入人体肠道后，可繁殖生长，抵制和杀灭肠道内的腐败菌。

5. 多吃西瓜。西瓜性寒，具有清热解暑、除烦止渴、利尿降压的作用，所含的蛋白酶，可把不溶性蛋白质转化为可溶性蛋白质，因此对肝炎病人非常适合，是天然的治肝炎的食疗"良药"。

6. 适当饮茶。中医认为茶叶具有生津止渴、清热解毒、祛湿利尿、消食止泻、静心提神的功能。现代研究表明，茶叶中含有400多种化学物质，可以治疗放射性损伤，对保护造血机制，提高白细胞数量有一定功效。并用以治疗痢疾、急性胃肠炎、急性传

染性肝炎等病。

7. 补充营养：

（1）维生素 C，每天 3000~5000 毫克。

（2）维生素 B_{12} 及叶酸。研究表示，B_{12} 及叶酸可以缩短疾病的康复时间。

（3）钙及镁，每天 1500~1000 毫克。

下面再给大家推荐几款调理肝炎的食谱：

1. 枸杞蒸鸡

材料：枸杞 15 克，母鸡 1 只（约重 1250 克），姜、葱、盐、料酒、胡椒面各适量。

做法：将母鸡在鸡肛门部开膛，挖去内脏，去毛洗净。枸杞洗去浮灰，装入鸡腹内，然后放入钵内（腹部向上），摆上姜、葱，注入清水，加盐、料酒、胡椒面，隔水蒸 2 小时取出，拣去姜、葱，调好口味即成。食用枸杞和肉，多喝鸡汤。每日 2 次，分 4~6 次吃完。

功效：补脾益肾、养肝明目。主治慢性肝炎引起的肝肾阴虚、脾失健运。症状为肝区隐痛、头晕目眩、视物昏花、食欲不振、腿膝酸软无力。

2. 田鸡煲鸡蛋

材料：田鸡 30~60 克，鸡蛋 2 个。

做法：将二者一起入锅同煲，饮汤吃蛋。

功效：具有清热利湿、退黄疸、滋阴润燥、扶正化邪等功效。

拨开胆囊炎的层层迷雾

生活中有些人会偶尔感觉右上腹隐隐作痛，就怀疑是肝出了问题。于是去医院做乙肝五项、肝功能、肝 B 超检查，结果却显示他的肝没有任何问题。回到家之后，他的疼痛还是没有任何好转，有的甚至更加厉害。这是怎么回事呢？这样的情况，大多数是因为得了胆囊炎，却误认为是肝有问题。下面我们就来拨开胆囊炎的重重迷雾，让这些患者不再迷茫。

胆石症发病年龄的高峰为 40~50 岁，40 岁左右的妇女更多。我国胆囊炎的发病率呈逐年上升趋势，但大多数胆囊炎都与胆囊结石密切相关，它们犹如一对孪生兄弟，常常并存。

胆囊炎可分为急性和慢性。它为细菌性感染或化学性刺激引起的胆囊炎性病变，与胆石症常常共同存在。胆囊炎患者应该注意饮食，食物以清淡为宜，少食油腻和炸烤食物。保持大便畅通。多走动，多运动。并且要做到心胸宽阔，心情舒畅。如果能按照以上要求去做，并进行适当的饮食治疗，对胆囊炎能起到良好的防治作用，饮食治疗的目的是要清除促进胆囊炎发病的因素和保持胆汁排泄的通畅。

胆囊炎营养饮食治疗：

1. 补充维生素 A

维生素 A 能保持胆囊上皮细胞组织的健全，防止细胞脱落。含维生素 A 的食品很多，如西红柿、胡萝卜、玉米、鱼肝油等。特别是胡萝卜，既能利胆又能帮助脂肪的消化吸收。

2. 饮食原则

急性胆囊炎：禁食，静脉输液维持营养。疼痛减轻时给低脂、低胆固醇、高糖流食。

慢性胆囊炎：应选用低脂、低胆固醇半流食。全日脂肪限量在20~30克，并将脂肪分散在各餐中，不可集中于一餐。食物以炖、烩、蒸、煮为主，忌用油煎、油炸食物。

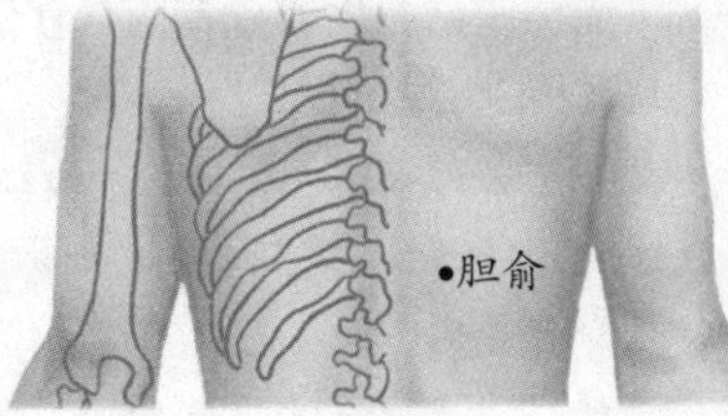

胆俞穴

3. 控制高脂肪饮食

胆道疾病的发作常发生在饱餐（尤其是油腻食物）后的晚上或清晨，这是因为消化脂肪需要大量的胆汁，而患本病者由于胆囊的炎症及胆结石的存在，在胆囊急速收缩时会产生疼痛，如遇结石梗阻，则绞痛更为剧烈，并伴有恶心、呕吐。慢性胆囊炎患者在过食脂肪后，会出现隐痛，并有消化不良的表现，如嗳气、腹胀、厌食油腻等症。故患本病者每日脂肪量应限制在40~50克，应禁食肥肉、猪油、黄油、奶油等，最好用植物油。

另外，胆囊炎患者也可以用民间的拔罐疗法来疗养，这是一种天然的治疗方法，无不良反应。

拔罐疗法：按摩拔罐法。

取穴：胆俞穴。

方法：先在胆俞穴上拔罐，留罐10~15分钟。起罐后，用右手拇指在胆俞穴上用力按摩15分钟。

疗程：每天1次，6次为1个疗程。

清胆利湿，食物是胆结石最佳的“溶解剂”

“胆绞痛，要人命”，这是对胆结石发作起来的苦痛的最佳写照。胆囊内胆固醇或胆红素结晶形成的一粒粒小团块就是胆结石，这主要是因为人体内胆固醇和血脂过高造成的。胆结石平时可能无明显症状，但当结石异位或嵌顿在胆管时开始发作，主要于晚餐后胆绞痛、胀痛，一般在中上腹或右上腹，向右肩放射，并伴有恶心呕吐、发热、黄疸等症状。

预防胆结石应注意饮食调节，膳食要多样，此外，富含维生素A和维生素C的蔬菜和水果、鱼类及海产类食物则有助于清胆利湿、溶解结石，应该多吃。每晚喝一杯牛奶或早餐进食一个煎鸡蛋，可以使胆囊定时收缩，排空，减少胆汁在胆囊中的停留时间，可有效预防胆结石。坚果类食物也是预防胆结石的绝佳选择。

胆结石患者在饮食上要注意降低胆固醇和血脂，逐步溶解或引导排除结石。多补充维生素E、维生素A、维生素C和高纤维，多吃粗粮、水果蔬菜和动物内脏等食物。

胆结石患者绝对不能吃内脏、蛋黄等富含胆固醇的食物；禁食如土豆、红薯、豆类、洋葱等容易产生气体的食物；脂肪含量多的高汤也在禁忌之列；少吃生冷、油腻、高蛋白、刺激性食物及烈酒等，因其易助湿生热，使胆汁淤积；加工食品和高糖分的食物也要避免进食。

下面为胆结石患者推荐两款食谱：

1. 豆薯拌西红柿

豆薯（又称凉薯）200 克，西红柿 100 克，金橘酱 3 大匙，黑芝麻少许。

做法：将西红柿、豆薯洗净切条状，放入容器里头。加入金橘酱、黑芝麻拌匀，2 小时后即可食用。

功效：清清凉凉的凉拌食谱，不但消暑，还能预防胆结石、减少胆固醇。

2. 清蒸鲑鱼

材料：鲑鱼 1 片（300 克），葱 60 克，蒜、辣椒各 20 克，酒 1 大匙，盐 1/2 小匙，蚝油、胡椒粉、糖各 1 小匙。

做法：鲑鱼洗净用调味料腌 1 5 分钟。葱切丝、蒜切片、辣椒切丝，取一半的量铺盘底，再把腌好的鱼放上。鱼表面淋上调匀的蚝油、胡椒粉、糖、酒等调味料，将剩余的葱丝等铺上，送入蒸笼大火蒸 1 0 分钟，用筷子刺鱼肉、不沾筷即可食用。

功效：清蒸鲑鱼能降低胆固醇、预防胆结石，滋味也十分鲜美。

低脂肪饮食，带你走出胰腺炎的包围圈

胰腺炎是胰腺消化酶被激活后，对自身及周围脏器产生消化作用而引起的炎症性疾病。根据发病不同分急性胰腺炎和慢性胰腺炎，表现为胰腺及周围组织水肿、细胞浸润和脂肪坏死。饮食不慎是引起胰腺炎发作的重要原因。主要症状表现之一的腹痛大多在饱餐、酗酒后突然发病，呈持续性刀割样，以上腹部为主，向背部放射，病人常卷曲身体来缓解疼痛。腹痛的原因主要是胰腺充血、水肿、渗出和局限性腹膜炎。也可能持续 2~3 天的发热，还可能发展为胰腺脓肿。也伴有恶心、呕吐剧烈、呕吐后疼痛反加重、黄疸等症状。此病一般都带有低血压、休克、消化道出血、心功能衰竭、肾衰竭等并发症。

暴饮暴食是胰腺炎的高发因素，饮食上要荤素搭配，营养均衡，多吃新鲜蔬菜和水果，同时不能酗酒，饮酒要适量。不能吃得太饱，不能吃得太油腻，尽量做到少食多餐，每天吃 4~6 顿为宜。

饮食不慎是引起胰腺炎发作的重要原因。胰腺炎急性期禁止经口摄食，通过静脉补充营养素。恢复期可经口给予完全不含脂肪和高糖类的清流质食物，如果汁、杏仁茶、浓米汤、西红柿汁，以免消化不良。病情稳定后给予低脂肪半流质饮食，开始用脂肪含量很低的易消化食物。蛋白质不宜过多，应供给充足的糖类。

胰腺炎病人忌食油煎、炸、烤等食物；易产气使腹胀的食物不宜吃，如炒黄豆、蚕豆、豌豆、红薯等；调味品不宜太酸、太辣；禁酒。

下面为胰腺炎患者推荐两款食谱：

1. 春砂鱼

材料：鲫鱼 1 条（200~300 克），春砂仁 5 克，陈皮 10 克，姜粒、葱白、醋、盐各适量。

做法：将鲫鱼洗净，去内脏；将春砂仁、陈皮填入鱼腹，加水一大碗，煮至鱼熟；放姜粒、葱白、醋、盐少许调味，吃鱼肉喝汤。

功效：主治老年体弱者患慢性胰腺炎所出现的食少腹胀、胃口不开。本方有健脾补虚、醒脾开胃、行气消胀的作用。

2. **党参兔肉汤**

材料：党参15克，延胡索12克，茯苓10克，鸡内金10克，兔肉20克。

做法：将延胡索、茯苓、鸡内金用纱布包好，兔肉洗净切块，与药袋、党参一起放入砂锅中，加水文火炖煮至肉熟烂，去药袋，加调料可成。饮汤吃肉。

功效：健脾益气、消积化瘀，对慢性胰腺炎有效果。

怒伤肝，生气无异于慢性自杀

现代人都知道气大会伤身，而且我们的老祖宗很早就明白生气是最原始的疾病根源之一，不但浪费身体的血气能量，更是人体患各种疾病的原因所在。在《黄帝内经》灵枢篇中，就有相关记载："夫百病之所始生者，必起干燥湿寒暑风雨，阴阳喜怒，饮食起居。"

长期生气会在人的身上留下痕迹，从外表就能看出来，比如一个人长期脾气火暴，经常处于发怒状态，那他多数会秃顶。头顶中线拱起形成尖顶的头形者是生气比较严重的，而额头两侧形成双尖的M形的微秃者，也是脾气急躁的典型。

生气为什么会造成秃顶呢？中医认为，人发脾气时，气会往上冲，直冲头顶，所以会造成头顶发热，久而久之就会形成秃顶。严重的暴怒，有时会造成肝内出血，更严重的还有可能会吐血，吐出来的是肝里的血，程度轻一点儿的，则出血留在肝内，一段时间就形成血瘤。这些听起来虽然可怕，但千真万确。

有些人经常生闷气，这会使得气在胸腹腔中形成中医所谓"横逆"的气滞。生闷气的妇女会增加患小叶增生和乳癌的概率。

还有一种人经常处于内心憋着一股窝囊气的状态，他们外表修养很好，在别人眼里从来都是好脾气的人，但心里经常处于生气或着急的状态。这容易造成十二指肠溃疡或胃溃疡，严重的会造成胃出血。这样的人，额头特别高，而且额头上方往往呈半圆形的前秃。

有些人经常感觉腹部胀痛，很多情况下以为是肠胃的原因，其实是因为其气血较差，一生气，气就会往下沉造成的。

怒伤肝，肝伤了更容易生气，而生气会造成肝热，肝热又会让人很容易生气。两者会互为因果而形成恶性循环。因此，不要长期透支体力，要注意调养血气，这样才能使人的脾气变得比较平和。

医院中身体虚弱的病人，有时候一生气就会有生命危险。例如，痰比较多的病人，一生气就会使痰上涌，造成严重的气喘，很容易窒息死亡。

由此可见，生气会使身体出现许多问题，因此，日常生活中一定不要生气。所谓的不生气并不是把气闷住，而是修养身心，开阔心胸，使得面对人生不如意时，能有更宽广的心胸包容他人的过错，根本没有生气的念头。如果生活或工作的环境让人无法不生气，那么可以考虑换个环境。

如果实在无法控制生气，那么如何在生气后将伤害降到最低呢？最简单的方法，就是生了气后，立刻按摩脚背上的太冲穴，可以让上升的肝气往下疏泄，这时这个穴位会很痛，必须反复按摩，直到这个穴位不再疼痛为止。或者吃些可以疏泄肝气的食物，如陈皮、山药等，也很有帮助。最简单的消气办法则是用热水泡脚，水温控制在40~42℃，泡的时间则因人而异，最好泡到肩背出汗为止。

养护肝脏选择哪些食物最合适

养护肝脏，最重要的是饮食要清淡，尽量少吃或不吃辛辣、刺激性食物，这些食物会损伤肝气，直接影响到肝。如生姜、辣椒这些东西要尽量少吃。要多吃新鲜蔬菜、水果；不暴饮暴食，养成饮食规律的好习惯。养肝血，则可以吃枸杞、当归、阿胶这些东西。春气通肝，春季易使肝旺。

肝开窍明目，如果肝血不足，则易使两目干涩，视物昏花。中医有一句话："春令进补有诀窍，养肝明目是首要。"丹参黄豆汤是养肝的不错选择，即把丹参洗净放入砂锅中，黄豆洗净用凉水浸泡 1 小时，捞出倒入锅内加水适量煲汤，至黄豆烂，拣出丹参，加蜂蜜调味更好。当然猪肝枸杞汤和枸杞大枣鸡蛋汤效果也不错。

养肝还有一条很重要的原则，就是多饮水、少饮酒。因为肝脏代谢酒精的能力是有限的，所以多喝酒必伤肝。同时要保持五味不偏，食物中的蛋白质、糖类、脂肪、维生素、矿物质等要保持相应的比例。因此，不偏食、不偏饮也很重要。

过度疲劳会给肝脏带来损伤

你是否在平时经常熬夜加班，过度娱乐，然后再利用周末进行补觉，却感觉自己怎么都睡不够，如果你的回答是肯定的，那么你就要小心了，因为这很可能是肝脏在向你发出"过劳"的抗议信号。

疲劳其实是我们身体发出的正常警讯，适度的疲劳是在提醒你晚上应该舒舒服服地躺到床上，好好睡一觉以储备明天的能量。至于较长期的疲劳感，甚至睡很久还是觉得全身乏力，就有可能是肝脏受到了损伤。

前面我们已经提到，丑时是肝脏进行修复的时间段，这个时间段如果不休息，就会导致肝血流量的减少，直接影响肝脏的营养以及氧气的供给，导致人体的免疫力下降，而且一些人原来已经受损的肝细胞也会难于修复并加剧恶化，威胁我们的生命。

所以，肝脏的保养刻不容缓，这就要求我们从日常作息以及生活态度着手，避免因过度疲劳而带来伤害。

1. 睡眠一定要充足，每天至少保证 8 小时的睡眠。
2. 调整工作心态，不要过度追求完美，量力而行地制订工作计划。
3. 积极进行体育锻炼，学会释放压力，培养多种兴趣爱好。
4. 保持良好的人际关系，多与朋友、家人交流和沟通。
5. 适时补充一些有益于肝脏健康的食物。

肝胆相连，避免燥热火重胆功能失调是关键

胆居六腑之首，又属于奇恒之腑。胆与肝相连，附于肝之短叶间。胆与肝又有经脉相互络属，而为表里。胆在人体中极为重要，其消毒功能类似电脑的杀毒系统，但实际的功能比想象的还要多。

在《黄帝内经》中有这样一句话："胆者，中正之官，决断出焉。凡十一藏，取决于胆也。"意思是说胆是主决断的，好比一个国家的司法部门，司法部门是决断各种纠纷的部门，这种决断力是需要胆识的，所以一个人的胆识直接受制于胆的功能。

胆能贮藏和排泄胆汁，帮助脾胃进行正常消化。

胆有判断事物并使其作出决定的功能。胆的决断功能，对于预防和消除某些精神刺激（如遭受强烈的刺激或惊恐等）的不良影响，调节和控制气血的正常运行，维持脏腑相互之间的协调关系有着重要的作用。

胆的功能失调一般表现在胆汁的分泌排泄障碍。通常胆功能失调是由于情志所伤，肝失疏泄而引起，肝胆燥热火重，使胆汁排泄失调。

胆气上逆会形成口苦；肝胆气流不畅，经脉阻滞，气血流通不利，则会有胁痛症状；胆液逆流于血脉，泛溢于肌肤则形成黄疸。

胆通过贮存和排泄胆汁来帮助肠胃消化、吸收营养，所以养好胆非常重要，养护胆的具体方法有：

1. 保持心情疏畅，有利于疏肝利胆。

2. 可食用一些疏肝利胆的食物，如萝卜、青菜、水果等，少吃油腻食物，中药中的加味逍遥丸也有很好的疏肝利胆作用。

3. 可做一些利于肝胆的拍打动作，肝胆均位于右肋下，早晚用手掌同时拍打两肋下 30 次，有养肝胆的作用。

此外，日常生活中，按摩日月穴和风池穴对疏肝利胆很有好处。日月穴在乳头之下，人的第七根肋骨间隙，它位于胆经，足少阳经、足太阴经在这里交会，按摩它可起到疏肝利胆的功效。风池穴在颈部耳后发际下凹窝内，它是足少阳经与阳维脉的交会穴，按摩它可以疏风清热、明目开窍。

胆病大多是由不良生活习惯导致阴阳不调所致

胆病主要是指胆囊炎和胆结石，致病的原因大多是不良的生活习惯导致阴阳不调所致。经常不吃早餐，会使胆汁中胆酸含量减少，胆汁浓缩，胆囊中形成结石。另外，晚饭后常躺着看电视、报刊，饭后立即睡觉，晚餐摄入高脂肪等，也会使胃内食物消化和排空缓慢，食物的不断刺激又引起胆汁大量分泌，这时由于体位处于仰卧或半仰卧，便会发生胆汁引流不畅，在胆管内淤积，导致形成结石。如果经常吃甜食，过量的糖分会刺激胰岛素的分泌，使糖原和脂肪合成增加，同时胆固醇合成与积累也增加，造成胆汁内胆固醇增加，易导致胆结石。

因此，日常饮食应限制高胆固醇食物，多吃植物纤维类、富含维生素类食物；饮食

以温热为宜，以利于胆管平滑肌松弛和胆汁排泄；少量多次喝水可加快血液循环，促进胆汁排出，可预防胆汁瘀滞，利于消炎排石。

最后要告诫中老年人，应特别关注自己，不要得胆病，尤其是胆结石，因为罹患胆石症的以中老年人居多，且女性的患病率是男性的两倍。中老年人一般运动减少，控制胆管系统排出胆汁的神经功能也日趋衰退，胆囊、胆管的收缩力减弱，容易使胆汁瘀滞，导致其中的胆固醇或胆色素等成分淤积而形成结石，这是主要原因。其次，中老年人身体发胖，体内脂肪代谢紊乱，造成胆汁内促成结石形成的物质（主要是胆固醇和胆色素）增加，尤其是女性，故而中年妇女是胆石症的高危人群。所以中年人一定要在生活习惯上严格要求自己，不要随心所欲，起居要有常，饮食要科学合理，睡眠要充足。

阴阳协调，配合饮食调节可治胆囊炎

胆囊炎是细菌性感染或化学性刺激（胆汁成分改变）引起的胆囊炎性病变，为胆囊的常见病。胆囊炎一般有急、慢性之分：

1. 急性胆囊炎：常见症状为上腹部剧痛，往往发生在饱餐或吃油腻食物后。由于较小的结石常可移动而嵌顿于胆囊颈部或胆囊管，可引起剧烈的上腹部疼痛，伴恶心、呕吐。发病早期无感染、无发热。由于平卧后胆囊结石容易滑入胆囊管而造成梗阻，所以，不少病人常在夜间发作。如果因结石嵌顿引起的梗阻持续存在，胆囊可发生化脓、坏疽、甚至穿孔等严重并发症。较小的胆囊结石有时可经胆囊管落入胆总管，形成继发性胆总管结石，引起黄疸或胆管炎，甚至急性胰腺炎。

2. 慢性胆囊炎：临床症状为上腹闷胀或隐痛，多与吃油腻食物有关，平时常有上腹部不适、嗳气等消化不良症，易误认为“胃病”或肝炎。胆囊结石的症状往往和“胃病”相似，故不能仅凭症状来进行诊断。目前胆囊结石主要依靠B超诊断，B超检查胆囊结石的准确率可达95%。

慢性胆囊炎、胆结石症的治疗方法很多，服用利胆药常为首选。去氢胆酸片、胆酸钠及鹅去胆酸片均有一定的作用，应用消炎利胆片也有一定的效果。可用金钱草、茵陈各30克，煎水作茶饮，一个月为一疗程，有排石利胆的功能。当慢性胆囊炎急性发作时，要禁食、补液、抗炎、止痛。当内科治疗无效或具有外科指征时，应积极争取手术治疗。

预防胆囊炎、胆石症，首先要注意阴阳协调，再配合饮食调节，少进高胆固醇饮食，多吃含维生素A的水果与蔬菜，如胡萝卜、菠菜、苹果等，有利于胆固醇代谢，可减少结石的形成。加强运动和锻炼，可增强胆囊舒缩功能。尽早发现胆囊炎，积极治疗胆管感染，对预防胆结石有益。肥胖与高脂血症病人，适当应用降血脂药，也是预防胆结石症的一种方法。

过饥、受寒、高热、腹泻等易致人染胆道蛔虫病

蛔虫是寄生在人体内最为常见的虫体之一，它虽然通常作祟于人的肠腔，但它还有一个癖性，就是嗜好钻孔，且喜碱恶酸。当蛔虫在其寄生的环境发生改变，如过饥、受寒、高热、腹泻、驱蛔药使用不当时，它就会乘胆总管及括约肌由于炎症、结石等功能失常处于松弛之时而“逆流而上”，钻入人体的胆管。这时就会引起发作性的上腹剧烈绞痛，并成为外科中常见的急腹症之一。

胆管蛔虫病之所以称之为急腹症，一是因为它来势急骤，患者往往在毫无预感的情况下突然发生上腹“钻顶”样疼痛；二是疼痛剧烈，甚如锥刺刀绞，病人常抱腹屈膝，俯卧床上，辗转不安，面色苍白，大汗淋漓，呻吟不止。腹痛后不久，病人常会出现恶心、呕吐，严重者甚至可吐出胆汁及蛔虫。另外，这种腹痛常是时作时休，虽然剧痛时难以忍受，但间歇期间患者又静如常人。经查时，腹部平软，压痛轻微。

患上此病后，患者及家属既不要惊慌，也不要麻痹。应积极治疗，早期经非手术疗法，一般可以治愈。若经非手术疗法一周以上仍不能缓解者，可考虑手术疗法。

除去本病的根本措施是预防蛔虫寄生于人体，如平时要注意卫生，饭前便后一定要洗手，以防虫卵进入身体的其他部位。对于肠管蛔虫病，使用驱虫药一定要足量使用，以免因剂量不足激惹虫体而诱发此病。

第二章　调养脾胃，为阳气“加油”

脾为元气生发源泉，主管血液和肌肉

脾胃在人体中的地位非常重要，《黄帝内经·素问·灵兰秘典论》里面讲道：“脾胃者，仓廪之官，五味出焉。”将脾胃的受纳运化功能比做仓廪，身体所需的一切物质都归其调拨，可以摄入食物，并输出精微营养物质以供全身之用。如果脾胃气机受阻，脾胃运化失常，那么五脏六腑无以充养，精气神就会日渐衰弱。

下面，我们就分别介绍一下脾胃。

脾位于中焦，腹腔上部，在膈之下。脾的主要生理功能包括：

1. 脾主运化

一是运化水谷的精微。饮食入胃，经过胃的腐熟后，由脾来消化吸收，将其精微部分，通过经络，上输于肺。再由心肺输送到全身，以供各个组织器官的需要。二是运化水液。水液入胃，也是通过脾的运化功能而输布全身的。若脾运化水谷精微的功能失常，则气血的化源不足，易出现肌肉消瘦、四肢倦怠、腹胀便溏，甚至引起气血衰弱等症。若脾运化水液的功能失常，可导致水液潴留、聚湿成饮、湿聚生痰或水肿等症。

2. 脾主升清

脾主升清是指脾主运化，将水谷精微向上输送至心肺、头目，营养机体上部的组织器官，并通过心肺的作用化生气血，以营养全身。

3. 脾主统血

所谓脾主统血，是指脾有统摄（或控制）血液在脉中运行而不致溢出脉外的功能。《类证治裁》曰“诸血皆统于脾”；《难经·四十二难》中提出“脾裹血”亦是指这一功能。脾主统血其实质就是脾气对血液的固摄作用，其实质是渊源于脾的运化功能，机制在于脾主运化、脾为气血生化之源，脾气健运则机体气血充足，气对血液的固摄作用也正常。

除此以外，脾还具有不可忽视的附属功能。中医认为，正常的思考问题对机体的生理活动并无不良影响，但思虑过度，所思不遂则伤脾。《素问》说：“思则气结。”脾气结滞，则会不思饮食、脘腹胀闷，影响运化升清和化生气血的功能，可导致头目眩晕、烦闷、健忘、手足无力等。

胃上承食管，下接十二指肠，是一个中空的由肌肉组成的容器。胃是人体的加油站，人体所需要的能量都来源于胃的摄取。医学家说："胃者，脾之腑也……人之根本。胃气壮则五脏六腑皆壮也。"胃为水谷之海，其主要生理功能是受纳腐熟水谷、主通降，以降为和。由于胃在食物消化过程中起着极其重要的作用，与脾一起被称为"后天之本"，故有"五脏六腑皆禀气于胃"，胃气强则五脏功能旺盛。因此，历代医家都把固护胃气当作重要的养生和治疗原则。

胃以降为顺，就是胃在人体中具有肃降的功能。胃气是应该往下行、往下降的，如果胃气不往下降，就会影响睡眠，导致失眠，这就叫作"胃不和则卧不安"。

总之，脾胃是人体五脏六腑气机升降的枢纽，是人体气血生化之源和赖以生存的水谷之海，中医学认为，脾胃若伤则百病由生。金元四大著名医学家之一，"补土派"的代表人物李东垣也说：脾胃是滋养元气的源泉，是精气升降的枢纽，内伤脾胃则百病由生。因此，我们一定要养好自己的脾胃。

阴阳调和，养护身体的粮库——脾胃

中医认为，人体所需的能量都是要通过饮食而来的，但是饮食必须要由脾胃共同工作才能正常转化为气血能量。所以说，脾胃实际上就相当于我们身体的粮库。如果脾胃这个粮库出问题，相信一定会给我们的健康带来很多问题。《脾胃论》中说"内伤脾胃，百病由生。"这句话的意思是说，脾胃内伤是人们最重要的致病因素。为什么会这么认为呢？主要有以下几个原因：

首先，脾胃是气血生化之源，脾胃虚弱，就会引起我们的气血生化不足。

其次，脾胃受损，运化失职，营养物质不能很好地输布全身，人体得不到充分濡养而使卫气虚弱，免疫功能就会低下，这时外邪容易乘虚而入，从而导致生病。

再次，脾胃升降是人体气机升降的枢纽，胃气宜降不宜升，脾气宜升不宜降，如果胃气不降反升，或脾气不升反降，中焦气机紊乱，必会影响其他各脏腑的气机及功能，各种病症便随之而来。

如果脾胃真的失调的话，我们的健康会出现哪些问题呢？举个例子，如果湿热偏盛，尤其是在炎热的夏季，脾气易被湿邪所困，不能将水谷精微运化至全身各处，就会感觉身体特别累，手足无力，爱睡觉，不爱吃东西，大便较稀而不成形。当然，这只是脾胃失调给人体带来的一些小症状。脾胃失调可能引起的病症主要有消化性溃疡、胃炎、便秘、腹泻、胃下垂等。

俗话说"十人九胃病"，这说明脾胃病在生活中是极为常见的，而且有很多常见病都与脾胃有关系。比如，脾胃不好的人容易感冒，而且还不容易好，即使好了也容易复发。一般来说，元气足的人，免疫力就强，这样的人不容易感冒。因此，对于这种类型的感冒，我们在治疗时要标本兼治，既要治疗感冒又要调养好脾胃，若只是单纯地治疗感冒，效果肯定不好。

因脾胃失调所生的病有很多，总而言之，脾胃方面的问题不可小觑，身体里的很多疾病都与它有关，一定要认真对待，千万不能让脾胃受伤。

脾胃升降是脏腑气机升降的枢纽

中医认为，气是构成人体的最基本物质，也是维持人体生命活动的动力。气的运动叫作“气机”。在人体内部，气机的升降出入以各种形式表现出来。比如说，营卫的运行、经络的贯通、清浊的分出、津液的输布，无不以升降形式在运动。气的这种升降运动是我们生命活动的根本，这种运动一旦被停止，我们的生命也就终结了。

气机升降运动体现在升其清阳、降其浊阴、摄取营养、排出所弃，各脏腑组织在这种运动中完成各自的生理功能活动：而且各脏腑组织之间气机升降又相互配合、相互联系，降中有升、升中有降，出入不已、升降不止，组成一个有机整体。这种升降运动维护了人体的动态平衡，使生命活动按正常顺序运行。

脾胃是维持我们生命活动的重要环节，其升降运动构成了人体气机升降的枢纽。我们知道，胃主受纳，脾主运化，这个过程是如何完成的呢？就是靠脾升胃降完成的。脾气上升，不仅可以帮助胃进一步消化，而且能吸收、转输水谷的精微和水液；同时，还能统摄、升提内脏，不使下陷，以保持诸脏各安其位。胃气下降，不仅能使饮食得以下行，而且能将初步消化后的水谷精微物质移交小肠而供给脾以运化转输，上奉于心肺，布散周身，心、肺、肝、肾都依赖其水谷之精气以供养。因此，我们说胃气宜降不宜升，脾气宜升不宜降，这一过程既受纳又排泄。一升一降，升降相宜，互为因果，以取得相对的平衡与协调，使得人体气机生生不息。

一旦气机紊乱，脾气该升不升，胃气该降不降，会出现什么情况呢？

脾以升为和，如果不升反降，这在中医里我们称之为“脾气下陷”。因为脾位于中焦，根据五脏配五方的理论，脾属于中央，所以脾气又称为中气，脾气下陷也叫中气下陷。脾气虚弱，气不升反而往下来，人的清阳之气不能上煦于头，就会出现不爱说话、脸色苍白、头晕的现象，中气不足则脾的运化功能失职，就会表现为不爱吃东西，即使吃了也会腹胀。此外，中气下陷则无力升举，就经常会出现腹泻、脱肛、子宫脱垂、胃下垂等病症。

不管怎么说，脾升则健，胃降则和，只有二者的功能协调才能保证我们所吃的东西能够正常消化、吸收和排泄，无论脾胃升降的哪个环节出了问题，都会影响到消化吸收乃至全身的病变。因此，维持脾升胃降的正常功能，在调理消化系统以及全身各系统病症中都具有非常重要的意义。

脾胃的好坏直接影响人的胖瘦

现代人的生活条件越来越好了，可是有的人是胖得离谱，而有的人却是瘦得离谱，一点都不均衡，为什么会出现这种情况呢？

人变肥胖的类型有很多，原因也有很多，但是对于大多数人来说，他们肥胖的根本原因是本身胃中元气旺盛，吃得多，而且吃多了也不会伤胃。《脾胃论》中说：“胃中元气盛，则能食而不伤，脾胃俱旺，则能食而肥。”可谓是一语中的，概括出了肥胖形成的根本原因。这种肥胖是现代医学里说的单纯性肥胖，很多青少年小胖子多是这种情况。对于这种情况，最根本的办法就是控制饮食，少吃肥腻食物，多进行一些减肥运动。

有的人脾胃虚弱，平时吃东西很少，这种情况下多数人会变瘦。

但是也有的人吃东西少却会变胖，这种胖是虚胖，而且这种人手脚都感觉没劲儿。很多人都是这种情况，用手一按他们身上的肉，一按一个坑儿，平时他们也是懒洋洋的，没什么活力。为什么会出现这种情况呢？他们的肥胖主要是因为脾气壅阻、痰湿内盛所致。

有的人认为自己也挺能吃，很快就饿，但就是不胖，反而还瘦了，是怎么回事？这种情况在中医里叫消谷善饥，是因为胃火炽盛所致。胃是主受纳的，你本身胃火大，食物消化得快，食物进入胃里就像是干柴投入烈火中，一会儿就烧没了。若此时你的脾气再亏虚，则脾运化无力，不能把营养输送于全身，而身体肌肉得不到营养，自然就瘦了。这也是胃热炽盛型糖尿病的一个典型症状。

太胖了不好，太瘦了也不好，不管是胖了还是瘦了，我们都应该好好了解一下自己的脾胃是否健康。

脾胃健运是长寿的基础

脾胃健运是决定人寿命长短的重要因素。中医典籍《图书编·脏气脏德》中说："养脾者，养气也，养气者，养生之要也"。由此可见，脾胃健运是人们健康长寿的基础。

《黄帝内经》认为："上古之人，其知道者，法于阴阳，和于术数，食饮有节，起居有常，不妄作劳，故能形与神俱，而尽终其天年，度百岁乃去。"这句话强调了饮食有节对健康长寿具有非常重要的影响。现代人在饮食上特别不注意，一旦饮食失宜，就会造成脾胃受损。脾胃运化功能失常，气血化源不足，人的面色就会变得萎黄，皮肤毛发也变得没有光泽，肌肉也会变得消瘦，外邪会侵入身体，就会很容易生病而难以维持健康。

人的健康长寿还与元气的盛衰有重要的联系，而元气的盛衰取决于脾胃的强弱。李东垣认为："元气之充足，皆脾胃之气所无伤，而后能滋养元气；若胃气之本弱，饮食自倍，则脾胃之气既伤，而元气亦不能充，此诸病之所由生也。"

金元名医李东垣曾经强调脾胃对于长寿的意义，还引用了《黄帝内经》中的"阴精所奉其人寿，阳精所降其人夭"的论述并加以阐发。这句话什么意思呢？就是说，阴精上奉的地方，阳气固密而不容易外泄，所以在这个地方生活的人多长寿；阳精所降的地方，阳气容易发泄而不固密，这个地方的人多短寿。他进一步说："阴精所奉，谓脾胃既和，谷气上升，春夏令行，故其人寿；阳精所降，谓脾胃不和，谷气下流，收藏令行，故其人夭。"这句话的意思是说脾胃是我们的后天之本，是水谷之海，是气血生化的源头，脾胃健运则元气生化不绝，因此人体元气充实与否关键在于脾胃元气的盛衰。

总而言之，人的脾胃出问题了，元气就会衰弱，元气衰弱，人就会早夭。因此，养脾胃意在养元气，养元气意在养生命。

调摄胃气——防病治病的根本

《黄帝内经》中说："有胃气则生，无胃气则死。"也就是说，胃气决定人的生死。

所谓"胃气"，中医是泛指胃肠为主的消化功能。对正常人来说，胃气充足是机体健康的体现；对病人而言，胃气则影响到康复能力。

曾有人将胃气比喻为国家之饷道，饷道一绝，则万众立散，而胃气一败，便百药难施。证之临床，此言不虚。中医流派虽多，但治病置胃气于不顾者没有。胃为仓廪之官、水谷之海，人以水谷为本，胃气壮则五脏六腑皆壮，胃气衰则五脏六腑皆衰。

胃气是人赖以生存的根气，胃气强壮，则气血冲旺，五脏和调，精力充沛，病邪难侵，可祛病延年。所以，我们一定要注意调养胃气。

调摄胃气最重要的一点，就是早餐应该吃"热食"。一些人贪图凉爽，尤其是夏天，早餐喝蔬果汁代替热乎乎的豆浆、稀粥，这样的做法短时间内也许不觉得对身体有什么影响，但长此以往会伤害胃气。

从中医角度看，吃早餐时是不宜先喝蔬果汁、冰咖啡、冰果汁、冰红茶、绿豆沙、冰牛奶的。早餐应该吃"热食"，才能保护胃气。因为早晨的时候，身体各个系统器官还未走出睡眠状态，这时候你吃喝冰冷的食物，会使体内各个系统出现挛缩、血流不畅的现象。也许刚开始吃喝冰冷食物的时候，不会觉得胃肠有什么不舒服，但日子一久或年龄渐长，你会发现皮肤越来越差，喉咙老是隐隐有痰、不清爽，或是时常感冒，小毛病不断。这就是因为早餐长期吃冷食伤了胃气，降低了身体的抵抗力。

因此，早饭应该是享用热稀饭、热燕麦片、热羊乳、热豆花、热豆浆、芝麻糊、山药粥等，然后再配着吃蔬菜、面包、三明治、水果、点心等。牛奶不适合气管、肠胃、皮肤差的人及潮湿气候地区的人饮用。

午饭前先喝汤，可以很好地调摄胃气。常言道"饭前先喝汤，胜过良药方"，这是因为从口腔、咽喉、食管到胃，犹如一条通道，是食物必经之路。吃饭前，先喝几口汤，等于给这段消化道加点"润滑剂"，使食物能顺利下咽，防止干硬食物刺激消化道黏膜。若饭前不喝汤，则饭后会因胃液的大量分泌使体液丧失过多而产生口渴感，这时喝水会冲淡胃液，影响食物的消化和吸收。

饥饱无常是脾胃受损的导火索

中医观点认为，脾胃一怕生，二怕冷，三怕撑。大家都知道，生冷的食物，如各种冰冻饮料、雪糕、生的蔬菜水果等，会带着寒气进入身体，最容易伤及脾胃。除此之外，脾胃还最怕撑，平时你如果经常是饥一顿、饱一顿的，脾胃肯定受不了。所以说，平时的饮食饥饱失常是我们脾胃受损的导火索。

生活中，有一些人平时工作特别忙，经常胃难受，而且心中有一阵阵的燥热，有时还会有酸水涌出，有一种快窒息的感觉。这些人日常饮食非常不规律，有时早餐不吃，有时午餐省略，只等到晚上回家后才大吃晚餐。经常是这样饥一顿、饱一顿的。饥饱失常必然导致脾胃受伤，脾胃受损自然疾病丛生。《素问·痹论》中有一句话极为经典："饮食自倍，肠胃乃伤。”其中的意思很明显，吃得太多了就会损伤我们的肠胃。饮食无节制，时饥时饱，过饥过饱，或偏食，或进食不洁食物，都是胃痛发生的重要原因。现代一些胃肠专家的临床经验也显示，几乎所有的暴饮暴食者都是肠胃疾病患者，而且因饮食不节致死者大有人在。

生活中，还有一些人片面地理解食物的营养价值，认为什么食物的营养价值高，就应该多吃点，这样身体就会好，结果饮食无度反伤胃气。

中医养生学十分重视养生的尺度，养生追求要适中，超过一定限度的东西，无论是外界的还是自身的都会出问题。我们强调，饮食要讲科学，食不可求饱，也不可过饥。那究竟吃到什么程度才算正好呢？无数的事实已证明，每顿饭吃七八分饱是最舒服的。此时口中还留有食物的味道，让人回味无穷。如果偶尔吃得过饱，进餐半小时后，一定要进行必要的体育运动，如散散步、打打太极拳等，都是很好的选择。

不吃早餐最伤脾胃

现在有很多上班族为了按时上班，就省下吃早餐的时间。甚至有些人单纯为了能在被窝里面多赖一会儿，也把早饭给省了。一顿不吃还好，要是顿顿不吃早餐，这样长此以往，我们的健康就会受到威胁。我们再忙也不能忘了早饭。

胃经在辰时当令，就是早晨的7~9时，一般这段时间大家都非常忙碌，赶着去上学、上班，但是不管多忙，早饭都一定要吃好，而且最好是在这段时间吃。因为这个时候太阳升起来了，天地之间的阳气占了主导地位，人的体内也是一样，处于阳盛阴衰之时，所以，这个时候人就应该适当补阴，食物属阴，也就是说应该吃早饭。

很多人以为不吃早饭就可以减肥，其实这是非常错误的观念。早饭即使吃得再多也不会胖，因为上午是阳气最足的时候，也是人体阳气最旺盛的时候，食物很容易被消化。胃经以后是脾经当令，脾可以通过运化将食物变成精血，输送给人体五脏。如果不吃早饭，9时以后，脾就在空运化，它也没有东西可以输送给五脏，这时人体会有不适现象产生，比较明显的表现就是头晕。所以，早饭一定要吃，而且要吃好。中医说脾胃是“后天之本”，也是这个道理。因为人维持生命靠的就是食物，而脾胃负责食物的消化吸收，脾胃不好则人体运转就会出问题。所以，为了健康着想，大家早饭是一定要吃的。

吃得好才是福——脾胃喜欢细碎的食物

如今，人们的生活节奏越来越快，吃饭的速度也跟着越来越快，不管是大鱼大肉，还是蔬菜水果，大多放到嘴里还没有嚼几口就直接咽下去了。用“囫囵吞枣”来形容现代人的饮食特点，一点儿也不夸张。为什么要吃得这么快呢？因为时间紧凑，大家都着急，着急上班，着急工作，着急喝酒，着急约会……所有这一切都是紧张而快速的。

中医认为，快节奏的生活让现代人的脾胃直接受累。想要减少脾胃的负担，就要细嚼慢咽，就要坐下来，像老奶奶一样，从容地、慢慢地吃掉桌上的食物。

国外医学史上曾经有这样一段记载：

有一位学者根据自己的理论亲自进行试验：他每餐不过30口，但每口食物都要反复咀嚼，直到嚼得很细很细才咽下肚。数十年过去了，他虽然变得老了，然而他的健康状况却明显好于同龄人。可以看出，细嚼慢咽于我们的身体极为有益。

一些中医典籍都指出："食不欲急，急则伤脾，法当熟嚼令细。""不论粥饭点心，皆宜嚼得极细咽下。""吃饭须细嚼慢咽，以津液送之，然后精味散于脾，华色充于肌。粗快则只为糟粕填塞肠胃耳。"因此，我们要养护脾胃，在食物的选择上一定要选择易消化、温度适宜、不烫不凉、可口的食物；在进食方式上，要严格遵守细嚼慢咽的原则。

此外，对于一些脾胃虚弱的人来说，平时吃一些粥汤类和细碎稀软的食物是很好的养护方法。你看，那些刚出生的小孩，脾胃的功能都是比较弱的，所以他们在刚出生时只能靠母乳喂养，然后才慢慢地去喝粥，再去吃一些细碎稀软的食物，直到生长发育到一定程度，脾胃功能健全了才能吃相对干一点的食物。

豆类食物是补益脾胃的佳品

从中医角度来看，豆类食物有化湿补脾的共性，尤其适合那些脾胃虚弱的人食用。但是，根据种类的不同，它们的食疗作用也有所区别。下面我们就来具体分析一下各种豆类食物补益脾胃的功效如何：

1. 黄豆

在豆类食物中，黄豆可谓是一个主角。中医认为，黄豆性平、味甘，归脾经和胃经，有清热利尿和解毒的功效，它对于胃中积热、厌恶油腻有很好的疗效。同时，黄豆是素食主义者摄取蛋白质的主要来源。

2. 豇豆

豇豆也就是我们常说的长豆角。中医认为，豇豆性平，味甘、咸，归脾经和胃经，具有理中益气、补肾健胃、养颜调身的功效，可治呕吐、痢疾、尿频等症。《滇南本草》中载：豇豆"治脾土虚弱，开胃健脾"。李时珍也曾称赞它有"理中益气，补肾健胃，和五脏，调营卫，生精髓"之功。大便干结的人应慎食豇豆。

3. 扁豆

扁豆性平、味甘，归脾经和胃经，有健脾、和中、益气、化湿、消暑的功效。对由脾胃虚弱导致的食欲不振、腹泻、呕吐、女性白带多等症状，可以起到一定的辅助治疗作用。糖尿病患者由于脾胃虚弱，经常感到口干舌燥，平时最好多吃一些扁豆。需要注意的是，扁豆一定要烧熟煮透，否则会食物中毒，平时最好多吃焖、炖扁豆。

4. 豌豆

豌豆性平、味甘，归脾胃二经，常吃能够补中益气、健脾和胃、利小便，适用于气滞、打嗝、胸闷不适、腰痛等症状。用豌豆熬成粥，适于脾胃虚弱所导致的食少、腹胀等症状。

5. 绿豆

绿豆性寒、味甘，归心经和胃经，具有清热解毒、消暑利尿、止渴解烦、明目降压、利咽润肤、消脂保肝的功效。可用于暑热烦渴、疮疡肿毒、肠胃炎、咽喉炎、肾炎水肿等病的防治。当然，不是什么体质的人都可以吃绿豆的，绿豆吃多了，反而会损伤脾胃。因此一定要适可而止。天气太热的时候，很多人可能会没胃口、恶心欲呕，这时喝一些绿豆汤会有所改善。需要注意的是，绿豆汤不宜喝太凉的，因为绿豆本身性寒凉，若再饮冰的绿豆汤，会更加影响脾胃功能，易造成脾胃失衡、腹泻。所以，脾胃虚寒的人不可以多吃。

甘入脾——甘甜的食物适宜补脾胃

《黄帝内经》中反复强调“甘入脾”，也就是说脾主甘味，因此脾气虚、脾经弱时，适当多吃点甘味食物，可补益脾胃。在这里，向大家推荐几种具有代表性的甘味食物：

1. 山药

山药味甘，性平，归脾经、肺经、肾经。生山药有补脾养胃、生津益肺、补肾涩精的功效，常用于脾虚食少、久泻不止、肺虚咳喘、肾虚遗精、带下、尿频等症；熟山药能补脾健胃，常用于脾虚食少、泄泻便溏等症。总的来说，补阴宜用生山药，健脾止泻宜用熟山药。

2. 大枣

中医认为，大枣性平、味甘，可补中益气、安中养脾、养血安神。《本草备要》记载大枣可“补中益气，滋脾土，润心肺，调营卫，缓阴血，生津液，悦颜色，通九窍，助十二经，和百药”。大枣不仅对脾有益处，还能补气养血，尤其适合女性朋友，可以煮粥食用或者切碎晾干泡水、代茶饮。大枣还可以在铁锅里炒黑后泡水饮用，对缓解胃寒、胃痛等症有很好的疗效。

3. 葡萄

葡萄性平，味甘、酸，具有补气血、强筋骨、益肝阴、利尿、舒筋活血、暖胃健脾、除烦解渴等作用。现代医学则认为，其主要成分是葡萄糖，容易被人体直接吸收，所以非常适合于脾胃虚弱、咳喘、胃痛、贫血、肝炎病人和孕妇食用。据说，每天饮用红葡萄酒 15 毫升，可暖胃解痉，祛寒止痛，促进消化，有益心脏。注意，容易腹泻的人要少吃葡萄，否则容易拉肚子。

4. 甘蔗

甘蔗性平、味甘，有止渴生津、消痰止咳、解酒除烦、清虚热、止呕吐之功效，适于病后体虚、胃肠虚弱者。用新鲜的甘蔗汁 1 杯，生姜汁少许，和匀后一次性喝下，可改善胃病所致的呕吐或脾胃虚弱。尤其是神经性胃炎或慢性胃病所致的反胃，效果突出。

5. 香蕉

香蕉性寒、味甘，有清热、生津止渴、润肺滑肠的功效，可以润便、润肠、降血压。中医认为“甘易肉肿”，因此像香蕉等太过甜的食物，对正有扭伤的人不适合，应等痊愈后再吃，否则会更严重。当然，香蕉也要少吃，吃多了容易胀气，尤其是糖尿病病人、肥胖的人更要少吃。

当然，不论是甘味食物，还是甘味药物，也需辨证对待，体质不同选择不同。而且，任何事物都有两面性，凡事物极必反，对甘味食物过于嗜好也是不足取的，容易破坏身体的阴阳平衡，引起诸如糖尿病等病症，那也是得不偿失的。

五味五色入五脏：脾喜黄，耐甜

在饮食中，脾主黄色。黄色的食品能补脾。特别在长夏和每个季节的最后 18 天，应适当多吃山药、土豆、黄小米、玉米等黄色食品。补益安中，理气通窍。这些食物有维护上皮组织健康、保护视力、抗氧化等多种功能。

黄豆是黄色食物，每天喝一些黄豆浆对保护脾有很好的疗效。此外，给大家推荐几款养护脾的食谱：

1. 山药炖鸭

材料：鸭肉 250 克，山药 100 克，大枣、枸杞各少许。葱、姜、大料、花椒、香叶、陈皮、黄酒、冰糖、盐、胡椒粉各适量。

做法：（1）将鸭肉洗净后切块，入冷水中煮开，关火捞出鸭肉，用冷水冲洗 2～3 次。

（2）锅中加冷水，放入鸭肉、葱段、姜片、大料、花椒、香叶、陈皮、黄酒。大火烧开后转中小火炖 50 分钟。

（3）加盐调味，放入冰糖、山药块、大枣和枸杞，再炖 10 分钟。出锅加胡椒粉和葱花即可。

功效：山药含有多种营养素，有强健机体、滋肾益精的功效。

2. 黄豆炖猪蹄

材料：猪蹄 300 克，黄豆 100 克。生姜、葱各 10 克，盐、味精、白糖、胡椒粉和枸杞各适量。

做法：（1）鲜猪蹄刮毛洗净，切成块；黄豆用水泡透；生姜切片，葱切花。

（2）砂锅内放入清水，加入姜片、猪蹄块、黄豆、枸杞，用大火煲开，再改用小火煲 30 分钟，然后加入盐、味精、白糖调味。

（3）最后撒入胡椒粉、葱花即可盛出。

功效：此菜补气血，富含胶原蛋白，对美肤养颜具有一定的功效。

在五味中，脾主甜。“甘入脾”，指的是甘甜的食物具有补气养血、补充热量、解除疲劳、调养解毒的功效。

食甜可补气养血、补充热量、解除疲惫、调养解毒，但糖尿病、肥胖病和心血管病患者宜少食。甜味的食物走脾胃。孩子如果特别喜欢吃糖，说明他脾虚。如果病在脾胃，就要少吃甜味的食物和油腻的食物，因为这样的食物会让脾增加代谢负担，使脾更加疲劳。但是甜味食物具有滋养、强壮身体，缓和疼痛的作用。疲劳和胃痛时可以试一试。

在饮食上，脏腑各有自己的喜好，对于声音也一样，经常念“呼”字治脾病。本功法对脾虚下陷及脾虚所致消化不良有效。练“呼”字功时，撮口如管状，唇圆如筒，舌放平，向上微卷，用力前伸。此口形动作，可牵引冲脉上行之气喷出口外，而洋溢之微波则侵入心经，并顺手势达于小指之少冲穴。循十二经之常轨气血充满周身。需注意的是，当念“呼”字时，手势未动之先，足大趾稍用力，则脉气由腿内侧入腹里，循脾入心，进而到小指尖端。右手高举，手心向上，左手心向下按的同时呼气；再换左手高举、手心向上，右手心下按。呼气尽则闭口用鼻吸气，吸气尽稍休息做一个自然的短呼吸，再念“呼”字，共连续6次。

内热伤阴，生湿化热——饮食过度会伤脾

内热主要表现为肝热。肝气主疏泄条达，调节全身气的运行，就好比我们家里的管道枢纽，枢纽坏了则全家管道都不通。同时肝又是藏血之脏，肝气之疏泄功能是以肝肾之阴血充盈为基础的，前面说了现在肝肾阴虚的人较多，阴虚必生肝热，而热反过来又会伤阴，患病或为肝阳上亢，或为肝火上炎，或为肝气横逆。所以平时养生上就要注意调肝，让气机顺畅，这样就能减少内热，也能从一定程度上固护阴气。

脾湿主要是脾的运化功能下降造成的。一方面可能是因为肝气不舒，木犯脾土，脾胃受伤，导致脾无法正常运化，那么吃进来的东西排不出去，就成了废物，也就是湿邪。

另一方面，因为今天生活条件提高，食品极大丰富，人们为饱口腹之欲，暴饮暴食，而运动反而减少，使摄入多于需要，超过了脾的运化能力，也能酿成脾湿。而湿淤积在体内，迟早都要化热，这样就又和内热联系在一起，成为湿热。

所以许多病是吃出来的，今天常见的富贵病如高血压、冠心病、糖尿病等，都与饮食不节直接相关。而其中湿热为病者十之八九，所以用清利湿热之法，效果就比较好。

我们老提到肥甘厚味或者膏粱厚味，那么肥甘厚味到底是一个什么意思？肥甘厚味和膏粱厚味，在中医上都是指油腻、精细的食物，用我们现在的话说，就是高糖、高脂肪、高胆固醇的食物。简单点说就是大鱼大肉，吃得太好。

为什么说肥甘厚味会化湿生热呢？我们打个比方，人的身体就好像是一部机器，机器要想正常运转，就必须要有足够的能量，我们吃的食物，经过消化以后就会转化成身体需要的能量，但是人体需要的能量有一个度，每天能转化的食物也有一个度。

如果你吃太多的肥甘厚味，吃进去的食物超过了身体需要的量，除了正常的需要以外，转化的部分就会变成热量，没有转化的食物在体内淤积就会化成湿，而湿会生热。所以说，肥甘厚味必然会化湿生热，是饮食养生的大忌。

胃经当令吃好午餐，就能多活十年

午时，到了吃午餐的时间了，吃什么好呢？困惑之中，我们通常都是随便解决，其实午餐是很重要的，有着“承上启下”的作用，既要补偿早餐后至午餐前4~5小时的能量消耗，又要为下午3~4小时的工作和学习做好必要的营养储备。如果午餐不吃饱吃好，人往往在下午3~5时出现明显的低血糖反应，表现为头晕、嗜睡，甚至心慌、出虚汗等，严重的还会导致昏迷。所以，对于我们来说，午餐绝对是养生的关键点，午餐的选择也大有学问。

1. 健康为先

吃午餐时可以有意识地选择食物的种类，尽量保持营养均衡。

（1）选择不同种类、不同颜色的蔬菜。

（2）食物应以新鲜为主，因为新鲜食物的营养价值最高。

（3）多进食全麦食品，避免吸收过高多饱和脂肪。

（4）应尽量少食盐。

如果长时间坚持上述健康的饮食方式，不仅患疾病的几率降低，而且还有可能比预期寿命延长15年。

2. 午餐的“三不主义”

（1）辣椒不过量。现在最火的菜系要属川菜和湘菜了，麻辣鲜香，怎么吃怎么对味，很受大家的青睐。不过，辣椒有好的一面也有坏的一面，好的一面就是辣椒中含有充足的维生素C，含有丰富的纤维，热量较低，而且辣椒中还含有人体容易吸收的胡萝卜素，对视力有好处，而且适量食用辣椒能开胃，有利于消化吸收。但辣椒不能过量，太辣的食品会对口腔和食管造成刺激，吃得太多，还容易令食管发热，破坏味蕾细胞，导致味觉丧失。

（2）食物不单一。中午如果仅仅吃一碗牛肉面，对蛋白质、脂肪、糖类等三大营养素的摄入量是不够的，尤其是一些矿物质、维生素等营养素更易缺乏。再说，由于面食会很快被身体吸收利用，饱得快也饿得快，很容易产生饥饿感，对于下午下班晚，或者下午工作强度大的人来说，它们所能提供的热量是绝对不够的。所以，中午最好是主食、蔬菜、肉类、水果都吃一点，这样才能保证营养的均衡和体力的充足。

（3）吃饭不过快、过饱。吃工作餐求速度快也不是一件好事，这不仅不利于机体对食物营养的消化吸收，还会影响胃肠道的“加工”负担。如果吃饭求速度，还将减缓胃肠道对食物营养的消化吸收过程，从而影响下午脑力或体力工作能力的正常发挥。一般来说，午餐的用餐时间不宜少于20分钟。

3. 理想的六种午餐食物

（1）抗衰老抗癌食品——西蓝花。西蓝花富含抗氧化物维生素C及胡萝卜素。科学研究证明十字花科的蔬菜是最好的抗衰老和抗癌食物。

（2）最佳的蛋白来源——鱼肉。鱼肉可提供大量的优质蛋白，并且消化吸收率极高，是优质蛋白的最佳选择。同时，鱼肉中的胆固醇含量很低，在摄入优质蛋白时不会带入更多的胆固醇。

（3）降脂食品——洋葱。洋葱可清血，有助于降低胆固醇。

（4）抗氧化食品——豆腐。豆腐是良好的蛋白质来源。豆类食品含有一种被称为异黄酮的化学物质，是一种有效的抗氧化剂。请记住，“氧化”意味着“衰老”。

（5）保持活力食物——圆白菜。圆白菜也是十字花科的蔬菜，维生素C含量很丰富，同时其纤维能促进肠胃蠕动，让消化系统保持年轻活力。

（6）养颜食物——新鲜果蔬。新鲜果蔬中含有丰富的胡萝卜素、维生素C和维生素E。胡萝卜素是抗衰老的最佳元素，能保持人体组织或器官外层组织的健康，而维生素C和维生素E则可延缓细胞因氧化所产生的老化。此外，这些富含纤维的新鲜蔬果还能保持直肠健康，帮助排毒。下班了，吃一顿丰盛的午餐来犒劳自己劳累了一上午的身体吧。记住，午餐不仅要美味还要健康啊，这样才能保证下午工作所需的营养，不要对自己的胃吝啬。

年老脾胃虚弱，管好嘴巴最重要

金元四大家之一朱丹溪在《养老论》中，叙述了年老时出现的症状与保养方法，朱丹溪根据他的“阳常有余、阴常不足”与重视脾胃的学术思想，提出老年人具有脾胃虚弱与阴虚火旺的特点，因此，老年人在养生方面，一定要注意管好自己的嘴巴。

1. 节制饮食，但不偏食

在《养老论》中，朱丹溪指出，老年人内脏功能不足，脾弱明显，更有阴津不足，性情较为急躁者，由于脾弱故对食物消化较为困难，吃完饭后常有饱胀的感觉；阴虚易生虚火，又往往气郁生痰，引发各种老年疾病，出现气、血、痰、郁的“四伤”的证候。故而提出诸多不可食的告诫。现代医学也认为，饮食失节失宜，是糖尿病、高脂血症、肥胖症、心脑血管疾病、普通老化症等代谢病的潜在诱因。

因此，老年人每餐应以七八分饱为宜，尤其是晚餐更要少吃。另外，为平衡吸收的营养，保持身体健康，各种食物都要吃一点，如有可能，每天的主、副食品应保持 10 种左右。

2. 饮食宜清淡、宜慢

朱丹溪在《茹淡论》中说：“胃为水谷之海，清和则能受；脾为消化之器，清和则能运。”又说，五味之过，损伤阴气，饕餮厚味，化火生痰，是“致疾伐命之毒”。所以，老年人的饮食应该以清淡为主，要细嚼慢咽，这是老年人养阴摄生的一种有效方法。

有些老年人口重，殊不知，盐吃多了会给心脏、肾脏增加负担，易引起血压增高。为了健康，老年人一般每天吃盐应以 4~6 克为宜。有些老年人习惯于吃饭快，不完全咀嚼便吞咽下去，久而久之对健康不利。应细嚼慢咽，以减轻胃肠负担并促进消化。另外，吃得慢些也容易产生饱腹感，防止进食过多，从而影响身体健康。

3. 饭菜要烂、要热

朱丹溪指出老年人的生理特点是脏器功能衰退，消化液和消化酶分泌量减少，胃肠消化功能降低。故补益不宜太多，多则影响消化、吸收的功能。另外，老年人牙齿常有松动和脱落，咀嚼肌变弱，因此，要特别注意照顾脾胃，饭菜要做得软一些、烂一些。

老年人对寒冷的抵抗力差，如吃冷食可引起胃壁血管收缩、供血减少，并反射性引起其他内脏血循环量减少，不利于健康。因此，老年人的饮食应稍热一些，以适口进食为宜。

4. 蔬菜要多，水果要吃

在《茹淡论》中，朱丹溪指出“谷菽菜果，自然冲和之味，有食（饲）人补阴之功”。他倡导老年人应多吃蔬菜水果。新鲜蔬菜是老年人健康的朋友，它不仅含有丰富的维生素 C 和矿物质，还有较多的纤维素，对保护心血管和防癌防便秘有重要作用，每天的蔬菜摄入量应不少于 250 克。

另外，各种水果含有丰富的水溶性维生素和微量元素，这些营养成分对于维持体液的酸碱度平衡有很大的作用。为保持健康，老年人在每餐饭后应吃些水果。

除了在饮食上调理脾气虚证外，在经络治疗方面，应该选用脾俞和足三里两穴。

脾俞穴：是足太阳膀胱经的穴位，是脾脏的精气输注于背部的位置，和脾直接相连，所以刺激脾俞穴可以很快恢复脾的功能。《针灸大成》中说它可治“善欠，不嗜食”，“善欠”就是老打哈欠，总是昏昏欲睡。

刺激脾俞穴最好的办法是拔罐，其次是按揉，也可以艾灸。但是因季节的不同，采用的方法也有所不同。早春和晚秋最好拔罐，夏末和冬季应该艾灸，夏冬两季艾灸不但可以温补脾气，还可以祛湿，尤其是夏末，这时候的天气有湿有寒，艾灸最为合适。其他时候则以按揉为主。

每天晚上 8 时左右刺激最好，因为这是脾经精气最旺盛的时候。这时，一天的工作已基本结束，而且运转了一天的“脾气”已经有些疲惫了，这时补，一来可以缓解白天的劳累，二来可以为第二天蓄积力量。

脾俞穴在脊柱旁开两指的直线上，平对第十一胸椎棘突（肚脐正对着脊柱的地方为第二腰椎，向上四指处即为十一胸椎）。

足三里穴：这是古今公认的“长寿第一穴”，是胃经的合穴，“所入为合”，它是胃经经气的必经之处。要是没有它，脾胃就没有推动、生化全身气血的能力。古人称“若要安，三里常不干”，民间流传“常按足三里，胜吃老母鸡”，可见足三里穴对身体有多重要。

一定要每天坚持刺激足三里穴，也可以找一个小按摩槌等东西进行敲击，力量要以产生酸胀感为度，每次至少揉 3 分钟。冬天的时候也可以艾灸。

操作方法：每天饭前、饭后各半小时的时候分别按揉两侧足三里穴 3 分钟，可以左右交替着刺激，然后晚上 8 时左右再在两侧脾俞穴上拔罐 15 分钟，起罐之后喝一小杯温开水。

益气补脾，山药当仁不让

山药又称薯蓣、薯药、长薯，为薯蓣科多年生缠绕草本植物的块茎。山药中以淮山药最好，是一种具有高营养价值的健康食品，外国人称其为“中国人参”。山药口味甘甜，性质滋润平和，归脾、肺、肾经。中医认为它能补益脾胃、生津益肺、补肾固精。对于平素脾胃虚弱、肺脾不足或脾肾两虚的体质虚弱，以及病后脾虚泄泻、虚劳咳嗽、遗精、带下、小便频数等非常适宜。

《本草纲目》对山药的记载是：“益肾气，健脾胃，止泻痢，化痰涎，润皮毛。”因为山药的作用温和，不寒不热，所以对于补养脾胃非常有好处，适合胃功能不强，脾虚食少、消化不良、腹泻的人食用。患有糖尿病、高脂血症的老年人也可以适当多吃些山药。

给大家介绍一道补血养颜的山药枸杞粥。此粥营养丰富，体弱、容易疲劳的女士多食用，可助常保好气色，病痛不侵。山药和大枣一起熬煮，或者单独熬煮山药也是开胃补脾的食疗良方，具体做法如下：

1. 山药枸杞粥

材料：白米 100 克，山药 300 克，枸杞 10 克。

做法：将白米和枸杞洗净沥干，山药洗净去皮并切成小块。将适量的水倒入锅内煮开，然后放入白米、山药以及枸杞续煮至滚时稍搅拌，再改中小火熬煮 30 分钟即可。

功效：健脾固肾，保护肝脏，对调节血糖、防治高血压、缓解眼干眼涩有益。

2. 山药大枣粥

材料：山药100克，粳米100克，大枣适量。

做法：洗净山药，去皮切片，将其捣成糊。洗净大枣浸泡在温水中，捞出后去核。淘净粳米，然后将大枣与粳米一起放入锅中煮成粥。稠粥将成时，把山药糊调入搅匀即可。

功效：健脾补血、降压益气，对贫血、高血压、慢性肠炎、腹泻等有益。

3. 酸甜山药

材料：山药250克，糖、醋、面粉各适量。

做法：洗净山药，去皮后切成滚刀块，然后沾上干面粉，放入烧至六成热的油锅炸。待山药炸成黄色起皮后，捞起备用。再在油锅中加入糖水和醋一起烧，烧沸后把山药块放入，待山药块被糖汁裹匀即可。

功效：开胃健脾、滋肾固精，对肠炎、胃炎、遗精、早泄等尤为有益。

人参善补气，脾肺皆有益

人参是举世闻名的珍贵药材，在人们心目中占有重要的地位，中医认为它是能长精力、大补元气的要药，更认为多年生的野山参药用价值最高。

《本草纲目》记载，人参性平，味甘、微苦；归脾、肺、心经。其功重在大补正元之气，以壮生命之本，进而固脱、益损、止渴、安神。故男女一切虚证，阴阳气血诸不足均可应用，为虚劳内伤第一要药。既能单用，又常与其他药物配伍。

一味人参，煎成汤剂，就是“独参汤”。不过这种独参汤只用在危急情况，一般情况下切勿使用。常常需要于其他药物配伍使用。如：提气需加柴胡、升麻；健脾应加茯苓、白术；止咳要加薄荷、苏叶；防痰则要加半夏、白芥子；降胃火应加石膏、知母，等等。

不过在大多数情况下，人参还是以补为主，《本草纲目》中记载它的主要功用有：

（1）大补元气。用于气虚欲脱的重证。表现为气息微弱、呼吸短促、肢冷汗出、脉搏微弱等。

（2）补肾助阳。人参有增强性功能的作用，对于麻痹型、早泄型阳痿有显著疗效，对于因神经衰弱所引起的皮层型和脊髓型阳痿也有一定疗效，但对于精神型阳痿则无效。可用少量参粉长期服用，或配入鹿茸粉、紫河车粉等助阳补精药同用，其效甚佳。

（3）补肺益气。用于肺气不足，气短喘促，少气乏力，体质虚弱。

（4）益阴生津。治疗津气两伤、热病汗后伤津耗气。

（5）安神定志。人参能补气益血，故对气血亏虚、心神不安所致的失眠多梦、心悸怔忡等皆有疗效。

（6）聪脑益智。人参能调节大脑皮质功能，改善记忆，增强智力，可用于头昏健忘、记忆下降、智力减退、脑动脉硬化的治疗。

体虚的人可以用人参煮粥。用人参3克，切成片后加水炖开，再将适量大米放入，煮成稀粥，熟后调入适量蜂蜜或白糖服食，可益气养血、健脾开胃，适用于消化功能较差的慢性胃肠病患者和年老体虚者。

茯苓性平和，益脾又安神

茯苓是菌科植物，生长在赤松或马尾松的根上，可食也可入药。《本草纲目》记载，茯苓性平、味甘淡，功能是益脾安神、利水渗湿，主治脾虚泄泻、心悸失眠、水肿等症。如果用牛奶等乳制品调和后食用，能增添它的美味与营养。

北京名小吃茯苓饼就是以茯苓为原料制成的。相传慈禧太后有一日患病，不思饮食。厨师们绞尽脑汁，以松仁、桃仁、桂花、蜜糖等为原料，加以茯苓霜，再用淀粉摊烙外皮，精心制成夹心薄饼。慈禧吃后十分满意，结果让这种饼身价倍增。后来此法传入民间，茯苓饼就成了京华名小吃，名扬四方了。

茯苓淡而能渗，甘而能补，能泻能补，称得上是两全其美。茯苓利水湿，可以治小便不利，又可以化痰止咳，同时又健脾胃，有宁心安神之功。而且它药性平和，不伤正气，所以既能扶正，又能祛邪。用茯苓做成的食物都很美味，以下介绍两款：

《本草纲目》说茯苓能补脾利湿，而栗子补脾止泻，大枣益脾胃。这三者同煮，就可以用于脾胃虚弱，饮食减少，便溏腹泻。

1. 茯苓栗子粥

材料：茯苓 15 克，栗子 25 克，大枣 10 个，粳米 100 克。

做法：加水先煮栗子、大枣、粳米；茯苓研末，待米半熟时徐徐加入，搅匀，煮至栗子熟透。可加糖调味后食用。

功效：茯苓可以宁心安神，《本草纲目》记载麦冬养阴清心，粳米除烦热。这三者同煮就可以用于心阴不足、心胸烦热、惊悸失眠、口干舌燥。

2. 茯苓麦冬粥

材料：茯苓、麦冬各 15 克，粟米 100 克。

做法：粟米加水煮粥；二药水煎取浓汁，待米半熟时加入，一同煮熟食用。

多吃鸡肉调和脾胃，提升自身免疫力

《本草纲目》禽部，记载了鸡肉的众多疗效。鸡肉可以温中益气、补精填髓、益五脏、补虚损。中医认为鸡肉可以治疗由身体虚弱而引起的乏力、头晕等症状。对于男性来说，由肾精不足所导致的小便频繁、耳聋、精少精冷等症状，也可以通过吃鸡肉得到一定的缓解。

按现在的说法，吃鸡肉能够提高人的免疫力。科学研究表明，鸡及其萃取物具有显著提高免疫功能的效果，这一观点与营养学以及传统的中医理论不谋而合。

营养学上一直有“红肉”和“白肉”之分，我们可以简单地从颜色上来区别，所谓“红肉”就是指猪、牛、羊等带血色的肉类；而“白肉”则指的是禽类和海鲜等。鸡肉就是白肉中的代表，具有很好的滋补作用，又比红肉更健康。这种可以培育正气的食物，一些常处于亚健康状态下的人更应该多吃。比如工作强度大、精神长期紧张的都市白领们，多吃鸡肉可以增强免疫力，减少患病率。

这里介绍一款人参鸡汤，特别适合气虚、失眠的人群。

人参鸡汤

材料：人参、水发香菇各15克，母鸡1只，火腿、水发玉兰片各10克，盐、料酒、味精、葱、生姜、鸡汤各适量。

做法：（1）将母鸡宰杀后，退净毛，取出内脏，放入开水锅里烫一下，用凉水洗净。将火腿、玉兰片、香菇、葱、生姜均切成片。

（2）将人参用开水泡开，上蒸笼蒸30分钟，取出。

（3）将母鸡洗净，放在盆内，加入人参、火腿、玉兰片、香菇、葱、生姜、盐、料酒、味精，添入鸡汤（淹没过鸡），上笼，在武火上蒸烂熟。

（4）将蒸烂熟的鸡放在大碗内。将人参切碎，火腿、玉兰片、香菇摆在鸡肉上（除去葱、生姜不用），将蒸鸡的汤倒在勺里，置火上烧开，撇去沫子，调好口味，浇在鸡肉上即成。

功效：补气安神。

不过，需要注意的是，鸡肉虽然是一种营养佳品，但不是所有人都适合吃鸡肉进补。因为它有丰富的蛋白质会加重肾脏负担，因此有肾病的人应尽量少吃，尤其是尿毒症患者，应该禁食。

小米最补我们的后天之本——胃

中医认为小米有和胃温中的作用，小米味甘咸，有清热解渴、健胃除湿、和胃安眠等功效，内热者及脾胃虚弱者更适合食用它。有的人胃口不好，吃了小米后既能开胃又能养胃，具有健胃消食、防止反胃、呕吐的功效。

在所有健胃食品中，小米是最绿色也最没有不良反应的，它营养价值高，对于老弱病人和产妇来说，小米是最理想的滋补品。

我国北方许多妇女在生育后，用小米加红糖来调养身体。小米熬粥营养价值丰富，有“代参汤”之美称。小米之所以受到产妇的青睐，皆因同等重量的小米中含铁量比大米高一倍，其含铁量高，所以对于产妇产后滋阴养血大有功效，可以使产妇虚寒的体质得到调养。

另外，小米因富含维生素B_1、维生素B_2等，还具有防止消化不良及口角生疮的功能。

小米粥是健康食品，可单独煮熬，亦可添加大枣、红豆、红薯、莲子、百合等，熬成风味各异的营养粥。对脾胃虚弱，或者在夏季经常腹泻的人来说，小米有很好的补益作用。与山药熬粥，可强健脾胃；加莲子同熬，可温中止泻；食欲不振的，可将小米加糯米与猪肚同煮而食，方法是将小米和糯米浸泡半小时后，装到猪肚内，炖熟后吃肉喝汤，内装的小米和糯米取出晾干，分次食用。小米磨成粉，可制糕点，美味可口。

美中不足的是，小米的蛋白质营养价值没有大米高，因此不论是产妇，还是老弱人群，都不能完全以小米为主食，应合理搭配，避免缺乏其他营养。

没胃口多吃点香菜

香菜是一种人们经常食用的香料类蔬菜，具有增加食欲、促进消化等功能。

《本草纲目》中有：“性味辛温香窜，内通心脾，外达四肢。”香菜中含有许多挥发油，其特殊的香气就是挥发油散发出来的。它能祛除肉类的腥膻味，因此在一些菜肴中加些香菜，能起到祛腥膻、增味道的独特功效。香菜提取液具有显著的发汗、清热、透疹的功能，其特殊香味能刺激汗腺分泌，促使机体发汗、透疹。香菜还具有和胃调中的功效，因为香菜辛香升散，能促进胃肠蠕动，具有开胃醒脾的作用。

一般人均可食用香菜。患风寒外感者、脱肛及食欲不振者、小儿出麻疹者尤其适合。但是患口臭、狐臭、严重龋齿、胃溃疡、生疮、感冒者要少吃香菜，麻疹已透或虽未透出而热毒壅滞者不宜食用。

给大家推荐几款香菜的日常做法：

1. 香菜炒鸡蛋

材料：香菜 150 克，鸡蛋 200 克，油 20 毫升，盐 3 克，胡椒粉 2 克，味精 2 克。

做法：（1）将鸡蛋磕入碗内，加少许盐、胡椒粉搅匀，香菜择洗干净，切成段。

（2）锅中注油烧热，放入香菜段煸炒，加入盐，倒入蛋液翻炒至熟，撒入味精即可。

2. 芥末香菜

材料：芥末 7 克，醋 3 毫升，白糖 3 克，酱油 5 毫升，盐 2 克。

做法：（1）将香菜洗净，用烧沸的淡盐水略煮，凉凉，挤出水分，切成小段。

（2）将芥末粉放入小碗内，加沸水 50 毫升浸泡 4 小时，再将醋、白糖、酱油、盐倒入小碗内拌匀，即成芥末汁。

（3）把香菜放在深盘中，浇上芥末汁即成。

十宝粥——补脾胃的佳品

在现代社会，人们的生活节奏普遍加快，许多人不能按时吃饭，因此肠胃经常出问题，找个时间给自己补补脾胃，是解决问题的根本。

十宝粥的原料既是食品又是药品，具有补脾胃、益肺肾、强身体、抗病毒、抗衰老及延年益寿的作用。

材料：茯苓 50 克，枸杞 20 克，党参 25 克，松子仁 20 克，葛根 50 克，玉米 2 个，山药 50 克，冬菇 6 朵，银耳 20 克，粳米 20 克。

做法：（1）将山药先用水浸透，葛根用水洗净，取出晾干。

（2）茯苓、党参用水冲洗后，把党参横切成小段。

（3）银耳用水泡开，去蒂后撕成瓣状。

（4）玉米洗净，每个横切成五段。

（5）冬菇泡发后，去蒂切薄片。

（6）枸杞、松子仁用水冲洗，晾干。

（7）粳米浸泡后洗净，备用。

（8）将葛根、茯苓、党参三味药放入药袋。

取砂锅一个，加适量水（约 15 碗），放入药袋、山药、玉米，用大火煮开。水开后，用文火熬 1 小时，取出药袋（去药渣不用）及玉米。再放入银耳、枸杞、冬菇、粳米。

等水开后，用文火熬1小时（期间多搅动，防止粘锅）。煮至粥浓稠，放入玉米粒、松子仁，再煮沸5~10分钟，加调料，美味的十宝粥就做成了。

糯米饭——御寒暖胃佳品

冬季天气寒冷，人体内阳气虚弱，因此特别怕冷。冬季要温补，不仅有众所周知的羊肉、甲鱼、海参、枸杞、韭菜，其实，你也可以在米上下一番工夫。生活中常见的糯米，就是防寒好手。

糯米含有蛋白质、脂肪、糖类、钙、磷、铁、维生素B_1、维生素B_2、烟酸等，营养丰富，为温补强壮食品，具有补中益气、健脾养胃、止虚汗之功效，对食欲不佳、腹胀腹泻有一定缓解作用。中医认为，白糯米补中益气（补脾气、益肺气）；黑糯米和红糯米的补益功效更佳，有补血旺血的作用，民间多用来酿酒，有补血虚之效。

下面，为大家推荐两款糯米养生膳食：

1. 大枣桂花糖糯米饭

材料：大枣、糯米、桂花糖、葡萄干、核桃仁各适量。

做法：大枣去核用少许水略煮熟；糯米洗净浸泡半小时加入桂花糖拌匀煮成饭（八成熟时加入大枣）即成。还可加入有补血作用的葡萄干、有温补肾阳功效的核桃仁拌匀进食。

2. 糯米炖鲤鱼

材料：鲤鱼1条，糯米3汤匙，陈皮1瓣，大枣4粒，酒、生抽、姜片及盐适量。

做法：鲤鱼洗干净，糯米洗干净，沥干水分，加入酒、生抽拌匀，放入鱼肚内，用竹签固定，放入炖盅内。陈皮浸软刮去瓤；大枣洗干净去核，和姜片一起放在鱼两旁，加入开水，加盅盖放入炖锅内，隔大火炖30分钟，改慢火再炖2.5小时，加盐调味即成。

脾胃不和，可以喝一喝补中益气汤

中医认为，气是维持人体生命活动的基本物质。古时判断一个人的生死，常常摸一摸这个人嘴里还有没有气，有气则生，无气则死，故而有了“人活着就是一口气”之说。而气的来源主要有两个，一个是肺从自然界吸入的清气，另一个则是脾胃所化生的水谷精微之气。明代医学家李时珍认为，人体的元气有赖于脾胃之滋生，脾胃生理功能正常，人体元气就能得到滋养而充实，身体才会健康。因此，古人有“内伤脾胃，百病由生”的说法，即一个人如果脾胃不好，阳气就会不足，各种疾病也就随之而来。

宋金时期著名医学家李东垣是以“人以脾胃中元气为本”的原则，结合当时人们由于饮食不节、起居不时、寒温失所导致的胃气亏乏的现状，创制了调理脾胃的代表方剂——补中益气汤。

补中益气汤

材料：黄芪1.5克（病甚劳役，热甚者3克），甘草1.5克（炙），人参0.9克（去芦），当归 0.3 克（酒焙干或晒干），陈皮 0.6~0.9 克， 升麻 0.6~0.9 克（不去白），柴胡 0.6~0.9 克，白术 0.9 克。

做法：上药切碎，用水 300 毫升，煎至 150 毫升，去滓，空腹时稍热服。

主治：脾胃气虚，少气懒言，四肢无力，困倦少食，饮食乏味，不耐劳累，动则气短；或气虚发热，气高而喘，身热而烦，渴喜热饮，其脉洪大，按之无力，皮肤不任风寒，而生寒热头痛；或气虚下陷，久泻脱肛。

功效：补中益气、升阳举陷。

对于补中益气汤，专家指出：方中黄芪补中益气、升阳固表为君；人参、白术、甘草甘温益气，补益脾胃为臣；陈皮调理气机，当归补血和营为佐；升麻、柴胡协同人参、黄芪升举清阳为使。综合全方，一则补气健脾，使后天生化有源，脾胃气虚诸证自可痊愈；二则升提中气，恢复中焦升降之功能，使下脱、下垂之证自复其位。

另外，补中益气汤的适应指征为脾胃气虚，凡因脾胃气虚而导致的各类疾患，均能适用，一般作汤剂加减。使用药物的分量，也可相应提高。一般用量为：黄芪、人参、白术、当归各 9 克，升麻、柴胡、陈皮各 5 克，炙甘草 3 克，加生姜二片，大枣 5 枚，或制丸剂，缓缓图功。

补阴养胃，胃炎就会“知难而退”

胃炎与饮食习惯有密切的关系，摄入过咸、过酸、过粗的食物，反复刺激胃黏膜，还有不合理的饮食习惯、饮食不规律、暴饮暴食等都可导致胃炎。

食用过冷、过热饮食，浓茶、咖啡、烈酒、刺激性调味品、粗糙食物等，是导致胃炎的主要原因。预防急性胃炎应戒烟限酒，尽量避免阿司匹林类药物的损害，生活应有规律，避免进食刺激性、粗糙、过冷、过热食物和暴饮暴食，注意饮食卫生，不吃腐烂、变质、污染的食物。饮食中要多吃卷心菜，其中的维生素 U 具有健脾功效，可起到预防胃炎的作用；山药能促进消化，增强胃动力；玫瑰花茶缓解胃部不适，避免胃炎滋生。

胃炎患者要多吃高蛋白食物及高维生素食物，可防止贫血和营养不良。如瘦肉、鸡、鱼、肝肾等内脏，以及绿叶蔬菜、西红柿、茄子、大枣等。

注意食物酸碱平衡，当胃酸分泌过多时，可喝牛奶、豆浆，吃馒头或面包以中和胃酸；当胃酸分泌减少时，可用浓缩的肉汤、鸡汤、带酸味的水果或果汁，以刺激胃液的分泌，帮助消化。急性胃炎患者宜吃有清胃热作用的清淡食品，如菊花糖、马齿苋等。慢性胃炎患者宜喝牛奶、豆浆等。胃酸少者可多吃肉汤、山楂、水果等，少吃花生米。

胃炎患者要避免食用可引起腹胀和含纤维较多的食物，如豆类、豆制品、蔗糖、芹菜、韭菜等。

对付胃痛，食物疗法最见效

胃痛，是指上腹部近心窝处发生疼痛的病症。常包括消化性溃疡、急慢性胃炎、胃神经官能症、胃下垂等疾病。

临床上应根据胃痛的不同特点，分辨不同的疾病。若病程较长，而且反复发作，痛的时间有规律性，常伴有嗳气、吞酸，考虑为消化性溃疡；若上腹部疼痛闷胀，无明显规律性，食后加重，呕吐，局部压痛较广泛而不固定，应考虑慢性胃炎；若胃脘胀痛，常随情绪变化而增减，痛无规律性，经各种检查无器质性病变时，应考虑为神经官能症；若患者形体瘦长，食后脘腹胀痛不适，站立时胃痛加剧而卧时减轻，应考虑为胃下垂。

那么，怎样让胃痛不再折磨你呢？饮食疗法是比较理想的治愈方法。

1. **黄芪猪肉方**

材料：猪瘦肉200克，黄芪30克，猴头菇60克，延胡索12克，香附12克，高良姜5克，春砂仁12克，陈皮10克，淮山30克，白芍12克。

做法：先将猪瘦肉切成薄片，再和其余材料一起放入锅内，煮滚，后用文火煲1.5小时。

功效：主治慢性胃炎之胃痛。

2. **党参瘦肉方**

材料：猪瘦肉200克，党参30克，猴头菇60克，鸡内金12克，川朴10克，木香10克，没药10克，春砂仁12克，台乌10克，甘草8克，淮山30克，白芍12克，黄芪30克。

做法：先将猪瘦肉切成薄片，再和其余材料一起放入锅内，武火煮滚，后用文火煲1.5小时。

功效：主治消化道溃疡之胃痛。

治疗胃溃疡的“美食法”

胃溃疡是一种慢性的常见病，各个年龄段的人都可能患过本病，但是45~55岁最多见，胃溃疡大多是由于不注意饮食卫生、偏食、挑食、饥饱失度或过量进食冷饮冷食，或嗜好辣椒、浓茶、咖啡等刺激性食物而造成的。

胃溃疡如果不能治愈，则可能反复发作，因此，治疗是一个长期的过程。患者除了配合医生的治疗外，还应该在饮食上多加注意。

据《本草纲目》记载，桂花蜜能“散冷气，消瘀血，止肠风血病”，对治疗胃溃疡有不错的效果。因此，胃溃疡患者可以根据自己的身体情况适量食用桂花蜜。此外，下面介绍的一些食疗方对胃溃疡也有不错的效果。

1. 新鲜猪肚1只，洗净，加适量花生米及粳米，放入锅内加水同煮。煮熟后加盐调味，分几次服完。数日后可重复1次，疗程不限。

2. 花生米浸泡30分钟后捣烂，加牛奶200毫升，煮开待凉，加蜂蜜30毫升，每晚睡前服用，常服不限。

3. 蜂蜜100毫升，隔水蒸熟，每天2次饭前服，2个月为一疗程。饮食期间禁用酒精饮料及辛辣刺激食物。

4. 鲜藕洗净，切去一端藕节，注入蜂蜜后仍盖上，用牙签固定，蒸熟后饮汤吃藕。另取藕一节，切碎后加适量水，煎汤服用。对溃疡病出血者有效，但宜凉服。

5. 新鲜马兰头根30克，水煎服，每日1剂。

6. 大麦芽（连种子的胚芽）、糯稻芽各30克，水煎服。

7. 新鲜包心菜捣汁1杯（200~300毫升），略加温，饭前饮服，1日2次，连服10

天为1疗程。

8. 鲜土豆500克，蜂蜜、白糖、糖桂花、植物油各适量。先将鲜土豆洗净去皮切小方丁；炒锅上火，放油烧热，下土豆炸至黄色，捞出沥油，放入盘中。另起锅，加水适量，放入白糖，煮沸，文火热至糖汁浓缩，加入蜂蜜、糖桂花适量，离火搅匀，浇在炸黄的土豆丁上，即成。佐餐食用。

9. 三七末3克，鸡蛋1个，鲜藕250克。先将鲜藕去皮洗净，切碎绞汁备用；再将鸡蛋打入碗中搅拌；加入藕汁和三七末，拌匀后隔水炖50分钟即可。每日清晨空腹食之（1剂），8~10日为一疗程。

10. 新鲜卷心菜洗净捣烂绞汁，每天取汁200毫升左右，略加温，饭前饮两勺，亦可加适量麦芽糖，每天2次，10天为一疗程。

11. 开水冲鸡蛋疗方：鸡蛋1个，打入碗中，用筷子搅匀，用滚烫的开水冲熟后即可食用。

上面我们讲了胃溃疡的“美食法”，下面我们给大家指出胃溃疡患者在饮食上应注意规避的“禁区”。

1. 溃疡病患者不宜饮茶。因为茶作用于胃黏膜后，可促使胃酸分泌增多，尤其是对十二指肠溃疡患者，这种作用更为明显。胃酸分泌过多，便抵消了抗酸药物的疗效，不利于溃疡的愈合。因此，为了促进溃疡面的愈合，奉劝溃疡病患者最好是不饮茶，特别是要禁饮浓茶。

2. 溃疡病患者不宜各种酒类、咖啡和辛辣食品如辣椒、生姜、胡椒。盐腌过咸和含粗纤维素较多的食物以及糯米制作的食物，亦应尽量避免食用。

3. 饥一顿饱一顿：饥饿时，胃内的胃酸、蛋白酶无食物中和，浓度较高，易造成黏膜的自我消化。暴饮暴食又易损害胃的自我保护机制，胃壁过多扩张、食物停留时间过长等都会促成胃损伤。

4. 晚餐过饱：有些人往往把一天的食物营养集中在晚餐上，或者喜欢吃夜宵或睡前吃点东西，这样做不仅造成睡眠不实，易导致肥胖，还可因刺激胃黏膜使胃酸分泌过多而诱发溃疡形成。

5. 狼吞虎咽：食物进入胃内，经储纳、研磨、消化，将食物变成乳糜状，才能排入肠内。如果咀嚼不细、狼吞虎咽，则食物粗糙，就会增加胃的负担，延长停留时间，可致胃黏膜损伤；另外细嚼慢咽能增加唾液分泌，而使胃酸和胆汁分泌减少，有利于胃的保护。

6. 溃疡病患者忌饮牛奶。牛奶鲜美可口，营养丰富，曾被认为是胃和十二指肠溃疡病人的理想饮料。但最近研究发现，溃疡病人饮牛奶，可使病情加剧。因为牛奶和啤酒一样，可以引起胃酸的大量分泌。牛奶刚入胃时，能稀释胃酸的浓度，缓和胃酸对胃、十二指肠溃疡的刺激，可使上腹不适得到暂时缓解。但过片刻后，牛奶又成了胃黏膜的刺激因素，从而产生更多的胃酸，使病情进一步恶化。因此，溃疡病患者不宜饮牛奶。

7. 不宜食用酸梨、柠檬、杨梅、青梅、李子、黑枣和未成熟的柿子、柿饼等水果。

孩子口水太多，病可能在脾肾

在中医名著《黄帝内经》中有这样的记载：“五脏化液，心为汗，肺为涕，肝为泪，脾为涎，肾为唾。”也就是说，如果一个人出汗异常可以从心脏上找毛病，鼻涕多了要看肺是不是出现了问题，眼泪不正常要从肝上找根源，口水和唾沫多了就要从脾肾上找原因。

在生活中，很多小孩子特别爱流口水，如果年龄很小也算是正常现象，但是假如已经七八岁了还在流口水，就说明孩子脾虚，因为脾是主肉的。因为脾虚，所以嘴角不紧，不能抑制口水外流，这时候家长就要抓紧时间给孩子补脾了。

孩子口水多了不行，那么口水少了是不是就健康了呢？答案是否定的，如果孩子的嘴里总是干干的，就说明孩子的津液不足，这是内燥的表现。家长应该让孩子多喝水，多吃酸味的食物和水果，苹果、梨子、葡萄等都是不错的选择，只要水分多就可以了。

另外，如果孩子的唾液特别多、很黏稠，而且口中还伴着苦味，则说明是脾热，这时候父母一定不要让孩子吃辛辣的食物，牛羊肉也要尽量少吃，但可以让孩子吃一些清脾热的药物，如栀子、连翘等。

食物祛脾湿，彻底解决男人脚臭问题

“脚臭”似乎是男人的通病，很多人上一天班回到家，一脱鞋，那脚简直是臭不可闻。故而男人往往会被冠以“臭男人”的称号。但很多人通常认为脚臭并不算什么缺点，更不是病，而是天生的“汗脚”，就算每天坚持洗脚也不会有什么改变。其实，这种想法是错误的，汗脚和臭脚多是由脾湿造成的，只要将脾湿调养好，脚臭的问题也就解决了。

中医认为，阳加于阴谓之汗，比如人们在运动的时候，运动生阳，阳气蒸腾阴液，就形成了汗，跟烧水时产生的蒸汽是一个道理。适度出汗是正常现象，对人体有好处。但“汗为心之液”，如果出汗过多就容易损伤心阳，成为许多疾病的征兆。如果胸部大汗、面色苍白、气短心慌，这是“亡心阳”的兆头，亡心阳就是西医上的水电解质紊乱症，以脱水为主；如果额头出汗，汗珠大如豆，形状如同油滴，这是虚脱或者要昏倒的先兆，体质虚弱或者有低血糖病史的人尤其要当心；如果偶尔手心、脚掌出汗，尤其是在公共场合，这多半是精神紧张造成的，调整一下心态就可以了；如果手脚常年多汗，说明脾胃功能有些失调；如果脚汗特别臭的话，就说明体内湿气很重。

中医上讲“诸湿肿满，皆属于脾”，汗脚就属于“湿”的范畴，脚特别臭的人是因为脾大，而脾大则是由于脾脏积湿，脾湿热的时候，脚就会出又黄又臭的汗，就形成了“汗臭脚”。想告别汗臭脚就应该吃一些清热祛湿的药，然后每晚都用热水或者明矾水泡脚，明矾具有收敛作用，可以燥湿止痒。还可以适当多吃些健脾祛湿的扁豆。另外，民间有一些土方子治疗脚臭的效果也不错，比如，把土霉素药片压碎成末，抹在脚趾缝里，就能在一定程度上防止出汗和脚臭，因为土霉素有收敛、祛湿的作用。

此外，从饮食上调养脾脏也可以达到不错的功效，下面介绍两款药膳：

1. 山药茯苓粥

材料：山药 50 克，茯苓 50 克，粳米 250 克。

做法：先将粳米炒焦，与山药、茯苓一同加水煮粥即可。

2. 莲子粥

材料：莲子 50 克，白扁豆 50 克，薏米 50 克，糯米 100 克。

做法：莲子去心，与白扁豆、薏米、糯米一同洗净，加水煮成粥即可。

另外，生蒜泥加少许糖、醋饭前食，或用山楂条、生姜丝拌食；还可用香菜、海蜇丝、少许盐、糖、醋拌食，均可达到健脾开胃的目的。

明白了臭脚产生的根源，知道了治疗脚臭的方法，相信你离告别“臭男人”的日子也就不远了。

暴饮暴食胃难受，找到极泉便解决

在我们的生活中，暴饮暴食的现象随处可见，尤其是在节假日里，不用工作，生活也就没有了规律，早餐不吃，中午、晚上又大吃大喝，没有节制，结果是满足了口腹之欲，却让身体很不舒服，胃胀、胃酸、胃疼、打嗝等是最常见的症状。这时候人们才开始后悔，不该吃这么多，但天下是没有卖后悔药的，那么遇到这些情况，该如何处理呢？很简单，我们只要按摩刺激左侧极泉穴，这些不适症状就可以很快地缓解并消失。

中医认为“胃如釜”，胃能消化食物是因为有“釜底之火”。这釜底之火是少阳相火。显然人体的少阳相火不是无穷的，大量的食物进入胃里后，使得人体用于消化的少阳相火不够，于是人体便调动少阴君火来凑数，即“相火不够，君火来凑”。可惜少阴君火并不能用于消化，其蓄积于胃，首先是导致胃胀难受。所以，要想消除胃胀，就得让少阴君火回去。左侧极泉穴属于手少阴心经上的穴位，刺激这个穴位，就可以认为造成心经干扰，手少阴心经自身受扰，就会赶紧撤回支援的少阴君火以保自身。当少阴君火撤回原位了，胃胀自然就顺利解除了。

具体操作方法（选择一种或多种）：

1. 用右手在穴位处按压、放松，再按压、再放松，如此反复 5 分钟左右。

2. 用筷子的圆头在穴位处按压、放松，反复进行至少 5 分钟。

3. 用小保健槌在该穴位处敲打，至少 5 分钟。

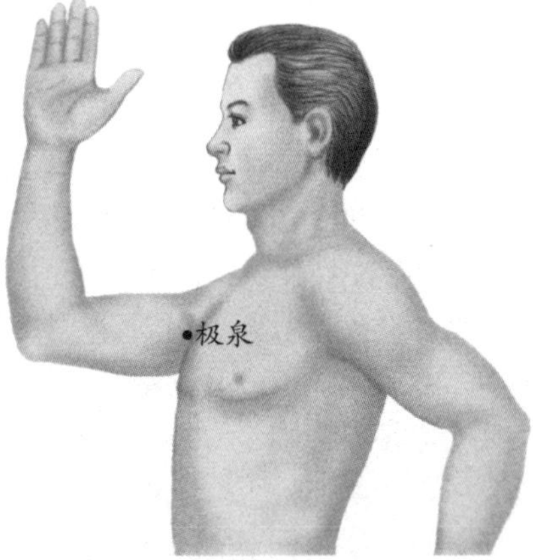

极泉穴

暴饮暴食也是疾病之根，一般在暴饮暴食后会出现头昏脑涨、精神恍惚、肠胃不适、胸闷气急、腹泻或便秘等症状，严重的还会引起急性胃肠炎、胃出血，甚至还有可能诱发多种疾病，如胆囊炎、急性胰腺炎、心脏病、脑梗死等。因此，体质虚弱者尤其要小心，应控制饮食，少吃油腻食物，多吃富含纤维的食物，如韭菜、芹菜等，有助于消化和排便。如果情况较严重，可用一些有助消化的常用药。另外，山楂有消食化积、活血化瘀的作用，为消油腻、化食积之良药。

几款健脾养胃的药膳

中医认为，在五脏六腑中，脾与胃相表里，是气血生化之源，有“后天之本”之称。维持生命的一切物质，都要依靠脾胃对营养物质的受纳、消化、吸收、运化来供给。脾胃伤则会出现倦怠、腹胀、便溏、腹泻、消化不良，以及水肿、消瘦、摄血功能失职、免疫与抗病能力下降等症。正如《养老奉亲书》说：“脾胃者，五脏之宗也。”所以，古人有“安谷则昌，绝谷则亡”“有胃气则生，无胃气则亡”“脾胃虚则百病生”等认识。这些论述，充分体现了脾胃功能的重要性及其与人体生命活动的密切关系。

下面，我们就为大家推荐几款健脾养胃的药膳：

1. 枸杞莲药粥

材料：枸杞30克，莲子50克，新鲜山药100克，白糖适量。

做法：（1）新鲜山药去皮洗净切片。

（2）枸杞、莲子淘洗干净。

（3）将以上三物加清水适量置于文火上煮熬成粥，加糖食用。

功效：常喝枸杞莲药粥可补肾健脾、养心安神。此粥适用于脾肾虚弱而导致的健忘失眠、心悸气短、神疲乏力等症。

2. 剑门豆腐

材料：嫩豆腐200克，猪肥膘肉75克，鸡脯肉200克，豌豆荚10根，清汤1000毫升，盐、胡椒、姜汁、葱汁、猪油各少许。

做法：（1）将豆腐制茸，用纱布捻干水分。鸡脯肉、猪肉分别制成茸，与豆腐茸一起放入盆内，加入胡椒、盐、姜汁、葱汁搅匀后加鸡蛋清制成糁。

（2）将扇形、蝶形模具抹一层猪油，分别制出10个扇形、2个蝴蝶形豆腐糁，并在上面分别嵌上10种不同的花卉图样，上笼蒸熟。

（3）将清汤入锅烧沸，下豌豆荚烫熟，舀入汤盆内，再将豆腐糁滑入汤内。

功效：开胃强身。

3. 阳春白雪糕

材料：白茯苓（去皮）、山药各60克，芡实约100克，莲子肉（去心、皮）150克，神曲（炒）30克，麦芽（炒）30克，大米、糯米、白砂糖各500克。

做法：将诸药捣粉，与大米、糯米共放布袋内，再放到笼内蒸极熟取出，放簸箕（或大木盘）内，掺入白砂糖同搅极匀，揉成小块，晒（或烘）干。

功效：健脾胃、益肾养元、宁心安神。茯苓可健脾补中。《神农本草经》将山药列为上品，说它“益气力，长肌肉。久服，耳目聪明，轻身，不饥延年”。清代名医张锡纯认为山药是滋补药中无上之品。

4. 宋宫仙术汤

材料：干姜少许，大枣100枚，杏仁40克，甘草80克，盐100克，苍术300克。

做法：干姜炒至皮黑内黄；大枣去核；杏仁去皮尖，炒熟后捣烂；甘草蜜炙；盐用火炒；苍术去皮，米泔水浸泡，以火焙干；上药除杏仁外共研细末，后加入杏仁，备用。

功效：调和脾胃、美化容颜、益寿延年。方中干姜、大枣、甘草可温中健脾并开胃消食，为补益脾胃之良药；苍术健脾除湿；杏仁润肺散滞，“驻颜延年”（《本草纲目》）；诸药以盐相拌，乃取盐味咸入肾，可补肾健脾，且可“调和脏腑消宿物，令人壮健”（《本草拾遗》）。

5. 元宫四和汤

材料：白面、芝麻各500克，茴香100克，盐50克。

做法：将白面炒熟。芝麻、小茴香微炒后研细末，与炒过的白面混合，并依个人口味放入适量盐，调匀。

功效：补中健脾、散寒止痛。可用于脾胃虚弱、脘腹冷痛、食欲不振、须发早白等症。

第三章　心肠温煦，阳气才能充盈

养生先养心，心养则寿长

就养生而言，在中医里有“下士养身，中士养气，上士养心”的说法，也就是说，在中医看来，养心是养生的最高境界，是养生的核心和关键。有专家甚至预言：养心将成为 21 世纪的健康主题。

但是，由于日渐加快的社会节奏、竞争激烈等诸多因素的影响，人们的心理负荷日益加重，前所未有的巨大工作压力正在威胁着他们的健康。所以，学习养心理论，掌握养心技巧，积极投身养心实践，适度转移和释放压力，是目前最为有效的养生之道。

在生活中，人们应该学会在快节奏中提高自己的心理承受能力，在各种事件中保持平衡的心态，科学地安排自己的工作和生活，制定切实可行的工作计划或目标，并适时留有余地。无论每天工作多么繁忙，都应留出一定的休息时间，尽量让绷紧的神经有松弛的机会。

俗话说：“心在志为喜”，就是说心的生理功能与七情中的“喜”关系密切，因此应每天保持愉快的心情。现代医学研究也证明，性格开朗、对人生充满乐观情绪的人多能健康长寿，其心血管病的发病率也明显降低。善于调整情绪，使自己总是处于乐观愉快的心态，是养心保健的最好方法。

在工作和生活中，难免会遇到烦恼，这时不要把忧愁痛苦强行积郁在心中，心情不好时，应尽量想办法宣泄或转移，痛哭一场就是一个好办法。心理学家指出：痛哭是一种自我心理保护措施，能使不良情绪得以宣泄和分流，哭后心情自然会畅快一些。在遇到挫折时要有自信心，相信自己的力量，这样才有利于理清思路，克服困难，走出逆境。

对于经常忙碌工作的人们来说，养成体育锻炼的习惯具有重要意义。适量的运动可促进心血管系统的健康，增强心脏的功能。每天安排一小时锻炼，或根据自身情况灵活掌握，不仅可以放松身心，还可以增强体质。

另外，合理的饮食结构能有效预防冠心病、心绞痛和心肌梗死等疾病的发生率。饮食养心的基本原则就是以清淡饮食为主，尽量减少脂肪的摄入量（特别是动物性脂肪），平时应戒烟酒，不要暴饮暴食。

阴阳调和，心脏才能健康

《黄帝内经》把人体的五脏六腑命名为十二官，其中，心为君主之官。它这样描述心："心者，君主之官。神明出焉。故主明则下安，主不明，则一十二官危。"君主，是古代国家元首的称谓，有统帅、高于一切的意思，是一个国家的最高统治者，是全体国民的主宰者。把心称为君主，就是肯定了心在五脏六腑中的重要性，心是脏腑中最重要的器官。

"神明"指精神、思维、意识活动及这些活动所反映的聪明智慧，它们都是由心所主持的。心主神明的功能正常，则精神健旺，神志清楚；反之，则神志异常，出现惊悸、健忘、失眠、癫狂等症候，也可引起其他脏腑的功能紊乱。另外，心主神明还说明，心是人的生命活动的主宰，统帅各个脏器，使之相互协调，共同完成各种复杂的生理活动，以维持人的生命活动，如果心发生病变，则其他脏腑的生理活动也会出现紊乱而产生各种疾病。因此，以君主之官比喻心的重要作用与地位是一点儿也不为过的。

在生活中，人们常用"心腹之患"形容问题的严重性，却不明白为什么古人要将心与腹部联系起来。所谓"心"，即指心脏，对应手少阴心经，属里；"腹"就是指小肠，为腑，对应手太阳小肠经，属表。

正是因为心脏对人体健康决定性的作用，我们平常就要加强对心脏的养护，还要多注意自身的阴阳变化，以便尽早发现心脏疾病。中医认为"心开窍于舌""舌为心之苗"，也就是说心与舌的关系密切，心脏的情况可以从舌的色泽及形体表现出来。心的功能正常，则舌红润柔软，运动灵活，味觉灵敏，语言流利；心脏气血不足，则舌质淡白，舌体胖嫩；心有瘀血，则舌质呈暗紫色，重者有瘀斑；心火上炙，则舌尖红或生疮。所以，心的养生保健方法要以保证心脏主血脉和主神志的功能正常为主要原则。

心脏有问题，耳朵先露出马脚

中医认为："耳主贯聪而通心窍，为心之司，为肾之候也。"《黄帝内经》中也有"视耳好恶，以知其性"的记载，并认为耳与经脉有着十分密切的联系，十二经脉都直接或间接地经过耳朵，所以有"耳者，宗脉之所聚也"的说法。清代张振鋆的《厘正按摩要术》中也有"耳珠属肾，耳轮属脾，耳上轮属心，耳皮肉属肺，耳背玉楼属肝"的说法。现代生物全息理论也发现了耳朵与人体器官的对应关系，并确认了 80 多种内外科疾病与耳朵的变化有关系，所以人体有病时，耳朵就会有反映。耳朵的形态、色泽和纹路的变化都能反映人体的健康状况。

关于具体的耳诊，很多中医书籍中都有记载，我们在这里只说一点，就是"冠脉沟"。冠脉沟是耳垂上的一条纹路，是判断冠心病的有效指标。如果谁的耳垂上出现了这条纹路，就说明有患冠心病的可能，纹路越清晰说明问题越严重。

现在，耳诊在西方国家也已经流行起来。现在西方国家越来越认可中医，中医耳诊疗法已经成为一些社会名流竞相追捧的治病法宝。

正是因为耳朵与脏腑有着密切的联系，通过按摩耳朵就能起到养护脏腑的作用。下面介绍几招耳朵的自我按摩法，以便让大家预防疾病，保持健康。

1. 提拉耳朵

现代医学认为，提拉耳朵能刺激耳郭的末梢神经及微血管，使局部血液循环加快，并通过神经、体液的作用，对全身的生理活动起到一定的调节作用，同时还能改善神经内分泌功能。

其方法是双手食指放在耳屏内侧后，用食指、拇指提拉耳屏、耳垂，自内向外提拉，手法由轻到重，牵拉的力量以不感疼痛为宜，每次3~5分钟。此法可治头痛、头昏、神经衰弱、耳鸣等疾病。

2. 搓耳

握住双耳郭，先从前向后搓49次，再从后向前搓49次，以耳郭皮肤略有潮红，局部稍有烘热感为宜。每天早、晚各进行1次。搓过双耳后会有一种神志清爽、容光焕发的感觉。

3. 双手扫耳

以双手把耳朵由后向前扫，这时会听到“嚓嚓”的声音。每次20~30下，每天数次。

4. 搓弹双耳法

双手轻捏两耳垂，再搓摩至发红发热。然后揪住耳往下拉，再放手让耳垂弹回。每天2~3次，每次20下为宜。

补足心血，按揉心俞穴就管用

现代社会的生活压力很大，很多人看中医，一讲述自己的症状就是满脸痛苦：“每天感觉特别累、睡不醒、干什么都没精神，身上不一定哪就疼一下，特别爱感冒，有时候还觉得心慌、心烦、头晕耳鸣，去做体检还什么都查不出来……”按照西医的说法这就是“亚健康”，但在我们中医来看就是“心阴不足”。

在中医五行理论中，心属火，火属阳，五脏又属阴，所以心是阴中之阳。在心阴心阳中，心阴的力量更为薄弱，也更容易受到侵袭。现代人在工作和生活的重压下，极易耗费心血。血属阴，心血就是心阴，所以，心血耗费得多了，就会导致一些我们前面说的“虚热”症状。

气为血之帅，血为气之母，血在经络中的流通要靠气的推动，而气也要靠血来当它的运载工具，二者是相辅相成、不可分割的。所以，当心血阴虚的时候，气就没有可以搭载的工具了，不能运行到全身各处，出现诸如心慌、气短等症状也就不奇怪了。另外，“心主神明”，在心气血两虚的情况下，心脏的功能必然会下降，那么它就没有足够的力量去控制人的精神意志了，人就会出现精神恍惚、注意力不集中等症状。

所以，当出现心阴虚的症状时，一定要注意补心血。在人体的经穴中，补心血的最佳穴位是心俞穴。

心俞穴是足太阳膀胱经上的重要穴位，还是心的背俞穴，具有宽胸理气、宁心安神、通调气血的功效。因此，当心血阴虚时，每天晚上坚持按揉心俞穴，可以补足心神气血，您就不会再感觉心慌意乱、精神恍惚了。

为配合经络疗法，大家平时还要注意加强锻炼，这样才能更好、更快地恢复健康活力。

与莲心连心——养心助睡眠

与朋友聚会，开开心心、吃吃喝喝是难免的，但如果狂喜加上暴饮暴食，那么你可要注意了，你的心脏未必能承受。外贸公司的鲁先生就有这样的经历。一次公司的庆功宴上，老板点名表扬了鲁先生的部门，鲁先生与同僚都相当高兴，结果乐极生悲，居然引发了心脏病，幸好抢救及时，要不然后果不堪设想。

欢喜过度会让人心气涣散，再加上吃了很多东西，结果就会出现中医里讲到的“子盗母气”的状况。“子盗母气”，是用五行相生的母子关系来说明五脏之间的病理关系。“子”在这里是指脾胃，“母”指心，是说脾胃气不足而借调心之气来消化食物，就会伤害到心。因为心也有很多的工作需要做，同样需要很多的心气，被脾胃盗走的心气过多，心一定会有所伤。

像鲁先生这样，本来就有心脏病，欢喜过度时心气已经涣散了，这个时候又暴饮暴食，脾胃的负担超负荷了，只好“借用”心气来消化这些食物，心气必然亏虚。因此，心脏病患者，特别是老年人，在这个时候往往会突然引发心脏病，这就是乐极生悲了。所以，不管是在平时，还是在节庆假日里，都要在饮食上有所节制，要管好自己的嘴，千万不要让美食成为生命的威胁。

有些人晚上总是心慌失眠，那也是心气虚的表现。这个时候比较适宜喝莲子粥补心。《本草纲目》记载，莲子味甘、涩，性平。归脾、肾、心经。具有补脾止泻、益肾涩精、养心安神的作用。晚上喝点莲子粳米粥可以养心助睡眠。

莲子粳米粥

材料：嫩莲子、粳米各适量。

做法：将嫩莲子发胀后，在水中用刷把擦去表层，抽去莲心冲洗干净后放入锅内，加清水在火上煮烂熟；将粳米淘洗干净，放入锅中加清水煮成薄粥，粥熟后掺入莲子，搅匀，趁热服用。

功效：补脾止泻、益肾涩精、养心安神。

中医把心作为“君主之官”。把心称为君主，就是肯定了心在五脏六腑中的重要性。只有心主神明的功能正常，精神才会健旺，神志才会清楚；反之，则可致精神异常，人容易出现惊悸、失眠、健忘、癫狂等症状，也可能会引起其他脏腑的功能紊乱。

既然心这么重要，我们就要好好养护它。除了常喝上面介绍的莲子粥养心以外，我们

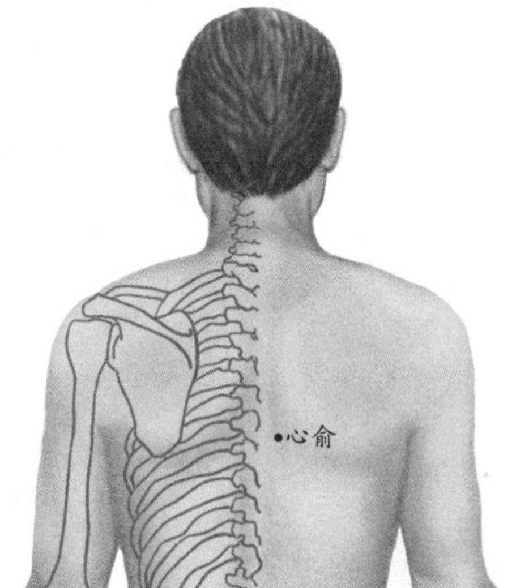

心俞穴

在平时饮食中也要注意以清淡为主，因为盐分过多会加重心脏的负担；不要暴饮暴食，要戒烟限酒；多吃一些养心的食物，除了莲子以外，还有杏仁、黄豆、黑芝麻、木耳、大枣等，都对补养心脾很有好处。

五味五色入五脏：心喜红，耐苦

我们来看看五色五味食物如何养护我们的心脏。从颜色上来看心脏喜欢“红”色的，从口味上来讲是“苦”的养心。我们可以吃些赤小豆来补心，吃些苦味来降火。

下面就为大家介绍一款平时养心的佳品：五行益寿养心粥。

五行益寿养心粥

材料：大枣20枚，莲子20粒，葡萄干30粒，黄豆30粒，黑米适量，由于葡萄干和大枣本身具有香甜之味，此粥不用放糖，一样甜润可口。

做法：将5种食物浸泡一晚，共同煮烂后即可食用，因工作忙而没时间煮粥的上班族可以把它们加工成粉末，每次用开水冲着吃，效果一样。

五行益寿养心粥虽然材料简单，但说起配方里的这些成员，却各个都大有来头。

1. 大枣是补肺金的

《长沙药解》称，它能生津润肺而除燥，养血滋肝而息风，疗脾胃衰弱。而民间一直有“一日吃三枣，终身不显老”的说法。

2. 莲子是去心火的

《本草纲目》说，常吃莲子可以补心火、益肾水，安神、去心慌心悸，止尿频和女性白带过多，美白肌肤，去眼袋，延缓衰老。

3. 葡萄是补肝木中的气血的

《滇南本草》认为，葡萄色有绛、绿二种，绿者佳，服之轻身延年。老人大补气血，舒经活络。泡酒服之，治阴阳脱证，又治盗汗虚证。

4. 黄豆是补脾土的

《本草拾遗》认为，黄豆磨成粉“久服好颜色，变白不老”，常吃黄豆可以预防冠心病、高血压、动脉硬化、阿尔茨海默病，还可以减肥，调理月经和白带，增强记忆力。

5. 黑米是补肾水的

黑米就更不用说了，民间一直有“逢黑必补”之说。《本草纲要》记载：“黑米滋阴补肾，明目活血，暖胃养肝，补肺缓筋，乌发养颜，延年益寿。”由于黑米善补血，治疗贫血，因此也被称为“补血米”。常吃黑米能益心火、补心血，可保持心血管活力，能治疗头晕目眩、腰膝酸软、夜盲症、耳鸣，令人面色红润，延年益寿。

苦味的东西是走血的，即走心。如果病在心上，就少吃苦味食物，让心生发一下。但苦味食物可以清热、泻火。例如莲子心能清心泻火、安神，可以治疗心火旺的失眠、烦躁之症。

苦瓜营养丰富，具有除邪热、解劳乏、清心明目的功效，经常食用可以去心火，增强人体免疫力。《随息居饮食谱》载：“苦瓜青则苦寒，涤热、明目、清心。可酱可腌，鲜时烧肉先泡去苦味，虽盛夏肉汁能凝，中寒者勿食。熟则色赤，味甘性平，养血滋甘，润脾补肾。”

苦瓜可烹调成多种风味的菜肴，可以切丝、切片、切块、作佐料或单独入肴，一经炒、炖、蒸、煮，就成了风味各异的佳肴。如把苦瓜横切成圈，酿以肉糜，用蒜头、豆豉同煮，鲜脆清香。我国各地的苦瓜名菜不少，如青椒炒苦瓜、酱烧苦瓜、干煸苦瓜、苦瓜烧肉、泡酸苦瓜、苦瓜炖牛肉、苦瓜炖黄鱼等，都色美味鲜，有生津醒脑、祛除心火的作用。

另外，心主神志，心火过旺，人就会出现烦躁不安、易怒等症状。所以名医朱丹溪说："盖相火藏于肝肾阴分，君火不妄动，相火惟禀命守位而已，焉有燔灼之虐焰，飞走之狂势也哉！"要防止相火妄动就要"正心、收心、养心"，保持精神安静内守。

补心、养心多吃红色食物

中医认为，红为火、为阳，与心相通，红色食物进入体内后，可入心、入血；尤其是偏于心气不足、心阳虚弱者，经常食用一些红色食品，有助于增强人的心阳、心气、心血功能。但要注意，动物中的红色食品却不宜过多食用，因为像牛、羊、猪等红肉类食品，脂肪多、能量高，长期过多食用很容易导致体内血管硬化、血压增高、血脂和血液黏稠度的异常，最终危及心脏的健康。

现代研究也发现，红色食物中除了能为人体提供丰富的优质蛋白质、维生素、微量元素之外，它还含有比较丰富的番茄红素、单宁酸、胡萝卜素等成分，具有较强的抗氧化性能，可以提高机体的免疫功能，保护人体细胞免受致病微生物的侵袭。

所以，在日常生活中，大家要想补心、养心，可以适当多吃一些红色食物，一定可以起到不错的效果。

夏季养心，防暑更要防贪凉

夏季气温逐渐升高，并且达到一年中的最高峰，而且夏季雨量丰沛，大多数植物都在此季"疯狂生长"，人体的阳气在这个时候也较为旺盛，因此夏季养生要注意顺应阳气的生长。

但我们都有这样的经验，每到夏天就觉得心烦气躁。老辈人会告诉你："心静自然凉。"话虽简单，做起来可不容易。就算待在空调房里，还是会觉得心神不安。这是因为夏季属火，又因火气通于心、心性为阳，所以夏季的炎热最容易干扰心神，使心神烦乱，总觉得心理不得安宁，而心烦就会使心跳加快，心跳加快就会加重心脏的负担而诱发疾病，由此可见，夏季养生就要重在养心。那么我们应该如何去做呢？

第一，要保证睡眠。中午的时候人们总是精神不振、昏昏欲睡，因此，有条件的话可以增加午休的时间，以消除疲劳，保持精力充沛。

第二，要保证营养。夏季天热气压低，人吃饭少，营养补充不足，而且，天亮得早、黑得晚，人劳作的时间加长，睡眠也不足。总的来讲，人体消耗大，一是出汗多，二是活动时间多，人的体质会下降。所以这时候更应该注意保养自己的身体，增加营养，多吃绿叶蔬菜和瓜果。

第三，要及时补水。要多喝凉白开水，不能用饮料代替饮水，因为饮料中含有糖分，含糖越多，渗透压也越高，越不容易为细胞吸收，容易引起体内缺水，这也是饮料不如水解渴的原因。

第四，不能因暑贪凉。《黄帝内经》里说“防因暑取凉”，这是告诫人们在炎热的夏天，在解暑的同时一定要注意保护体内的阳气，因为天气炎热，出汗较多，毛孔处于开放的状态，这时机体最易受外邪侵袭。所以不能只顾眼前的舒服，过于避热趋凉，如吃冷饮、穿露脐装、露天乘凉过夜、用凉水洗脚，这些都能导致中气内虚、暑热和风寒等外邪乘虚而入。

第五，保持心静。夏天容易使人心烦，特别是在气温高、无风、早晚温度变化不明显时，更容易使人心胸憋闷，产生烦躁和厌烦情绪，从而诱发精神疾病，因此夏季也是心脏病多发季节，因为心脏是五脏之神，夏天人容易郁闷气恼，所以会伤及心脏，从而诱发心脏病。养心应先做到心静，想要心静，首先应该懂得清心寡欲，因为心中少一分欲望，就会少一分烦恼，也就不会伤及心脏。另外，闭目养神也是养心的好办法，因为闭目养神可以帮助人排除心烦杂乱。

另外，夏天人们容易心火过旺，吃些味苦的食物有助于削减心火。因为这段时期出汗较多，中医认为此时宜多食酸味以固表。但是饮食又不可过寒，因为人体实际处于外热内寒的状态，所以冷食不宜多吃，多食则伤脾胃，会引起呕吐、腹泻。此时应食西瓜、绿豆汤、乌梅等解渴消暑。食疗有荷叶茯苓、凉拌莴笋等，都有清热解暑、宁心安神、补虚损、益脾胃的功效。

乌梅汤

材料：干乌梅、山楂、桂花、甘草、冰糖各适量。

做法：干乌梅和山楂先加水泡开，连同少量的桂花和甘草，将泡开的乌梅和山楂用纱布包起来。纱布包放在注满水的大锅里，大火煮沸，再加入适量冰糖。小火煮6~7小时，在水大约被熬去一半的时候出锅。

《本草纲目》中说到用乌梅“煎汤代茶喝”可以治“泻痢口渴”。加入了山楂、甘草的乌梅汤可以治中热，去五心烦躁，解口渴。

夏季天气炎热，要注意劳逸结合，应尽量避免在烈日或持续高温下工作，注意午休，晚睡早起。睡觉时不要贪凉，最好不开电扇，不露天睡眠。中暑是夏季的常见病，人们可以通过多吃防暑食物、保证睡眠等方法来避暑。另外，还要注意预防支气管哮喘、腹泻、肺气肿、慢性支气管炎等疾病。运动要避过高温时间，清晨和黄昏是最好的锻炼时间。运动时间不宜过长，强度不宜过大，散步、太极拳是夏季的理想运动。在运动后，不要饮用大量的凉开水，也不要用冷水冲澡。

夏天饮食应清淡，尽量少吃油腻食物；在流汗后，不仅要补充水分，还应补充盐分；夏季易中毒，所以要注意饮食卫生，并且不要食用变质食物。而茯苓、麦冬、小枣、莲子、百合、竹叶、柏子仁等，都是夏季不可缺少的养心佳品。

几款清心安神的药膳

中医认为，人体生命活动以五脏为中心，而心神则是五脏六腑和一切生命活动的统帅，心神主宰情志。《黄帝内经·灵枢》说：“心者，五藏（脏）六府（腑）之主也……

故悲哀愁忧则心动，心动则五藏（脏）六府（腑）皆摇……”大意是说，心是五脏六腑的主宰者，悲哀忧愁等情志活动可影响到人的心神，人的心神不稳，就会影响到脏腑或身体的功能。

明朝万全《养生四要》中云：“心常清静则神安，神安则精神皆安，以此养生则寿，没世不殆。”“心劳则神不安，神不安则精神皆危，使道闭塞不通，形乃大伤，以此养生则殃。”清代《老老恒言》则认为“养静为摄生首务”。这些精辟论述，给“养静”“清静”“心静”赋予了积极的意义。

下面，我们就为大家推荐几款可用于清心安神的药膳：

1. 柏子仁酸枣仁炖猪心

材料：柏子仁 15 克，酸枣仁 20 克，猪心 1 个，盐适量。

做法：（1）柏子仁、酸枣仁研细成末。

（2）猪心洗净血污，把柏子仁、酸枣仁粉放入猪心中，用砂锅加适量水及盐炖至熟即可食用。

用法：食猪心、喝汤。每次适量服用。每周一次。

功效：此药膳具有养心安神之功效。适用于心慌气短、失眠盗汗、大便秘结、五心烦热等心阴不足者。

2. 宋宫酸枣仁粥

材料：酸枣仁 30 克，鲜生地 60 克，粳米 100 克。

做法：将酸枣仁研末，以水研滤取汁。鲜生地洗净，捣烂绞取汁。把酸枣仁汁兑入适量清水，煮粳米为粥，将熟时再加入生地汁，更煮三五沸即成。

用法：临睡前 1 小时，温热服之。

功效：滋阴清热、养心安神。可用于心肝血虚引起的失眠多梦、心烦、潮热盗汗、手足心热等症。枣仁味酸带甘、养心益肝，为治疗虚烦不眠的要药。

3. 玫瑰花烤羊心

材料：鲜玫瑰花 50 克，羊心 150 克，盐适量。

做法：将鲜玫瑰花（或干品 15 克）放入小锅中，加入盐，煎煮片刻，待冷备用。然后将羊心洗净，切成长小块，穿在烤签或竹签上，边烤边蘸玫瑰盐水，反复在明火上烤炙，烤熟稍嫩即可食用。

用法：空腹热食。

功效：补心安神。可用于心血不足、惊悸失眠、抑郁、健忘等症。

4. 冰霜梅苏丸

材料：盐梅肉 200 克，麦冬 50 克（去心），薄荷叶 50 克（去梗），柿霜 50 克，细茶 50 克，紫苏叶 25 克（去梗），人参 50 克，白糖 200 克。

做法：共研为细面制为丸。

用法：每服一两粒。随时食丸。

功效：霜以清肺，酸能收火，甘以治燥。能除内热、消烦渴、生津液、解酒毒、清头目、润咽喉、定心慌、伸劳倦。特别在出外远行、暑热作渴、茶水不便时，此药尤宜多备。

用透明的食物来补养我们的心脏

保养心脏的食物，不仅能从其粗糙程度上来辨别其对心脏的好处有多大，而且还能看出来，例如那些看起来透明的食物，都是补养心脏的佳品。

透明的食物非常常见，比如夏天吃的凉粉，小吃摊上一般都有，现吃现拌，味道不错。凉粉的品种很多，比如绿豆凉粉、蚕豆凉粉、地瓜凉粉等，即可凉拌，又可清炒，是夏日养心不可缺少的美味佳肴。

藕粉和何首乌粉也是不错的补心食物，可取适量的藕粉放在碗里，加少许水调和，然后用开水冲开即可。藕粉可以作为日常的调养制品，既便宜又方便，特别是家有老人、孩子、病人的情况下，藕粉更应常备常食。

另外，还可以用藕粉做成各种食物，比如甜点，也算得上是餐桌上的一道风景。

透明的食品还有西米，可经常煮食，常见的消夏美食就有椰汁西米。

除了透明的食物养护心脏之外，一些粗制的粮食也是我们心脏的益友。

经过精加工的食物，不仅丢失了皮中的营养，而且丧失了胚芽中的营养。胚芽是生命的起点，它的功效可以直接进入人体的心脏系统，对人的心脏有非常好的保健作用。

因此，如果要想保护好心脏，那么平时一定要多吃粗制的食物，特别是心脏不好的人，在选购粮食时，一定要记得多给自己的心脏选点粗制的粮食，尽量买胚芽没有被加工掉的粮食。比如：全麦、燕麦、糙米等。这些食物都是心脏的“守护神”。

另外，如果不是很喜欢吃粗粮，那么可以选择粗细搭配的食物，比如表面撒了一层麦麸的面包。

摆脱抑郁症，带色食物还你一个好心情

抑郁症是扰乱我们生活的一种情感障碍性疾病。它可能会影响到我们的思维、情绪、行为和自我感知方式。

持久的失眠使你耗损身体的能量，需要实时填补营养，建议以高蛋白、高纤维、高热能饮食为主，并注重服食润肠的食物，以利于排泄的畅达。也要补充充足的水分，维持脏腑的正常需要，从而润滑肠道以利排便，促进体内有害物质的渗出。抑郁症患者还要多进食红色食物，比如苹果，具有驱寒和缓解疲劳的作用；橙色食物如胡萝卜等，是强力的抗氧化物质，不仅能减少空气对人体的危害，还能延缓衰老；黄色食物如玉米、香蕉等是排除体内毒素的最佳帮手。抑郁症患者可多吃巧克力等甜食，能有效舒缓情绪。

忧郁症忌吃的食物有：辛、辣、腌、熏类等有刺激性的食物，这些食物易激发失眠。

下面为忧郁症患者推荐两款食谱：

1. 猪肉苦瓜丝

材料：苦瓜300克，瘦猪肉150克，油、盐适量。

做法：苦瓜切丝，加清水急火烧沸，弃苦味汤。瘦猪肉切片，油煸后，入苦瓜丝同炒，加调味料食用。

功效：可疏肝降火。

2. 莲心大枣汤

材料：莲心 3 克，大枣 10 枚。

做法：莲心研末与大枣共同煎汤，每日 1 次，饭后服。

功效：益气补血、宁心安神。

除了饮食外，赶走忧郁还可以试试以下按摩方法。

1. 按揉攒竹穴，还可对手部腹腔神经丛反射区，耳部的心、神门、皮质下、脾等反射区进行快速搓按。

2. 按揉百会、膻中、涌泉三穴各 1 分钟。

3. 以搓热的双手分置于面部两侧，上下来回搓热，然后从前发际向后发际梳理头发 20 次。

4. 以双手小鱼际沿同侧，向下斜擦 20 次。

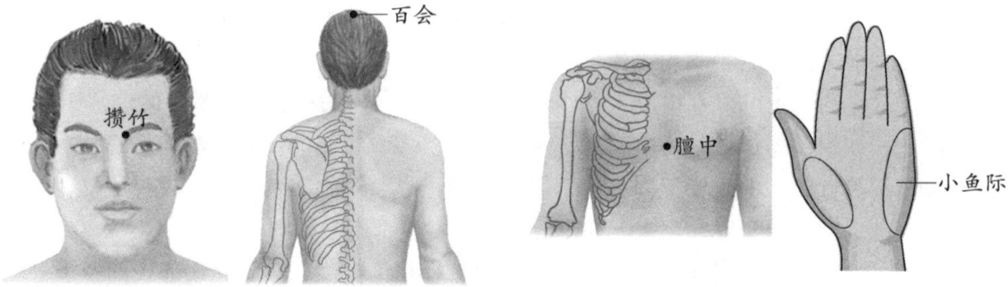

攒竹穴、百会穴、膻中穴、小鱼际穴

暴饮暴食最容易引发心脏病

不良饮食习惯会对健康造成损害是众所周知的事情，当岁末年初，宴请、聚餐的机会增多，因此暴饮暴食成为一种常见的“节日综合征”。暴饮暴食是一种不良的饮食习惯，它会给人的健康带来很多危害。暴饮暴食后会出现头昏脑涨、精神恍惚、肠胃不适、胸闷气急、腹泻或便秘，严重的会引起急性胃肠炎，甚至胃出血；大鱼大肉、大量饮酒会使肝胆超负荷运转，肝细胞加快代谢速度，胆汁分泌增加，造成肝功能损害，诱发胆囊炎、肝炎病人的病情加重，也会使胰腺大量分泌，十二指肠内压力增高，诱发急性胰腺炎，重症者可致人非命。研究发现，暴饮暴食后 2 小时内发生心脏病的危险概率增加 4 倍；发生腹泻时，老年人因大量丢失体液，全身血循环量减少，血液浓缩黏稠，流动缓慢，从而引发脑动脉闭塞，脑血流中断，脑梗死形成。

所以，不管是在平时，还是在休息时间，大家都应该在饮食上有所节制，管好自己的嘴，千万不可以让美食成为生命的威胁。除此之外，日常在餐桌上，还应注意两多、三少：

1. 杂粮、粗粮应适当多吃：杂粮、粗粮营养齐全且 B 族维生素丰富，其纤维素有益于心脏，比精米精面含量多，所以，这类食物应多吃。

2. 新鲜蔬菜、大豆制品应多吃：由于维生素 C、纤维素、优质蛋白、维生素 E 等对心血管均有很好的保护作用，所以每顿吃新鲜蔬菜、每天不离豆制品应成为习惯。

3. 高脂肪、高胆固醇食品少吃点：脂肪和胆固醇摄入过多，可引起高脂血症和动脉硬化，应少吃，尤其是肥胖者、高血压者、血脂偏高者、糖尿病患者以及老年人，更应少吃。

4．酒要少喝：少量饮酒特别是少饮些果酒，有益于心脏。但大量饮酒会伤害心脏，尤其是烈性酒，应不喝。

5．盐要少吃：盐摄入量多可引起血压增高和加重心脏负担，应少吃，把菜做得淡一些是少吃盐的好办法。

饮食帮你拒绝冠心病的威胁

饮食和冠心病之间有着密切的联系，如果平时注意饮食，就能有效预防冠心病的发生，但有些人非得等到得了病才想起来要注意饮食，真是本末倒置。其实，现在大多数人的健康观念都是有误区的。

在冠心病患者中，我们常常发现许多人过于肥胖，因此，这些人在饮食上应该注意减少热能的摄入，或者通过运动等增加能量的消耗，注意控制体重。

冠心病患者还应该少吃含脂肪高的食物。通常每天的脂肪摄入量应占总热能的30%以下。

至于胆固醇，也要少吃，河鱼或海鱼含胆固醇都较低，如青鱼、草鱼、鲤鱼、甲鱼、黄鱼、鲳鱼等。牛奶和鸡蛋中所含胆固醇量较多，但少量食用对冠心病患者影响不大，因此不必禁用牛奶和鸡蛋。

肥胖或高脂血症的患者应选用多糖类，如食物纤维、谷固醇、果胶等可降低胆固醇。肥胖者应限制主食，可多吃些粗粮、蔬菜、水果等含纤维高的食物，对防治高脂血症、冠心病等均有益。

黄豆及其制品是冠心病患者的“朋友”。豆类含植物固醇较多，有利于胆酸排出。大豆蛋白有降低胆固醇和预防动脉粥样硬化的作用。因此，冠心病患者要多和这个朋友保持密切联系。

矿物质和维生素也是冠心病患者必不可少的。多食用新鲜绿叶蔬菜，特别是深色蔬菜富含胡萝卜素和维生素C，水果含维生素C丰富，并含有大量果胶。山楂富含维生素C和胡萝卜素，具有显著扩张冠状动脉和镇静的作用。海带、紫菜、发菜、黑木耳等富含蛋氨酸、钾、镁、钙、碘，均有利于冠心病的治疗。另外，蔬菜含大量纤维素，可减少胆固醇吸收。

那么，不管是预防还是治疗，应该怎样从饮食上保养自己呢？下面是一些防治冠心病的食疗方：

1．红山楂5个，去核切碎，用蜂蜜1匙调匀，加在玉米面粥中服食。每日服1~2次。

2．鲜鱼腥草根茎，每次用3~6厘米长的根茎放口中生嚼，一日2~3次，对缓解心绞痛和治疗冠心病很有帮助。

3．黑芝麻60克，桑葚60克，白糖10克，大米30克。将黑芝麻、桑葚、大米洗净，同放入罐中捣烂。砂锅内放清水3碗，煮沸后加入白糖，待糖溶、水再沸后，徐徐加入捣烂的三味，煮成糊状食用。

4．薤白10~15克，葱白2根，白面粉100~150克，或粳米50~100克。将薤白、葱白洗净切碎，与白面粉用冷水和匀后，调入沸水中煮熟即可，或改用粳米一同煮为稀粥。

每日早晚餐温热服。有宽胸止痛之功效。

5. 芹菜根5个，大枣10个，水煎服，食枣饮汤。每日2次。

6. 水发海带25克，与粳米同煮粥，加盐、味精、香油适量，调味服食。每日早晚服食。

7. 将鲜葛根切片磨碎，加水搅拌，沉淀取粉。以葛根粉30克、粳米100克煮粥，每日早晚服食。

8. 玉米粉50克用冷水调和，煮成玉米粥，粥成后加入蜂蜜1匙服食。每日2次。

9. 荷叶、山楂叶各适量，水煎或开水冲浸，代茶随饮或每日3次。

10. 菊花、生山楂各15~20克，水煎或开水冲浸，每日1剂，代茶饮用。

11. 柠檬1个，切成片，用蜂蜜3匙渍透，每次5片，加入玉米面粥内服食。每日服2次。

12. 粳米100克，大枣3~5枚，制首乌30~60克，红糖或冰糖适量。将制首乌煎取浓汁，去渣，与粳米、大枣同入砂锅内煮粥，粥将成时放入红糖或冰糖调味，再煮沸即可。每日服1~2次，7~10日为一疗程，间隔5日再服。

冠心病患者的养心茶粥

夏季天气炎热，冠心病患者应注意保护好心脏，当天气闷热、空气中湿度较大时，应减少户外活动。同时饮食上也应该多加注意。

冠心病患者在饮食上要注意一些宜忌。

1. 吃水果和蔬菜虽好，但要维持营养平衡。

2. 减少盐的摄食量。摄食盐量低可以降低血压，并且减少发展冠状动脉病的危险。

3. 忌食含脂肪高的食物，如肥猪肉、肥羊肉、肥鹅、肥鸭；忌食含高胆固醇食物，如猪皮、猪爪、带皮蹄膀、肝脏、肾脏、脑髓、鱼子、蟹黄、全脂奶油、腊肠；忌食含高热能及高糖类食物，如冰淇淋、巧克力、蔗糖、油酥甜点心、蜂蜜、各种水果糖等。

4. 忌辛辣刺激之物，如辣椒、芥末、胡椒、咖喱、咖啡等。

5. 不要吃不易消化的食物。

6. 不宜食用菜子油。

7. 特别注意，千万不能喝酒。

下面有几款养心茶和粥膳，大家有时间不妨试试。

1. 山楂益母茶

材料：山楂30克，益母草10克，茶叶5克。

做法：将上三味放入杯内，用沸水冲泡，代茶饮用。每日1剂。

功效：清热化痰、活血通脉、降脂。适用于气滞血瘀、心络受阻型冠心病。

2. 银杏叶茶

材料：银杏叶5克（鲜品15克）。

做法：将银杏叶放入杯内，用沸水冲泡，代茶饮用。每日2剂。

功效：益心敛肺、化湿止泻。适用于冠心病。

3. 山楂柿叶茶

材料：山楂12克，柿叶10克，茶叶3克。

做法：将上三味放入杯内，用沸水冲泡，代茶饮用。每日1~2剂。

功效：活血化瘀、降压降脂。适用于冠心病、高脂血症。

4. 酸枣仁粥

材料：酸枣仁 60 克，粳米 200 克。

做法：先将酸枣仁炒熟，加水煎沸 30 分钟，去渣，再加入洗净的粳米煮粥食用。每日 1 剂。

功效：补肝益胆、宁心安神。适用于冠心病之惊悸、盗汗、虚烦不眠、多梦等。

5. 米粉粥

材料：玉米粉 50 克，粳米 100 克。

做法：粳米洗净，玉米粉放入大碗内，加冷水调稀。粳米放入锅内，加清水适量，用武火烧沸后，转用文火煮至米九成熟，将玉米粉糊倒入，边倒边搅，继续用文火煮至玉米烂成粥。每日 2 次，早晚餐食用。

功效：滋阴补血、活血化瘀，对肝肾阴虚有益处。

6. 洋葱炒肉片

材料：洋葱 150 克，瘦猪肉 50 克。

做法：瘦猪肉洗净切薄片，洋葱洗净切片，将油锅烧热，先放瘦肉翻炒再放洋葱与肉同炒，加调料，再炒片刻即成。

功效：滋肝益肾、化浊去瘀、利湿解毒，主治冠心病、高脂血症、高血压。

桂圆入心脾，巧治“失心症”

中医认为，桂圆味甘，性温，无毒，入心、脾二经，有补血安神、健脑益智、补养心脾的功效。另有研究发现，桂圆对子宫癌细胞的抑制率超过 90%，妇女更年期是妇科肿瘤好发的阶段，适当吃些桂圆有利健康。桂圆还有补益作用，对病后需要调养及体质虚弱的人有辅助疗效。据《得配本草》记载，桂圆“益脾胃、葆心血、润五脏、治怔忡”。

但是专家建议，桂圆性属大热，阴虚内热体质的人不宜食用。且因含糖分较高，糖尿病患者当少食或不食；凡外感未清，或内有郁火，痰饮气滞及湿阻中满者忌食桂圆。又因桂圆肉中含有嘌呤类物质，故痛风患者不宜食用。

桂圆每次服用不可过量，否则会生火助热。它可以生食，也可以煮汤服用。用桂圆熬粥煮汤都十分美味，看看下面几款桂圆美食。

1. 蜜枣桂圆粥

材料：桂圆、米各 180 克，大枣 10 颗，姜 20 克，蜂蜜 1 大匙。

做法：大枣、桂圆洗净；姜去皮，磨成姜汁备用。米洗净、放入锅中，加入 4 杯水煮开，加入所有材料和姜汁煮至软烂，再加入蜂蜜煮匀即可。

功效：此粥具有补气健脾、养血安神的作用，能使脸色红润、增强体力，并可预防贫血及失眠。

2. 山药桂圆粥

材料：鲜生山药 90 克，桂圆肉 15 克，荔枝肉 3~5 个，五味子 3 克，白糖适量。

做法：先将生山药去皮切成薄片，与桂圆肉、荔枝肉（鲜者更佳）、五味子同煮粥，加入白糖适量调味即成。

功效：本品可以补益心肾、止渴固涩。适用于心肾之阴不足而引起的消渴、小便频数、遗精、泄泻、心悸失眠、腰部酸痛等症。

3. 桂圆肉炖鸡汤

材料：肥母鸡1只，桂圆肉150克，盐、料酒、胡椒面、味精、葱、姜各适量。

做法：将鸡宰杀，清洗干净，入开水锅内焯水后捞出，洗去血沫放入砂锅内。再放桂圆肉及辅料，用大火烧开，后改用小火炖2小时左右，除去葱、姜，加味精调味即可食用。

功效：补气健脾、养血安神，适宜心脾虚弱、气血不足、失眠头晕者调补，也可用于久病体虚、产后进补。

除了在饮食上调理，我们还可以试试按揉神门穴。

神门穴是心经上的重要穴道之一，是心经之气出入的门户，可以补充心脏的原动力，因此它就成为保养心脏系统的重要穴位，经常刺激这个穴位，可以防治胸痛、便秘、焦躁、心悸、失眠、食欲不振等多种疾病。

神门穴的位置在手腕的横线上，弯曲小拇指，牵动手腕上的肌腱，肌腱靠里就是神门穴的位置。

因为这个穴位用手指刺激不明显，所以在按摩时应用指关节按揉或按压，早晚各一次，每次按摩2~3分钟，长期坚持下去就可以补心气、养心血，气血足了，神志自然就清醒了。

另外，早晚按揉两侧神门穴2~3分钟，然后再按揉两侧心俞穴2~3分钟，只要长期坚持下去，就能让女性朋友在经期有个好情绪，轻松愉快地度过经期。

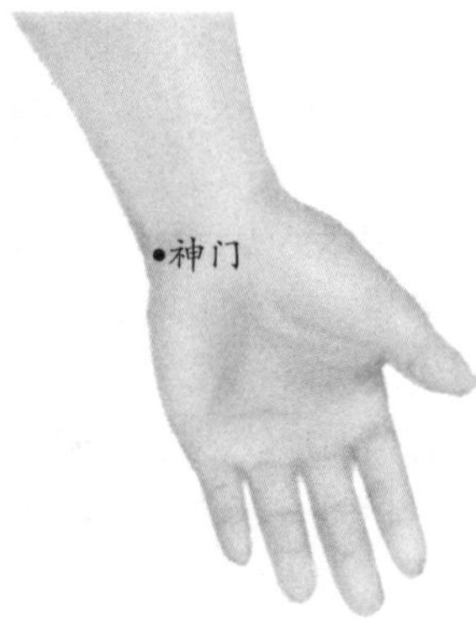

神门穴

治疗心绞痛，四款食物最有效

由于司机驾车时思想高度集中，又缺乏运动，血液循环缓慢，容易引起心绞痛等。这些一般是老年人才得的疾病，现在年轻人也时有发生。据悉，目前心绞痛在年轻人当中有上升的趋势，而且专业司机占大多数。

心绞痛是心肌一时性缺血所引起的症状。临床特点是胸骨后有压缩感的、令人忧虑不安的发作性疼痛，可由体力活动而诱发，停止活动或服用硝酸甘油后即可停止发作。

心绞痛的起病方式可以是突然的，也可以是缓慢的。大约半数病人起病比较突然，常常是在一次劳累之后（如：上楼，快步行走，持重物等）立即发生，以后则不断复发。另外半数病人起病缓慢，常在劳动后感到胸骨后轻微疼痛，以后逐渐加重，成为比较典型的发作。不论起病方式如何，心绞痛一旦发生，它的特点是突发性的、短暂疼痛。

疼痛的部位常常是在胸骨中段及其附近，有时可高达胸骨柄，低可达剑突下部。疼痛的放射区则相当广泛，最典型的是向左肩并沿左臂及左前臂内侧一直放射到第四、第五指，疼痛较重时可向两肩及两上肢放射。

治疗心绞痛常用的食疗方法是：

1. 乌梅1个、大枣2个、杏仁7个，一起捣，男酒女醋送下，不害心疼直到老。此法对心绞痛治疗有特别的效果。

2. 绿豆胡椒散：绿豆21粒，胡椒14粒。绿豆、胡椒共同研碎为末，用热汤调和服下。

3. 木耳散：木耳30克，白酒适量。将木耳洗净焙干，研为细末，用白酒调匀服下。分3次用完。

4. 葛红汤：葛根、丹参、羌活、菊花、赤芍、红花、川芎、党参、麦冬、五味子各10克，兑入适量水熬成一碗水，每天一服，坚持10天。

午时心经当令，适当午休好处多

心经是心的对应经脉，起始于心中，从心中出来之后，向下穿过膈肌，与小肠相连接。它的一条分支从心系分出，上行于食道旁边，连系于眼球的周围组织（目系）；另一条支脉，从心系上行至肺，向下出于腋下，沿上臂内侧后缘，走手太阴、手厥阴之后，向下到肘内，沿前臂内侧后缘，到腕后豌豆骨部进入手掌内后边，沿小指的桡侧出于末端，接手太阳小肠经。

《黄帝内经》中说，当心经异常时，反映到人体的外部症状包括：心胸烦闷、疼痛、咽干、口渴、眼睛发黄、胁痛、手臂一面靠小指侧那条线疼痛或麻木、手心热等。经常在11~13时敲心经不仅可以放松上臂肌肉，还能疏通经络，缓解这些症状。点揉和弹拨心经上的重点穴位可以预防冠心病、肺心病，改善颈椎病压迫神经导致的上肢麻木等，还有治疗失眠的功效。

下面讲一下这三个重点穴位。

1. 极泉穴

可调节心率，治疗两肋痛。可以探查心血管方面的问题，用于心血管疾病的早期预防。取坐位或立位，上臂外展，用两手中指分别按揉对侧极泉穴1分钟，使之出现酸、胀、麻的感觉。

2. 少海穴

心经的合穴，对心脏的整体调节非常有好处，而且它穴性属水，心经本身是属火的，水在五行当中是属肾的，所以这个穴位是和肾相通的。有很多人夜里睡觉老睡不踏实，不是多梦就是睡眠很浅，这在中医叫心肾不交，心肾不交就会造成五心烦热，老踏实不下来，这个穴位就可以交通心肾。心肾交通了，人体的气血就很平和了，从另一方面来讲也可以减缓心律，还可以降低血压。

3. 神门穴

有安定心神、增强睡眠、泻心火的作用。可增强胃动力，防止老年痴呆，治疗晕车、便秘。临睡前，点按神门穴通常就会产生困意，神门穴是原穴，原穴穴性属土，五行当中火生土，土在五行当中属于脾，就是心脏给脾胃及时供血，减少了心脏过多的血液。有些人睡觉的时候由于胃肠的供血不足，消化力不足而感到腹胀，导致睡眠不好，通过按摩神门穴就能解决。把心脏烦热过多的气血补到脾胃上，让脾胃气血充足，增进了消化的能力，睡觉自然就安定了，还把心火泻掉了，一举两得。

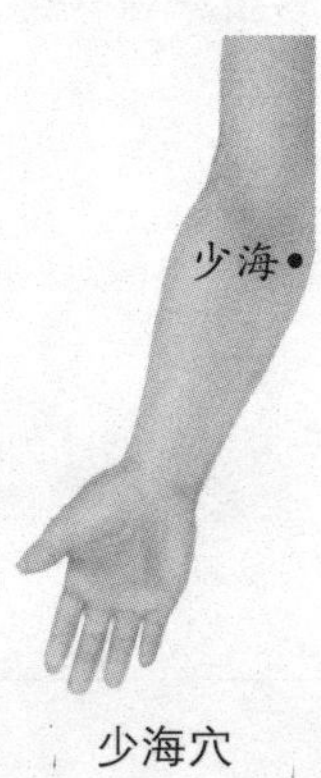

少海穴

心经当令的时间是午时，也就是11~13时这段时间。一般情况下，人在这个时间段就会觉得困倦，想休息一会儿，这是很正常的。中医讲究睡“子午觉”，这时就是午休的时间，如果能够坚持每天午休半小时对身体会很有好处。这是为什么呢？因为心经当令时是心经经气运行最旺盛的时候，而这段时间也正是上下午更替、阳气与阴气的转换点。我们的身体不可能扰乱天地阴阳的转换，所以，最好还是以静制动、以不变应万变——午休，这样对身体才有好处，中医讲究顺时养生，不仅是顺应四时，也要顺应一天里的十二个时辰。

喜伤心，猝死往往由于乐极生悲

旧时有所谓“四喜”：久旱逢甘露，他乡遇故知，洞房花烛夜，金榜题名时。这种突然的狂喜，可导致“气缓”，即心气涣散，血运无力而瘀滞，便出现心悸、心痛、失眠、健忘等病症。成语“得意忘形”，即说明由于大喜而神不藏，不能控制形体活动。清代医学家喻昌写的《寓意草》里记载了这样一个案例：“昔有新贵人，马上洋洋得意，未及回寓，一笑而逝。”《岳飞传》中牛皋因打败了金兀术，兴奋过度，大笑三声，气不得续，当即倒地身亡。这样的“悲惨喜剧”在当代也屡有发生。

这个病例提醒人们，大喜、狂喜同样不利于健康。过度兴奋，同样具有把人推向绝境的作用。而且，对于时常经受巨大压力的人来说，过度兴奋比过度悲恸离“绝境”更近！这是为什么呢？

人的心理承受能力，同人的生理免疫能力有相似之处。经常出现的巨大压力，如同经常性的病菌入侵，使心理的抗御力如同人体里的白细胞那样经常处于备战与迎战的活跃状态，故心理虽受压抑但仍能保持正常生存的状态，不至于一下子崩溃。

过度兴奋则不同，对于心理经常承受巨压的人来说，与形成既久的被压抑的心理反差是那么的巨大，使心理状态犹如从高压舱一下子获得减压，难免引起灾难性后果。那些挣扎太久、立即要达到竞争优势终点的人，经过多年奋争、屡屡遭难而终于昏厥在领奖台上的人，那些企盼到极点并达到最终目标而变得疯癫的人，那些负重多年不得解脱而一旦获得解脱竟不能正常生活的人……都是从过度兴奋这一条道路走向绝境的。

为了防范上述悲剧的发生，防止过度兴奋，同防止过分悲恸同等重要。这就要求我们学会释放心理压力。为了释放心中的狂喜，可以借助于山川的明媚、朋友的温情乃至心灵自设的“拳击台”，有些心理承受能力较差而智慧高超的人，或者由于体质虚弱而一时无法调和心理巨变因素的人，常常使用保守的方式来应对突降的幸运所可能引发的过度兴奋。这不失为一种明智之举。

第四章　滋阴补气，补肺润肠巧增阳

肺主气，主肃降，主皮毛

肺在五脏六腑的地位很高，《黄帝内经》中说："肺者，相傅之官，治节出焉。"也就是说肺相当于一个王朝的宰相，一人之下，万人之上。宰相的职责是什么？他了解百官、协调百官，事无巨细都要管。肺是人体内的宰相，它必须了解五脏六腑的情况，所以《黄帝内经》中有"肺朝百脉"，就是说全身各部的血脉都直接或间接地会聚于肺，然后输布全身。所以，各脏腑的盛衰情况，必然在肺经上有所反应，中医通过观察肺经上的"寸口"就能了解全身的状况。寸口在两手桡骨内侧，手太阴肺经的经渠、太渊二穴就处在这个位置，是桡动脉的搏动处，中医号脉其实就是在观察肺经。

肺主要有以下三大功能，即肺主气，主肃降，主皮毛。

1. 主气，主全身之气

肺不仅是呼吸器官，还可以把呼吸之气转化为全身的一种正气、清气而输送到全身。《黄帝内经》提到"肺朝百脉，主治节"。百脉都朝向于肺，因为肺是皇帝之下，万人之上，它是通过气来调节治理全身的。

举一个例子，"驼背"。人为什么会驼背呢？大家可以试试，咱们靠墙站着，要求昂首挺胸，我们叫"拔军姿"。站一会儿是不是觉得气就上不来了？呼吸声是不是就越来越大了？这就证明，肺出现问题了！如果肺出现问题了，再挺胸昂头，这个气就不够用了！怎么办？把身体蜷一点儿，这时候气就觉得够用了。如果久而久之总是这样，这个人就慢慢地有了驼背。

2. 主肃降

肺居在西边，就像秋天。秋风扫落叶，落叶簌簌而下。因此肺在人身当中，起到肃降的作用，即可以肃降人的气机。肺是肺循环的重要场所，它可以把人的气机肃降到全身，也可以把人体内的体液肃降和宣发到全身各处，肺气的肃降是跟它的宣发功能结合在一起的，所以它又能通调水道，起到肺循环的作用。我们来个简单的想象，就是把肺看作是通水道，调水的，咱们喝的水该去哪儿都是肺调出来的，就像是个"水管"。

3. 主皮毛

人全身表皮都有毛孔，毛孔又叫气门，是气出入的地方，都由肺直接来主管。呼吸主要是通过鼻子，所以肺又开窍于鼻。肺不好的人，皮肤也不会好的。人们形容小姑娘皮肤好都会说水灵灵的，水在身体里是从哪儿吸收上来的？大肠。大家知道，大肠是吸水的，肺跟大肠又相互表里，如果肺热大肠就热，大肠水分就少，反映在皮肤上，就会出现干燥、瘙痒等症状。

肺，除了上面对人体健康有影响的作用外，它还有一个能影响我们性格的功能。很多中医书中都提到肺是主魄的，那么肺是怎样主魄的呢？

我们大家都知道，一个人要想成点事，有很多因素，比如机遇、能力、知识等，更重要的是能在关键时刻有魄力！这魄力从何而来？从中医的角度看，魄力主要是来自于我们的肺！魄力怎么跟肺联系在一起的呢？在中医里，魄是肺的神，神是一个人精气足了以后外在的表现。在中医看来，一个人的魄力是学不来的，如果说一个人的魄力不够，只能说明他的肺气先天不足。

咱们再分析一下这个问题，为什么有的人有魄力，有的人没魄力？从位置上来讲，肺和心是不是在一块儿啊？那么心主什么？心在情智里是“神”。如果心火大，这个人的神情就不定，会心烦意乱。

一个心烦意乱的人，凡事都烦恼的人，他能有魄力工作好吗？要想心神安定，每天晚上我们一定要记住不吃那些肥甘的东西，也不吃辣椒。肥甘是什么，就是肉和过甜的东西，晚上一定要吃各式各样清淡的食物。最好的食物就是生拌菜，晚上一定要多吃这个，把内热降下来，把心肝热降下来。

如果心肝热降下来了，肺气就上来了；肺气上来了，人的精神就足了；人的精神足了，再遇到困难，他就有能力去对抗了，完全有可能做出成功的事情。所以只要把肺养好，人就容易成功。换个角度看，人在烦乱的时候和清醒的时候，分析问题的能力是不一样的。如果他的身体好了，他分析问题就比较客观，就能找到成功的路径。一个事情成功了，在总结经验的同时，又促进他去对比分析及改变错误观念和行为方式，这样就形成了良性循环，离他真正的成功就越来越近了。

注重饮食，才能养护肺

肺的功能决定了它在身体中的地位是宰相。那么日常该如何养护我们的肺呢？

中医提出“笑能清肺”，笑能使胸廓扩张、肺活量增大、胸肌伸展，能宣发肺气、调节人体气机的升降、消除疲劳、驱除抑郁、解除胸闷、恢复体力，使肺气下降、与肾气相通，并增加食欲。清晨锻炼，若能开怀大笑，可使肺吸入足量的大自然中的“清气”并呼出废气，加快血液循环，从而达到心肺气血调和，保持人的情绪稳定。

要养护肺，应注重饮食，多吃蒜。中医认为大蒜味辛、性温，可健胃、杀菌、散寒，适合肺病患者食用。

饮食养肺还应多吃玉米、黄豆、黑豆、冬瓜、西红柿、藕、红薯、猪皮、贝、梨等，但要按照个人体质、肠胃功能酌量选用。此外，养肺要少抽烟、注意作息、保持洁净的居室环境等。

每天坚持跑步、散步、打太极拳、做健身操等运动，以增强体质，提高肺脏的抗病能力。同时，应注意保持周围空气的清新，因为肺的主要生理功能是进行体内外气体交换，吸清呼浊，即吸入氧气，呼出二氧化碳，保证机体对氧的需求，所以日常生活中肺的养生保健最重要的是周围空气的清新。不管是家里还是单位，多开窗通风，保持干净，不要让垃圾长时间在屋里滞留。

养肺要谨防：风、寒、暑、湿、燥、火

《黄帝内经》中有一句话说："风雨寒热不得虚，邪不能独伤人。"外来之邪指的是：风、寒、暑、湿、燥、火。

实际上，就是指四季变化、气候变化、天气变化所产生的这种特殊的属性，比如说夏天中暑了，冬天受风寒了，这些外界的因素都会导致我们生病。这些外感类的疾病，一类是没有传染性的，一类是有传染性的，比如普通感冒、普通肺炎，这些是没有传染性的，这类没有传染性的外感疾病，中医上认为它是通过我们的身体表面，比如皮毛，入侵我们的身体的。比如，刚洗了个热水澡，没擦干净就进入到有冷气的房间，风寒就从皮肤入侵了，抵抗力差的话，就会生病了。

具有传染性的外感疾病，就不是从皮毛而入的，是从口鼻入侵人体的，比如吃了不干净的东西、变质的东西，一些传染性的病菌就会从口中进入。

养肺防衰，重在多事之秋

秋季不仅是肺部疾患的高发季节，更是养肺防衰的关键时节。

秋季养肺首先要使作息有规律。应该早卧以避风寒，早起以领略秋爽，使精神安定宁静，才能不受秋天肃杀之气的影响。

在心态情绪方面要使精神内守，不急不躁，这样在秋天肃杀的气象中，仍可得到平和，使肺呼吸正常，这是秋天的养生大道。

在饮食方面，由于秋天燥邪为盛，最易伤人肺阴，此时可以通过食疗达到生津润肺、补益肺气之功效。

在干燥的秋天，人体每天通过皮肤蒸发的水分在600毫升以上，所以，补水是秋季养肺的重要措施之一。一个成年人每天喝水的最低限度为1500毫升，而在秋天喝2000毫升才能保证肺和呼吸道的润滑。因此，每天最好在清晨和晚上临睡之前各饮水200毫升，白天两餐之间各饮水800毫升，这样才可使肺脏安度金秋。

在秋季经常沐浴也能起到养肺的作用，沐浴有利于血液循环，使肺与皮毛气血相通。一般秋季洗澡的水温最好在25℃左右，洗浴前30分钟，先喝淡盐开水一杯，洗浴时不宜过分揉搓，以浸浴为主。

古代医书中提到"形寒饮冷则伤肺"，就是说如果没有适当保暖、避风寒，或者经常吃喝冰冷的食物、饮料，则容易损伤肺部功能而出现疾病。

"通腑气"是改善肺功能、防止肺病的一个有效途径。古人常说："若要长生，肠中常清。"肺与大肠相表里，大肠不通就会影响气的肃降，导致肺气上逆、气道不利。临床上大多数慢性支气管炎患者都有大便秘结的症状，而通过通大肠不仅能降肺气、泄浊阴，还有利中焦、调脾胃之效。在生活中则应常吃猪血，因为猪血里的血浆蛋白质经

人体胃酸和消化液中的酶分解后，可产生滑肠作用，能与侵入人体的粉尘、有害金属微粒等结合并随大便排出体外。新鲜蔬果、蜂蜜等富含纤维素的食物，不仅可润肠通便，还能治肺补肺。

五味五色入五脏：肺喜白，耐辣

食物有五色五味之分，食物的味道与颜色不同，其作用也各有区别。

中医认为五脏各有所喜。《灵枢》有云："酸走筋，辛走气，苦走血，咸走骨，甘走肉。"又有："酸先走肝，苦先走心，甘先走脾，辛先走肺，咸先走骨。"中医认为，"酸、甜、苦、辣、咸"五味各不相同，均衡进食各种味道的食物对健康十分有利。

辣入肺：辣有发汗、理气之功效，人们常吃的葱、姜、蒜、辣椒、胡椒等食物所含的"辣素"既能保护血管，又可调理气血、流通经络，经常食用可预防风寒感冒，例如葱和姜善散风寒、治感冒，胡椒能祛寒止痛，茴香能理气。但患有便秘、痔疮和神经衰弱者不宜常食。辛类的食物是走气的。肺主气，如果肺出现了问题，就不能吃辛味食物。

下面为大家介绍两种食物中养肺的高手：

1. 枇杷

枇杷又称腊兄、金丸、卢橘等，因外形似琵琶而得名。李时珍在《本草纲目》中说："枇杷止渴下气，利肺气，止吐逆，主上焦热，润五脏。"这是因为枇杷中含有苦杏仁苷，能够润肺止咳、祛痰，治疗各种咳嗽。此外，枇杷中所含的有机酸，能刺激消化腺分泌，对增进食欲、帮助消化吸收、止渴解暑有一定的作用；枇杷果实及叶有抑制流感病毒的作用，常吃可以预防感冒；枇杷叶可晾干制成茶叶，有泄热下气、和胃降逆之功效，为止呕之良品，可治疗各种呕吐呃逆。

需要注意的是：脾虚泄泻者忌食；枇杷含糖量高，因此糖尿病患者也要忌食。另外，枇杷仁有毒，不可食用。这里推荐一款"秋梨枇杷膏"供大家食用。

秋梨枇杷膏

材料：雪梨6个，枇杷叶5片，蜜糖5汤匙，南杏10粒，蜜枣2粒，砂纸1张。

做法：先将5个雪梨切去1/5做盖，再把梨肉和梨芯挖去；然后把枇杷叶、南杏和蜜枣洗净，放进梨内；再将余下的1个梨削皮、去心、切小块，将所有梨肉和蜜糖拌匀，分放入每个雪梨内，盖上雪梨盖，放在炖盅里，封上砂纸，以小火炖2小时，即成。

功效：生津润肺、止咳祛痰、调和五脏。

肺色是白色，属秋天。白色的食品有补肺的作用。白木耳、百合、莲子有温肺止咳、益气滋阴的功效。白色的牛奶、豆浆富含蛋白质和钙，是营养型食品，宜每天进食。大米和小麦是人类的主食，含淀粉和蛋白质，亦需每天食用。但冬瓜相比于南瓜，白木耳相比于黑木耳，白萝卜相比于胡萝卜，白薯相比于红薯，蛋清相比于蛋黄，则多少显示出白色食物在营养上略显单薄。因此，白色食物最好作为配料与其他有色食物搭配食用，以求取长补短。

2. 杏

中国人称名中医时就叫他"杏林高手"，此语出于三国。当时名医董奉常为人免费治病，病人家里为了酬谢他，就在其宅旁种杏树一株，数年后，蔚成杏林，号称"董仙杏林”。从此，杏林即成为中医界的誉称。

而杏的种子杏仁，又名苦杏仁。《本草纲目》记载，杏仁味苦、性温、有小毒，入肺、大肠经，有止咳定喘、生津止渴、润肠通便之功效。李时珍说：“杏仁能散能降，故解肌、散风、降气、润燥、消积，治伤损药中用之。治疮杀虫，用其毒也。治风寒肺病药中，亦有连皮尖用者，取其发散也。”

古代医圣孙思邈在《千金方》中，建议老年人逢到寒来暑往的季节，应多吃杏仁。这个方子，对头晕者也有奇效。

杏仁分苦杏仁和甜杏仁两种，临床应用多以苦杏仁为主。苦杏仁能止咳平喘、润肠通便，可治疗肺病、咳嗽等疾病；甜杏仁和日常吃的干果大杏仁偏于滋润，有一定的补肺作用；杏仁还有美容功效，能促进皮肤微循环，起到润泽面容、减少面部皱纹形成和延缓皮肤衰老的作用，另外用其制成粉霜乳膏涂于面部，可在皮肤表面形成一层皮脂膜，既能滋润皮肤，保持皮肤弹性，又能治疗色素痣等各种皮肤病。

我们平时如果偶感风寒，咳嗽不止，也可以试试“百合杏仁粥”。

百合杏仁粥

材料：新鲜百合球根100克，杏仁粉20克，米100克，白胡椒粉、盐各适量。

做法：百合球根洗净，剥成小瓣，加在米中与适量的水熬煮成粥。起锅前，再加入杏仁粉及调味料，拌匀即可。

功效：百合可润肺、调经活血、润滑皮肤、杏仁可排毒。皮肤粗糙干皱的人多多食用，可使肌肤丰满，肌肤润泽白皙。风寒咳嗽、聚痰、腹泻者忌食。

补肺要多吃蔬菜、水果、花、叶类食物

现代都市人，经常会发现自己没做什么重体力活或者剧烈运动，就会变得气喘吁吁，比如才爬了两层楼，或者给饮水机换了桶水，都要大口地喘上几下。还有就是偶尔咳嗽，咳了几下又好了，过上一段时间又咳，这些小毛病都是肺的问题，所以，现代人更应该秉承饮食疗法的理念，把营养丰富的滋补食物融入到日常的饮食当中去，在不知不觉中养就一个健康强壮的肺。秋冬时节，天气干燥寒冷，是肺部特别容易受到侵袭的时候。此时更应该选用一些补肺润燥的食谱，给自己的肺穿上滋润温暖的“外套”。

平时养肺我们可以多吃一些瓜类的蔬菜水果。比如丝瓜和冬瓜，水肿的人就可以长期吃，这两种瓜都有顺湿利窍的作用，可以将一身的湿气都给化掉，肺就会正常工作。另外可以吃一些河头和蛤蚧 类的食品。食补的话，可以吃一些枸杞、山药、桑葚、薏米等。

下面再给大家推荐几款养肺的食谱：

1. 南杏猪肺汤

材料：南杏20克，猪肺1只，盐适量。

做法：把猪肺反复冲水洗净，然后切成片状，用手挤，洗去猪肺气管中的泡沫。再选南杏（注意要选用南杏，不能用北杏），一起放入瓦煲内加水煲煮，加盐调味即可。

功效：猪肺，味甘、性平，能治肺虚咳嗽、咯血，有补肺的功用。可用于一般人因秋冬气候干燥引起的燥热咳嗽。南杏，是杏树种子的一种，味甘、性平、无毒。含有苦杏仁苷、脂肪油、糖分、蛋白质、树脂、扁豆苷和杏仁油等，是滋养缓和性润肺止咳之物。

因为含脂肪油较丰富（约 50% 以上），所以润燥之功较好。秋冬时节，对肺气不开、干咳无痰、大便燥结、喉咙干燥等都有一定功效。

2. 沙参玉竹老鸭汤

材料：老鸭 1 只，沙参、玉竹各 50 克，盐适量。

做法：选用老鸭（注意，一定要选用老鸭），去毛和内脏，洗净。再将沙参和玉竹一起放入瓦锅内，文火煲 1 小时以上，加盐调味即可。

功效：老鸭，味甘、性温、无毒，入脾、胃、肺、肾经。能滋阴补血。沙参，一般指北沙参，味甘、性微寒，入肺、胃经。含生物碱、淀粉、沙参素等。能够滋阴清肺、养胃生津，以及除虚热、治燥咳。玉竹，味甘、性微寒，入肺、胃经。玉竹质润多液，含铃兰苦苷、铃兰苷、山柰酚苷、槲皮醇苷、维生素 A、淀粉和黏液质等。能养阴润燥、润肠通便。本品能够治疗肺燥、干咳等，对病后体虚、津亏肠燥等引起的便秘等亦有效。还是一道非常具有滋补性的食谱。

3. 莲子百合煲瘦肉

材料：猪肉 250 克，莲子、百合各 30 克，盐适量。

做法：挑选猪瘦肉 250 克，再加入莲子、百合和适量水，隔水炖熟，加盐调味即可。

功效：百合，味甘微苦，性平。入心、肺经。含秋水仙碱等多种生物碱和淀粉、蛋白质、脂肪、多种维生素等。具有润肺止咳、养阴清热、清心安神、益气调中等功效。莲子，《本草经》说它有“主补中，养神益气力”。《本草纲目》还认为莲子有“交心肾，厚肠胃，固精气，强禁锢，补虚损，利耳目，除寒湿”等功能。猪瘦肉有丰富的动物性蛋白，与百合和莲子搭配协调，能产生更好的效果。莲子百合煲瘦肉其实是一个富有营养的搭配，除了润燥养肺之外，还可以治疗神经衰弱、心悸、失眠等，也可以作为病后体弱的滋养强壮之补品。总之是一份常吃不坏的良菜。

香烟为热毒燥邪，食疗解烟毒

中医认为肺为娇贵的脏器，不耐寒热，最喜清气熏蒸，最恶燥气炎逼。而香烟为热毒燥邪，长期吸烟，最易伤肺，燥热侵袭肺脏，致肺气郁闭，火毒上熏，灼液成痰，最终引起多种症状。

在这里，我们介绍两种食疗方法，以期能通过“食疗”来预防烟源性疾病，减少吸烟的危害。

1. 川贝雪梨猪肺汤

取猪肺 120 克，洗净切片，放开水中煮 5 分钟，再用冷水洗净。将川贝母 9 克洗净打碎；雪梨连皮洗净，去蒂和梨心，梨肉连皮切小块。各物料全部放入沸水锅内，文火煮 2 小时，调味后随量饮用。

2. 杏仁雪梨山药糊

取杏仁 10 克，雪梨 1 个，山药、淮山米粉、白糖各适量。先将杏仁用开水浸，去衣，洗净；雪梨去皮，洗净，取肉切粒。然后把杏仁、雪梨粒放搅拌机内，搅拌成泥状。用清水适量，把杏仁泥、梨泥、山药、淮山米粉、白糖调成糊状，倒入沸水锅内（沸水约 100 毫升），不断搅拌，煮熟即可。随量食用。

秋养肺，饮食应以“少辛增酸”为原则

秋季的三个月，是万物收获的季节。此时秋风劲急、秋高气爽，收敛过于生发，天气下降，地气内敛，外现清明，人们也应该早睡早起，收敛精神而不外散，以缓和秋季肃杀的伤伐，使神气安定。这是秋季养生的法则，如果违背了这个法则，就会损伤五脏六腑，到了冬季便会出现顽固不化的泄泻，供给冬季收藏的就减少了。

那么秋天我们应该如何“养肺”呢？

首先要在饮食上进行调养。

秋天秋高气爽，气候干燥，应防“秋燥”。秋季的膳食应贯彻“少辛增酸”原则，尽可能少食葱、姜、蒜、韭菜等辛味之品，多食酸味果蔬，如雪梨、鸭梨，生食可清火，煮熟可滋阴、润肺而防燥。

秋季易伤津液，故饮食还要以防燥护阴、滋阴润肺为基本准则，多食芝麻、核桃、糯米、蜂蜜、乳品等可以起到滋阴润肺、养血的作用。对年老胃弱的人，可采用晨起食粥法以益胃生津，如百合莲子粥、银耳冰糖粥、大枣糯米粥等都是益阴养胃佳品。初秋，又属长夏季节，此时湿热交蒸，人体脾胃内虚，抵抗力下降，而气候渐冷，这时饮食还要适当多食些温食，少食寒凉之物。

其次，还需要从生活习惯和精神上进行调养。

1. 早睡早起

秋季，自然界的阳气由疏泄趋向收敛、闭藏，在起居方面要合理安排睡眠时间，早卧早起。晚上22时就睡觉，23时就能养肝胆之气，不然你的肝胆是养不起来的，尤其是嗜酒的男人一般肝胆都不好，再加上晚上睡觉晚，易导致肝病惹上身。

在这里要特别提醒老年朋友，随着年龄的增加，老年人的气血阴阳俱亏，会出现昼不精、夜不眠的少寐现象。古代养生专家说，老人宜“遇有睡意则就枕”，也就是说什么时候困了什么时候就睡，这是符合养生原则的。

2. 使志安宁

肾藏志，顺应了秋收之气，就能使肾经不妄动。所以秋季人们的性生活要有所收敛。动物交媾都是春天和夏天最疯狂，秋天和冬天就非常少见，有些动物甚至干脆冬眠了。动物是最遵守自然法则的，要不是因为外来伤害送命的话，绝对是尽享天年的。而现在的人又怎么样呢？从来不遵守自然之法则而行事，所以耗损了身体的精气，从而导致疾病的发生。

3. 内心宁静

秋季日照减少，花木开始凋谢，特别是霜降之后。“无边落木萧萧下”，常使人触景生情，产生凄凉、忧郁、烦躁等情绪变化。中医认为，“喜怒思忧恐”五志之中，肺在志为忧，忧的情绪很容易伤肺。因此秋季养肺就要注意精神情志方面的养生，培养乐观情绪，可以参加登山赏红叶等有意义的活动。我国古代民间就有重阳节登高赏景的习俗，登高远眺，饱览奇景，有心旷神怡之感，可使一切忧郁、惆怅顿然消失，又可调剂生活，实为人间乐事。

肺是秋季人体最脆弱的脏器，秋季如果燥邪入侵，容易伤肺。为保护肺气，此时建议“少言”。因为说话过多会伤气，其中最易伤害肺气和心气，在秋燥季节中常常滔滔不绝、口若悬河地讲话，不利于养生保健。秋季养肺要多喝水、豆浆，多吃粥，还可适当多吃些萝卜、莲藕、荸荠、梨和蜂蜜等润肺生津、养阴清燥的食物。同时，秋燥天气需要补充大量的水分，饮水量因人而异，一般每天2000毫升为宜。另外中医认为“形寒饮冷则伤肺”，所以要忌冷饮，以水温热为宜。

肺经当令在寅时，养好肺气可安眠

寅时就是早上3~5时这段时间，在中医里此时被认为是肺经当令，也就是肺经值班。寅时是阳气的开端，是人体由静变为动的开始。而有些人经常会在这段时间莫名其妙的醒来，然后很长一段时间翻来覆去睡不着，一直要过了5时才能疲惫地入眠。如果你长期有这样的经历，可能是你的肺有了问题。因为肺经当令的时刻受到了邪气的侵扰，人就会自然地被惊醒。

如果再加上晚上燥热出汗，白天畏寒怕冷，根源就是肺气不足，无力助心火以驱散风寒，所以身体必须结束寅时肺气盛才能发汗解表，所以这段时间如果你除了惊醒还发现自己流汗，那就是肺部有问题了。建议你去医院自己检查。

另外，肺外合皮毛，皮毛是肺的外延。皮肤是由肺经的气机来充养的，如果肺经气机太足，血液循环就会加快，导致皮肤发红、怕热、容易过敏；如果肺经气机长期虚弱，皮肤血液循环不足，就会失去光泽，肤色比较暗淡。这时，只用化妆品不能达到美容目的，首先要将肺经的气机养起来，这样内外兼修，效果才会好。

该如何养护我们的肺呢?

1. 食养肺

《本草纲目》中记载：甘蔗、秋梨、百合、蜂蜜、萝卜、黑芝麻、豆浆、豆腐、核桃、松子等食物，都有滋养润肺的功能，因此可以通过食疗来养肺。口鼻皮肤干燥的朋友，秋季可以多吃上述食物，也可以根据喜好做成药膳使用。《本草纲目》中提出了这样的方子：“烦闷咳嗽，用新百合四两，加蜜蒸软，时时含一片吞津。”此方润肺止咳，润肠通便。另外，《本草纲目》记载：百合也可以消“肺脏热”，温润补肺。用百合与蜂蜜或者与小米合煮，都可以养肺。

（1）百合蜂蜜汤

材料：新鲜百合50克，蜂蜜30毫升。

做法：将百合泡洗干净，与蜂蜜一起煎汤，每日一次服用。

（2）百合小米粥

材料：百合5克，小米100克。

做法：煮粥食用，一日一次。

2. 以药养肺

《本草纲目》记载南沙参、北沙参、麦冬、五味子、冬虫夏草、燕窝等，都有养肺的功能，可以在医生指导下选用。肺阴虚的朋友，在秋冬季节用中药膏方进补，也是不错的选择。

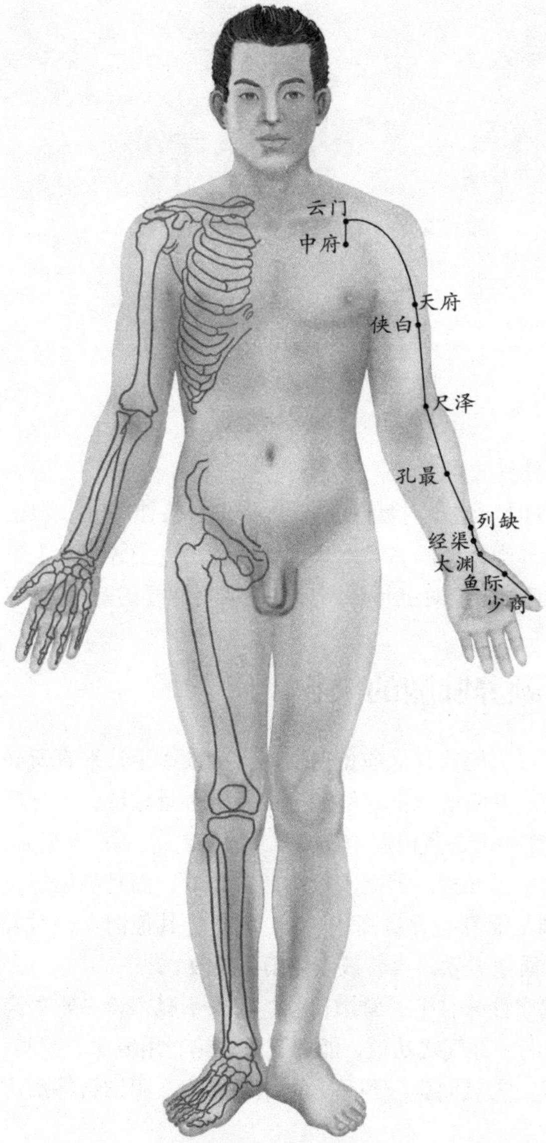

3. 以气养肺

肺主气，司呼吸。清气和浊气在肺内进行交换，吸入气体的质量对肺的功能有很大影响。要想使你的肺保持清灵，必须要戒烟，并避免二手烟的危害，不要在空气污浊的地方长期逗留。闻到有异常气味时，要迅速用手绢或纸巾把鼻子保护起来。有条件的朋友，可以经常到草木茂盛、空气新鲜的地方，做做运动，做做深呼吸，并通过有意的深长呼气，将体内的浊气排出。定期到森林、草原、海边散散步、吹吹风，更有利于肺的调养。

4. 以水养肺

肺是一个开放的系统，从鼻腔到气管再到肺，构成了气的通路。肺部的水分可以随着气的排出而散失，特别是秋冬干燥的空气，更容易带走水分，造成肺黏膜和呼吸道的损伤。这就是中医所说的，燥邪容易伤肺。因此，及时补充水分，是肺保养的重要措施。肺润泽了，皮肤也会光鲜润滑。

除了以上的养肺方法，保持愉快、积极的心情也对肺有好处。因为肺主悲，悲伤忧愁的情绪容易损伤肺，肺病的人也容易悲伤忧愁。另外适当运动，可以增进肺的功能。大家可以根据自身条件，选择合适的运动，如慢跑、爬山、踢毽、跳绳、练功、舞剑等。

虽然我们前面介绍了许多补肺气的方法，但事实上补肺气最好的方法莫过于按摩肺经。肺经是人体内的一条十分重要的经脉，它起始于胃部，然后向下络于大肠，接着沿着胃上走，穿过膈肌，属于肺脏。再从肺系横出腋下，沿着上臂内侧下行，走在手少阴、手厥阴经之前，下向肘中，沿前臂内侧桡骨边缘进入寸口，上向大鱼际部，沿边际，出大指末端。

肺经上分布着三个很重要的穴位，分别是尺泽穴、孔最穴和太渊穴。

尺泽穴位于肘横纹上肱二头肌肌腱桡侧的凹陷处，是最好的补肾穴。通过降肺气而补肾，最适合上实下虚的人，高血压患者多是这种体质，另外按压尺泽穴对于肺经引起的咳嗽、气喘、咯血、潮热、胸部胀满等很有效。

孔最穴在前臂掌面桡侧（拇指方向），在尺泽穴与太渊穴（腕部动脉搏动处）连线上，腕横纹上七寸（手腕至肘共十二寸，按比例取穴）。按揉孔最穴对风寒感冒引起的咳嗽和扁桃体炎的治疗效果不错，同时还能治疗痔疮。

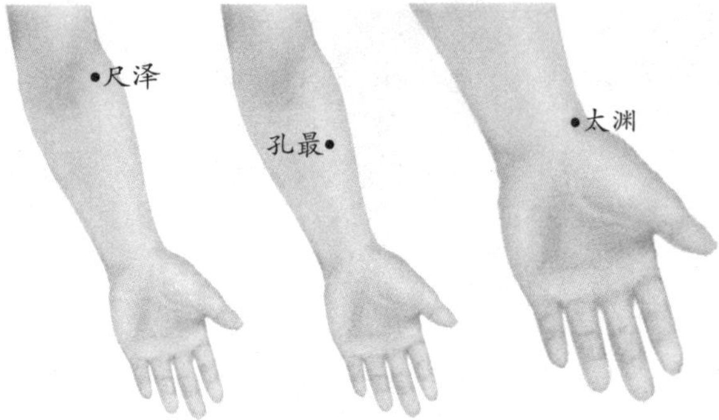

尺泽穴、孔最穴、太渊穴

有人总觉得气不够用，有吸不上气的感觉，这个时候就可以点揉太渊穴（仰掌、腕横纹之桡侧凹陷处）。此穴为肺经原穴，补气效果尤佳。

肺经在寅时当令，也就是凌晨 3~5 时。这个时候，是按摩肺经的最佳时间。但这个时候应该是人睡得最沉的时候，怎么办呢？在同名经上找，也就是足太阴脾经（上午 9~11 时当令）。也就是说在上午 9~11 时脾经旺时进行按摩，也能取得同样的效果。

虫草鹅，颐养肺腑的宝物

鹅是食草动物，从生物学价值上来看，鹅肉是优质蛋白质，含有人体生长发育所必需的各种氨基酸，其组成接近人体所需氨基酸的比例，鹅肉中的脂肪含量较低，仅比鸡肉高一点，比其他肉要低得多。每 100 克鹅肉含蛋白质 10.8 克、钙 13 毫克、磷 37 毫克、热量 602 千焦，还含有钾、钠等十多种微量元素。鹅肉不仅脂肪含量低，而且品质好，不饱和脂肪酸的含量高达 66.3%，特别是亚麻酸含量高达 4%，均超过其他肉类，对人体健康有利。鹅肉脂肪的熔点亦很低，质地柔软，容易被人体消化吸收。

中医养生学认为“秋冬养阴”，鹅肉性味甘平、鲜嫩松软、清香不腻，秋冬吃鹅肉符合这样的养生观念。鹅肉具有养胃止渴、补气之功效，能解五脏之热，用鹅血、鹅胆、鹅肫等制成的鹅血片、鹅血清、胆红素、去氧鹅胆酸药品，可用于癌症、胆结石等疾病的治疗。

中医认为，“五脏六腑皆令人咳，非独肺也”。意思是说，咳嗽不仅是人体肺的病变，而且与人体的五脏六腑都有关。即心肝脾肺肾五脏功能失常，都能引起咳嗽。《随息居饮食谱》记载，鹅肉补虚益气、暖胃生津，尤适宜于气津不足之人，凡时常口渴、气短、乏力、食欲不振者，可常食鹅肉；此外，用鹅肉炖萝卜还可大利肺气，止咳化痰平喘。有的人秋冬容易感冒，经常吃一点鹅肉，对治疗感冒和急慢性气管炎有良效。

《本草纲目》中记载：“鹅肉利五脏，解五脏热，止消渴。”正因为鹅肉能补益五脏，常食鹅肉汤，对于老年糖尿病患者还有控制病情发展和补充营养的作用。因为据中医理论，糖尿病是由于中焦火旺而致。综上观之，鹅肉蛋白质含量高，富含“好脂肪”，营养也更均衡，因此和鸡、鸭比起来“占了上风”。

下面就给大家介绍几款虫草鹅的做法：

1. 黄芪山药鹅肉煲

材料：鹅700克，黄芪30克，党参15克，山药30克，大枣（干）10克，盐适量。

做法：（1）将鹅宰杀，去毛及内脏，洗净。

（2）黄芪、党参、山药、大枣洗净，塞入鹅肚内，用线缝合，放入砂锅中，加清水适量，用旺火煮沸。

（3）转小火慢炖至鹅肉熟烂，加盐调味，去掉鹅肚内的药材即可。

2. 特色炆鹅：热气腾腾浓香溢

顺德人喜欢在秋冬季节吃鹅，营养又滋补；而炆鹅又是各种鹅肉制法中最吸引人的。特制的铁锅内，用酱料腌过的鹅肉与姜、蒜、烧肉同炆，锅内热气腾腾，整个房间浓香四溢，这就是顺德有名的特色农家炆鹅。

特色炆鹅选用3千克左右的黑鬃鹅，不能过大，不然肉质过肥。宰杀后切块，用特制的酱料将肉块腌好，焖成五六分熟；然后装入炆锅，加入姜、蒜、烧肉和汁料。用电炉炆15分钟左右就能吃了。炆锅内热汁翻滚，夹起一块鹅肉，蘸点腐乳等调料，入口浓香，丝毫不觉肥腻。腌制鹅肉时已经把一些皮下脂肪去除了，吃起来不会觉得肥腻。一般炆一只鹅，适宜四五人同吃，家人一起或者叫上三五好友，围着热气腾腾的炆锅大快朵颐，别有一番情趣。肉吃得厌了，可以加入青菜、萝卜、马蹄等火锅料，用炆鹅汁煮出来的青菜特别有味道。

3. 鹅肉炖宽粉

材料：鹅肉500克，宽粉条250克，酱油20毫升，盐10克，葱25克，姜25克，料酒6毫升，大料2克，花椒2克，油50毫升，高汤1000毫升。

做法：（1）将带骨鹅肉剁成块，放入沸水锅中焯透，捞出备用。

（2）宽粉条切成段。

（3）在锅内放油烧热，放入鹅肉块煸炒，见鹅肉紧缩，边缘似有离骨时放葱段、姜片炒出香味。

（4）添入高汤，加酱油、料酒、盐、大料、花椒，盖上锅盖，用大火烧开。

（5）加入宽粉条，用小火保持沸腾状，大约10分钟，然后停火焐锅。

黛蛤散，小方轻松为你镇咳

平时，我们觉得喉咙不舒服时咳嗽两声；或者鼻腔发痒，打两个喷嚏，看似平淡无奇的一点小事，其实是肺在给你传输信号。

“肺如钟，撞则鸣”，意思是说，肺就好像是铜钟一样，只要受到了刺激和侵害，就会以声音的形式来提醒你：打喷嚏、咳嗽，就是肺在提醒你，它受刺激了。

那么饮食上吃点什么能镇咳呢？

一个是我们常吃的蛤蜊，吃剩下的壳，用火烧焦，中医上管它叫煅化，然后打碎成面；还有一种中药就是青黛，也碾成面。按10：1的比例混合，水冲代茶饮。或把粉末放在嘴里就水吃下。

这其中青黛是清肺热的，海蛤粉是补肾阴的，我们管这粉末叫黛蛤散。

另外还有一个运动方法可以养肺，就是太极拳中的腹式呼吸，这个动作很简单，随时随地都可以做，一种是顺腹式呼吸，就是吸气的时候肚子尽可能凸一点，呼气的时候肚子尽可能凹一点；还有一种是逆腹式呼吸，吸气的时候故意把腹部凹进去，呼气的时候腹部故意凸出来。其中逆腹式呼吸的养胃效果更好一些。

除了饮食上注意之外，养肺还要注意平时的呼吸。

人的呼吸形式分为胸式呼吸和腹式呼吸两种。平时我们所做的呼吸就是胸式呼吸，但是胸式呼吸不利于肺部的健康，这是因为在胸式呼吸时只有肺的上半部肺泡在工作，占全肺4/5的中下肺叶的肺泡却在“休息”。这样长年累月地下去，中下肺叶得不到锻炼，长期不用易使肺叶老化，进而引发疾病。

腹式深呼吸却可以弥补胸式呼吸的缺陷，是健肺的好方法。所谓腹式呼吸法是指吸气时让腹部凸起，吐气时让腹部凹入。经常做腹式深呼吸运动，可使机体获得充足的氧气，也能够给大脑提供充足的氧，使整个人的精力保持充沛。

肺病食茼蒿，润肺消痰避浊秽

湖北有一道“杜甫菜”，用茼蒿、菠菜、腊肉、糯米粉等制成。为什么要叫作杜甫菜呢？这其中还有这样一个传说：杜甫一生颠沛流离，疾病相袭，他在四川夔州时，肺病严重，生活无着。年迈的杜甫抱病离开夔州，到湖北公安，当地人做了一种菜给心力交瘁的杜甫食用。杜甫食后赞不绝口，肺病也减轻了很多。后人便称此菜为“杜甫菜”，以此纪念这位伟大的诗人。

杜甫菜能有这种食疗效果，是因为其中含有茼蒿。据《本草纲目》记载，茼蒿性温，味甘、涩，入肝、肾经，能够平补肝肾，宽中理气。主治痰多咳嗽、心悸、失眠多梦、心烦不安、腹泻、脘胀、夜尿频繁、腹痛寒疝等病症。

现代医学也证明了茼蒿的各种医疗作用。

1. 促进消化

茼蒿内含有特殊香味的挥发油，有助于宽中理气、消食开胃、增加食欲，并且其所含粗纤维有助于肠道蠕动，可促进排便，达到通腑利肠的目的。

2. 润肺化痰

茼蒿内含丰富的维生素、胡萝卜素及多种氨基酸，性平、味甘，可以养心安神、润肺补肝、稳定情绪，能防止记忆力减退；气味芬芳，可以消痰开郁，避秽化浊。

3. 降血压

茼蒿含有一种挥发性的精油，以及胆碱等物质，具有降血压、补脑的作用。

需要注意的是，茼蒿辛香滑利，胃虚泄泻者不宜多食。

下面介绍几种源自《本草纲目》的茼蒿食疗方：

1. 茼蒿蛋白饮

材料：鲜茼蒿250克，鸡蛋3个，香油、盐各适量。

做法：将鲜茼蒿洗净备用，鸡蛋取蛋清备用；茼蒿加适量水煎煮，快熟时，加入鸡蛋清煮片刻，调入香油、盐即可。

功效：对咳嗽咳痰、睡眠不安者，有辅助治疗作用。

2. 茼蒿炒猪心

材料：茼蒿 350 克，猪心 250 克，葱花、油、盐、料酒、白糖、味精各适量。

做法：将茼蒿去梗洗净切段，猪心洗净切片备用；锅中放油烧热，放葱花煸香，投入猪心片煸炒至水干，加入盐、料酒、白糖，煸炒至熟。加入茼蒿继续煸炒至猪心片熟，茼蒿入味后加入味精即可。

功效：开胃健脾、降压补脑。适用于心悸、烦躁不安、头昏失眠、神经衰弱等病症。

治疗便秘，润肺生津少不了

便秘是困扰现代人的一个常见问题，关于防治之策，五花八门，有食疗的，有用药的，有按摩的，但是办法多、出路少，最后能彻底解决问题的却是少之又少。

有过育儿经验的家长都知道，小孩子容易腹泻、咳嗽，而很少患便秘，从这个意义上说，便秘可谓是成年人的“专利”。为什么会有这种现象呢？

这和大肠经有关。中医认为大肠经有个很重要的功能是“津”，所谓津一是指水液，二就是往外渗透的力量。如果这种力量过强，把里面的水液都渗透出去了，就会形成便秘；如果这种力量特别弱时，就会拉稀、腹泻。

那么又是什么在控制这一力量的呢？是肺气。中医认为，肺主气，与大肠相表里，也就是说肺与大肠是紧密联系在一起的，肺气过实，津的渗透力量就会很强，反之则弱。而小孩子，尤其是刚出生不久的婴幼儿，肺气是弱的，所以他们容易咳嗽、腹泻。随着年龄的增长，肺气越来越强，超过了一定的限度，过强的时候，就会出现便秘，这也是为什么成人多便秘的原因。

由此可见，要解决便秘问题就要调理肺气，使其处于平衡和谐的状态，具体怎么做呢？调适呼吸，尽量用腹式呼吸法吸气和呼气；肺喜润恶燥，调摄肺气就要多吃些梨、莲藕等润肺生津的食物；另外，吞咽口水也可生津防便秘。食物进入身体后，经过胃的消化、小肠的吸收后，食物残渣进入到大肠，最后由肛门排出体外，而平时有意识地吞咽口水，可以补充津液，增强排便动力，使大便顺畅地滑出肠道。

对于已经患了便秘的人而言，可以试试摩腹法，这可以暂时帮你解决排便不畅之苦。双手对搓摩热，然后以肚脐眼为中心，用右手按顺时针方向按摩腹部，记住每次按揉到肚脐下方时，手要向下捋一下，这可以很好地帮助大便下行。

此外，值得一提的是痔疮，它多伴随着便秘而发生。痔疮最主要的症状是便血和脱出，大便时反复多次的出血，会使体内丢失大量的铁，引起缺铁性贫血。而用脚尖走路可以减轻痔疮的困扰，让身体进入健康的“良性轨道”。具体做法如下：走路时，双脚后跟抬起，只用双脚尖走路。在家中早晚 2 次，每次各走 100 米左右。长期坚持下去有利于提肛收气，又能让肛门静脉瘀血散开难以形成痔疮。

另外，冷敷也是个不错的方法。具体操作方法是：每天大便后，用毛巾或手指，蘸冷水敷或清洗肛门。因为冷水洗不但能清洁肛门，还能使肛门收缩，防止由于大便引起的肛门发胀和下垂。只要坚持这一种简单的方法，就能不得痔疮，得了痔疮的人坚持这个方法也能减轻痛苦。

药食疗法助你狙击肺结核

肺结核是结核病的一种，是由结核杆菌引起的慢性传染病。临床上多呈慢性经过，因身体抵抗力弱，感染结核杆菌后发病。肺结核一般有疲乏、消瘦、盗汗、胃口不好、下午发热、面颊潮红等全身症状，可伴有咳嗽、咳痰、咯血、胸痛、气急等。

肺结核的临床表现多种多样，病灶范围小，可无明显症状，常在X线健康检查时被发现。病变范围广，机体对结核菌敏感性高，则毒性症状显著。

全身毒性症状表现为午后低热、乏力、食欲减退、体重减轻和盗汗等，当肺部病灶急剧进展或播散时，可有高热。妇女可有月经失调或闭经。

另外，还会有一些呼吸系统症状：

1. 咳嗽、咳痰。早期咳嗽或有微咳，无痰或有少量黏液痰。肺组织发生干酪样坏死或并发感染时，痰量增加并成脓性。并发支气管结核时，可有剧烈的刺激性咳嗽。

2. 咯血。约1/3患者有不同程度的咯血。痰中带血为炎性病灶的毛细血管扩张引起，中量以上咯血常为小血管损伤或空洞内血管瘤破裂所致。

3. 胸痛。当炎症波及壁层胸膜时，患侧胸壁有胸痛，随咳嗽和呼吸而加重。

4. 呼吸困难。慢性重症肺结核时，由于肺组织广泛破坏，或并发肺不张、肺气肿、广泛胸膜增厚、气胸或大量胸腔积液等，可引起呼吸功能障碍而出现呼吸困难。

除此之外，胸部体征也就随着病情变化而变化。早期病变范围小或位于肺组织深部，多无异常体征。若病变范围较大，则患侧呼吸运动减弱，叩诊呈浊音，听诊呼吸音减弱或有病理性支气管肺泡呼吸音。如在锁骨上下、肩胛间区于咳嗽后闻及湿啰音时，对诊断有重要意义。当肺部病变发生广泛纤维化或胸膜增厚粘连时，则患侧胸廓下陷、肋间变窄、气管向患侧移位、叩诊变浊，而健侧可有代偿性肺气肿征。

另外，药食疗法也是治疗肺结核的一种常用方法，下面就介绍给大家一些常用的方法：

1. 蛤什蟆油10克，银耳1朵，粳米100克。将蛤什蟆油及银耳以冷开水浸泡2小时，文火煎煮半小时，再入粳米，煮熬成粥。放冰糖适量调味，分顿随量食用。以上为1日量，连服半个月为一个疗程。

2. 天门冬30克，粳米100克，冰糖适量。先煎天门冬取浓汁，去渣，入粳米为粥，沸后加冰糖，再煮一二沸。分作1~2次用完，每天2次，连服半个月为一个疗程。

消气解肿，肺气肿的食疗王道

严格地讲，肺气肿不是一种病，而是慢性气管炎、支气管哮喘等的并发症。肺气肿是因肺脏充气过度，细支气管末端、肺泡管、肺泡囊和肺泡膨胀或破裂的一种病理状态。主要因为慢性气管炎、支气管哮喘、空洞型肺结核、矽肺、支气管扩张等长期反复发作，使肺泡壁损坏、弹性减弱，甚至多个肺泡融合成一个大肺泡，使肺泡内压力增大，血液供应减少而出现营养障碍，最终形成肺气肿。按病因，肺气肿可分为老年性肺气肿、代偿性肺气肿、间质性肺气肿、阻塞性肺气肿等。而以阻塞性肺气肿最常见。

我们平时预防肺气肿要戒烟，注意保暖，严防感冒入侵。还要多吃富含维生素 A、维生素 C 及钙质的食物。含维生素 A 的食物如红薯、猪肝、蛋黄、鱼肝油、胡萝卜、韭菜、南瓜、杏等，有润肺、保护气管之功效；含维生素 C 的食物有抗炎、抗癌、防感冒的功能，如大枣、柚、西红柿、青椒等；含钙食物能增强气管抗过敏能力，如猪骨、青菜、豆腐、芝麻酱等。香菇、蘑菇含香菇多糖、蘑菇多糖，可以增强人体抵抗力，减少支气管哮喘的发作，预防肺气肿。

肺气肿患者要多吃蛋白质类食品，有助于修复因病变损伤的组织，提高机体防御疾病的能力。因病人血液偏酸性，应增加食用含碱性的食物，如蔬菜和水果。供给充足的蛋白质和铁，饮食中应多吃瘦肉、动物肝脏、豆腐、豆浆等，从而提高抗病力，促进损伤组织的修复。还要多饮水。以利于痰液稀释，保持气管通畅。

同时，肺气肿患者还要禁食一些食物：如避免吃容易引起过敏的食品，如鱼、虾、蛋等；急性发作期应禁饮酒和浓茶，忌食油腻辛辣之物；还要予以低盐饮食；每顿饭不宜过饱，以免增加心脏负担；还要限制牛奶及其制品的摄入，奶制品可使痰液变稠，不易排出，从而加重感染。

另外，再为大家推荐几款健康食谱：

1. 核桃仁糖

材料：核桃仁 30 克，萝卜子 6 克，冰糖适量。

做法：先将冰糖溶化，掺入核桃仁和萝卜子研碎后的粉末内，制成糖块，每日嚼食。

功效：适用于上盛下虚的气逆喘咳症。

2. 蘑菇炒肉片

材料：蘑菇（鲜蘑）250 克，猪肉（瘦）120 克，花生油 25 克，料酒 10 毫升，盐 3 克，葱 5 克，姜 3 克，胡椒粉 1 克，味精适量。

做法：（1）将猪瘦肉洗净，切成长 3 厘米、厚 0.5 厘米的薄片。

（2）姜、葱洗净，姜切片，葱切段。

（3）将鲜蘑菇切片。

（4）鲜蘑菇放入热油锅中煸炒。

（5）加入料酒、盐、胡椒粉、味精，调好口味炒熟食用。

功效：本品具有温肺化痰、理气消食之功效；适用于肺阻塞、痰留于肺、气喘、咳逆、胸肋疼痛等症。

3. 猪腰核桃

材料：猪腰子 180 克，杜仲 30 克，核桃 30 克。

做法：将猪腰与杜仲、核桃肉同煮熟。

功效：益肾助阳、强腰益气。适用于肾虚不固的遗精盗汗。

4. 黄芪山药羹

材料：山药（鲜）150 克，黄芪 30 克，白砂糖 20 克。

做法：（1）黄芪洗净，鲜山药切成薄片。

（2）将黄芪放锅中，加水适量，煎煮半小时，滤去药渣，再放入鲜山药片，再煎煮半小时，加糖调味即成。

功效：黄芪补气生血，能增强机体代谢和免疫功能，有很好的保肝作用。山药健脾益肾补肺，含有蛋白质、脂肪、淀粉、维生素等多种营养成分，且易被消化吸收，慢性肝炎患者及精神疲乏、气短懒言、面色苍白、大便溏薄者宜于食用。

以食养肺益气，让支气管炎知难而退

支气管炎是由炎症所致的呼吸系统疾病，分为急性和慢性两种类型。急性支气管炎通常发生在感冒或流感之后，可有咽痛、鼻塞、低热、咳嗽及背部肌痛。慢性支气管炎往往因长期吸烟所致，可有呼吸困难、喘鸣、阵发性咳嗽和黏痰。

预防支气管炎主要依靠食物建构坚固的人体免疫系统。在感冒高发季节多吃些富含锌的食品有助于机体抵抗感冒病毒，如肉类、海产品和家禽含锌最为丰富。此外，各种豆类、硬果类以及各种种子亦是较好的含锌食品，可以取得很好的治疗效果。各类新鲜绿叶蔬菜和各种水果都是补充维生素C的好食品。还包括富含铁质的食物等，如动物血、奶类、蛋类、菠菜、肉类等都有很好的预防效果。

支气管炎患者要依据病情的寒热选择不同的食物。如属寒者用生姜、芥末等；属热者用茼蒿、萝卜、竹笋、柿子、梨子等。体虚者可用枇杷、百合、胡桃仁、蜂蜜、猪肺等。饮食清淡、低钠能起到止咳平喘化痰的功效。常见的食品有梨、莲子、柑橘、百合、核桃、蜂蜜、菠萝、白果、鲜藕、大白菜、小白菜、菠菜、油菜、胡萝卜、西红柿、白萝卜、枇杷等。要补充维生素，就要多吃一些新鲜蔬菜和水果。多补充蛋白质，瘦肉、豆制品、山药、鸡蛋、动物肝脏、绿叶蔬菜等食物中含优质的蛋白质，应多吃。

支气管炎患者要忌食腥发及肥腻之物。腥发之物，特别是海腥类，如带鱼、黄鱼、角皮鱼、虾、蟹等。油炸排骨、烤羊肉串、肥肉、动物内脏、动物油等，多食损伤脾胃，易助湿生痰。

下面为支气管炎患者推荐几款食谱：

1. 南瓜大枣粥

材料：南瓜300克，大枣15枚，大米150克，蜂蜜60毫升。

做法：将南瓜洗净，切成小块，大枣、大米洗净备用。锅内加水适量，放入大枣、大米煮粥，五成熟时，加入南瓜，再煮至粥熟，调入蜂蜜即成。

功效：南瓜有消炎止痛、补中益气、解毒杀虫等功效，适用于慢性支气管炎的咳嗽痰喘。

2. 大葱糯米粥

材料：大葱白5段（长3厘米），糯米60克，生姜5片，米醋5毫升。

做法：共煮粥，粥成后加米醋，趁热食用。

功效：适用于急性支气管炎。

3. 绿茶杏仁汤

材料：绿茶2克，甜杏仁9克，蜂蜜25毫升。

做法：（1）将甜杏仁入锅，加适量水煎汤；

（2）煮沸片刻后，加入绿茶、蜂蜜再煎沸数分钟即可。

功效：清热润肺、解毒祛痰、抗癌；适用于鼻咽癌、肺癌、乳癌等的辅助治疗；苦杏仁有毒，切忌食用。

4. 蜜枣猪肺汤

材料：猪肺500克，杏仁20克，百合（干）10克，蜜枣30克，盐3克。

做法：（1）猪肺洗净，切件。

（2）洗净杏仁、百合、蜜枣。

（3）把适量清水高火6分钟滚开，放入猪肺、杏仁、百合、蜜枣，中火40分钟，下盐调味即可。

功效：滋阴润肺、止咳化痰，干燥天气最适宜食用。

5. 糖醋蜇头

材料：海蜇头300克，姜4克，白砂糖5克，醋5毫升，盐3克，香油5毫升。

做法：（1）将海蜇头用清水浸泡24小时（中间多次换水），捞出切成片，放入开水锅中烫一下，捞出放盘中。

（2）炒锅注油烧热，下姜末烹锅，加入醋、糖、盐、适量清水烧开拌匀，倒入碗内凉透，浇在蜇头上即成。

功效：海蜇具有清热、化痰、消积、通便之功效，用于阴虚肺燥、高血压、痰热咳嗽、哮喘、瘰疬痰咳、食积痞胀、大便燥结等症。

疏通肺气有绝招，心火降下风寒消

“肺气”与人体健康有很大的关系。中医认为咳嗽、气喘等都是肺气上逆的症状；痰的生成与脾有关；咯血为肺热、肺（阴）虚或肺络受伤的表现；鼻塞流涕、鼻出血等都应从肺考虑；喉痒、声音沙哑或喉鸣等也应从肺上考虑；眼睑或面部水肿、手足四肢肿，也可能由于肺气壅塞不能通调水道引起。

接下来，我们为大家介绍3种操纵简单的护肺妙法，在你闲暇的时候，不妨一试。

1. 摩喉护肺法

端坐，仰头，颈部伸直，用手沿咽喉部向下按摩，直到胸部。双手交替按摩30次为1遍，可连续做2~3遍。这种方法可以利咽喉，有止咳化痰的功效。

2. 深吸气护肺法

每日睡前或晨起，平卧床上，进行腹式呼吸，深吸气，再吐气，反复做20~30次，这样有助于锻炼肺部的生理功能。

3. 捶背护肺法

端坐，腰背自然直立，双目微闭放松，两手握成空拳，反捶脊背中央及两侧，各捶3~4遍。捶背时，要闭气不息，同时叩齿5~10次，并缓缓吞咽津液数次。捶背时要从下向上，再从上到下，沿脊背捶打，如此算1遍。先捶背中央，再捶左右两侧。这种方法可以疏导肺气，通脊背经脉，预防感冒，同时还有健肺养肺之功效。

同时，中医在调理“肺气”和治疗肺部疾病方面很具特色，既可直接治疗又可间接治疗。直接治疗有宣肺、肃肺、清肺、泻肺、温肺、润肺、补肺、敛肺八法，间接治疗则是通过五脏生克关系进行。

例如：清肺法主要用清泻肺热的药物祛除肺中实热，如白茅根、天花粉、芦根等；润肺法主要用润肺生津的药物来防止燥热损伤肺阴，多用沙参、玉竹、百合等；补肺法则是补益肺气，改善呼吸功能，提高肺的免疫防御屏障，也就是扶正祛邪。常用的药物有人参、太子参、黄芪、山药等。

其实通过清肺、润肺等方法改善肺的功能，祛除病因最终就是为了要达到补肺的功效，祛除了病因，肺的功能自然能恢复，加强了肺自身的功能，致病因素也能自然而然地祛除，这是相辅相成的。

除了药物治疗外，中医学者还建议人们平日应该加强锻炼，改善卫生环境，防止空气污染，顺应季节，注意饮食养生，多吃清肺、润肺、补肺的食物，如百合、无花果、甘蔗、苹果、马蹄、桂圆等，以达到保护肺功能，预防和抵御呼吸系统疾病的目的。

以食理虚润肺，拒绝哮喘来访

哮喘属于一种慢性非特异炎症性疾病。每当发病时，患者会感到发作性胸闷、喘息、气促或咳嗽，常于夜间和清晨发作。

春季是哮喘的高发季节，老年人是哮喘的高发人群，要想有效预防哮喘的滋生，就要多进食大枣，饮枣茶、喝枣粥、补脾润肺，尤其适用于体弱多病及脾胃虚弱的人。还要多吃核桃，核桃可润燥化痰、温肺润肠，能有效预防哮喘。全谷类和鱼类食物也能有效预防哮喘。

年老体弱者，宜食补肺益肾、降气平喘的食物，如老母鸡、乌骨鸡、猪肺、甲鱼、菠菜、南瓜、栗子、白果、枇杷等。平时亦可用冬虫夏草蒸肉、白果炖猪肺，或山药、萝卜煮粥，都可减轻症状，增强体质。

哮喘病人饮食忌过甜、过咸，甜食、咸食能生痰热，可以引发哮喘病；不喝冷饮及含气饮料，雪糕、冰棒、可乐等冷饮及含气饮料易诱发哮喘；忌吃刺激性食物，如辣椒、花椒、茴香、芥末、咖喱粉、咖啡、浓茶等；忌吃产气食物，如地瓜、芋头、土豆、韭菜、黄豆、面食等；过敏性哮喘者，应忌食引起过敏的食物，如鱼、虾、鸡蛋、羊肉、巧克力等。

下面为哮喘病人推荐两款食谱：

1. 薏米煮猪肺

材料：猪肺1个，薏米150克，萝卜150克。

做法：将猪肺洗净切块，萝卜洗净切块，和薏米一起放入砂锅，加水文火炖煮1小时，加调料即可食用。

功效：理虚润肺、止咳平喘，适用于支气管哮喘、慢性支气管炎。

2. 核桃杏仁蜜

材料：核桃仁250克，甜杏仁250克，蜂蜜500毫升。

做法：先将杏仁放入锅中煮1小时，再将核桃仁放入收汁，将开时加蜂蜜，搅匀至沸即可。每天取适量食用。

功效：适用于老年人肺肾不足、咳嗽痰多、肠枯便燥之症。

清凉素淡食物，轻轻松松为肺“消炎”

肺炎是由多种病原体引起的肺充血、水肿、炎性细胞浸润和渗出性病变。症状表现为发热、咳嗽、胸痛、呼吸困难等。肺炎的成病原因很多，一些刺激性的物质，如食物、汽油等吸入下呼吸道后易引发吸入性肺炎。维生素A是呼吸道健康的必需物质，缺乏时可导致呼吸道易感染性增强，从而引发肺炎。

预防肺炎要注意调养饮食，补充具有足量优质蛋白、维生素、微量元素的食物，适当多吃些滋阴润肺的食物，如梨、百合、木耳、芝麻、萝卜等。尽量多喝水，吃易消化的食物，以利于湿化痰液并及时排痰。当痰多时应停止进食肉类和油脂，俗话说“鸡生火，肉生痰”。同时忌烟酒以避免过度的咳嗽。

肺炎患者在饮食上应注意补充矿物质，多吃新鲜蔬菜或水果有助于纠正水和电解质的失调；多吃含铁丰富的食物，如动物肝脏、蛋黄等；多吃含铜量高的食物，如牛肝、麻酱、猪肉等；也可吃虾皮、奶制品等高钙食品。

高热病人宜进食清凉素淡、水分多、易吸收的食物，如果汁、米汤、绿豆汤等。退热后，体质虚弱但无呕吐、腹泻的病人，可给予流质饮食，同时增加瘦肉、猪肝、新鲜蔬菜、水果，以加强营养；食欲渐好者，可给予半流质饮食，如粥、软面、菜泥等。

肺炎患者要戒除吸烟，避免吸入粉尘和一切有毒或刺激性气体；肺炎高热期的患者应忌食坚硬、高纤维的食物，以免引起消化道出血；肺炎患者应禁食生葱、大蒜、洋葱等刺激性食品，防止咳嗽、气喘等病状的加重。

肺炎急性期可用以下食疗方：

1. 风寒闭肺型：咳嗽、痰稀白、不渴、舌色淡。

葱姜粥：葱白3根，生姜3片，粳米50克。以上共煮成粥，趁热服。

功效：有祛寒宣肺的作用。

杏仁粥：杏仁10克，粳米50克。将杏仁加水煮15分钟，去渣留汁，加粳米煮粥食用。

功效：有宣肺化痰的作用。

2. 风热闭肺型：咳嗽、痰黄稠、口渴、面赤唇红、舌红、尿黄。

鱼腥草芦根汤：鱼腥草30克，芦根30克，大枣12克。以上加水煮30分钟饮用。

功效：有清热化痰的作用。

糖杏梨：梨1个，杏仁10克，冰糖12克。将梨去皮、核，加杏仁及冰糖，隔水蒸20分钟后食用。

功效：有清热宣肺的作用。

肺炎恢复期可用以下食疗方：

1. 脾气虚型：面色黄、食欲不好、消化不良、大便不调、舌淡。

（1）参枣粥：党参12克，大枣15克，粳米50克。以上加水煮粥食用。

功效：有益气健脾的作用。

（2）鸭肫山药粥：鸭肫1个，山药15克，芡实15克，粳米50克。将鸭肫洗净、切碎，再将山药、芡实、粳米加水煮粥食用。

功效：有健脾收敛的作用。

（3）麻黄根鱼粥：麻黄根15克，鲫鱼1条，粳米50克。将麻黄根加水煮20分钟，去渣留汁。把鱼去鳞及内脏，洗净，同粳米一起放入汁中煮粥食用。

功效：有健脾止汗的作用。

2. 肺阴虚型：干咳无痰、口渴欲饮、午后低热、舌红苔少。

（1）银耳冰糖梨：银耳12克，梨1个，冰糖12克。将梨去皮及核，切成块。银耳用清水洗净，与梨同放入锅中，小火煮30分钟，加入冰糖溶化后食用。

功效：有润肺止咳的作用。

（2）罗汉果猪肺汤：罗汉果1个，杏仁10克，猪肺250克，盐适量。用清水将猪肺洗净。切成块状并挤出泡沫。杏仁用水浸洗去皮。将以上食物与罗汉果加水煲汤，加盐后食用。

功效：有补肺止咳化痰的作用。

3. 肾虚型：久咳、肢体欠暖、发育不良、舌淡胖。

（1）核桃粥：核桃肉15克，大枣12克，桂圆肉10克，粳米50克。将核桃肉打碎，大枣去核，以上加水煮粥食用。

功效：有补肾健脾的作用。

（2）枸杞黄精粥：枸杞15克，黄精20克，粳米50克，糖少许。将以上加水煮粥食用。

功效：有益气补肾的作用。

下面是肺炎患者通用的两款食谱：

1. 绿豆荸荠粥

材料：绿豆60克，荸荠100克，大米100克。

做法：将荸荠洗净去皮，切成小块；绿豆、大米均去杂，洗净，备用。锅内加水适量，放入绿豆、大米煮粥，六成熟时加入荸荠块，再煮至粥熟即成。每日1~2次，可长期服食。

功效：绿豆有清热解毒、利尿消肿、润肤解暑等功效，荸荠有清热解毒、祛风化痰、利湿止渴等功效，适用于急、慢性肺炎。

2. 雪梨汁饮

材料：雪梨250克。

做法：将雪梨洗净，去皮，切薄片。用凉开水浸泡2小时。然后用洁净的纱布包裹后绞汁即成。一次饮完，每日1~3次。

功效：生津润燥、清热化痰，对肺炎咳嗽、消渴、便秘有一定的作用。

鱼际、曲池、迎香，护肺的三大宝穴

在中国的传统医学观念里，秋气与人体的肺脏相通，肺脏开窍于鼻，而其表现在皮毛。秋天，秋高气爽也带着燥气，若肺气失调，则容易出现鼻干口燥、干咳、喉咙痛等上呼吸道疾病。所以，秋季养生要注意呼吸系统的维护，特别要注意肺部的调养。

在刚刚过去的夏天里，人们喝冷饮，穿衣盖被都尽量轻薄，使得脾胃虚寒，而脾又为“肺之母”，脾受凉必然会对肺有影响。中医还有“肺为娇脏”的说法，就是说肺既怕冷也怕热，既怕干也怕湿。即使在其他季节里没有注意养肺，在秋季也要对肺特别关注，因为在适合养肺的季节里多呵护肺，可能会收到事半功倍的效果。

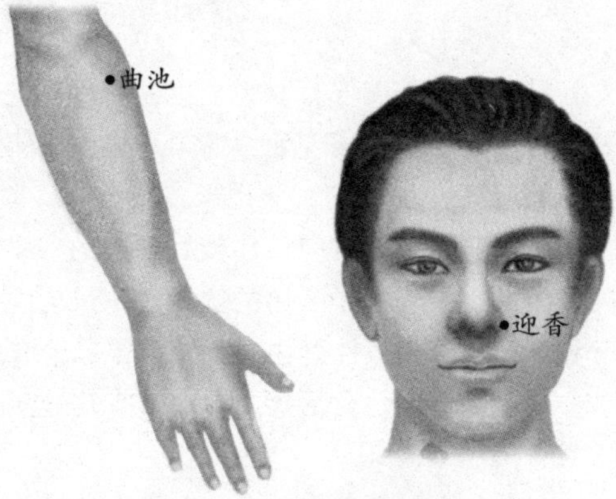

曲池穴、迎香穴

秋季护肺，按揉穴位是一个很好的选择，这些穴位包括鱼际、曲池和迎香穴。

对鱼际可以不拘时地进行按压，每天最少 3~5 分钟，并要长期坚持。

曲池穴有很好的清热作用，每天下午 1~3 时按揉这个穴位最好，因为这段时间是阳气最盛的时候，按揉此穴位可以使阳气降下来。

曲池穴的位置：屈肘呈直角，在肘横纹外侧端与肱骨外上髁连线中点。完全屈肘时，在肘横纹外侧端处。

迎香穴属手阳明大肠经。“不闻香臭从何治，迎香二穴可堪攻”。顾名思义，如果鼻子有毛病，例如因为感冒或鼻子过敏等引起鼻腔闭塞，以致不闻香臭，治本穴有直接效果。每天双手按在两侧迎香穴上，往上推或反复旋转按揉 2 分钟，鼻腔会明显湿润、通畅很多。迎香穴就在鼻翼两侧。

每天按掐合谷穴，肺部从此不阴虚

中医上常说的肺阴虚主要是指阴液不足而不能润肺，从而导致干咳、痰少、咽干、口燥、手足心热、盗汗、便秘等一系列生活中常见的症状。

中医有“肺为娇脏”之说，指出肺是娇嫩并容易受邪的脏器。肺既恶热，又怕寒，它外合皮毛，主呼吸，与大气直接接触。外邪侵犯人体，不论从口鼻吸入，还是由皮肤侵袭，都容易犯肺而致病。即使是伤风感冒，也往往伴有咳嗽，说明肺是一个娇嫩的脏器，故名。所以，肺对外邪的抵抗力是很低的，尤其是老人和小孩，抵抗力就更低了。

因此，在平时，我们一定要注重肺的保养。肺不阴虚了，抵抗力强了，这些症状也就自愈了。在人体的经穴中，合谷穴是调养肺阴虚的最佳穴位。

合谷穴是大肠经上的穴位，俗称“虎口”。在手背，第一、第二掌骨间，第二掌骨桡侧的中点处。只要坚持每天按摩两侧合谷穴 3 分钟，就可以使大肠经脉循行之处的组织和器官的疾病减轻或消除，胸闷气短、多咳多痰、爱发高热、多出虚汗等症状慢慢消失。但要注意的是体质较差的病人，不宜给予较强的刺激，孕妇一般不要按摩合谷穴。

另外，在饮食上，肺虚时要多吃酸味的东西，少吃辛辣的东西。因为肺喜欢收敛，不喜欢发散。顺着肺的喜好就是补，跟肺反着干的就是泻。酸性收敛，正投肺所好，所以能补肺虚；辛味发散，正为肺所恶，会将肺泻得更虚。青梅、杨梅等，都有去虚火、敛肺止咳的功效，是肺虚者日常保健的最佳选择。

给肺癌病人的中医药膳方

肺癌发生于支气管黏膜上皮，亦称支气管肺癌。肺癌一般指的是肺实质部的癌症。肺癌目前是全世界癌症死因的第一名，每年人数都在上升。而女性肺癌的发生率尤其有上升的趋势。

肺癌病人的饮食应该比较好解决的。牛奶、鸡蛋、瘦肉、动物肝脏、豆制品、新鲜的蔬菜和水果等都是不错的选择。不过要注意的是，肺癌病人应忌食油腻食物，禁忌辛辣和烟、酒等刺激性食物。此外，要尽量增加病人的进食量和进食次数。

对于肺癌的饮食治疗，中医里有几款药膳很不错，我们可以参考一下：

1. 荸荠无花果汁

材料：新鲜荸荠500克，无花果150克。

做法：先将新鲜荸荠放入清水中浸泡片刻，将外表皮刷洗干净，转入温开水冲一下，切去荸荠头、尾，连皮切成片或小块，盛入碗中备用。再将无花果洗净，切成片或小块，与荸荠同放入家用搅拌机中，视需要可酌加冷开水适量，搅打成浆汁，用洁净纱布过滤（滤渣勿弃），收取滤汁即成。早晚2次分服，或当饮料分数次饮用，当日吃完；鲜荸荠、无花果滤渣也可同时嚼食咽下。

功效：清热养阴、化痰抗癌。通治各型肺癌，对咳痰困难者尤为适宜。

2. 鸭粥

材料：青头雄鸭1只，葱白3根，粳米适量。

做法：青头鸭去毛及内脏后，切细煮至极烂，再加米、葱白煮粥。

功效：滋阴补血、利水消肿。适用于肺癌胸腹水者。鸭肉味甘微咸，性偏凉，能入脾、胃、肺、肾经，是治疗一切水肿病的首选食疗品。鸭粥，主虚劳肺热咳嗽、肺痈肺痿等症，又消水肿。其特点是扶正而利水，不妨正气，且兼滋补。

3. 黄芪粳米粥

材料：炙黄芪50克，人参5克，粳米150克，白糖少许。

做法：炙黄芪、人参切成薄片，用冷水浸泡半小时，入砂锅煎沸，再改用小火煎取浓汁，再把粳米和药液、清水加在一起，文火煮至粥熟。粥成后入白糖，稍煮一下即可食用。

功效：补气扶虚、健脾益胃。适用于肺癌正气不足、食欲不振者。黄芪、人参和粳米同煮为粥，不仅起到协同作用，还有助于人参、黄芪的有效成分在肠胃的消化吸收。

4. 太子鸡

材料：太子参15克，鸡（鸭、猪）肉适量。

做法：将太子参洗净，与洗净的鸡肉同入锅内，用小火炖煮至鸡肉熟烂，加入调料再煮两沸即成。佐餐当菜，吃鸡肉、饮汤，太子参可同时嚼食。

功效：益气健脾、补精填髓。主治肺癌术后身体虚弱、气血不足。

5. 首乌牛肉汤

材料：何首乌30克，牛肉250克，黑豆150克，桂圆肉30克，大枣10枚，熟竹笋50克，生姜片、盐、味精、猪油各适量。

做法：将黑豆浸泡一夜，用水煮开，水滚后把水倒去，再加6杯水煮。牛肉清水洗净，用刀切成小块，竹笋和生姜片也要切细，一起放进煲内与黑豆同煮；水滚时，去除泡沫。再加入洗净的何首乌、桂圆肉和大枣(去核)，待煮软之后，加盐、猪油和味精调味即成。佐餐当菜，吃肉饮汤。

功效：滋补肝肾、补气养血。主治肺癌等癌症化疗后引起的头发及眉毛脱落、头昏目眩等症。

抑郁伤肺——十种快乐的食物，让你远离“心理感冒”

随着来自生活、工作的压力的不断膨胀，“抑郁”变成了一个时尚词汇，一种流行习惯。作为现代人的“精神杀手”，世界卫生组织将抑郁症与癌症并列为21世纪最需要预防的疾病之一。

抑郁症是一种都市高发的情绪障碍，有人称其为心灵感冒，是每个人都可能面对的情绪风暴。

抑郁症是以情绪低落、悲伤、失望、活动能力减退及思维、认知功能迟缓为主要特征的一类情绪障碍。它是一种“全身性”疾病，可能威胁到患者的生命。

一些常见的抑郁表现：

1. 情绪低落和沮丧，甚至无法忍受多一刻的这种感觉，每天早晨及上午最明显。

2. 悲观、失望、愧疚、无助感、无望感、感觉自我一无是处。憎恨自己、责备自己，甚至脑海中不断涌现出想处罚及伤害自己的冲动念头。

3. 哭泣、易怒、烦躁不安、犹豫不决、无法集中心思做事、头脑不清，对平常能引起快乐的事物全变得提不起劲来。

4. 无法一觉安眠到天亮，整天疲累在床、睡眠过多、噩梦连连。

5. 食欲改变，不是降低就是极端怕饿，体重下降，胃肠不适或便秘、头痛、头晕、胸闷、心悸、频冒冷汗、肢体沉重，加上失去性欲或是月经失调。

6. 强迫性地一再想到“死亡”，自杀或活不下去的念头挥之不去!

若以上描述的答案为“是”，项目愈多则抑郁指数愈高，且若症状持续的时间愈长，愈有可能患有抑郁症。

当你的抑郁反复发作时，应该检讨一下你的生活和人生目标，然后听从自己的内心做出调整。不要讳疾忌医，及时、坦率地和心理医生谈论自己的病情。如果被医生确诊为抑郁症，随后就应该在医生指导下进行心理治疗或者开始服用抗抑郁剂。

愉快的心情来自饮食。科学研究证明，心情愉快与大脑分泌某些激素的多少有关，而这些激素的分泌可以通过饮食控制，这样就可以达到使人快乐的目的。经研究发现以下食物有这种作用。

1. 全麦面包

糖类可以帮助血清素增加，麻省理工学院的渥特曼博士就说：“有些人把面食、点心，这类食物当成一种可以吃的抗抑郁剂。”吃复合性的糖类，如全麦面包、苏打饼干，虽然效果慢一点，但更合乎健康原则。

更令人欣喜的是，近来发现微量矿物质硒能提振情绪，全谷类也富含硒。而且别忘了全麦面包的嚼劲、口感，也是为它得分的因素之一。

2. 菠菜

你可知道吃了菠菜会心情大好？医学文献一致指出，缺乏叶酸也会导致精神疾病，包括抑郁症及精神分裂症等。

据研究发现，那些被控制无法摄取足够叶酸的人，在5个月后，都出现无法入睡、健忘、焦虑等症状，研究人员推论，缺乏叶酸会导致脑中的血清素减少，从而导致抑郁症。有哪些富含叶酸的食物？菠菜的含量最多，几乎所有的绿色蔬菜、水果也都有。

3. 大蒜

大蒜虽然会带来不好的口气，却会带来好心情。德国有一项针对大蒜对胆固醇的功效的研究，从病人回答的问卷发现，他们吃了大蒜制剂之后，感觉比较不疲倦、不焦虑、不容易发怒，研究人员万万没想到，大蒜竟有这种特别的“附加作用”。

4. 南瓜

南瓜之所以和好心情有关，是因为它们富含维生素 B_6 和铁，这两种营养素都能帮助身体所储存的血糖转变成葡萄糖，而葡萄糖正是脑部唯一的燃料。

南瓜派也被认为是菜单上“最聪明”的甜点。因为每吃一口南瓜派，就会同时摄取3种类胡萝卜素，这对预防心脏病、抗老化都十分有用。而南瓜既可做成中式料理，也可制作成西式的南瓜汤、南瓜派。

5. 鸡肉

英国心理学家班顿和库克给受试者吃了100微克的硒之后，受试者普遍反映觉得精神很好、更为协调，美国农业部也发表过类似的报告。硒的丰富来源有鸡肉、海鲜、全谷类等。

除了调整饮食，我们也可经常安排聚会来调节不良情绪。一周至少3天与朋友共餐；学唱歌或上舞蹈课；亲近大自然，尽量外出，不要待在家里；森林浴、海边漫步、爬山或踏青，都能使你放松心情；与陌生人对话，多去热闹的地方，在闹市中感受人潮的涌动等。

6. 鱼油

哈佛大学的研究报告指出，鱼油中的 $\Omega-3$ 脂肪酸，与常用的抗抑郁药有类似作用，即阻断神经传导路径，增加血清素的分泌量。这项研究将帮助解开精神病患者在消化脂肪酸的酵素上是否有生理的先天缺陷的疑问。

7. 香蕉

香蕉含有一种被称为生物碱的物质，生物碱可以振奋精神和提高信心，而且香蕉是色胺素和维生素 B_6 的超级来源，这些都可以帮助大脑制造血清素。

8. 葡萄柚

葡萄柚有强烈的香味，可以净化繁杂的思绪，也可以提神，此外，葡萄柚里高量的维生素C，不仅可以维持红细胞的浓度，使身体有抵抗力，而且维生素也可以抗压。

最重要的是，在制造多巴胺、去甲肾上腺素时，维生素C是重要成分之一。一项有趣的研究发现，吃维生素C，可以提高学童智力水平。

9. 樱桃

鲜艳欲滴的樱桃可以让你放松心情。下次你经痛时，可以试试樱桃，美国密西根大学的研究发现，樱桃中有一种叫作花青素的物质，可以降低发炎，密大的科学家们认为，吃 20 粒樱桃比吃阿司匹林有效。

10. 低脂牛奶

纽约的西奈山医药中心研究发现，让有经前综合征的妇女，吃了 1000 毫克的钙片 3 个月之后，3/4 的人都比较不紧张、暴躁或焦虑。

日常生活中，钙的最佳来源是牛奶、乳酪和酸乳酪。幸运的是，低脂或脱脂的牛奶拥有最多的钙。

第五章　补肾固精，排毒养阳生动力

肾为先天之本，藏经纳气为身体提供原动力

肾，俗称“腰子”，作为人体一个重要的器官，是人体赖以调节有关神经、内分泌及免疫等系统的物质基础。肾是人体调节中心，人体的生命之源，主管着生长发育、衰老、死亡的全过程。

《黄帝内经》说：“肾者，作强之官，技巧出焉。”说的就是肾的创造力。“作强之官”的“强”，从弓，就是弓箭，要想拉动弓箭首先就必须有力气。“强”意思是说特别有力，这也就是说肾气很足。事实上，人的力量都是从肾那边来，肾气就是人体力量的来源。“技巧出焉”的“技巧”，就是父精母血运化成胎儿，这个技巧是你无法想象的，是由父精母血来决定的，是天地造化而来的。

肾的功能主要有四个方面：主藏精，主水液代谢，主纳气，主骨生髓。

1. 肾藏精，主生长发育和生殖

肾的第一大功能是藏精。精分为先天之精和后天之精。肾主要是藏先天的精气。精是什么？精是维持生命的最基本的物质。这种物质基本上呈液态的，所以精为水，肾精又叫肾水。肾还主管一个人的生殖之精，是主生殖能力和生育能力的，肾气的强盛可以决定生殖能力的强弱。

《内经·上古天真论》云：“女子……七七，任脉虚，太冲脉衰少，天癸竭，地道不通，故形坏而无子也。丈夫八岁，肾气实，发长齿更……五八，肾气衰，发堕齿槁……而天地之精气皆竭矣。”在整个生命过程中的生、长、壮、老的各个阶段，其生理状态的不同，决定于肾中精气的盛衰。故《素问》说：“肾者主蛰，封藏之本，精之处也。”平素应注意维护肾中精气的充盛，维护机体的健康状态。

中医学认为，当生殖器官发育渐趋成熟时，肾中精气充盛，可以促进人体生殖器官发育成熟和维持人体生殖功能。

2. 肾主管水液代谢

《素问·逆调论》：“肾者水脏，主津液。”这里的津液主要指水液。《医宗必读·水肿胀满论》说：“肾水主五液，凡五气所化之液，悉属于肾。”中医学认为人体水液代谢主要与肺、脾、肾有关，其中肾为最关键。肾虚，则气化作用失常，可发生遗尿、小

便失禁、夜尿增多、尿少、水肿等。尤其是慢性肾脏病的发生和发展与肾密切相关。

3. 肾主纳气

肾的第二大功能是纳气，也就是接收气。《医碥》中记载："气根于肾，亦归于肾，故曰肾纳气，其息深深。"《类证治裁·喘证》中说："肺为气之主，肾为气之根。肺主出气，肾主纳气，阴阳相交，呼吸乃和。若出纳升降失常，斯喘作矣。"气是从口鼻吸入到肺，所以肺主气。肺主的是呼气，肾主的是纳气，肺所接收的气最后都要下达到肾。临床上出现呼吸浅表，或呼多吸少，动则气短等病理表现时，称为"肾不纳气"。

4. 肾主骨生髓

《素问·痿论》说："肾主身之骨髓。"《病机沙篆》指出："血之源在于肾。"《侣山堂类辨》认为："肾为水脏，主藏精而化血。"这里髓包括骨髓、脊髓、脑髓。老年人常发生骨质疏松，就与肾虚和骨骼失养有关。中医认为血液的生成，其物质基础是"精"和"气"，精包括水谷精微和肾精，气是指自然之清气。慢性肾衰患者常出现肾性贫血，就与肾虚密切相关。

中医学认为，肾是先天之本，也就是一个人生命的本钱，人体肾中精气是构成人体的基本物质，与人体生命过程有着密切的关系。人体每时每刻都在进行新陈代谢。肾脏将这些有害物质通过尿排出体外，以调节机体水、电解质和酸碱平衡，保持生命活动的正常进行。所以要保持健康、延缓衰老，就应保护好肾脏功能。

走出误区：补肾并不等于壮阳

中医认为"肾为身之阳"，于是有的人可能就会认为：肾虚就会性功能不好，吃了补肾药就能补肾壮阳。在现实生活中，持有这种观点的人不在少数。事实上，壮阳并没有这么简单，下面就为大家解释一下。

在中医理论中，肾不仅仅是一个有形的脏器，而是肾脏及与其相关的一系列功能活动的总称，如人的精神、骨骼、头发、牙齿等的病理变化都可能与肾有密切关系，其范围较广。

肾的精气从作用来说可分为肾阴、肾阳两方面，肾阴与肾阳相互依存、相互制约，维持人体的动态平衡。当这一平衡遭到破坏后，就会出现肾阴、肾阳偏衰或偏盛的病理变化。

在临床上，肾阴虚比阳虚更为常见，因此，补肾就是壮阳的观念存在一定的误区。肾阳虚的表现是面色苍白或黧黑，腰膝酸冷，四肢发凉，精神疲倦，浑身乏力，阳痿早泄，便不成形或尿频、清长，夜尿多，舌淡苔白，五更泻等；而肾阴虚的表现是面色发红，腰膝酸软而痛，眩晕耳鸣，齿松发脱，遗精、早泄，失眠健忘，口咽干燥，烦躁，动则汗出，午后颧红，形体消瘦，小便黄少，舌红少苔或无苔。在治疗和自我调养保健时必须对症进行，才能起到应有的效果。

引起肾虚的原因有很多，但常见原因还是房事过频、遗泄无度所致。房事的频度因人而异。一般来说，以房事后第二天身体不觉累、心情舒畅为合适。从年龄上看，青年夫妇每周 2~3 次，中年夫妇 1~2 次为宜。因此，日常护肾必须注意性生活要适度，不勉强，不放纵。

在饮食方面，感到无力疲乏时可以多吃含铁、蛋白质的食物，如木耳、大枣、乌鸡等；消化不良者可以多喝酸奶，吃山楂。有补肾作用的食品很多，其中最简单可行、经济实惠的是羊骨汤。

经常进行腰部活动也能起到护肾强肾的作用。此外，充足的睡眠也是恢复精气神的重要保障，工作再紧张，家里的烦心事再多也要按时休息。

肾衰有“表现”，补衰有方法

“肾气”，是指肾精所化之气，它反映了肾的功能活动，对人体的生命活动尤为重要。若肾气不足，不仅早衰损寿，而且还会发生各种病症，对健康极为不利。主要表现为以下五个方面：

1. 封藏失职

肾气不足，精关不固，男性易发生遗精、早泄、滑精；老年女性则会出现带下清稀而多、清冷。肾气不足，膀胱失约，会表现为小便频数而清长，夜间更为严重，严重时还会小便余沥不尽或失禁。

2. 肾不纳气

肾主气，肾气不足，气失所主，气逆于上，会表现为喘息气短，气不接续，呼多吸少，唯以呼气为快，动则喘甚，四肢发冷，甚而危及生命。

3. 主水失职

肾气有调节人体水液代谢的作用。老年人肾气不足，水液代谢紊乱，就会造成水失所主，导致水肿发生。还会引起尿频、尿失禁或者尿少、尿闭。

4. 耳鸣失聪

肾气不足，不能充养于耳，就会造成肾虚耳鸣、听力减退，甚至耳聋。

5. 衰老提前

肾气在推动人体生、长、壮、老、死中起着重要作用。肾气不足，五脏六腑功能减退，则会出现诸如性功能减退、精神疲惫、腰膝酸痛、须发早白、齿摇脱落等衰老的现象。

肾衰患者的饮食原则：低蛋白、低脂肪、低磷、低盐饮食。下面就介绍几个中医治疗肾衰的食疗方：

1. 参元汤：人参（或西洋参）益气健脾，桂圆肉养血安神；以人参6克加桂圆肉10枚，共煮内服，对慢性肾功能不全并有贫血、心悸怔忡者，有养血安神之功效。

2. 参枣汤：人参（或西洋参）益气健脾，大枣健脾和胃；以人参6克加大枣6枚，共煮内服。对慢性肾功能不全并有贫血者，有提高血红蛋白的作用。

3. 小米、大枣、赤小豆、山药（鲜）各适量，加水共煮成粥，熬时加适量食碱；对慢性肾衰竭并有贫血者，有健脾利水、和胃养血的功效。

4. 桑葚蜜膏：桑葚有养血补肾的作用，蜂蜜可润燥养血；以鲜桑葚100克（或干品500克），浓煎，加蜂蜜250毫升收膏，用于慢性肾功能不全之肾阴不足、失眠烦躁者。

5. 三汁饮：鲜藕清热凉血，鲜梨清心润肺化痰，生甘蔗助脾健胃，以上诸品各500

克，切碎，以消毒纱布拧汁，用于慢性肾功能不全并有鼻出血者，分2~3次服完。

肾衰患者应注意：忌食辛辣、海鲜、发物、豆类、豆制品、干果类及易上火之物，忌食鹿、牛、羊、鸡、鹅、狗、驴肉及其膏汤和骨头汤等；水肿病人宜低盐，无水肿者不忌盐，血尿为主者宜多饮水；适度锻炼，每日坚持散步，但要避免剧烈活动和过度疲劳；预防感冒，避免受凉；不吃保健补品、补药，以防上火增重。

肾虚有区别，防治要对症

肾虚，对这个词大家应该都不陌生，但是肾虚到底是怎么一回事呢，很多人还是不明白。其实，肾虚就是指肾脏精气阴阳不足。它是一种统称，在中医学中肾虚的种类有很多，其中最常见的是肾阴虚、肾阳虚。所以，要补肾也要分清自己是哪一种肾虚，不要稀里糊涂地乱补，这样不但无益还有害。

如果你有感冒不断、畏寒怕冷、爱喝水、四肢不温、口干舌燥、口腔常溃疡、夜尿多、腰痛、关节等骨头经常痛、怕热、腰酸、口舌生疮、小便黄热、烦躁且疲劳、坐立不安这些症状的话，那么你很有可能已经肾阳虚了。因为，这些都是肾阳虚引起的症状。

肾阳虚是每个年龄段的人都容易出现的情况，虽然不是什么大病，但如果不加注意的话，很容易导致胃、肺和肾脏上的重大疾病，如肾炎、肾下垂、膀胱炎、糖尿病、阳痿等。所以我们千万不能掉以轻心，一旦出现上述症状，要及时治疗。治疗不一定都要去医院打针吃药，其实这个时候合理地按一按合谷、足三里、鱼际三穴，会有奇效。

合谷穴是人体保健的要穴，每天早饭前和晚饭前按揉两侧穴位各3分钟，就可以很好地提高卫阳的功能。冬天和深秋以及夏秋之交的时候适宜艾灸合谷穴，春季和夏季的时候适合按揉。按揉时应该朝着小指方向按，以有酸胀的感觉为度，艾灸时应该拿着艾条在距离穴位约两指的地方进行灸治。

鱼际是手太阳肺经的穴位，每天坚持掐揉或艾灸双手鱼际穴各3分钟，可保肺的平安无恙。一定要配合合谷、足三里两穴使用。

同时，还可服用一些中成药来增强卫气的护卫防御功能，如玉屏风散、防风通圣散等都是不错的选择。在饮食上，要多吃黑色的食物，如黑豆、黑芝麻等，少吃甜食，忌油炸食品；适当吃一些辛辣的食物，也可以加强卫气的防御作用。

而如果你有五心烦热、潮热盗汗、口干舌燥、尿黄便干、舌红少苔、脉细数、腰酸、虚汗、头晕、耳鸣等症状的话，你很可能是肾阴虚。中医认为，肾阴是肾精作用的体现，全身各个脏腑都要依靠肾阴的滋养，它是人体阴液的根本，所以又称“元阴”。人体各个脏腑失去肾阴的滋养就会发生病变，如肝失滋养则肝阴虚、肝阳亢，甚至出现肝风；心失滋养则心阴虚、心火旺、心烦失眠、心神不安；脑失滋养则眩晕耳鸣。反过来，各个脏腑的阴液严重不足时，也会导致肾阴不足，如热邪侵犯灼伤胃导致胃阴不足，进一步就会损伤肾阴，称为“肾阴涸”。由于“阴虚则阳亢”“阴虚生内热”，肾阴虚往往会出现潮热、升火颧红、舌红、口干咽燥、脉数无力等热象，但也有虚而无热的，称为肾精亏损。

所以，在平时我们就要注重肾脏的保养，一旦出现肾阴虚，就要及时补阴，以制约偏亢的阳气，来维护我们身体的健康。在人体的经穴中，涌泉、太溪和关元是补阴的常用穴位。涌泉穴，位于足底，在足掌的前1/3处，屈趾时凹陷处便是，为全身腧穴的最下部，乃是肾经的首穴，也是补肾、滋阴降火的要穴。涌泉，顾名思义就是水如泉涌。水是生物体进行生命活动的重要物质，水有浇灌、滋润的功能。因此，常按此穴可达到滋阴降火的效果。而且，在冬季睡前按摩的效果最佳。

太溪穴位于内踝尖和足跟上大筋的中点。所谓太就是大的意思，也就是说它是肾经上最大的溪流。它是足少阴肾经的输穴和原穴，输穴就是本经经气汇聚之地，原穴是本经经气较大的“中转站”，太溪穴合二为一，所以太溪穴处肾经的经气最旺。常按揉此穴，就会起到很好的滋阴作用。

关元穴是任脉上的穴位，是三阴经和任脉的交汇处，还是小肠经的募穴，它的主要作用就是壮阳，用在这里是为了稍稍激发一下阳气，借一点阳气的力量来帮助阴气恢复，是取“阴阳相生”之意。所以就不需要采用艾灸等刺激程度深的方法，只要用手掌轻轻地摩擦就行了。

具体操作方法：每天晚上泡脚的时候，分别按揉两脚的涌泉穴、太溪穴各5分钟。按揉左脚时手指逆时针转圈，按揉右脚时顺时针转圈。然后躺在床上用掌心逆时针摩擦关元穴，速度不宜太快，感觉皮肤微微发热就行了。第二天早上，再按揉两侧涌泉、太溪两穴各一次。

只要坚持按照这个穴位疗法按摩，肾阴虚很快就会治愈了。在治疗期间，一定要忌食辛辣、热的食物，如羊肉、狗肉等；可以多吃点酸味或稍甜的东西，对滋阴有很好的辅助作用。

另外，每当人们说到肾虚，都会想到这是男人的专利，其实女性也容易患上肾虚。“男怕伤肝，女怕伤肾”，女性一旦肾虚，很快就会出现精神疲惫、记忆力下降、月经紊乱、反应迟钝、腰酸腿软、皮肤干燥、面容枯槁、骨骼脆弱等症状。

因此，补肾不是男人的专利，女人也要特别爱护自己的肾。只是大家在治疗肾虚的时候，一定要先弄清楚自己是哪种肾虚，选择合适的护肾方法才会达到你想要的疗效。

五味五色入五脏：肾喜黑，耐咸

我们来看看五色五味食物如何养护我们的肾脏。

肾色为黑色，属冬天。黑色的食品有益肾、抗衰老的作用。冬季适宜养肾。因此，冬天应适当多吃黑桑葚、黑芝麻、黑米、黑豆、何首乌、熟地等黑色食品，它们都有补内益气、固肾延年的作用，特别对机体渐渐出现衰退现象的中老年人，应该多选食黑色食物。吃的食物越黑越健康，对于补肾尤其重要。中医理论也认为黑色食物滋养肾脏。黑色食物一般含有丰富的微量元素和维生素，如我们平时的黑米、黑豆、黑芝麻、黑枣、黑荞麦，就是最典型的代表。

它们各个都是养肾的“好手”。这五种食物一起熬粥，更是难得的养肾佳品。

1. 黑米

也被称为“黑珍珠”，含有丰富的蛋白质、氨基酸，以及铁、钙、锰、锌等微量元素，有开胃益中、滑涩补精、健脾暖肝、舒筋活血等功效，其维生素 B_1 和铁的含量是普通大米的7倍。冬季食用对补充人体微量元素大有帮助，用它煮八宝粥时不要放糖。

2. 黑荞麦

可药用，具有消食、化积滞、止汗之功效。除富含油酸、亚油酸外，还含叶绿素、芦丁以及烟酸，有降低体内胆固醇、降血脂和血压、保护血管功能的作用。它在人体内形成血糖的峰值比较延后，适宜糖尿病、代谢综合征患者食用。

3. 黑枣

有“营养仓库”之称的黑枣性温、味甘，有补中益气、补肾养胃及补血的功能；含有蛋白质、糖类、有机酸、维生素和磷、钙、铁等营养成分。

4. 黑豆

黑豆被古人誉为“肾之谷”，黑豆味甘、性平，不仅形状像肾，还有补肾强身、活血利水、解毒、润肤的功效，特别适合肾虚患者。黑豆还含有核黄素、黑色素，对防老抗衰、增强活力、美容养颜有帮助。

5. 黑芝麻

黑芝麻性平、味甘，有补肝肾、润五脏的作用，对因肝肾精血不足引起的眩晕、白发、脱发、腰膝酸软、肠燥便秘等有较好的食疗保健作用。它富含对人体有益的不饱和脂肪酸，其维生素 E 含量为植物食品之冠，可清除体内自由基，抗氧化效果显著。对延缓衰老、治疗消化不良和治疗白发都有一定的作用。

此外，李子、乌鸡、乌梅、紫菜、板栗、海参、香菇、海带、黑葡萄等，都是营养十分丰富的食物。肾不好的人，可以每周吃一次葱烧海参，将黑木耳和香菇配合在一起炒，或炖肉时放点板栗，都是补肾的好方法。

五味之中，咸味入肾。咸为五味之冠，百吃不厌。咸有调节人体细胞和血液渗透、保持正常代谢的功效。因此，呕吐、腹泻、大汗之后宜喝适量淡盐水。咸类食物是走骨的，走骨就是走肾。如果病在骨上，就要少吃咸，这样才能把骨养好，把肾养好。

除了在饮食上调理肾脏外，还有一些其他的养护肾脏的小秘诀。在六字诀练习中肾脏最喜欢“吹”字。

练“吹”字功时，舌向里，微上翘，气由两边出。足跟着力，足心之涌泉穴随上行之脉气提起，两足如行泥泞中，则肾经之脉气随念“吹”字之呼气上升，并入心包经。同时两臂撑圆如抱重物，躯干下蹲并虚抱两膝。呼气尽，吸气之时，膈下降，小腹鼓起，如吸气时之动作，连续做六次。

冬养肾，藏阳气保精气

冬季的主气为寒，寒为阴邪，易伤人体阳气，阴邪伤阳后，人体阳气虚弱，生理功能受到抑制，就会产生一派寒象，常见情况有恶寒、脘腹冷痛等。另外，冬季是自然界万物闭藏的季节，人体的阳气也要潜藏于内，由于阳气的闭藏，人体新陈代谢水平相应降低，因而需要生命的原动力“肾”来发挥作用，以保证生命活动适应自然界的变化，人体能量和热量的总来源是肾，也就是人们常说的“火力”，“火力”旺说明肾脏功能强，生命力也强，反之生命力就弱。冬天，肾脏功能正常则可调节肌体适应严冬的变化，否则将会导致心脏代谢失调而发病。因此，冬季养生的重点就是“防寒固肾”。

《灵枢·天年》中，黄帝问岐伯，有人不能寿终而死的原因。岐伯回答："薄脉少血，其肉不实，数脑卒中寒……故中寿而尽也。"其中"数脑卒中寒"便是早亡的一个重要原因。所以我们要想健康、长寿，就要防寒。现在很多人，尤其是时尚女性，冬天的时候，上身穿得厚厚的，下面却只穿条裙子。这样的装束虽然美丽，但对身体的伤害是无穷的。俗话说"风从颈后入，寒从脚下起"，虽然血总是热的，但很多人气血虚弱，或阳气不足，新鲜血液很难循环到脚上去，没有热血的抵挡，寒气便会乘虚从脚下侵入，所以为了您的健康请穿上棉鞋、厚袜子和保暖裤吧。

另外，中医认为肾藏精，是人的生命之本。房事不节会损伤肾精，久而久之，便会使肾气亏损，产生精神委靡、耳目失聪、面容憔悴、皮肤干枯等未老先衰的症状。冬季与肾脏相应，因此这个季节应节制性生活，以保肾固精。

中医认为，肾有藏精、主生长、发育、生殖、主水液代谢等功能，被称为"先天之本"。肾亏精损是引起脏腑功能失调、产生疾病的重要因素之一。故许多养生家把养肾作为抗衰防老的重要措施。

可以说，人体衰老与寿命的长短在很大程度上取决于肾气的强弱。《黄帝内经》指出："精者，生之本也。"《寿世保元》云："精乃肾之主，冬季养生，应适当节制性生活，不能恣其情欲，伤其肾精。"

在此，我们为大家推荐几款可以补肾壮阳的食谱。

1. 杞鞭壮阳汤

材料：黄牛鞭1000克，枸杞15克，肉苁蓉50克，肥母鸡肉500克，花椒6克，猪油30克，黄酒20毫升，盐，生姜各适量。

做法：（1）先将牛鞭用热水发胀，然后顺尿道对剖成两块，刮洗干净，以冷水泡30分钟，待用。

（2）枸杞、肉苁蓉洗净后用纱布袋装好扎上口。

（3）将牛鞭、鸡肉放入砂锅中置武火上煮沸，撇去浮沫，加入生姜、花椒、黄酒用武火煮沸后改用文火炖，炖至六成熟时，用干净纱布滤去汤中的姜、花椒，加入装有枸杞、肉苁蓉的纱布袋，用文火炖至八成熟时，取出牛鞭，切成长3厘米的指条形，仍放入锅内，直到炖烂为止。鸡肉取出作别用，药包取出不用，再加盐、猪油等即成。

用法：每周一次，佐餐，食牛鞭喝汤。

功效：本汤可滋补肝肾、壮阳益精。用于肝肾虚损而致的阳痿、遗精、腰膝酸软、头昏耳鸣等。

2. 虫草乌鸡

材料：冬虫夏草10克，乌鸡1只，果杞30克，姜、葱、盐各适量。

做法：（1）将乌鸡宰杀后，除去毛、内脏，洗净后备用。

（2）将冬虫夏草、果杞洗净后与盐、姜、葱段一起放入鸡腹中缝合，放入蒸锅中蒸至鸡肉烂即可。

用法：佐餐，肉、药同食。

功效：虫草乌鸡最大的特点就是益气补肾。用于肾气亏虚而导致的头昏乏力、气短喘促、腰膝酸软、心慌汗多、久咳不愈等。

3. 首乌龟肉汤

材料：乌龟1只，制首乌30克，桑葚15克，旱莲草15克，女贞子15克，葱、姜、盐各适量。

做法：（1）将乌龟活剖，去肠杂洗净，放入沸水中焯去血水，去里皮，斩成2厘米见方的块状备用。

（2）将首乌、桑葚、旱莲草、女贞子洗净后装入纱布袋中扎紧口。

（3）将龟肉及龟壳、药袋、葱段、姜丝一起放入锅中，加清水适量，武火煮沸后捞去浮沫，文火煮2小时即可。

用法：食肉喝汤。

功效：常喝此汤可滋阴补肾。用于肾阳不足而导致的黄褐斑、肥胖、头昏耳鸣、腰腿酸软、心烦易怒等。

4. 羊肾韭菜粥

材料：羊肾1对，羊肉100克，韭菜、枸杞、粳米各适量。

做法：将羊肾对半切开，切成丁状；羊肉、韭菜洗净切碎。先将羊肾、羊肉、枸杞、粳米放入锅内，加水适量，文火煮粥，待快熟时放入韭菜，再煮二三沸，每日食用。

用法：每日1~2次，温热食。

功效：补肾气、益精髓。主治肾虚劳损、腰脊疼痛、足膝痿弱、耳聋、消渴、阳痿、尿频、遗溺。《本草纲目》说：“《千金》《外台》，深师诸方治肾虚劳损，消渴，脚气，有肾沥汤方甚多，皆用羊肾煮汤煎药，盖用为引向，各从其类是也。”

5. 元宫生地黄鸡

材料：雌乌鸡1只，生地黄250克，饴糖250克。

做法：鸡去毛剖开鸡腹，除去肠、胆等内脏，洗净备用。细切生地黄，与饴糖相合调匀，放入鸡腹中，缝合切口。然后将鸡装入盆中，切口朝上，放蒸锅内蒸熟。

用法：空腹食肉后饮汁。不用盐、醋。

功效：滋阴补肾、益气养血。可用于多种气血亏虚、阴阳失调的虚损之证，症见腰背酸困、体倦乏力、盗汗食少、心悸气短、面色少华、唇燥咽干、双目干涩等。

肾脏好不好，看看眉毛早知道

眉毛长在眼睛的上方，是眼睛的一道天然屏障，对眼睛有很好的保护作用。当脸上出汗或被雨淋了之后，它能把汗水和雨水挡住，防止流入眼睛刺激它，也能防止眼睛上方落下来的尘土和异物。另外，眉毛与健康有着密切的关系。祖国医学认为，眉毛属于足太阳膀胱经，它依靠足太阳经的血气而盛衰。因此，眉毛浓密，说明肾气充沛，身强力壮；而眉毛稀淡，说明肾气虚亏，体弱多病。

从眉毛的外形上，还可以看出很多疾病的征兆。《黄帝内经》中就指出：“美眉者，足太阳之脉血气多；恶眉者，血气少也。”所谓恶眉，古人解释为“眉毛无华彩而枯瘁”。所以，眉毛长粗、浓密、润泽，表明人体血气旺盛；反之，眉毛稀短、细淡、枯脱，则反映气血不足。

例如，甲状腺功能减退症、垂体前叶功能减退症患者，眉毛往往脱落，并以眉的外侧最为明显；而神经麻痹症患者，麻痹一侧的眉毛较低，单侧上睑下垂时，病变一侧的眉毛显得较高；麻风病患者早期可出现眉毛脱落；斑秃患者，也有眉毛脱落症状；眉毛冲竖而起，则是危急的征兆；眉毛不时紧蹙，是疼痛疾病的表现。假如眉毛直而毫毛上翘生长，多为膀胱疾病的征兆；眉毛末梢直且干燥者，在男性可能患有神经系统疾病，在女性则可能出现月经失调。总之，眉毛与健康是息息相关的，如果你的眉毛出现了上面所述的症状，那你可要对自己的身体多加注意了。

肾为坎卦，卦应水——补肾当属水中之物

按照易理，坎卦对应为水，所以在水中生长的动植物都较多地得了坎水之气，补益人体坎水（肾脏）的效果较好。在这里，为大家简单地列举几种补益人体坎水之肾的动物类食品。

一、鱼类

坎为水，鱼类生活在水中，得了坎水之气，可以直接补益人体之肾，所以，鱼补肾首当其冲。鱼有多种烹饪方法，您平时可以依据自己的口味烹制，如果是作为保健，还是用鱼炖汤喝的滋补效果最好。

1. 西红柿鱼片

材料：草鱼肉200克，洋葱50克，豌豆30克，番茄酱50毫升，油、料酒、盐、鸡精、淀粉各适量。

做法：（1）将洋葱切片；草鱼肉切成厚片，加上料酒、淀粉上浆，放开水锅中汆熟，备用。

（2）锅内加油烧热，放洋葱、番茄酱煸香，倒入豌豆，加清水焖熟，放入鱼片煮沸，加盐、鸡精调味即可。

功效：西红柿可补充维生素C，增强免疫力，鱼肉可提供优质蛋白质、维生素、矿物质等多种营养元素。

2. 核桃鳕鱼

材料：鳕鱼400克，核桃2个，葱丝、姜丝、盐、红辣椒丝、料酒各适量。

做法：（1）鳕鱼洗净，将核桃仁取出，切成碎末。

（2）鳕鱼放入盘内，上铺葱丝、姜丝、红辣椒丝，再撒上核桃末，放入锅中隔水大火蒸约10分钟。

（3）把盐和料酒加在蒸好的鳕鱼上，再用大火蒸4分钟，取出即可。

功效：核桃仁和鳕鱼组合，可给孩子脑力成长提供所需的营养，能改善注意力不集中的毛病，对便秘也有一定的改善作用。

二、贝类

较鱼类而言，贝壳类物种得坎水之气更多，补益效果更好。只是贝类一般性寒，鱼类一般性热，我们可以根据自己的体质来选择食用，若是体质偏寒，不妨平时多吃些鱼，体质偏热，可以适当吃些贝类。

1. 干贝酱虾仁

材料：虾仁300克，新鲜百合半个，青椒半个，油2大匙，盐、胡椒粉、淀粉、干贝酱、料酒各适量。

做法：（1）把虾仁洗净后沥干水分，再拌入盐、胡椒粉、淀粉、料酒腌10分钟。

（2）鲜百合一片片剥下，洗净；青椒去籽，切条。

（3）先将虾仁过油，捞出沥干。另用油炒百合和青椒，接着放入虾仁同炒，再放入盐和干贝酱，炒匀即可。

功效：干贝含丰富的钙质，有壮骨的功效，适合成长中的儿童。

2. 蛤蜊鸡汤

材料：鸡腿1只，蛤蜊250克，麦冬、天冬各少许，盐、味精、姜片各适量。

做法：（1）把麦冬、天冬放入锅内，加水煮开，小火熬20分钟左右，取汤汁备用。

（2）把鸡腿洗净切成块，蛤蜊洗净。

（3）把鸡块、蛤蜊都放入锅内，倒入熬好的麦冬汤，加姜片和适量水，入电锅蒸熟，取出后加盐、味精调味即可。

功效：麦冬、天冬具有益气生津的功效，蛤蜊滋阴清热，能促进人体对蛋白质的吸收。

三、鸭

乡下人家喂养的鸭通常生活在池塘和小河里，以浅水中的螺蛳为主要食物，所以，鸭也得坎水之气，最适合体质偏热的人作为保健食品。

吃鸭最好用清蒸或煮汤的方法。不要经常吃烤鸭。烤鸭虽然味道好，但它经过多种香料的腌制与烘培，营养功效丧失很多，甚至可能引离火入坎水，过量食用会给健康带来损害。

1. 核桃鸭子

材料：核桃仁200克，荸荠150克，老鸭1只，蛋清、玉米粉各少许，味精、料酒、盐、油、葱、生姜、油菜末各适量。

做法：（1）将老鸭宰杀后用开水氽一遍，装入盆内，加入葱、生姜、少许盐和料酒，上笼蒸至熟透取出凉凉，去骨，把肉切成两块。

（2）把蛋清、玉米粉、味精、料酒、盐调成糊。

（3）把核桃仁、荸荠剁碎，加入糊内，淋在鸭子内膛肉上。将鸭子放入油锅内，用温油炸酥，沥去余油，用刀切成长条块，放在盘内，四周撒些油菜末即可。

功效：此菜有补肾固精、温肺定喘、润肠壮腰的作用。

2. 清炒鸭片

材料：鸭脯肉200克，鸡蛋清1个，青椒150克，绍酒、盐、味精、白糖、白汤、葱末、湿淀粉、猪油各适量。

做法：（1）鸭脯肉切成块，用清水漂洗干净沥去水，加盐、鸡蛋清、湿淀粉上浆。青椒去蒂、去子，切菱形片，入沸水锅氽一下，捞出沥去水。

（2）将锅置旺火上烧热，加油烧至四成热，投入鸭片滑至嫩熟沥出。

（3）锅内留油少许，下葱末、青椒炒透，烹绍酒，加盐、白糖、味精、白汤，用湿淀粉勾芡，倒入鸭片，淋油炒匀，装盘即可。

壮阳补肾很关键，多吃鳗鱼有奇效

鳗鱼，别名鳗鲡，又称鳝，分为河鳗和海鳗两种。它肉质鲜美、细嫩，纤维质很少，富含多种营养成分，具有补虚养血、祛湿等功效，是久病、虚弱、贫血、肺结核等病人的良好营养品。因此，有“水中人参”“鱼类软黄金”的美誉。

不仅如此，由于鳗鱼体内还含有一种很稀有的西河洛克蛋白，而这种物质可以强精壮肾，所以，多吃鳗鱼还能达到壮阳补肾的功效。《本草纲目》中记载鳗鱼“性平，味甘；强肾壮精、祛风杀虫”，可见鳗鱼壮阳补肾的功效在李时珍的论述中也得到了证实。

世界上对鳗鱼最情有独钟的要数日本，还形成一种独特的吃鳗文化：每年7月的时候，家家都要吃鳗鱼，就像中国端午节吃粽子一样。日本人认为：唯鳗鱼最“壮阳补肾”，不吃鳗鱼为“人生一大遗憾”。

鳗鱼富含优质蛋白质，提供机体所需要的各种必要的氨基酸，还有助于提高人体的免疫力，促进生殖细胞的成长。而枸杞是中医在配伍药膳中经常用到的一种食材，除了具有滋补肝肾、益精明目等功效，还能改善体虚乏力、头晕眼花等不适症状。这两种原料都有壮阳的功效，搭配在一起更是威力无穷，通常以熬汤比较常见。

关于具体做法，非常简单：（1）将500克鳗鱼处理干净，去除内脏，洗净切段，放入沸水中汆烫，捞出备用。（2）准备一个炖锅，将所有材料放入锅中，加水盖过材料，撒入15克枸杞后武火煮沸。（3）煮沸后，再加入一些水，转用文火煲煮30~40分钟，煲至快熟时加入少量盐和15毫升米酒调味即成。（4）之所以使用米酒，一来可以借助甜甜的酒香让汤的味道更醇香，二来不会破坏汤品的清透颜色。

最后，我们再来为大家介绍两种无须中药配伍的鳗鱼吃法：

1. 清蒸鳗鱼

材料：河鳗300克，猪油（板油）50克，火腿肠50克，大葱5克，姜5克，料酒5毫升，盐3克，味精2克，胡椒粉3克。

做法：（1）先将鳗鱼宰净，切段，放开水锅中汆一下，捞出，用清水洗净。

（2）猪油（板油）切丁；火腿切末。

（3）在盘中放鳗鱼，放入猪板油丁、火腿末、葱、姜、料酒、盐、味精、胡椒粉，上笼用旺火蒸20分钟取出，除去葱、姜即可。

2. 烤鳗鱼

材料：海鳗鱼、生抽、老抽、白酒、胡椒粉、咖喱粉、糖、孜然、油各适量。

做法：（1）先将海鳗鱼清洗干净，片下鱼肉；然后用生抽、老抽、白酒、糖、胡椒粉、咖喱粉、孜然腌一下。

（2）接着烧热锅，涂一薄层油，放入腌好的肉片。

（3）再用中火煎2分钟，翻一面。

（4）重复这个过程2~3次，鱼肉煎香煎透就可以了（整个过程也可以用烤箱来做，200度烤15~20分钟）。

另外，用覆盆子酒配着鳗鱼也是壮阳补肾的佳品。而鳗鱼在营养方面唯一明显的缺陷就是几乎不含维生素C，吃鳗鱼时应搭配一些蔬菜来弥补这个缺陷。

火腿冬笋粥，为孩子补肾壮骨

火腿不仅富含蛋白质，也含有多种维生素和矿物质，具有益气血、充精髓、健脾开胃、壮筋骨等功效。糯米含有蛋白质、脂肪、糖类、钙、磷、铁、B族维生素等多种成分，具有补中益气、暖脾胃的作用。冬笋含有蛋白质、维生素、纤维素及钙、磷、铁等多种微量元素，能促进肠道蠕动，既有助于消化，又能预防便秘和结肠癌的发生。三者组合制粥，具有补肾壮骨、强筋益髓的良好作用。

火腿冬笋粥

材料：火腿肉50克，冬笋20克，糯米100克，水发香菇30克，青豆20克，香油25毫升，葱末10克，生姜末5克，肉汤1500毫升。

做法：先将火腿、冬笋切成青豆大小，备用；将糯米淘洗干净，放入锅中，加入肉汤同煮；用旺火烧开后，加入火腿、冬笋、水发香菇、青豆、葱、姜等；然后改用文火熬成粥，加入香油即可。

功效：补肾壮骨、强筋益髓。

羊骨粥补肾健脾，适用增生性脊柱炎

羊骨，味甘、性温，为益肾气、壮筋骨之良药。粳米含有人体必需的淀粉、蛋白质、脂肪、维生素B_1、维生素B_2、烟酸、维生素C及钙、铁等营养成分，可以提供人体所需的营养及热量，有补脾胃、养五脏、壮气力的良好功效。糯米含有蛋白质、脂肪、糖类、钙、磷、铁、维生素B_1、维生素B_2、烟酸等多种营养成分，具有补中益气、健脾养胃、止虚汗之功效，对食欲不佳、腹胀腹泻有一定的缓解作用。羊骨与粳米或糯米组合制粥，具有温肾强骨之功效，能缓解腰背转动不利、腿膝无力、筋骨挛痛等症状，适用于增生性脊柱炎。

羊骨粥

材料：羊骨1000克，粳米或糯米100克，葱白2根，生姜3~5片，盐少许。

做法：先将鲜羊骨洗净捶碎，加入清水煎汤；然后取汤代水，同米煮粥；待粥成时，加入盐、葱白、生姜，稍煮二三沸即可。

功效：补中益气、温肾强骨。

黄芪猪肝骨头汤是益肾的好选择

猪腿骨，性温、味甘，有补虚弱、壮腰膝、益气力、强筋骨之功效，可用于治疗软骨病、疮癣、下痢等症。猪骨髓，性寒、味甘，具有补骨髓、益虚劳之功效。猪肝富含铁质，能调节和改善贫血病人造血系统的生理功能；其丰富的维生素A具有维持正常生长和生殖功能的作用，能保护眼睛；它还具有一般肉类食品不含的维生素C和微量元素硒，能增强人体的免疫反应，可防衰老，抑制肿瘤细胞的产生。黄芪，性微温、味甘，含皂苷、蔗糖、多糖、多种氨基酸、叶酸及硒、锌、铜等多种微量元素，能补脾益气、补肺固表、利尿消肿、增强机体免疫功能。五味子，性温，味甘、酸，含糖类、脂肪油、挥发油、苹果酸、柠檬酸、酒石酸、维生素C等成分，能益气生津、补肾养心、收敛固涩。以上组合入药，一剂可分两顿服完，常服具有健脾、益肾、壮骨之功效，对于小儿佝偻病以脾肾虚弱为主要症状的效果较好。

黄芪猪肝骨头汤

材料：猪腿骨（连骨髓）500克，猪肝50克，黄芪30克，五味子3克，盐、味精各适量。

做法：先将猪腿骨敲碎，与五味子、黄芪一起加水煮沸；然后改用文火煮1小时；再滤去骨片与药渣，将猪肝切片入汤内煮熟，加盐与味精调味，吃肝喝汤。

功效：益肾、健脾、壮骨。

没事练几招，巩固肾气、强筋壮骨

中医认为，养肾除了要在饮食上下工夫，适宜的运动也能改善体质、强壮筋骨、活跃思维，有利于营养物质的消化和吸收，从而使肾气得到巩固。因此，保护肾气就要适当地运动。以下专为肾虚患者介绍几种运动：

1. 缩肛功

平卧或直立，全身放松，自然呼吸。呼气时，做排便时的缩肛动作，吸气时放松，反复进行30次左右。早晚均可进行。本功能可提高盆腔周围的血液循环，促进性器官的康复，对防治肾气不足引起的阳痿早泄、女性性欲低下有较好的功效。

2. 强肾操

两足平行，足距同肩宽，目视前端。两臂自然下垂，两掌贴于裤缝，手指自然张开。脚跟提起，连续呼吸9次不落地。

再吸气，慢慢曲膝下蹲，两手背逐渐转前，虎口对脚踝。手接近地面时，稍用力抓成拳（有抓物之意），吸足气。

憋气，身体逐渐起立，两手下垂，逐渐握紧。

呼气，身体立正，两臂外拧，拳心向前，两肘从两侧挤压软肋，同时身体和脚跟部用力上提，并提肛，呼吸。以上程序可连续做多次。

3. 手心搓脚心，健肾理气又益智

《五言真经》说道："竹从叶上枯，人从脚上老，天天千步走，药铺不用找。"说明人的健康长寿始于脚。同时，脚心是肾经涌泉穴的部位，而手心是心包经劳宫穴的部位，如果经常用手掌摩热搓脚心，即疏通了肾经又活络了心包经，可谓一举两得，有健肾、理气、益智的功效。

按摩方法：晚上，热水洗脚后，用左手握住左脚趾，用右手心搓左脚心，来回搓100次，然后再换右脚搓之。

另外，可以常做下肢操：首先，身体直立，两脚分开比肩稍宽，两手叉腰，两眼平视正前方；

动作1：右脚向前抬起，脚尖由里向外（顺时针）旋转16圈，再由外向里（逆时针）旋转16圈；然后再换脚做同样动作。

动作2：上体前屈，两手扶膝，两膝弯曲，先两膝同时按顺时针方向旋转16次，再按逆时针方向旋转16次；两膝分别同时由外向里转16次，再分别由里向外转16次。

动作3：两脚交替向前踢各16次，踢时脚趾下抠；两脚交替向前蹬各16次，蹬时脚跟突出。

动作4：两腿交替向前高踢腿各16次；两腿后踢，后脚跟踢至臀部，各踢16次。

动作5：两脚跟离地，松腰屈膝下蹲，蹲时上下颤动8次，慢慢起立，脚跟落地。如此，反复做5次。

动作6：右腿屈膝成骑马式，手扶同侧膝，虎口向下，上体向右前方前俯深屈，臀部向左摆出，眼看左足尖，左手用力按压左膝4次。然后臀部向右摆出，眼看右足尖，右手用力按压右膝4次。左右交替各做4次。

动作7：原地上下跳跃，共跳16次。跳动时，上肢可随之上下摆动，上至头高，下至小腹，手指并拢呈单掌。

经常用手心搓脚心，再加上常做下肢操，坚持下去，对强健肾脏、疏通心包经、理气和中大有裨益。

4. 自我按摩腰部

两手掌对搓至手心热后，分别放至腰部，手掌分别上下按摩腰部，至有热感为止。早晚各一次，每次约200下。这些运动可以健运命门、补肾纳气。

节欲保精，养肾要房事有度

中医对肾的认识，内涵比现代医学解剖之“肾”广泛。它认为肾在人体内是一个极其重要而又包含多种功能的脏器，与膀胱、骨髓、脑、头发、耳、二阴等构成系统，内藏元阴元阳，为水火之宅，是先天之本、生命之根。在整个生命过程中，正是由于肾中精气的盛衰变化，而呈现出生、长、壮、老的不同生理状态。人从幼年开始，肾精逐渐充盛；到了青壮年，肾精进一步充盛，达到极点，体壮实，筋骨强健；而等到老年，肾精衰退，形体也逐渐衰老，全身筋骨运动不灵活，齿摇发脱，呈现出老态龙钟之象。因此，养肾很重要，因为肾养得好就可以延缓衰老。但是，养肾并不等于吃补药。

中医有句话叫“欲不可早”，就是说欲望是不可以提前的。除了不能过早进行性生活外，在行房时还应注意季节的变化。四季气候不同，机体的功能状态也有相应的变化，性功能有高低强弱的差异，如能根据季节不同和性兴奋的强弱而调整性生活的频率，对防止性功能障碍、保证身体健康有一定的作用。

《养生集要》中说：“春天三日一施精，夏及秋当一月再施精，冬当闭精勿施。夫天道冬藏其阳，人能法之，故得长生，冬一施当春百。”认为冬天应尽量减少性生活，以保养肾阳精气，春季万物生长，是生物繁殖生长的季节，可以3~4天过一次性生活，夏秋季节则每个月过1~2次性生活。虽然“冬一施当春百”的说法并不科学，但冬季气温较低，人的新陈代谢也随之降低，性欲也相对低下，与此相应，应当适度节制性生活，减少性生活的频率，以保养肾阳之气，使精气内守，避免耗伤精血。

从中医学分析，人的血气运行于六经：太阳、阳明、少阳、太阴、少阴、厥阴，一日行一经，六日行遍六经。所以，凡外感最轻者，一般七天才痊愈。夫妻房事之时心跳自汗，身热神迷，精液泄漏，一经之气血即伤，一经既伤，必须等待七日气血周转至此经之日，方才能够复原。如果未至七日，又再走泄精液，经气尚未能复原，是一伤而再伤，以致内伤亏损，长期如此不知谨守七日复原的原理，日积月累，而致百病俱起。其实，手淫等不正当的淫欲也是一样，走漏精液就伤气血。而且思想中产生的妄念会日积月累，象魔障一样，使人难以摆脱这样的精神干扰和折磨。

放纵性欲会导致内分泌失调，身体的免疫防御功能减退，抵抗力下降，新陈代谢失常，疾病增加，寿命缩短。很多现代人不懂得遵循身体的内在规律，不知道克制和节制色欲，反而当作好事顺着欲望去加强它，夫妻之间虽然不存在道德问题，但也是不能放纵自己的。

阳气虚弱，手脚冰凉，要补肾

一到冬天，许多人白天手脚冰凉，穿得再厚身上都暖和不起来；晚上睡觉时被子盖得比别人多，被窝却通宵都冷冰冰的。这种怕冷的感觉让人一整个冬天都显得缩手缩脚，感冒不断，老病也易复发和加重。中医认为，怕冷是由于体内阳气虚弱所致，其实说白了就是肾虚。

人体肾阴、肾阳是相互依存和相互制约的，不是一成不变的。冬天过度怕冷说明身体当中阳气不足，也就是我们说的肾阳不足。造成肾阳不足的原因首先是脾虚，脾气虚弱之后，消化食物的功能必定降低，我们体内没有足够的食物运化之血来滋养五脏六腑，致使肢体末端血流不畅、血运不足、失其温运，导致手脚冰冷。

要改善脾、胃功能，首先要补足肾阳。肾阳不足，人体就像没有汽油的汽车一样，无论外观怎样，也不能发挥功能。肾的阴阳是会变化的，不能根据病人的一种症状就断言是肾阴虚还是肾阳虚，所以在治疗和调节中很容易把肾阳虚当成肾阴虚来治疗，或是把肾阴虚当成肾阳虚治疗，结果越治症状越严重。

中医认为，要治疗手脚冰凉，主要在于疏通经络、活血化瘀、改善血液循环和新陈代谢。如果经常按摩涌泉、劳宫、气冲、肾俞四穴，往往能起到较好的疗效。下面是按摩的具体方法：

揉搓涌泉穴：涌泉穴位于脚心部，用手掌快速揉搓，直到有热感为佳，每天早晚揉搓涌泉穴 100 下，接着揉搓各脚趾 100 下。中医学认为，人体诸多经脉都汇集于足底，与全身各脏腑、组织、器官都有密切关系。尤其是刺激涌泉穴，有益于补肾壮阳、强筋壮骨。坚持揉搓此穴会促使手脚冰凉症状减轻。

揉搓劳宫穴：劳宫穴位于手心部。一手握拳，揉搓另一只手的手心部，直到感到手心微热，再换另一只手，交替进行。

按揉气冲穴：气冲穴位于大腿根里侧，此穴下边有一根动脉。先按揉气冲穴，后按揉动脉，一松一按，交替进行，一直按揉到腿脚有热气下流的感觉为佳。

按揉、拍打肾俞穴：肾俞穴位于两边腰眼，轻轻用力，两边各拍打 100 余次。

另外，食疗对于改善阳气虚弱的状况也能起到一定的作用。如常用的大枣红糖汤（大枣 10 个、生姜 5 片、红糖适量）对改善手脚冰凉的疗效颇佳。冬季手脚冰凉，还可适当吃些羊肉、狗肉等，暖中补虚、开胃健脾、益肾养肝、御寒去湿，同时也要做好身体的保暖工作。

天寒地冻，饮对了最养肾

现在很流行补肾，补肾的方法也很多，但如果论食补的话，还是喝汤、粥、酒这些饮品比较好，因为这些饮品更容易被身体吸收。所以，下面就为大家介绍几款方便又实用的补肾良方：

1. 人参核桃饮

材料：人参5克，核桃肉3个。

做法：将人参切片，核桃肉掰成蚕豆大，把两者放入锅中加水适量文火熬煮1小时即可。

功效：代茶饮，可长期服用。此饮具有益气固肾的作用，常用于肾气不足而出现的头昏健忘、耳鸣失眠、须发早白、神疲乏力、汗多气短等。

2. 灵芝人参果杞酒

材料：灵芝50克，人参（西洋参、种洋参、生晒参均可）30克，果杞50克，冰糖100克，白酒500毫升。

做法：灵芝洗净切薄片、人参切片、果杞洗净置于酒罐中，加入冰糖、白酒，密封罐口，浸泡15天即成。

功效：每日两次，每次10毫升。可长期饮用。此酒的功效在于益气补肾、抗衰老。适用于须发早白、失眠健忘、腰酸耳鸣、头昏眼花、气短乏力等肾气不足者。

3. 鲜栗子鸡肉汤

材料：光鸡半只（约500克），鲜栗子肉500克，冬菇30克，生姜2片。

做法：鲜栗子肉用开水烫。稍浸后剥去衣。冬菇用水浸软，去蒂后洗净，光鸡洗净，斩件；将鸡、栗子、姜片一起放入锅内，加清水适量，武火煮沸后，文火煲1小时，再加冬菇煲20分钟，调味供用。

功效：食肉、喝汤。此汤具有益气养血、滋阴补肾的功效。用于食欲欠佳、倦怠乏力的脾胃虚弱，肝肾不足导致的消瘦，体虚及老年人易患的慢性支气管炎。

剔透晶莹，珍珠润肾细无声

珍珠，在《易经》里属坎卦，对同属坎卦的肾系统有奇效。具有壮阳、抗衰老、抗辐射等作用。

珍珠不仅是名贵的珠宝，还作为一种宝贵的中药材而备受历代医家青睐，有多部药典都记载了珍珠的功效。

《本草求真》说："珍珠入手少阴心经、足厥阴肝经。盖心虚有热，则神气浮游；肝虚有热，则目生翳障。除二经之热，故能镇心明目也。"

《本草纲目》说珍珠"镇心点目，涂面，令人润泽好颜色""涂手足，去皮肤逆胪""坠痰，除面斑，止泻""除小儿惊热，安魂魄，止遗精白浊，解痘疔毒"。可见珍珠不仅具有美白护肤养颜的功效，还可以治疗许多热性疾病。

很多女性朋友都在用珍珠粉美容护肤，比如在珍珠粉中加入牛奶、蜂蜜等制作成各类面膜，滋养皮肤的作用很好。具体的制作方法有很多。

珍珠性凉，可以降肝火、清热毒，属于潜降类药物，治疗一些热性病有很好的效果。比如扁桃体发炎导致咽喉肿痛，或者是说话过多引起咽喉痛，服用一点珍珠粉，可以很快好转。

炎炎夏季，大家可以适当服用珍珠粉来去火，这里为大家介绍两种珍珠清凉茶的制作方法，大家有兴趣的话不妨一试：

（1）清心珍珠绿茶：用2~3克珍珠粉和绿茶一起放入杯中，用开水冲泡后饮用。在夏日里经常饮用这道珍珠绿茶，可以清心怡神，祛除烦躁，有助于睡眠。

（2）美白珍珠蜂蜜茶：用2~3克珍珠粉和两勺蜂蜜一起放入杯中，用开水冲泡，搅匀后饮用。这道珍珠蜂蜜茶有不错的美白养颜功效，爱美的女孩们夏日里可以经常饮用。因为珍珠粉性有些凉，所以胃寒的人不宜长期内服，另外孕期低血压的人也不宜内服。

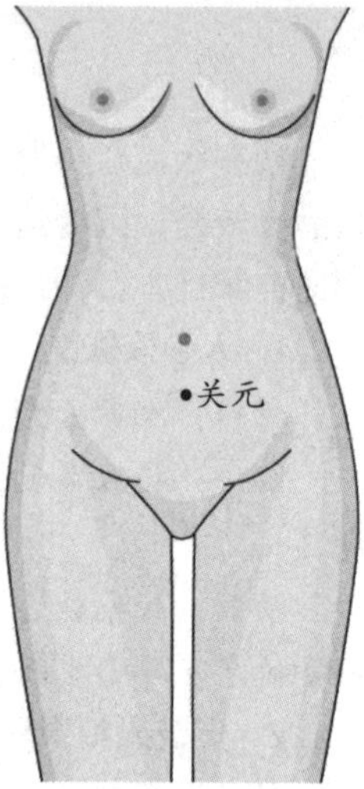

关元穴

另外，人的元气发源于肾，藏于丹田，借三焦之道周流全身，以推动五脏六腑的功能活动。人体的强弱，生死存亡，全赖丹田元气之盛衰。所以养生家都非常重视保养丹田元气。丹田元气充实旺盛，就可以调动人体潜力，使真气能在全身循环运行。意守丹田，就可以调节阴阳，沟通心肾，使真气充实畅通八脉，恢复先天之生理功能，促进身体的健康长寿。

丹田在人体内有3处，两眉之间的印堂穴称为“上丹田”，这是炼神之所；在两乳之间的膻中穴称为“中丹田”，这是炼气之所；在脐下三寸的关元穴称为“下丹田”，这是炼精之所。历代中医都认为下丹田和人体生命活动的关系最为密切。它位于人体中心，是任脉、督脉、冲脉这三脉经气运行的起点，十二经脉也都是直接或间接通过丹田而输入本经，再转入本脏。下丹田是真气升降、开合的基地，也是男子藏精、女子养胎的地方。因此，可以说，下丹田是“性命之祖，生气之源，五脏六腑之本，十二经脉之根，阴阳之会，呼吸之门，水火交会之乡。”

女怕伤肾，女人也需治肾虚

每当人们说到肾虚，都会想到男人，其实女性也容易肾虚。女性跟男性比较，则阳气较弱，如果工作与家庭的压力过大、饮食不注意预防寒凉，或是长期处在冷气设备的工作环境中，更容易患肾虚，致使过早衰老。肾虚一般多见于更年期女性，表现为失眠多梦、烦躁易怒、脱发、口干咽燥、黑眼圈与黄褐斑等“肾阴虚”的症状。

目前，有不少年轻女性也患上了肾虚，她们多属于“肾阳虚”，因脾阳虚所引起，表现为畏寒怕冷、食欲不振、消化不良、精神萎靡等，因为女性本身阳气相对较弱的生理特点，加上生活、工作压力大，精神长期处于紧张状态，造成女性的脾胃功能转弱，从而出现脾阳虚。

肾虚让女人不再健康美丽，要摆脱肾虚就需要做好3步工作。

第一步，辨肾虚之阴阳。

中医治疗讲究对症寻因。而临床上，肾虚又可以分为多种，以肾阳虚、肾阴虚、肾气虚和肾精虚比较多见。虽然同为虚证，可它们的症状表现却是各有不同。所以，必须先弄清楚各种肾虚之间的区别，选择合适的护肾方法。

第二步，为自己设计一套个人护肾方法。

从日常生活开始，除了做到劳逸结合、均衡饮食、平时多参与休闲活动、减轻精神压力、释放不良情绪外，应当多做一些简单的按摩和体操，也能达到护肾健肾的功效。例如经常活动腰部，可使腰部气血循环畅通，使肾气得到不断充养；自我按摩脚心。脚心的涌泉穴是浊气下降的地方，经常按摩涌泉穴，可益精补肾、强身健体、防止早衰。

第三步，对症进补。

药补不如食补的道理人人都知道，可是面对各种各样的肾虚，又是各有各的补法，所以我们要对症进补。例如，肾阳虚时需补虾、虫草、羊肉、狗肉、麻雀肉、韭菜等；肾阴虚时需补银耳、羊乳、猪脑、猪皮、鸽肉、龟肉、鳖肉、蚌肉、黑豆、黑芝麻、樱桃、桑葚、山药、枸杞等。

下面，再为女性朋友推荐两款食疗菜肴：

1. 鹿茸枸杞猪腰汤

材料：鹿茸 10 克，枸杞 25 克，猪腰 2 个，姜、白酒各适量。

做法：将猪腰去内膜，切碎，然后将猪腰放入锅中，加生姜小炒至熟，与鹿茸、枸杞放入锅内隔水炖熟，调味即成（进食时可加半匙白酒）。每星期可食用一两次。

功效：补肾阳，适用于因肾阳亏损而造成的头晕、耳鸣、疲倦无力、怕冷等。

2. 冬虫夏草淮山鸭汤

材料：虫草 15 克，淮山 20 克，鸭 1 只。

做法：将鸭和虫草、淮山放入锅内隔水炖熟，调味出锅即可。每周可食用 1~2 次。

功效：可以起到滋阴补肾的功效，适用于因肾阴不足而导致的失眠、耳鸣、腰膝酸痛、口干咽燥等。

以食利尿消肿，肾炎患者的出路

肾炎主要分为急性肾炎和慢性肾炎两大类，它们都有其独特的特点。

1. 急性肾炎

急性肾小球肾炎简称急性肾炎，是儿童及青少年人群的常见病，感染甲族 B 组溶血性链球菌是主要病因，是机体对链球菌感染后的变态反应性疾病。轻者出现咽炎、扁桃体炎、中耳炎、丹毒、脓疱疮、水肿等症状；重者短期内可有心力衰竭或高血压脑病而危及生命。此外，还可有恶心、呕吐、厌食、鼻出血、头痛、疲乏、抽搐等症状。急性肾炎的病程长短不一，短者仅数日就可痊愈，长者可达 1 年以上。

2. 慢性肾炎

慢性肾小球肾炎简称慢性肾炎，青壮年是主要感染人群，是机体对溶血性链球菌感染后发生的变态反应性疾病，病变常常是双侧肾脏弥漫性病变。病情发展较慢，病程在 1 年以上，初起病人可毫无症状，但随病情的发展逐渐出现蛋白尿及血尿，病人疲乏无力、水肿、贫血、抵抗力降低以及高血压等症。晚期病人可出现肾衰竭而导致死亡。中医认为本病属“水肿”“头风”“虚劳”等范畴。

预防肾炎，人们在平时的饮食要多样化，为了吸收全面的营养，应适当补充含优质蛋白的鸡蛋、瘦肉、鱼类等，脂肪类以植物油为佳。多吃芝麻、木耳等黑色食物以滋养肾脏，注意每天进食适量的蔬菜和水果。

肾炎患者在饮食上要视有无高血压及水肿情况，分别给予少盐、无盐饮食。选用生理价值高的蛋白质，如蛋类、乳类、肉类等，以补偿排泄造成的损失，预防和治疗水肿及贫血。宜选用富含维生素 A、维生素 B_2 及维生素 C 的食物。可饮用橘汁、西瓜汁、橙汁和菜汁等，以利尿消肿。若伴有高血压或高脂蛋白血症者，须限制膳食中的饱和脂肪酸与胆固醇的含量。对有贫血的病例，应选用富含蛋白质和铁的食物，如肝、肾脏、牛肉、蛋黄及绿叶蔬菜等。

急性肾炎病人多采用高糖类来补充机体热量，尽量采用多品种的主食，如用玉米面和富强粉做发糕或窝头配大米稀饭，选用富含维生素、低钾、低钠的蔬菜和水果，蔬菜如油菜、葱头、西红柿等，水果可吃苹果、草莓、葡萄、橙子等。蛋白质的选用一般以牛奶、鸡蛋、带鱼、牛肉等优质动物蛋白为主，不过要限量进食。

下面为肾炎病人推荐两款食谱：

1. 冬瓜羊肺汤

材料：羊肺 250 克，冬瓜 250 克，葱、姜适量。

做法：羊肺洗净切成条状，放在油锅中炒熟，再将冬瓜切片，加水适量，文火炖煮，可放葱、姜调味，不加盐，随餐食用，1 周为一个疗程，间隔 3 日，继续下一个疗程。

功效：能消肿补虚，主治水肿。

2. 西红柿烧牛肉

材料：牛肉 150 克，西红柿 150 克，酱油 50 毫升，白糖 10 克，盐 5 克，蚝油、料酒各 25 毫升，姜丝、葱丝、油各少许。

做法：把牛肉洗净，切成方块；西红柿洗净，去皮去子，切成块；锅置火上，放油烧热，放姜、葱丝煸炒，下入牛肉煸炒几下，烹入料酒、蚝油，加入水（浸没牛肉），放盐、白糖、酱油，烧至熟，再加入西红柿烧至入味，出锅即成。

功效：西红柿性凉，味酸、甘，有清热解毒、凉血平肝、生津止渴、健胃消食等功效；牛肉营养丰富，其性温，味甘、咸，有补脾和胃、益气增血、强筋健骨等功效。将二者合烹食，可平肝清热、滋养强壮，对慢性肾炎有疗效。

肾病综合征，降“三高”升“一低”

“三高一低”是肾病综合征的主要症状，即高蛋白尿、水肿、高脂血症和低蛋白血症。尤其是严重蛋白尿者，每天从尿排除的蛋白质在 10 克以上的任何肾疾病，都可能引起肾病综合征的发生。每天尿蛋白排出量高于 3.5 克，血清血蛋白低于 30 克 / 升，可确诊为肾病综合征。

高脂肪、高胆固醇饮食的摄入是肾病综合征发病的重要原因。要预防肾病综合征，人们平时的饮食就要控制脂肪和胆固醇的摄入量，多吃萝卜、玉米、黄豆、大枣、海带、山楂、牛奶、花生、芹菜、黄瓜等食物，有效降低体内血脂，预防肾病综合征的发作。

纠正“三高一低”，是肾病综合征患者食疗的主要目的，这主要可通过采用高能量、高生物价值、高蛋白质饮食，限制钠摄入量，控制高脂肪和高胆固醇的饮食方式来实现。肾病综合征患者饮食宜清淡，适当饮水，多食含维生素多的蔬菜和水果。维生素及矿物质的补充也利于缓解肾病综合征患者的病情，宜选择富含铁及 B 族维生素、维生素 A 和维生素 C 的食物。长期大量蛋白尿可使钙磷缺乏，导致骨质疏松，发生低钙血症，故必须注意钙的补充，多喝牛奶。明显水肿者还应限制进水量，也要多增加膳食纤维，以辅助降低血氮，减轻酸中毒。

为了降“三高”升“一低”，我们平时要忌食酱豆腐、咸菜、咸蛋、松花蛋等含钠食物；禁食含碱主食及含钠高的蔬菜，如白萝卜、菠菜、小白菜、油菜等。

下面为大家推荐两款有助于治疗肾病综合征的食谱：

1. 茯苓赤小豆粥

材料：茯苓 25 克，赤小豆 30 克，大枣 10 枚，粳米 100 克。

做法：先将赤小豆用冷水浸泡半日后，同茯苓、大枣、粳米煮为粥。早晚餐温食。

功效：降低体内血脂。

2. 玉米豆枣粥

材料：玉米 50 克，白扁豆 25 克，大枣 50 克。

做法：将上三味共煮成粥，每日食用 1 次。

功效：控制脂肪和胆固醇。

治疗肾结石，就找消坚排石汤

肾结石，属于泌尿系结石的一种，多数位于肾盂肾盏内，小结石可随体位而移动，较大结石其形态与所在腔道形态一致，可表现为典型的鹿角形或珊瑚形，肾实质结石少见。在中医理论中，本病属于“淋证”范畴，常以小便排出砂石为主证，故称之为“石淋”。

对于肾结石的治疗，虽然西医方法不少，如体外碎石、微创手术等，但都是以对人体的损害为代价的，而中医治疗不仅可以避免手术对肾实质的损伤，而且可以更有效地促进肾积水的吸收、感染的消退以及肾功能的恢复。因而，中医治疗肾结石有着独特的优势。

一般来讲，中医治肾结石多采用清热利湿、涤石通淋的方法，即通过药物的利尿作用，增加尿流量，促进输尿管蠕动，从而有利于结石的排出。专家指出，这一治法的作用受到一定的制约，对于结石停留于上尿路，特别是肾盏较高部位，体积较大者效果就会不明显。因此，“凡结石停留必使气血阻遏，而结石之排出又必赖气血之宣通以推动之。”专家通过总结精炼出验方“消坚排石汤”，其临床疗效非常显著。

消坚排石汤

材料：金钱草 50~75 克，三棱 15 克，莪术 15 克，鸡内金 15 克，丹参 20 克，赤芍 15 克，红花 15 克，牡丹皮 15 克，瞿麦 20 克，扁蓄 20 克，滑石 20 克，车前子 15 克，桃仁 15 克。

做法：将以上几味药用水煎，每日 1 剂，早晚温服。

上述方子中，金钱草清热解毒、利尿排石，同时兼能活血化瘀，为治疗尿路结石首选；三棱、莪术、鸡内金破积软坚行气；赤芍、牡丹皮、丹参、桃仁、红花活血化瘀、散痛消肿，再配以扁蓄、瞿麦、滑石、车前子利湿清热；诸药相伍，共奏溶石、排石之效。

另外，患病时间长了会导致正气亏虚，所以应扶正与驱邪兼顾，肾气虚者可以加入熟地、枸杞、山药、菟丝子等；肾阳不足者，加入肉桂、附子、茴香等；兼有气虚者，可以适当配合党参、黄芪。

还有，值得注意的是，肾结石并不是成年人的专利，很多婴幼儿也患上了结石。对于家长来说，及时发现、及时治疗是最关键的。小儿肾结石发病早期，大孩子往往诉说腰或腹股沟疼痛，不会诉说的小孩则表现为哭闹、颜面苍白、出冷汗。可出现排尿不畅、尿淋漓、尿中断、排尿困难，甚至血尿，部分伴有呕吐、腹泻、如并发尿路感染，则以全身症状就诊，如低热，则食欲不振、消瘦、生长发育迟滞等。尿检查可有多数白细胞，偶尔可见以急性无尿为首发病例。另外，B超是简单易行的检查方式，能及时发现肾结石。

为肾盂肾炎患者开出的食疗单

肾盂肾炎是由各种病原微生物感染直接引起的肾小管、肾间质和肾实质的炎症。在治疗上以常规治疗配以食疗效果会更好。下面就介绍几种食疗的方法。

1. 黄芪鲫鱼汤

材料：黄芪7克，鲫鱼1条（200克）。

做法：将鲫鱼去鳞、鳃及内脏，洗净，与黄芪共置砂锅内，加水煮熟，不加盐，淡食。每日1剂。

功效：益气补肾、利尿消肿。适用于脾肾亏虚型肾盂肾炎。

除了黄芪鲫鱼汤，还有两个食疗方，对肾盂肾炎十分有效。

2. 公英二草汤

材料：蒲公英、车前草、金钱草各30克。

做法：水煎服。每日1剂，2次分服。

功效：清热解毒、利湿通淋。适用于膀胱湿热型肾盂肾炎。

3. 甘蔗鲜藕饮

材料：鲜甘蔗、鲜藕各500克。

做法：将甘蔗洗净，去皮切碎，捣烂取汁；鲜藕洗净，去节，切碎，捣烂取汁。将二汁合并，调匀饮服。每日1剂，3次分服。

功效：养阴清热、止血。适用于肾阴亏虚型肾盂肾炎。

如果患了急性肾炎，除了配合医生的药物治疗以外，还应该在饮食上注意保养，下面是一些对急性肾炎十分有效的食疗方：

1. 羊肺冬瓜

材料：羊肺250克，冬瓜250克，油、葱、姜各适量。

做法：将羊肺洗净，切成条状，锅中放油炒熟，冬瓜切片，加水适量，文火炖煮；可放葱、姜调味，不加盐。每日1剂，随意食用，1周为一疗程，间隔3日，继续下一个疗程。

功效：可治疗急性、慢性肾炎水肿。

2. 胡萝卜缨

材料：胡萝卜缨500~700克。

做法：蒸熟服食。连服1周。

功效：可消肿。

3. 三鲜冬瓜汤

材料：冬瓜500克，水发冬菇100克，罐头冬笋100克，油50毫升，鲜汤1000毫升，盐适量。

做法：将冬瓜削皮，去瓤洗净，切成0.5厘米厚的片；冬笋切成0.2厘米厚的片；冬菇去蒂，切成薄片。锅洗净置旺火上，倒油烧至七成熟时，放入冬瓜微炒，掺入鲜汤。将冬瓜煮到快熟时，下冬笋片、冬菇片同煮至冬瓜变软，加入盐调味起锅，入汤盆上桌即可。

功效：有利尿消肿之功效。

4. 绿豆葫芦粥

材料：绿豆50克，葫芦壳50克，冬瓜皮50克，西瓜皮50克。

做法：先煮绿豆，再将后几味切成碎块放入锅内一起煎煮，成粥后随意食用。

功效：利尿消肿。

5. 鲤鱼冬瓜饮

材料：鲤鱼1条（250克），冬瓜皮100克。

做法：煎汤频饮，不能用盐。

功效：鲤鱼滋补脾胃又能利尿，每百克含蛋白质17.6克、脂肪4.1克，还有钙、磷、铁等多种营养成分，配合冬瓜皮利水作用更强，具有补养与利尿之功效。

6. 芥菜鸡蛋

材料：鲜芥菜60克，鸡蛋1个。

做法：将芥菜切碎煮半熟后放入鸡蛋，作为芥菜蛋汤顿服。1日2次。

功效：此汤可补肾利水，消除肾炎引起的水肿。

7. 玉米须饮

材料：玉米须100克。

做法：玉米须加水1000毫升，煎煮20~30分钟，熬成300~400毫升液体，过滤后，每日2次分服。

功效：适宜于水肿明显兼高血压者服食，可用于急性肾炎之风热郁肺、湿毒蕴结型，或慢性肾炎之肝肾阴虚、肝阳上亢型。

8. 冬瓜汤

材料：冬瓜500克。

做法：将冬瓜煮汤3大碗，分3次服。

功效：适用于急性肾炎之风热郁肺、湿毒蕴结型和热毒内攻、灼伤阴血型。

下面这些食疗方，其原料大多选自《本草纲目》中记载的有补肾益肾功能的食物，对慢性肾炎均有良好的效果。

1. 冬瓜煲鸭肾

材料：鸭肾2只，冬瓜900克，江瑶柱3粒，盐适量。

做法：冬瓜洗净连皮切大块；鸭肾洗净，凉水涮过。江珧柱浸软。把适量水煲滚，放入冬瓜、江珧柱、鸭肾，煲滚后以慢火煲 2 小时，下盐调味。

功效：清热、补脑。

2. 乌鱼汤

材料：鲜乌鱼 500 克，茶叶 200 克，茅根 500 克，冬瓜皮 500 克，生姜 50 克，大枣 300 克，冰糖 250 克，葱白 7 根。

做法：先将茶叶、茅根、冬瓜皮、生姜加水适量煎熬成汤，去渣后浓至 1000 毫升左右，放入大枣和鲜乌鱼（去肠，洗净），小火煮至鱼熟烂，加入冰糖、葱白煮沸。每日 3 次，分顿食之，喝汤食乌鱼。

3. 熟地山药汤

材料：熟地 60 克，山药 60 克，蜂蜜 500 毫升。

做法：将熟地、山药洗净倒入砂锅中，加冷水 1200 毫升，用小火煎煮约 40 分钟，滤取药液加水复煎，合并两次药液，倒入盆中，加蜂蜜，加盖不让水蒸气进入，用旺火隔水蒸 2 小时，离火，待冷装瓶，备用。日服 2 次，每次 10 克，饭后温开水送服。

功效：对慢性肾炎患者及体弱者有调养作用。

4. 党参煲猪肾

材料：党参、黄芪、芡实各 20 克，猪肾 1 个。

做法：先将猪肾剖开，去筋膜洗净，与药共煮汤食用，每日 1 次。

功效：具有补气健脾固肾之功效，适用于恢复期的慢性肾炎患者。

5. 复方黄芪粥

材料：生黄芪 30 克，生薏米 30 克，赤小豆 15 克，鸡内金（研末）9 克，金橘饼 2 枚，糯米 30 克。

做法：先以水 600 毫升煮黄芪 20 分钟，捞去渣，然后加入薏米、赤小豆，煮 30 分钟再加入鸡内金与糯米，煮熟成粥，当作一日量分两次服，食后嚼金橘饼 1 枚，每日服 1 剂。

功效：补脾益肾、益气固涩。

6. 芡实粥

材料：芡实 50 克，粳米 50 克，莲子、桑葚各 20 克，白糖少许。

做法：上述材料加水适量煮粥，加白糖少许食用，可用于肾虚不固、遗精、耳鸣的慢性肾炎。

功效：利耳明目、补肾固精。

第六篇

四季调阴阳法——阴平阳秘促长寿

第一章　推陈出新，泻去寒湿春阳来

春初调阴阳，要跳过五大“陷阱”

虽然春天给人的感觉是温暖的，但实际并非如此，为了抵御料峭的春寒，人们通常会采取一定的防御和保护措施，比如春天出门戴口罩、喝白酒御寒等，殊不知，这些单凭经验和感觉的做法会破坏身体的阴阳平衡，让你掉进养生的“陷阱”。

陷阱一：有的人认为，只要出门戴上口罩，就可以防止冷空气，从而预防感冒。

专家分析：鼻黏膜里有丰富的血管，血液循环旺盛，当冷空气经鼻腔吸入肺部时，一般已接近体温。人体的耐寒能力应通过锻炼来增强，若完全依赖戴口罩防冷，会使机体变得娇气，不能适应寒冷的天气，正邪相争于表，从而也会感冒。通过适度的体育锻炼可以提高人体的耐寒能力。

陷阱二：有的人因脸部被寒风吹得麻木，便用热水来洗脸，以迅速使面部恢复常温。

专家分析：冬天人的面部在冷空气刺激下，汗腺、毛细血管呈收缩状态，当遇上热水时会迅速扩张，这样容易使面部产生皱纹。建议用比体温稍低的温水洗脸，使气血运行慢慢恢复正常。

陷阱三：饮酒御寒。

专家分析：饮酒御寒时酒气上攻，浑身发热，这是酒精促使人体散发原有热能的结果。但发散太过，卫阳不足，容易导致酒后寒。

陷阱四：手脚冰凉用炉子烤。

专家分析：手脚冰凉时用炉子烤，通过热力的作用，能使局部气血流畅，腠理开疏，从而能达到活血祛风的作用。但是当手脚冰凉的时候马上用炉子烘烤，会造成血瘀。当经脉不流通、阳气不畅达时，就容易形成冻疮。所以，冰凉的手脚只能先轻轻揉搓，待皮肤表面变红时，再移到取暖器旁或放入热水中取暖，使其慢慢恢复到正常温度。

陷阱五：皮肤发痒，用手使劲抓或用热水烫。

专家分析：中医认为“热微则痒”，痒是皮肤的自觉症状。冬天皮肤容易干燥和瘙痒，这是因为风邪克于肌表，引起皮肉间气血不和，郁而生微热所致，或者是由于血虚风燥阻于皮肤，内生虚热而发。浑身发痒时，用手使劲抓或用热水烫，不仅容易损伤皮肤，而且这样做也不可能起到根本的止痒作用。正确防治皮肤瘙痒的措施是多饮水，多吃新鲜蔬菜、水果，少吃酸辣等刺激性的食物，同时要经常用温水洗澡，保持皮肤清洁。

春季饮食良方助阴阳平衡

春季万物复苏，大地回春，乍暖还寒，所以人们通过加强饮食来保护我们的身体。春天该吃什么，什么样的食谱才有助于身体的阴阳平衡呢？下面就来一一介绍给大家。

1. 烧黄鳝

材料：黄鳝500克，油50毫升，酱油5毫升，大蒜10克，生姜10克，味精、胡椒、盐各2克，湿淀粉30克，香油10毫升。

做法：黄鳝洗净切成丝或薄片，姜、蒜切成片。用盐、味精、胡椒、湿淀粉调成芡汁。锅置火上放油烧至七成热，下黄鳝爆炒，快速划散，随即下姜、蒜、酱油炒匀，倒入芡汁，淋上香油即成。畏腥气者可于起锅前放入适量酒、葱或芹菜。

功效：补虚损，强筋骨，补血、止血，是一款健美壮体的菜肴。

2. 清蒸鲈鱼

材料：鲜鲈鱼（约500克）1条，姜、葱、芫荽各10克，盐5克，酱油5毫升，油50毫升。

做法：将鱼刮鳞去鳃和肠洗净，在背腹上划两三道痕。生姜切丝，葱切长段后剖开，芫荽洗净切成适当的长段。将姜、盐放入鱼肚及背腹划痕中，淋上酱油。放在火上蒸8分钟左右，放上葱、芫荽。将锅烧热倒入油热透，淋在鱼上即成。

功效：益脾胃、补肝肾。

3. 肉末蘑菇烧豆腐

材料：猪肉末50克，蘑菇10克，豆腐200克，酱油10毫升，葱花、姜末、黄酒、豆油各适量。

做法：将猪肉剁成肉末，蘑菇洗干净用温水泡，切成小方丁，泡蘑菇的水留用；再将豆腐切成小方块，沸水焯过备用。油锅加热后，先把豆腐煎至两面黄，拨在一边，再下蘑菇、葱、姜、肉末，煸炒至透，然后将豆腐拨下，加入黄酒、蘑菇汤、酱油同炒和烧，烧至入味，出锅即成。

功效：补益气血、健脾醒胃、抗癌。

4. 芙蓉鹌鹑蛋

材料：鹌鹑蛋20只，鸡脯肉150克，火腿10克，鸡蛋3枚，鸡汤500毫升，料酒30毫升，味精1克，盐2克，湿淀粉50克，油80毫升。

做法：鹌鹑蛋煮熟剥去壳，鸡蛋去黄留清，鸡脯肉洗净去筋打成茸泥。再将茸泥放入碗中，用料酒、盐1克、湿淀粉15克、蛋清和30毫升清水搅匀调成鸡茸。净锅置火上，注入鸡汤，放入鹌鹑蛋、盐、味精烧开，用余下的湿淀粉勾成玻璃芡，再把鸡茸徐徐倒入搅匀，待鸡茸受热稠浓时放入油渗进鸡茸，盛入大平盆，撒上火腿末即成。

功效：补五脏、益中气、抗衰老。

5. 鲫鱼蒸蛋

材料：鲫鱼 1 条（400 克），鸡蛋 5 个，盐、料酒、胡椒粉、鲜汤、色拉油适量，香葱末少许。

做法：将鸡蛋打入大汤钵内，加鲜汤、料酒、盐、胡椒粉、香葱末和色拉油，搅拌均匀。鲫鱼去鳞、鳃、内脏，洗净后放入开水锅内，煮至五成熟捞出，放在打匀的大汤钵内，露出头和尾。然后上屉蒸 15 分钟左右，待鲫鱼完全熟后淋上少量色拉油，即可上桌食用。

功效：鲫鱼味甘、性平，具有健脾利湿的功效。鸡蛋味甘、性平，具有养心安神、补血、滋阴润燥的作用。

6. 干烧竹荪鸡块

材料：水发竹荪 300 克，鸡肉 200 克，葱、姜、鸡精、料酒、盐、高汤、香油各适量。

做法：将竹荪洗净切片，鸡肉切块。将锅内放入油加热，放入葱、姜煸炒出香味，再把鸡块放入，烹入料酒、盐、鸡精，加入高汤，用小火慢烧。至鸡肉烧熟，下竹荪，放入香油，收汁起锅装盘。

功效：此菜有滋补强身、养神健体的功效。

我们还应该注意到春天是个容易旧病复发的季节，因为春季是气温、气压、气流、气湿等气象要素最为变化无常的季节。因此常引起许多疾病的复发。

风心病主要由风湿热反复发作侵犯心脏引起。常因寒冷、潮湿、过度劳累以及上呼吸道感染后复发而加重。

关节炎病人对气象的变化甚为敏感，尤其是早春。因此，患者应重视关节及脚部保暖。如果受寒，应及时用热水泡脚，以增加关节的血液循环。

春季是感冒引起肾炎的多发季节，对肾炎患者来说，感冒不仅能引起发热、流涕、鼻塞、咳嗽、咽痛等上呼吸道炎症，而且极易导致肾炎复发。

精神病在 3~4 月份是发病的高峰，故民间素有“菜花黄，痴子忙”的说法，即使是老病人也极易复发。因此，应特别注意预防，如保证充足的睡眠、遵医嘱正规治疗，有情绪异常者应及时就医。

如果有人感到鼻、眼奇痒难忍，喷嚏连续不断，流涕、流泪不止，有的人还会出现头痛、胸闷、哮喘等症状，这是接触某种花粉后引起的过敏反应，又称“花粉症”。因此，有过敏体质的人应尽量少赏花，外出时要戴口罩、墨镜等，以减少接触花的机会。

皮炎主要表现为脱屑、瘙痒、干痛等症状，有的表现为红斑、丘疹和鳞屑等。还有些患者表现为雀斑增多或褐斑加重。因该症多发生在桃花盛开的季节，故也叫“桃花癣”。

春季食补养生“六宜一忌”

春补对健康体强的人有益，久病体虚和外科手术后气血受损的病人，以及体质虚弱的儿童更需要春补。春补不可恣意而行，要遵循以下原则，方能顺应天时，从而符合机体需要。

1. 宜温补阳气

阳，是指人体阳气，阳气与阴精既对立又统一。阳气泛指人体之功能，阴精泛指人体的物质基础。中医认为，“阳气者，卫外而为固”，意思是说，阳气对人体起着保卫作用，可以使人体坚固，免受自然界六淫之气的侵袭。所以春季饮食上要养阳，要进食一些能够起到温补人体阳气的食物，以使人体阳气充实，只有这样才能增强人体抵抗力，从而抗御以风邪为主的邪气对人体的侵袭。明代著名医学家李时珍在《本草纲目》里主张“以葱、蒜、韭、蒿、芥、蓼等辛辣之菜，杂和而食”，除了蓼、蒿等野菜现已较少食用外，葱、蒜、韭、芥可谓是养阳的佳蔬良药。

因为肾藏之阳为一身阳气之根，所以在饮食上养阳，还包含有养肾阳的意思。关于这一点，张志聪在《素问集注》里说：“春夏之时，阳盛于外而虚于内，秋冬之时，阴盛于外而虚于内，故圣人春夏养阳，秋冬养阴，从其根而培养之。”这里的“从其根”就是养肾阳的意思，因为肾阳为一身阳气之根，春天、夏天人体阳气充实于体表，而体内阳气却显得不足，故应多吃点培养肾阳的东西，如谚语“夏有真寒，冬有真火”即是指此意。

2. 宜多甜少酸

唐代孙思邈说：“春日宜省酸、增甘，以养脾气。”意思是说春季六节气之际，人们要少吃酸味的食品，多吃些甜味的东西，这样做的好处是能补益人体的脾胃之气。中医认为，脾胃是后天之本，人体气血生化之源，脾胃之气健壮，人可延年益寿。但春为肝气当令，肝的功能偏亢。根据中医五行理论，肝属木，脾属土，木土相克，即肝旺伤及脾，影响脾的消化吸收功能。

中医又认为，五味入五脏，如酸味入肝、甘味入脾、咸味入肾等。若多吃酸味食品，能加强肝的功能，使本来就偏亢的肝气更旺，这样就会大大伤害脾胃之气。鉴于此，春季六节气在饮食上的另一条重要原则，就是要少吃点酸味食物，以防肝气过于偏亢；同时多食甜味食物，甜味的食物入脾，能补益脾气，如大枣、山药等。

3. 宜清淡多样

油腻食品易使人产生饱胀感，妨碍多种营养的摄入，饭后使人出现疲劳、嗜睡、工作效率下降等，它是“春困”的诱因之一。春季饮食宜清淡，避免油腻食品，如肥猪肉、油炸食品等。春季膳食要提倡多样化，避免专一单调，要进行科学合理的搭配，如主食粗细、干稀的合理搭配，副食荤与素、汤与菜的合理搭配等，只有这样才能从多种食物中获得较完备的营养，使人精力充沛。

4. 宜多食新鲜蔬菜

人们经过寒冷的冬季之后，普遍会出现多种维生素、无机盐及微量元素摄取不足的情况，如冬季常见人们患口腔炎、口角炎、舌炎、夜盲症和某些皮肤病，这是吃新鲜蔬菜较少造成的。因此，在春季六节气一定要多吃各种新鲜蔬菜，以弥补冬天吃菜少造成的营养不足。

5. 宜补充津液

春季多风，风邪袭人易使腠理疏松，迫使津液外泄，造成口干、舌燥、皮肤粗糙、干咳、咽痛等症。因此，在饮食上宜多吃些能补充人体津液的食物。常见的有柑橘、蜂蜜、甘蔗等，其补充标准以不感口渴为度，不宜过量。因为不少生津食品是酸味的，吃多了易使肝气过亢。

6. 宜清解里热

所谓里热，即指体内有郁热或者痰热。热郁于内，春季时机体被外来风气鼓动，就会向外发散，轻则导致头昏、身体烦闷、咳嗽、痰多、四肢重滞；重则形成温病，甚至侵害内脏。

体内郁热的形成是由于在漫长的冬季，人们为了躲避严寒的侵袭，往往穿起厚厚的棉衣拥坐在旺旺的炉火旁边；喜欢吃热气腾腾的饭菜、热粥、热汤，一些上了年纪的人还经常喝点酒。这些在冬季看来是必要的，但使人体内积蓄了较多的郁热。

清除郁热的方法很多，最好是选用一些药膳。

7. 忌黏硬生冷、肥甘厚味

春季肝气过旺易伤脾，可能会损害脾胃的消化吸收功能。黏硬、生冷、肥甘厚味的食物本来就不易消化，再加上脾胃功能不佳，既生痰生湿，又会进一步加重和损害脾胃功能。

春季的饮食进补原则主要是以上七点，但具体运用时，要根据个人的体质、年龄、职业、疾病、所在地区等不同情况来处理。如糖尿病患者即使在春天也应以不吃甜食为佳。阳盛体质的人，大可不必补充阳气，因为体内阳气本来就偏盛。阴虚有虚火者补阳也须慎重。总之，上述饮食进补原则是根据一般情况提出来的，在应用中还必须因人、因地、因病制宜，这样才有益于健康。

春天吃韭菜，助你阳气生发

韭菜的味道以春天时最美，自古以来，赞扬春韭者不计其数。“夜雨剪春韭，新炊间黄粱。”这是唐朝大诗人杜甫的名句。《山家清供》载，六朝的周颙，清贫寡欲，终年常蔬食。文惠太子问他蔬食何味最胜？他答曰：“春初早韭，秋末晚菘。”《本草纲目》也记载“正月葱，二月韭”。就是说，农历二月生长的韭菜最适合人体健康。

韭菜又名起阳菜、壮阳菜，是我国传统蔬菜，它颜色碧绿、味道浓郁，自古就享有“春菜第一美食”的美称。这是因为，春天气候渐暖，人体内的阳气开始生发，需要保护阳气，而韭菜性温，可祛阴散寒，是养阳的佳蔬良药，所以春天一定要多吃韭菜。

韭菜性温，味甘、辛。具有补肾壮阳、温中开胃、散瘀活血之功效。《食用本草》中说：“韭菜性温，味辛、微甘；补肾益胃、散瘀行滞、止汗固涩。”现代医学证明，韭菜有扩张血管，降低血脂，预防心肌梗死的作用；韭菜中含有硫化物和挥发性油，有增进食欲和消毒灭菌的功效；韭菜中含膳食纤维较多，有预防便秘和肠癌的作用；所含 α－胡萝卜素、β－胡萝卜素可预防上皮细胞癌变；所含维生素 C 和维生素 E 均能抗氧化，帮助清除氧自由基，既可提高人体的免疫功能，又可增强人体的性功能，并有抗衰老的作用。

韭菜性温，一般人都可食用，比较适合阳痿、早泄、遗精、遗尿、高脂血症患者食用。妇女痛经、不孕及产后乳汁不通者也比较适合食用。但是，凡阴虚火旺、疮疡、目疾等患者及孕妇忌食。另外，夏季不宜过多食用韭菜，因为这个时期韭菜已老化，纤维多而粗糙，不易被吸收，多食易引起腹胀、腹泻。韭菜也不可与白酒、蜂蜜、牛肉、菠菜同食。

下面，为大家推荐一款贴心药膳：虾仁韭菜。

虾仁韭菜

材料：虾仁 30 克，韭菜 250 克，鸡蛋 1 个，盐、淀粉、油、香油各适量。

做法：（1）先将虾仁洗净泡发，约 20 分钟后捞出淋干水分待用。

（2）韭菜择洗干净，切 3 厘米长段备用；鸡蛋打破盛入碗内，搅拌均匀加入淀粉、香油调成蛋糊，把虾仁倒入拌匀待用。

（3）炒锅烧热倒入油，待油热后下虾仁翻炒，蛋糊凝住虾仁后放入韭菜同炒，待韭菜炒熟，放盐、淋香油，搅拌均匀起锅即可。

功效：补肾阳、固肾气、通乳汁。

春天如何清火排毒

春天的气候干燥，风多雨少，要保持新陈代谢的平衡和稳定对于人体来讲很难，从而容易导致生理功能失调而致使人体“总管家”——大脑的指挥失灵，引起“上火”症状。具体表现为咽喉干燥疼痛、眼睛红赤干涩、鼻腔热烘火辣、嘴唇干裂、食欲不振、大便干燥、小便发黄等。

那么，怎样做才能防止春天上火，为自己的身体清火排毒呢？中医认为可以通过以下方法把身体中的毒素排出体外。

1. 多喝水：排泄是人体排毒的重要方法之一。每天喝够两升水，可以冲洗体内的毒素，减轻肾脏的负担，是排毒最简便的方法。

2. 改变饮食习惯：以天然食品取代精加工食物，新鲜水果是强力净化食物，菠萝、木瓜、猕猴桃、梨都是不错的选择。如果平时多吃富含纤维的食物，比如糙米、蔬菜、水果等，都能增加肠道蠕动，减少便秘的发生。多吃蔬菜、水果，忌吃辛辣食物，多饮水或喝清热饮料，促进体内“致热物质”从尿、汗中排泄，从而清火排毒。

3. 定期去除角质：肌肤表面的老化角质会阻碍毛细孔代谢毒素，定期去除角质，可帮助肌肤的代谢功能维持正常运作。

4. 蒸桑拿：每周进行一次蒸桑拿也能帮助加快新陈代谢，促进排毒养颜。蒸桑拿时要注意饮水。浴前喝一杯水可帮助加速排毒，浴后喝一杯水补充水分，同时可排出剩下的毒素。

春吃油菜，解燥去火真管用

春季时天气干燥，很容易上火，要经常食用一些富含维生素的蔬菜，如早春的油菜，有清热解毒的功效，可防治春天里易发生的口角炎、口腔溃疡及牙龈出血等疾病。

油菜含有钙、铁、维生素 C 及胡萝卜素等多种营养素，其中所含钙量在绿叶蔬菜中为最高，维生素 C 比大白菜高 1 倍多，有助于增强机体免疫能力，且有抵御皮肤过度角化的作用，适合女性作为美容食品食用。油菜还含有能促进眼睛视紫质合成的物质，起到明目的作用。

油菜为低脂肪蔬菜，膳食纤维丰富，能与胆酸盐和食物中的胆固醇及三酰甘油结合，并从粪便排出，从而减少脂类的吸收，可以降血脂。油菜中所含的植物激素能够增加酶的形成，从而吸附并分解某些致癌物质。此外，油菜还能增强肝脏的排毒机制，对上焦热盛引起的口腔溃疡、牙龈出血也有调养作用。油菜中含有大量的植物纤维素，能促进肠道蠕动，增加粪便的体积，缩短粪便在肠腔停留的时间，从而治疗多种便秘，预防肠道肿瘤。

油菜的食用方法较多，可炒、烧、炝、扒等，油菜心可做配料。在这里给大家推荐几款食谱：

1. 香菇油菜

材料：小油菜、香菇各适量，盐、酱油、白糖、湿淀粉、味精各适量。

做法：（1）小油菜择洗干净，控水备用；香菇用温水泡发，去蒂，挤干水分，切成小丁备用。

（2）炒锅烧热，倒入油烧热，放入小油菜，加一点儿盐，炒熟后盛出。

（3）炒锅再次烧热，放入油烧至五成热，放入香菇丁，勤翻炒，加盐、酱油、白糖翻炒至熟，闻到香菇特有的香气后，加入湿淀粉勾芡，再放入味精调味。

（4）放入炒过的油菜翻炒均匀即可。

功效：解毒消肿、活血化瘀。

2. 凉拌油菜

材料：嫩油菜适量，盐、味精、花椒、油各适量。

做法：（1）嫩油菜择洗干净，斜刀片成小片，先用开水烫一下后取出，再用凉水过凉，控净水分，放在盘内。

（2）炒锅烧热，将油、花椒放入锅内，待油热且花椒炸出香味时捞出花椒，把油浇在油菜上，加入盐、味精，拌匀即成。

功效：宽肠通便、降脂降糖。

3. 油菜炒虾肉

材料：虾肉、油菜各适量，姜、葱、酱油、料酒、淀粉、油、盐各适量。

做法：（1）将虾肉洗净切成薄片，虾片用酱油、料酒、淀粉拌好，油菜梗叶分开，洗净后切段，姜切丝，葱切末。

（2）锅中放油，烧热后先下虾片煸几下即盛出。

（3）再把油锅烧热加盐，先煸炒油菜梗，再煸油菜叶，至半熟时倒入虾片、姜丝、葱末，用旺火快炒几下即可起锅装盘。

功效：提高机体抵抗力。

此外，大家在油菜时要注意三点：一是油菜时要现做现切，并用旺火爆炒，这样既可保持鲜脆，又可使其营养成分不被破坏；二是油菜为发物，因此孕早期妇女、麻疹后期的患儿，以及有痧痘、眼疾、疥疮、狐臭等慢性病的患者要少食；三是熟油菜过夜后不宜再吃，因绿叶蔬菜里含有较多的硝酸盐，储存一段时间后，由于酶和细菌的作用，会变成亚硝酸盐，亚硝酸盐是导致胃癌的有害物质。

春暖花开，发表通阳葱香美

春暖花开，我们的身体也从沉寂的冬日苏醒过来，感受到了春天的气息。春天不仅有美景，更有美食，散发着香气的大葱、独具风味的韭菜、翠绿鲜嫩的菠菜……如果有时间去乡间地头感受一下，更是非常美妙的体验，这些常见的蔬菜还能让我们平安地度过春三月。

《本草纲目》里说，大葱味辛，性微温，具有发表通阳、解毒调味的作用。春季是万物生发的季节，各种害虫、细菌也跟着活跃起来，而身体此时处在阳气刚要生发之际，抵抗力较弱，稍不留神就会感冒生病。大葱有杀菌、发汗的作用，切上数段葱白，加上几片姜，以水熬成汤汁服用，再穿上保暖的衣物并加盖棉被，就可以让身体发汗，收到祛寒散热、治疗伤风感冒的效果。

另外，春季饮食要遵循“省酸增甘”的总原则。唐代药王孙思邈就说：“春日宜省酸增甘，以养脾气。”意思是当春天来临之时，人们要少吃酸味的食品，多吃甘甜的食品，以补益人体的脾胃之气。故要减少醋等酸味食物的摄入，适度增加山药、大枣等甘味食物的摄入量。山药大枣粥就是不错的选择，可取山药 50 克、大枣 20 克、米（粳米、糯米各一半）80 克，将粳米、糯米洗净，与山药、大枣一起放入砂锅里，加水适量，先用大火烧开，然后用文火熬煮至粥稠，每日 1 次。

香椿，让你的身心一起飞扬

香椿又名香椿芽。椿芽是椿树在早春枝头上生长出来的带红色的嫩枝芽，因其清香浓郁，故名香椿。《书经》上称香椿为“杶”，《山海经》上称“种”，《唐本草》称“椿”。我国栽培、食用香椿已有几千年的历史。早在汉朝，我们的祖先就食用香椿，从唐代起，它就和荔枝一样成为南北两大贡品，深受皇上及宫廷贵人们的喜爱。宋代苏武曾作《春菜》：“岂如吾蜀富冬蔬，霜叶露芽寒。”盛赞：“椿木实而叶香可啖。”清代人有春天吃椿芽的习俗，谓之“吃春”，寓有迎新之意。民间有“门前一株椿，春菜常不断”之谚，和“雨前椿芽嫩无丝”之说。

专家认为，凡是向上的、生发的东西都是阳，那么春季要吃香椿的道理就不难理解了。香椿长在椿树的枝头，又在早春就开始生长，这表明它自身有很强的生长力，代表着蓬勃向上的一种状态。前面我们已经说过，春天要养阳，香椿绝对是一个很好的选择。那种浓郁的带有自然气息的香味，会让你的身心一起飞扬。

关于香椿的药用功能，据《本草纲目》和《食疗本草》记载，香椿具有清热利湿、利尿解毒之功效，可清热解毒、涩肠、止血、健脾理气、杀虫及固精。现代医学研究表明，香椿含有维生素 E 和性激素物质，有抗衰老和补阳滋阴的作用，故有“助孕素”的美称；香椿是辅助治疗肠炎、痢疾、泌尿系统感染的良药；香椿的挥发气味能透过蛔虫的表皮，使蛔虫不能附着在肠壁上而被排出体外，可用来治蛔虫病；香椿含有丰富的维生素 C、胡萝卜素等，有助于增强机体免疫功能，并有润滑肌肤的作用，是保健美容的良好食品。

但是，香椿为发物，多食易诱使痼疾复发，故慢性疾病患者应少食或不食。下面为适合食用香椿的人们推荐两款有关香椿的食谱：

1. 香椿拌豆腐

材料：豆腐500克，嫩香椿50克，盐、味精、香油各适量。

做法：豆腐切块，放锅中加清水煮沸沥水，切小丁装盘中。将香椿洗净，稍焯，切成碎末，放入碗内，加盐、味精、香油，拌匀后浇在豆腐上，吃时用筷子拌匀。

功效：润肤明目、益气和中、生津润燥，适用于心烦口渴、胃脘痞满、目赤、口舌生疮等病症。

2. 香椿炒鸡蛋

材料：香椿250克，鸡蛋5个，油、盐各适量。

做法：将香椿洗净，下沸水稍焯，捞出切碎；鸡蛋磕入碗内搅匀；油锅烧热，倒入鸡蛋炒至成块，投入香椿炒匀，加入盐，炒至鸡蛋熟而入味，即可出锅。

功效：滋阴润燥、泽肤健美，适用于虚劳吐血、目赤、营养不良、白秃等病症。

春季补铁养肝，鸭血最佳

春季万物复苏，人体的新陈代谢也逐渐旺盛，此时只有保持肝脏旺盛的生理机制，才能适应自然界生机勃发的变化。春季养肝以食为先，应多食用养肝护肝的食物。鸭血性平，营养丰富，可养肝血而治贫血，是养肝的最佳食品之一。

鸭血被称为“液体肉”，通常被制成血豆腐，是最理想的补血佳品之一。鸭血富含铁，且以血红素铁的形式存在，容易被人体吸收利用。多吃些带有鸭血的菜肴，可以防治缺铁性贫血，并能有效地预防中老年人患有冠心病、动脉硬化等症。鸭血是人体污物的“清道夫”，可以利肠通便，能清除肠腔的沉渣浊垢，对尘埃及金属微粒等有害物质具有净化作用，可以避免积累性中毒。因此贫血患者、老人、妇女和从事粉尘、纺织、环卫、采掘等工作的人尤其应该常吃鸭血。鸭血含有维生素K，能促使血液凝固，有止血的功效。鸭血中脂肪含量非常低，适合血脂高的人经常食用。

鸭血在日本和欧美许多国家的食品市场上，被做成香肠、点心等。在我国，人们则喜欢用鸭血制成的血豆腐来做菜肴，可以做汤，也可以爆炒，其中鸭血粉丝汤、韭菜炒鸭血都是非常受欢迎的美味。烹调时应配有葱、姜、辣椒等佐料用以去味，另外也不宜单独烹饪。鸭血和豆腐、木耳等一起烹制，不但味道鲜美，而且可以起到植物蛋白和动物蛋白营养互补的作用。

下面再给大家推荐几款鸭血的做法：

1. 鸭血粉丝汤

材料：鸭血、粉丝各适量，鸭肠、鸭肝各少许，香菜末、葱花、盐、香油各适量。

做法：（1）鸭血洗净切成方块，放入开水中焯一下，捞出沥干；

（2）将鸭血、鸭肠、鸭肝倒入开水中煮熟；

（3）将粉丝放入漏勺（笊篱或小竹篓）内，放入煮沸的鸭血汤中烫熟；

（4）将粉丝和鸭血汤倒入碗中，再放入鸭肠、鸭肝、葱花、香菜末和调味料等即可食用。

功效：补气血、降血糖。

2. 鸭血豆腐汤

材料：鸭血、豆腐、高汤各适量，盐、味精、酱油、葱末、辣椒面、香油各适量。

做法：（1）鸭血洗净切成方块，豆腐同样切成方块；

（2）鸭血和豆腐分别放入开水中焯一下，捞出沥干；

（3）汤锅置火上，倒入足够的高汤烧开；

（4）放鸭血块、豆腐块，煮至豆腐漂起；

（5）加入盐、味精、酱油、葱末、辣椒面，汤再次烧开后，起锅盛入汤碗内，最后淋入香油即可。

功效：补铁促血、解毒养肝。

3. 鸭血海带汤

材料：水发海带、鸭血、原汁鸡汤各适量，盐、料酒、葱、姜、五香粉、青蒜、味精、香油各适量。

做法：（1）将水发海带洗干净，切成菱形片，放入碗中备用；

（2）将鸭血加盐少许，调匀后放入碗中，隔水蒸熟，切成方块，待用。

（3）将汤锅置火上，倒入鸡汤，武火煮沸，再倒入海带片及鸭血，滴入料酒，改用文火煮10分钟；

（4）加葱花、姜末、盐、味精、五香粉，煮沸时调入青蒜碎末，搅拌均匀，淋入香油即可食用。

功效：补血活血、降脂降压。

正常的鸭血有一股较浓的腥臭味，颜色比猪血暗，弹性较好。因此烹调鸭血时可以用葱、姜、辣椒等佐料去味，另外鸭血也不宜单独烹饪，最好和其他食材搭配。

同时，食用鸭血也有很多禁忌，如心血管疾病患者不宜常食鸭血。食用过多的动物血，会增加人体内胆固醇的摄入量。同时，腹泻患者不宜多吃鸭血。因为鸭血有排毒作用，能润肠通便，很适合大便干结的人食用，但腹泻患者食用会使症状加重。没有氽透的鸭血不能食用，会有细菌残存。

多吃水果可以帮您远离春季病

在春天多吃些水果，可以吸收一些营养素，促进阴阳平衡，有效增强人体抵抗力，从而让你远离春季病。

有心脏病史的人应该多吃葡萄柚。胆固醇过高严重影响心血管健康，尤其有心脏病史者，更要注意控制体内胆固醇的指标。葡萄柚是医学界公认最具食疗功效的水果，其瓣膜所含天然果胶能降低体内胆固醇，可预防多种心血管疾病。

长期吸烟者应多吃葡萄，因为长期吸烟者的肺部积聚了大量毒素，功能已经受损。葡萄中所含有效成分能提高细胞新陈代谢率，帮助肺部细胞排毒。另外，葡萄还具有祛痰作用，并能缓解因吸烟引起的呼吸道发炎、痒痛等不适症状。

肌肉拉伤后要多吃菠萝。因为肌肉拉伤会造成组织发炎、血液循环不畅、受伤部位红肿热痛，而菠萝所含的菠萝蛋白酶成分具有消炎作用，可促进组织修复，还能加快新陈代谢、改善血液循环、快速消肿，是此时身体最需要的水果。

预防皱纹请吃芒果。皱纹的出现是因为皮肤胶原蛋白弹性不足。芒果是预防皱纹的最佳水果，因为含有丰富的 β－胡萝卜素和独一无二的酶，能激发肌肤细胞活力，促进废弃物排出，有助于保持胶原蛋白弹性，可有效延缓皱纹出现。

樱桃可缓解供氧不足。人容易疲劳在多数情况下与血液中铁含量减少、供氧不足及血液循环不畅有关。吃樱桃能补充铁质，其中含量丰富的维生素 C 还能促进身体吸收铁质，防止铁质流失，并改善血液循环，帮助抵抗疲劳。

多吃柳橙能帮你摆脱脚气困扰。体内缺乏维生素 B_1 的人容易受脚气困扰。这种情况下最适合选择柳橙，它富含维生素 B_1，并帮助葡萄糖新陈代谢，能有效预防和治疗脚气病。

春天喝点花草茶可助调阴阳

中国人历来就有饮茶习惯，饮茶不仅能解渴，并能起到一定的调阴阳的作用。家庭自制保健茶因经济又实惠，因而颇受欢迎，在此向大家推荐几种保健茶。

枸杞茶：枸杞茶能滋肾、养肝、润肺、明目、强壮筋骨、改善疲劳。对长期使用计算机而引起的眼睛疲劳尤为适宜。配制时只需十几粒枸杞，加热水冲泡频饮，连续饮用两个月便会有效。

玫瑰花茶：玫瑰花能凉血、养颜，有改善干枯皮肤之作用。由于玫瑰花茶有一股浓烈的花香，治疗口臭效果很好。玫瑰花茶还有助消化、消脂肪之功效，因而可减肥，饭后饮用效果最好。但玫瑰花有收敛作用，如有便秘者不宜饮用。

金银花茶：金银花清热解毒、疏利咽喉，可治疗病毒性感冒、急慢性扁桃体炎、牙周炎等病。配制时选金银花 10 克，沸水冲泡频饮。

苹果茶：苹果茶对医治头痛有神奇之疗效。做法是将一个苹果切成薄片，加水煨煲去渣后当茶饮，连续饮十日便可见效。

柠檬茶：这种茶能顺气化痰、消除疲劳、减轻头痛。而其做法也非常简单，切新鲜柠檬两至三片，加少许的盐，再用热开水冲泡。此茶要趁热饮，冷了味道会变苦。饭前或饭后均可，不伤肠胃。

红花茶：红花出自西域，味甘、无毒，能行男子血脉、通女子经水，多则行血，少则养血。现代医学发现红花和红花子富含维生素和生物活性成分，能养血、活血、降压、降脂、抑制血栓形成、保护心脏、美容美发。红花和红花子均可配茶饮用，健康味美，老少皆宜。但需注意睡前少饮，以免兴奋而影响睡眠。

甘草茶：甘草 10 克，茶叶 5 克，盐 8 克，配水 1000 毫升。先将水烧开，再将甘草、茶叶、盐放入水中煮沸 10 分钟左右即可饮用，可治风火、牙痛、火眼、感冒咳嗽等症。

山楂茶：山楂 20 克，甘蔗 200 克，水煎去渣，泡茶饮用。有清热泻火、润燥止渴的保健功能。

决明子茶：决明子20克，以文火炒，加沸水冲泡，代茶饮服。具有祛除风寒、清肝明目、润肠通便的作用，对虚火上炎、目赤肿痛、头痛、视物模糊、大便燥结等症及高血压有显著疗效。

中老年人春季养生“四不”原则

中医认为，立春后人体内阳气开始升发，如能利用春季，借阳气上升、人体新陈代谢旺盛之机，采用科学的养生方法，对全年的健身防病都十分有利。下面是中老年人春季养生“四不”原则。

1. 不“酸”

春天饮食应“省酸增甘”，因春天本来肝阳上亢，若再吃酸性食物，易导致肝气过于旺盛，而肝旺容易损伤脾胃，所以，春季饮食忌“酸”。

酸性食物有羊肉、狗肉、鹌鹑、炒花生、炒瓜子、海鱼、虾、螃蟹等。宜食用甘温补脾之品，可多吃山药、春笋、菠菜、大枣、韭菜等。可用山药和薏米各30克、小米75克、莲子25克、大枣10枚共煮成粥，加少许白糖当主食长期食用。

2. 不“静”

春天自然界阳气开始升发，人体应该借助这一自然特点，重点养阳，养阳的关键在“动”，切忌“静”。

老年人应该积极到室外锻炼，春季空气中负氧离子较多，能增强大脑皮层的工作效率和心肺功能，防止动脉硬化。但是老人春练不要太早，防止因早晨气温低、雾气重而患伤风感冒或哮喘病、慢性支气管炎，应在太阳升起后外出锻炼。另外，春练不能空腹，老年人早晨血流相对缓慢，体温偏低，在锻炼前应喝些热汤饮。同时运动要舒缓，老年人晨起后肌肉松弛、关节韧带僵硬，锻炼前应先轻柔地活动躯体关节，防止因骤然锻炼而诱发意外。

3. 不“怒”

春季是肝阳亢盛之时，情绪易急躁，要做到心胸开阔，身心和谐。

心情舒畅有助于养肝，因为心情抑郁会导致肝气瘀滞，影响肝的疏泄功能，也使功能紊乱，免疫力下降，容易引发精神病、肝病、心脑血管疾病等。

4. 不“妄”

老年人本来阳气相对不足，而春天是养阳的大好时机，如情欲妄动而房事较频，会耗气伤精，进一步损伤阳气，因此老年人在春天应适当节欲。

食物帮你狙击“春困”

一进入春姑娘的怀抱，人就特别容易犯困，睡觉睡不醒，工作也没精神，老人说这就是“春困”，也有人说这是一种病，总之它给我们带来不少的麻烦。其实，“春困”是人体在春天时产生的一种生理现象。除了平时要注意休息外，多吃些防止疲倦的食物是防止春困的好办法。

1. 富含钾的食物

科学研究发现，人体缺钾元素会使肌肉疲乏无力，反应迟缓，也容易导致犯困。海藻类食品一般含钾较多，例如紫菜、海带、羊栖菜等，因此春天应多喝点紫菜汤、海带汤等。此外，菠菜、苋菜、香菜、油菜、甘蓝、芹菜、大葱、青蒜、莴笋、土豆、山药、鲜豌豆、毛豆、大豆及其制品也含钾较高；水果以香蕉含钾最丰富。随着气温升高，喝茶也大有好处，茶叶中含钾丰富，约占茶比重的 1.1% ~2.3%，多喝茶既能解渴，又可补钾，可谓一举两得。

2. 富含维生素的食物

维生素是机体各种生理过程中不可缺少的营养素，如果膳食缺乏一种或几种维生素，会引起代谢异常、机体抵抗力下降，人容易感到疲劳。这时不妨多吃些胡萝卜、大白菜、韭菜、土豆、柑橘、西红柿、青椒、芹菜等富含维生素的食物，对恢复精力和消除春困很有好处。

3. 富含碱性的食物

有数据显示，酸性体质的人经常会无缘无故出现身体疲劳、精神不振，特别在春天比正常人容易犯困，因此，多吃碱性食物，将体内的环境“调到”碱性是预防春困的好方法。需要注意的是，人们通常会认为酸的东西就是酸性食物，比如葡萄、草莓、柠檬等，其实这些东西正是典型的碱性食物。此外，茶叶、海带，尤其是富含叶绿素的天然绿藻，都是很好的碱性食物，不妨多吃点。

4. 富含蛋白质的食物

优质蛋白质食品如鱼、鸡、瘦肉、低脂奶制品，其中的酪氨酸是脑内产生警觉的化学物质的主要成分，有助于预防“春困”。

摆脱“春困”的五款独家“汤术”

春天气候转暖，是外出踏青的好时节，但是在现实生活中，却有许多人会无精打采、困倦疲乏、昏昏欲睡，这就是人们常说的“春困”。形成“春困”的原因不是由于睡眠不够，而是体内循环发生季节性差异所致。

春季气候转暖后，体表毛细血管舒展，末梢血供增多，器官组织负荷加重，因此大脑血供相应减少，脑组织供氧不足，从而就会出现困倦、疲乏、嗜睡等现象。容易“春困”的人，还常会出现脸色潮红、失眠多梦、好激动、掉发、五心烦热、舌红、少津、脉细数等“阴虚”现象。

因此，养肝滋阴是对付“春困”的有效办法。平时不要过度劳累，应保证睡眠，早卧早起。犯困时，可适当作头部按摩以缓解症状。同时，要多做深呼吸和能增加肺活量的有氧运动，多晒晒太阳，多和大自然接触。

春季应调节情绪，使肝气顺达，气血调畅，不使肝阳上亢。可适当服用西洋参、枫斗或麦冬等养阴保健品调理。并适量进食滋阴的食品，少吃羊肉等温性食物，不吃辛辣、煎炸的食品，以及狗肉、酒类、火锅等热性食物。

以下几种药膳靓汤，是解除“春困”良方，既美味又可消除疲乏，不妨一试：

1. 淮山芡实煲笋壳鱼

材料：淮山、芡实各 50 克，笋壳鱼 1 斤，生姜 3 片。

做法：笋壳鱼文火煎至微黄，加水及淮山、芡实、生姜大火煲滚后慢火继续煲 1 小时。

功效：有健脾益气、祛湿之功效。

2. 芡实煲老鸭

材料：芡实 100~120 克，老鸭 1 只，盐适量。

做法：老鸭宰净，芡实放鸭腹内加水大火煲滚后，慢火继续煲 2 小时，加盐服食。

功效：可滋阴养胃、健脾利水。

3. 眉豆芡实煲鸡脚

材料：眉豆 80 克，芡实 60 克，鸡脚 4 对，冬菇 8 个，猪瘦肉 100 克，生姜 3 片。

做法：配料洗净，冬菇去蒂；鸡脚洗净，对切开；猪瘦肉洗净，一起与其他材料放进瓦煲内，大火煲滚后，改慢火煲约 2 小时。

功效：具有健脾化湿、强筋健骨的效用。

4. 陈皮白术猪肚汤

材料：陈皮 6 克，白术 30 克，鲜猪肚半个或 1 个，砂仁 6 克，生姜 5 片。

做法：先将猪肚去除肥油，放入开水中去除腥味，并刮去白膜。配料洗净，然后全部放入瓦煲内，煲滚后用慢火煲 2 小时即可。

功效：可健脾开胃，促进食欲。

5. 粉葛煲水鱼

材料：粉葛 1000 克，水鱼 500 克，姜 100 克，云苓 50 克，白术 50 克。

做法：水鱼收拾干净，再滚水略烫，甲的部分要刷净。粉葛去皮斩件，加水和云苓、白术、姜同煮。大火煲滚后，去除泡沫，收慢火，约煲 4 小时。

功效：可健脾祛湿，止腰酸背痛，适宜风湿患者。

除了用食物来调节春困外，还有一些其他的小方法。你不妨一试。

1. 视觉刺激减春困。尽量使自己工作和生活的地方明亮清爽，还可增添些艳丽和富有生机的饰物，以刺激视觉神经。休闲时去郊游踏青，生气勃勃的大自然会通过你的视觉加快机体调节，以适应春季气温上升的气候。

2. 运动刺激除春困。春日环境优美，一派生机。此时应多去室外活动，进行一些适合自己的体育锻炼，可使人体的呼吸代谢功能增大，加快机体对需氧量较高要求的调适，春困便会自动解除。

3. 听觉刺激缓春困。人们在独自一人时最易困倦，因此春天要多交际，可与朋友一起谈天说地，会有很好的解困效果。经常听些曲调优美明快，有刺激振奋人心作用的音乐或歌曲，或多听一些相声、笑话，都会使人听觉兴奋而缓解困意。

4. 嗅觉刺激压春困。春困时可以通过使用风油精、清凉油、香水、花露水，闻其气味而刺激神经以减轻困意。最好能种养些有芳香味又可提神的时令花草，并在工作间隙增加点劳作也可压制春困倦意。合适时还可在室内使用空气清新剂或负离子发生器，它们都有助于提神醒脑。

5. 味觉刺激去春困。春天适时多吃一些酸、甜、苦、辣的食物或调味品，日常多吃一些蔬菜、水果及豆制品，能刺激人体神经，增加食欲，并及时补充人体新陈代谢趋旺所需的能量。另外，春茶味正香，多喝些清淡的香茶也能减轻春困，还可帮助消化，增加微量营养物质，促进身体健康。

6. 温度刺激排春困。春暖乍寒，可适时地洗冷水浴，提高人体神经系统的兴奋性，增强物质代谢和各器官系统的活动，特别是它可通过刺激全身皮肤血管的急剧收缩使血液循环加快，增加体温调节功能，并减少患感冒和其他并发症的概率。

7. 补阳刺激解春困。春季人体阳气升发，气血趋向体表，形成阳盛于外而虚于内的生理特征。此时可摄食适当的养阳之品，如羊肉、狗肉、雀肉、黑枣等，使阳虚体质得以纠正，恢复人体阴阳的动态平衡，与自然界四时阴阳协调，人体精力充沛便不会再春困。

口腔溃疡折磨人，先给身体降降火

现代人爱上火，经常口腔溃疡，好了没几天就又长出来，没完没了，虽说不是什么大病，但滋味是很不好受的，说话和吃东西都不方便。所以，从根本上解决爱上火的难题，对治疗口腔溃疡是很重要的。

口腔溃疡，在中医看来有很多种原因。口腔溃疡经常反复发作者，多是因为身体亏虚、体内寒湿较重，这类人要在饮食上忌掉所有的寒凉食物，另外还要用艾叶煮水泡脚，将虚火引下去，一般泡一两次就好了。

胃有火气、肝热的人很容易患口腔溃疡，有时还会伴随口臭。如果想简单地治好口腔溃疡，就每天坚持敲 15 分钟腿内侧的肝经和腿外侧的胃经。只要肝平了，胃好了，口腔溃疡自然就会好了。

有些女性在怀孕期间容易出现口腔溃疡，这实际上是血不足的象。我们知道生养孩子靠的是父精母血。女性怀孕后养育胎儿，全要靠血的充足。如果母亲的血不足，口腔都养不了，出现溃疡了，那她能拿出来养育胎儿的血也肯定不足，血不足孩子就容易出问题，甚至有可能会造成胎儿的一些病变。所以，女性在孕期出现口腔溃疡时，一定要当心了，要适当多吃些补气血的食物。

如果是因为吃东西上火引起的口腔溃疡，可以用西红柿来治疗。西红柿是蔬菜、水果中含维生素和矿物质最多的，治疗内热上火的效果特别好，方法是：将西红柿去皮，切成小块，拌上白糖连吃 2 次。另外，口腔溃疡患者还可以食用绿豆鸡蛋花。方法：鸡蛋打入碗内拌成糊状，绿豆适量放陶罐内冷水浸泡十多分钟，放火上煮沸 1~5 分钟（不宜久煮），这时绿豆未熟，取绿豆水冲鸡蛋花饮用，每日早晚各一次，治疗口腔溃疡效果好。

口腔溃疡的形成有很多种原因，所以当你发生这样的疾病时，不要着急去药店买药，先看看自己是不是吃了什么上火的食物，是不是胃寒肝热，了解了原因再去想应对的办法，这样才能从根本上治好口腔溃疡。

另外，体质阴虚、肝火旺盛的人，当经血下行时，使得阴血亏虚而不能抑制肝火，而致头痛及口腔溃疡，因此平时应注意加强滋阴降火，如使用经络疗法，就需要我们每天按揉太溪和大钟这两个养阴的穴位。

太溪穴在内踝后方，内踝尖与跟腱之间的中点凹陷处，是足少阴肾经的输穴、原穴，跟肾的原气相通；大钟穴在足内侧，内踝后下方，当跟腱附着部的内侧前方凹陷处，是肾经的络穴，以助沟通阴阳。这两个穴位属于“原络配穴”，是选穴时很经典的一对，经前一周于每天下午 5~7 时用手指按揉两侧太溪穴和大钟穴各 2 分钟，就可以滋阴降火，杜绝经期口腔溃疡。

此外，如果是月经期的女性患上口腔溃疡，在防治的过程中，还需要保持心情愉快，注意劳逸结合，杜绝不良的生活习惯，避免过度疲劳，饮食要清淡，多吃水果、新鲜蔬菜，多饮水。治疗过程中，以不吃辛、辣食品为上策。

排“风”祛“湿”，关节痛不再来

风湿性关节炎，又称为“风寒湿性关节痛”，在发病初期如果治疗及时较容易根治，只需一些祛风、燥湿、通络的药物即可，但如果病程冗长、反复发作，则必须辨证论治、审证发药，“扶正培本、益肾壮督治其本，钻透剔邪、蠲痹通络治其标。”专家根据不同的病机病理，将久治不愈的风湿性关节炎分为风寒湿痹、郁久化热、正虚邪实三种类型，并拟订了相应的方剂。下面我们就来一一介绍。

1. 风寒湿痹型

这种类型的风湿性关节炎的临床症状主要表现为：全身关节或肌肉酸痛，以腕、肘、肩、膝、踝关节多见，局部关节疼痛得温则舒，气交之变疼痛增剧；或兼见关节肿胀，但局部不红不热。此类病症是由“风寒湿邪，留注经脉”所致，故以“祛风散寒，除湿通络”为治法，自拟温经蠲痹汤作为临证基本方，其方如下：

组成：当归10克，熟地黄15克，淫羊藿15克，川桂枝（后下）10克，乌梢蛇10克，鹿衔草30克，制川乌10克，甘草5克。

用法：水煎服。

加减：风盛者加寻骨风20克，钻地风20克；湿盛者加苍术、白术各10克，生、熟薏米各15克；关节肿胀明显者加白芥子10克，山甲10克，蜣螂虫10克；寒盛者制川乌、草乌加重至10~20克，并加熟附片10克；痛剧者加炙全蝎（或炙蜈蚣）3克，研粉分吞；刺痛者加地鳖虫10克，参三七末3克（分吞），延胡索20克；体虚者淫羊藿加至20克，并加炙蜂房10~12克。

2. 郁久化热型

此类患者的主要症状表现为：手足关节肿胀，局部灼热，初得凉颇舒，稍久则仍以温为适，口干而苦，苔薄黄或黄腻，舌质红。其病机在于“风寒湿痹，痰淤胶结，经脉痹闭郁久化热”，故以化痰行淤，通络蠲痹为治法，临证多仿桂枝芍药知母汤出入。其方如下：

组成：桂枝8克（后下），制川乌、草乌各8克，生地黄15克，当归10克，生白芍20克，知母10克，炙僵蚕12克，乌梢蛇10克，广地龙10克，甘草5克。

用法：水煎服。

加减：热盛者加虎杖20克，寒水石20克，生石膏20克；湿热重者加黄柏10克，萆薢10~30克，晚蚕沙20克，土茯苓30~60克；苔腻而痰湿重者加化橘红8克，全瓜蒌20~30克。

3. 正虚邪实型

此类风寒湿性关节痛患者的主要表现为：形体消瘦，面色萎黄或晦滞，神疲乏力，腰膝酸软，关节疼痛经久不愈，病势绵绵，甚至彻夜不已，日轻夜重，怕冷，自汗，或五心烦热，口干，苔薄白。此乃久病及肾，正虚邪实所致，故以补益培本、蠲痹通络为治疗原则。临证常用自拟之“培本治痹汤”。

组成：生地、熟地各 15 克，当归 10 克，淫羊藿 15 克，鸡血藤 20 克，鹿衔草 30 克，寻骨风 20 克，炙僵蚕 12 克，地鳖虫 10 克，乌梢蛇 10 克，甘草 5 克。

用法：水煎服。

加减：偏气虚者加黄芪 15~30 克，炒白术 15 克；偏阳虚者加淡苁蓉 10 克，补骨脂 10 克；偏血虚者加当归、潞党参各 10 克；偏阴虚者加石斛、麦冬各 10 克。

总之，风湿性关节炎易在潮湿、寒冷的环境下或劳累过度时发作，所以，迅速缓解疼痛的关键在于：驱寒、除湿、放松关节。

不过，想要达到最佳治疗效果，外治法也不可忽视，下面我们就为大家介绍几种简单的外治法。

1. 热水泡澡或泡脚

风湿性关节炎患者，在40℃左右的热水中泡澡，会感觉身体完全放松，压迫随之减少，疼痛也可获得缓解。也可以在晚上用热水泡脚，水温同样在 40℃左右即可，但热水应能浸至踝关节以上，时间在 15 分钟左右，以促进下肢血液循环。

2. 药酒浴

饮辣椒酒，并用清洁棉球蘸酒擦抹患病关节，至发红、发热为止，每日 2 次。

此外，对于关节痛患者来说，平时可以抽空做关节保健操。具体方法很简单：放松颈部，头向上下运动；慢慢向左右转动；向两侧屈，耳朵尽量贴向肩部。肩关节向前后、左右、上下各方向活动，做圆形运动；双手握在一起放在头后，双肘尽量向后拉。手腕上下、左右活动。双腿自然站立，分别向前、后、左、右活动髋关节、膝关节、踝关节、趾关节。

春季养肝有四法，从食物上下工夫

春季万物萌生，正是调养身体五脏的大好时机。俗语说：“药补不如食补。”养肝也是如此。因此，要养肝，就要从食物上下工夫。

方法一：以脏补脏，鸡为先。鸡肝味甘而温，补血养肝，为食补养肝之佳品，较其他动物肝脏补肝的作用更强，且可温胃。具体用法是取新鲜鸡肝 3 只、大米 100 克，同煮为粥服食。可治中老年人肝血不足、饮食不佳、眼睛干涩或流泪。此外，老年人肢体麻木者，也可用鸡肝 5 只、天麻 20 克，两味同蒸服，每日一次，服用半月，便可见效。

方法二：以味补肝，首选食醋。醋味酸而入肝，具有平肝散瘀、解毒抑菌等作用。肝阳偏亢的老年高血压患者，每日可食醋 40 毫升，加温水冲淡后饮服；也可用食醋泡鸡蛋或醋泡黄豆，食蛋或豆，疗效颇佳。平素因气闷而肝痛者，可用食醋 40 毫升、柴胡粉 10 克冲服，能迅速止痛。

方法三：补肝血，食鸭血。鸭血性平，营养丰富；肝主藏血，以血补血是中医常用的治疗方法。取鸭血 100 克、鲫鱼 100 克、白米 100 克同煮粥服食，可养肝血，辅治贫血，同时这也是肝癌患者的保肝佳肴之一。

方法四：疏肝养血，菠菜为佳蔬。菠菜为春天的应时蔬菜，具有滋阴润燥、疏肝养血等作用，作为肝气不疏并发胃病的辅助治疗常有良效。

春季是养眼好时节

春天时万物复苏，大地覆绿，又到了出游的好时节。到户外去拥抱大自然，真有一种蛰后初醒、生机盎然的情怀。同时，春游还有防治近视的最好功效。其观鸟赏鸟、登高远望、踏青视绿和放风筝的活动对视力最有益。

1. 赏鸟消除视疲劳

观鸟赏鸟能在寻觅、追踪飞鸟的过程中，迅速调节视野，变换焦距，对消除视疲劳大有好处。当然不要用望远镜。

2. 登高远望可防眼肌僵化

只有远近视野不断地交互变换，才能保持眼内调节肌肉的灵活伸缩而不僵化。人们的日常工作、学习、读书都是近视野，到大自然去远望，是防止眼肌僵化的好方法。

3. 踏青视绿恢复视力

眼睛最怕紫外线，艳阳下不戴墨镜，或在雪地暴露时间过长，都会招致视力损害。白光、红光对眼睛都有较强刺激，室内灯光，特别是电脑、游戏机、电视荧屏对视网膜均有损害。唯独原野、森林、草地的自然绿色最适于人的视觉，春天到大自然中去踏青视绿，对视力的恢复大有好处。

4. 放风筝放松睫状肌

放风筝除了引线高翔、舒展身心之外，对预防近视有特殊功效。专家指出，近距离、长时间用眼可引起眼睛睫状肌紧张，是造成近视的主因，放风筝正好让眼睛专注凝视远方，是很好的眼球调节运动。人体的眼球运动常是往下看近、往上看远，放风筝可吸引孩子专注盯着远方高空的风筝看，这种向上看远处某一定点的游戏特性，正可促使睫状肌放松、休息。

春夏之交上火，青橄榄煲汤利喉咙

春夏之交，季节更替之际，气温变幻不定，尤其是干燥多风的地区，人们很容易上火。轻者口燥唇干、咽喉肿痛；重者头痛少汗、流鼻血，甚至引发一些宿疾。所以，每到季节更替的时候，因上火而去医院就诊的人都会陡然增加。

此时自然界万物复苏，阳气上升，极易扰动人体肝、胆、胃肠蓄积的内热，从而出现上火症状。事实上过食辛辣肥腻、受凉伤风、情绪过激、缺少睡眠等诸多因素都会引发“上火”，这时候若能经常喝点无花果青榄猪骨汤便可防上火。

在春夏季节更替的时候风多雨少、气候干燥，体内水分容易通过出汗、呼吸而大量丢失，再加上“孩儿面”一般的天气，机体不能保持平衡稳定的新陈代谢，导致生理功能失调而引起上火症候。特别是性格急躁、生活不规律的年轻人和更年期女性很容易出现口腔溃疡、咽喉肿痛、口气、青春痘等脾胃伏热、心火上炎的症状。这种情况，轻症者一般无需服药，只需调顺生活起居，远离辛辣肥腻，多吃一些清凉甘润之品，很快能将肺胃之伏火去除，症状较重者则应及时就医。

此外，患者还应该注意调整生活习惯，要早睡早起保证睡眠，不要吃烧烤、火锅之类会加重病症的食物。可以适当用橄榄煲一点汤喝，可以起到养阴利咽的效果，还可防治上火引起的咽喉痛，非常适于日常的保健。

橄榄盛产于福建，其性味甘、涩、酸、平，入肺、胃经，有清热解毒、利咽化痰、生津止渴、除烦醒酒、化刺除鲠之功，可用于咽喉肿痛、烦渴、咳嗽吐血、细菌性痢疾、癫痫等症。出自清代《王氏医案》的"青龙白虎汤"就是以橄榄5枚、白萝卜200克共煎服，因橄榄色青可清足厥阴内寄之火风，萝卜色白能化手太阴外来之燥热，故而对春季咽喉疾病疗效颇佳。其实，用青橄榄配合各种食材煲汤，均可用于防治上火引起的咽喉肿痛。冬春季节，每日嚼食2~3枚鲜橄榄，可防止上呼吸道感染。因橄榄富含蛋白质、维生素C和钙，若儿童经常食用，对骨骼的发育大有益处。

橄榄有青橄榄和乌橄榄之分。我们平日吃的甘草榄、和顺榄、化皮榄、桂花榄等，就是将青橄榄用盐腌渍后经一系列工序加工而成。乌橄榄功效近似于青橄榄，但不可生食，凡是慢性胃肠病患者，均不能食用乌橄榄做成的菜，因其会引起胃肠病严重发作，所以在食用橄榄时要注意。

第二章　阳气生发，夏季抓住健康命脉

夏季天地之气相交，当借天以养阳

当桃红柳绿、风和日丽的春天走到尽头的时候，夏天便悄然来临了。《素问》中说："夏三月，此谓蕃秀，天地气交，万物华实。"夏天三个月，是从立夏开始的，立夏和立春一样，象征着一个季节的开始。《月令七十二候集解》对立夏的解释是："立，建始也。""夏，假也，物至此时皆假大也。"这里的"假"的意思是大。进入夏季，天地间的阳气更盛，天阳下逼，地热升腾，天地之气相交，农作物也借助天地间的阳气而枝繁叶茂。

我国古代将立夏分为三候："一候蝼蝈鸣，二候蚯蚓出，三候王瓜生。"也就是说立夏之后先是听到昼伏夜出的蝼蛄在夜间鸣叫，然后是蚯蚓感应到阳气渐升而出土活动。立夏的最后一候，王瓜的藤蔓开始快速攀爬生长。王瓜是特产于东北的一种爬藤植物，立夏后生长最快，六七月份便会生出红色的果实。这三候反映了夏日阳气渐升的景象。

中医讲究"春夏养阳，秋冬养阴"，许多人可能不理解，夏天天气炎热，自然界的阳气最为旺盛，为什么还要养阳呢？夏天人体内的阳气虽盛，但却浮于外，而阴气伏于内。由于这个季节气温较高，人体往往通过排汗来达到调节体温的目的。因为我们的身体在此时是主泄的，是在往外发散，所以人们动不动就感到身上汗津津的。中医有"久泻伤阴，过汗伤阳"的说法，出汗太多或是过于频繁，就会使人体的阳气受伤。再者，许多人为了避暑，要么成天躲在空调屋里，要么贪食冷饮。再加上一些广告商的推波助澜，许多百姓误认为夏天要多喝凉茶以防暑去火，而凉茶配伍过于苦寒，这些都将导致体内阳气的耗散。

此外，古人认为阳气就相当于自然界中的太阳，大自然中若没有太阳，则万物不能生长。人体也是如此。如果将人体比喻成银行的话，阳气就是货币，如果每天都透支的话，很快我们的健康就会出现问题了。轻则导致食欲下降、胃痛、腹泻等症，重则腰背酸痛、四肢僵硬，也就是患上人们通常所说的空调病。所以夏天更要注意补阳，只有阳气充足，身体才有能力抵御病邪，从而获得健康长寿。

葱郁茂盛，夏季养生注“养长”

《素问·四气调神大论篇》中有：“夏三月，此谓蕃秀，天地气交，万物华实。夜卧早起，无厌于日，使志无怒，使华英成秀，使气得泄，若所爱在外，此夏气之应，养长之道也。逆之则伤心，秋为痎疟，奉收者少，冬至重病。”

“夏三月”是指农历的四、五、六三个月。夏季是天地万物生长、葱郁茂盛的时期。金色的太阳当空而照，向大地洒下了温暖的阳光，这时，大自然阳光充沛，热力充足，万物都借助这一自然趋势加速生长发育。人在这个时候也要多晒太阳，不要怕出汗，在情志上不要过分压抑自己，这样才能使气血通畅。另一方面，因为夏季属火，主生长、主散发，夏天多晒太阳、多出汗，可借阳气的充足来赶走身体里的积寒。但现代人通常都处于空调的环境下，整个夏天都很少出汗，这样反而会让体内的寒气加深，抑制散发，秋天就会得痎证（呼吸方面的病），降低了适应秋天的能力，所谓奉收者少。

中医认为长夏（农历 6 月，阳历 7~8 月）属土，五脏中的脾也属土，长夏的气候特点是偏湿，“湿气通于脾”，也就是说湿气与脾的关系最大，所以，脾应于长夏，是脾气最旺盛、消化吸收力最强之时，因而是“养长”的大好时机。

夏季饮食要注意“清淡”二字

夏天的太阳那么大，拿什么来对抗它的炎热呢？下面将介绍清淡养生法，有助于帮助大家在炎热的夏季自行调理阴阳：

1. 头脑宜清净

盛夏烈日高温蒸灼，令人感到困倦、烦躁和闷热不安，使头脑清静和神气平和是养生之首要。古医经《养生篇》中记载，夏日宜“静养勿躁”，节嗜欲、定心气，切忌脾气火暴、一蹦三跳，勿使情绪激越而伤神害脏腑。

2. 饮食宜清淡

炎夏暑热，少食高脂厚味、辛辣上火之物，饮食清淡可起到清热、祛暑、敛汗、补液等作用，还有助于增进食欲。新鲜蔬菜瓜果，如西红柿、黄瓜、苦瓜、冬瓜、丝瓜、西瓜之类清淡宜人，既能保证营养，又可预防中暑；菊花清茶、酸梅汤和绿豆汁、莲子粥、荷叶粥、皮蛋粥等亦可清暑热，生津开胃。

3. 游乐宜清幽

炎夏不宜远途跋涉，最好是就近寻幽。清晨，曙光初露，凉风习习，到溪流、园林散步，做气功、保健操等，可使人心旷神怡，精神清爽；傍晚，散步徜徉在江滨湖畔，亦会令人心静如水，烦闷、暑热顿消；晚上，在人少、清凉之室，听听音乐、看看电视，或邀三朋四友，品茗聊侃，亦惬意舒心。

4. 居室宜清凉

早晚室内气温低，应将门窗打开，通风换气。中午室外气温高于室内，宜将门窗紧闭，拉好窗帘。阴凉的环境，会使人心静神安。

夏季尽享西红柿营养餐

西红柿是夏季餐桌上的家常菜，一年四季都可见，但夏季的西红柿最甜，营养也最丰富。它清热解毒、生津止渴，既可当蔬菜，又可当水果食用，有“菜中之果”的美誉。

西红柿含有丰富的胡萝卜素、维生素C和B族维生素，以及钙、磷、铁等矿物质，还含有苹果酸、柠檬酸、番茄红素等有益物质。其中维生素C的含量是苹果的数倍，尤其是维生素P的含量是蔬菜之冠。

西红柿是天然的防癌蔬菜，其所含的番茄红素具有独特的抗氧化能力，可以清除人体内导致衰老和疾病的自由基；预防心血管疾病的发生；阻止前列腺的癌变进程，并有效地减少胰腺癌、直肠癌、喉癌、口腔癌、乳腺癌等癌症的发病危险。

中医认为，西红柿性微寒，味甘、酸，有养阴生津、凉血养肝、健脾养胃、平肝清热、降低血压的功效，适用于热病伤阴引起的食欲不振、胃热口渴等症。这与西红柿含有苹果酸、柠檬酸有关，这两种成分可刺激食欲，促进胃酸分泌，帮助消化，增强胃肠的吸收功能。消化功能较差或多食荤腥油腻食品的人，在饭后进食西红柿是有好处的。

西红柿所含的烟酸能维持胃液的正常分泌，促进红细胞的形成，有利于保持血管壁的弹性和保护皮肤。所以食用西红柿对防治动脉硬化、高血压和冠心病也有帮助。西红柿多汁，可以利尿，肾炎病人也宜食用。

西红柿中还含有番茄碱，具有抗炎作用。加之西红柿中还含有丰富的维生素B_2、维生素C、维生素A、维生素K等，所以可以防治牙龈出血、口腔溃疡。

西红柿内含有一种叫谷胱甘肽的物质，可抑制酪氨酸酶的活性，使皮肤沉着的色素减退消失，雀斑减少，起到美容的作用。此外，西红柿含有的丰富维生素C，有美白、抗衰老的功效，每天吃一个西红柿可以使皮肤保持白皙，延缓衰老。另外，番茄红素同时可以抵抗太阳光的紫外线伤害，夏季的西红柿中番茄红素含量比较高，这主要是因为夏天阳光充沛、光照时间长，会让番茄红素的含量大大增加，所以夏季多吃西红柿可以起到很好的防晒作用。西红柿中含有胡萝卜素，可保护皮肤弹性，促进骨骼钙化，还可以防治小儿佝偻病、夜盲症和眼干燥症。

西红柿常可生食，用于热菜时可炒、炖和做汤。到底是生吃好还是熟吃好，一直都争论不休。其实，这两种吃法都对身体有好处，只不过是所摄取的营养素有所区别。经过研究证明，生吃西红柿会摄取更多的维生素C，熟吃西红柿会摄取更多的番茄红素。

西红柿生吃和熟吃都不会破坏维生素C，因为西红柿酸度大，有利于维生素C的稳定，烹调之后损失比较小。如果为获得钾和膳食纤维，也是生熟均可。西红柿熟吃，可以更好地吸收番茄红素，因为它是一种脂溶性的维生素，经过加热和油脂烹调后，才更有利于发挥它的健康功效。由于番茄红素遇光、热和氧气容易分解，烹调时应避免长时间高温加热，以保留更多的营养成分。做菜时盖严锅盖，能保护其避免被氧气破坏。

烧煮西红柿时稍加些醋，就能破坏其中的有害物质番茄碱。食用西红柿时，皮最好不要去掉，因为西红柿的皮中也含有维生素、矿物质和膳食纤维。此外，生吃西红柿时要注意洗净。

下面是有关西红柿的保健食谱：

1. 西红柿炒鸡蛋

材料：西红柿2个，鸡蛋2个，味精、盐、油各适量。

做法：（1）将鸡蛋打入碗内，略加盐，搅成蛋液，西红柿洗净切片；

（2）炒锅置火上，放油烧至六成热时，倒入蛋液，煎熟，炒碎，加西红柿翻炒片刻，加盐及味精调味即可。

功效：健脾开胃、生津止渴。

2. 西红柿炖牛腩

材料：牛腩、西红柿各适量，姜、料酒、盐、葱、油 、味精各适量。

做法：（1）将牛腩洗净切成小方块，西红柿放入开水中烫片刻，捞出剥去皮切成月牙块，姜切末、葱切段；

（2）炒锅置火上，倒入油烧至五成热时，放入牛腩翻炒；

（3）加入西红柿继续翻炒，西红柿要炒碎；

（4）加入适量清水、姜末、葱段、料酒，中火炖至肉熟；

（5）加入盐、味精调味，收汁即可。

功效：强身健体、祛暑解烦。

3. 糖拌西红柿

材料：西红柿4个，绵白糖（依个人口味而定）适量。

做法：（1）先将西红柿洗净，切成月牙块，装入盘中。

（2）加糖，拌匀即成。

功效：生津止渴、健胃平肝，适用于发热、口干口渴、高血压等病症。

苦瓜和西红柿搭配可治疗口臭烦渴、腹胀厌食；莲藕木耳鸡蛋西红柿汤可治口腔溃疡、牙龈肿痛等症状。

食用西红柿要注意以下几点：

1. 西红柿不宜和黄瓜同食。黄瓜含有一种维生素C分解酶，会破坏其他蔬菜中的维生素C，西红柿富含维生素C，如果二者一起食用，会达不到补充营养的效果。西红柿忌与石榴同食。

2. 空腹时不宜食西红柿。西红柿含有大量可溶性收敛剂等成分，与胃酸发生反应可凝结成不溶解的块状物，容易引起胃肠胀满、疼痛等不适症状。

3. 未成熟的西红柿不宜食用。青西红柿含龙葵碱，食用后轻则口腔感到苦涩，重时还会有中毒现象。

4. 西红柿不宜长久加热烹制后食用。长久加热烹制后会失去原有的营养与味道。

5. 西红柿偏凉，脾胃虚寒者不宜生吃，可选择加热过的西红柿或西红柿汁。

夏日去火强身，要懂三项必修课

夏日天气炎热，很容易带给我们身体上的不适，而且夏天人特别容易上火，表现出情绪烦躁、焦虑、易激动、失眠等。

朱丹溪说夏日属火，主心，是一年中阳气最旺的季节。这时候天气炎热，高温会影响人体内的阴阳平衡，所以人的火气大，容易情绪焦躁。因此夏季养生主要是通过滋阴来达到“去火除烦”的效果。

那么，夏日去火除烦需要注意些什么呢？

第一，补足水分。

因为高温炎热的缘故，夏天人特别爱出汗，这就容易导致水分流失，所以夏日要随时补充水分。而温水是最好的选择，常喝温水可以解决许多问题，包括冷却体内燥热，冲刷口腔中的细菌菌落，抑制细菌生长，比较不会口臭。即使常待在冷气房的人，水分蒸发较少，一天也要喝水 1300 毫升左右，流汗时更要多喝。上火时适合喝柠檬水，多吃柑橘类等酸味的水果。如果不喜欢水淡无味的口感，也可多喝舒缓饮，例如薄荷、苦茶、菊花、金银花等花草茶。

第二，饮食清淡。

夏天饮食需清淡，不宜多吃水分低的食物，如饼干、花生等坚果，否则会引起火气。另外夏天应该喝牛奶。很多人认为夏季喝牛奶会加重“上火”，从而引起烦躁。其实，夏饮牛奶不仅不会“上火”，还能解热毒、去肝火。中医就认为牛奶性微寒，可以通过滋阴、解热毒来发挥“去火”功效。

第三，注重睡眠。

因为炎热，夏季 23 时前睡觉这一点很难做到，但夏季恰恰是最需要保证在 23 时前睡觉的季节。因为，23 时到凌晨 1 时是气血回流到肝脏的时间，如果不睡，等于强迫肝脏继续工作，就会引起肝火。所以夏季一定要想方设法让自己睡好。

夏季丝瓜，美丽“女人菜”

盛夏时节人很容易上火，丝瓜具有清热泻火、凉血解毒的功效，其鲜嫩、滑爽的口感，老幼咸宜，不仅营养丰富，且颇具药用价值。炎热的夏季吃上一盘用丝瓜做成的汤菜，既可去暑清心、醒脾开胃，免除苦夏之烦恼，又可美白皮肤，特别适合女性食用。

丝瓜中含有蛋白质、脂肪、糖类、粗纤维、钙、磷、铁、瓜氨酸以及 B 族维生素、维生素 C、葫芦素，还含有人参中所含的成分——皂苷等防病保健的活性成分。

丝瓜有健脑的功效，其 B 族维生素含量高，有利于小儿大脑发育及中老年人大脑健康。

丝瓜可抗坏血病，其维生素 C 含量较高，可用于抗坏血病及预防各种维生素 C 缺乏症；同时还可抗病毒、防过敏，丝瓜提取物对乙型脑炎病毒有明显的预防作用，在丝瓜组织培养液中还提取到一种具抗过敏性的物质——泻根醇酸，其有很强的抗过敏作用。

丝瓜对女性月经不调能起到治疗作用。中医认为，丝瓜性平味甘，有通经络、行血脉、凉血解毒的功效，因此民间常用它来治疗妇科疾病。

丝瓜作为美容佳品，更值一提。丝瓜中含防止皮肤老化的 B 族维生素和增白皮肤的维生素 C 等成分，能除雀斑、增白、去皱。丝瓜汁有“美容水”之称，用其擦脸能使皮肤更加光滑、细腻，还具有消炎效果。

丝瓜不宜生吃，因为生吃时有一种怪味道，可炒、烧、做汤食用或取汁用以食疗。丝瓜吃时最好去皮。丝瓜汁水丰富，宜现切现做，以免营养成分随汁水流走。

丝瓜的做法有很多种，下面我们来学习最保健的烹饪方法：

1. 清炒丝瓜

材料：丝瓜 1 根，葱、姜、枸杞、味精、盐、油各适量。

做法：（1）丝瓜去皮洗净，切成薄片；姜切丝，葱切末；

（2）油烧至九成热时，加入姜丝、葱末爆香后，放入枸杞炒匀，再放入丝瓜、盐翻炒；

（3）至丝瓜熟时，加入味精稍炒即可。

功效：解毒消痈、清热利湿。

2. 香菇烧丝瓜

材料：香菇（干）适量，嫩丝瓜 1 根，姜、盐、味精、湿淀粉、香油、料酒、油各适量。

做法：（1）香菇泡发后去杂洗净，嫩丝瓜去皮切片，姜捣成姜汁；

（2）炒锅置火上，加入油，烧热后放香菇，翻炒数下，放丝瓜，翻炒；

（3）放姜汁、料酒、盐、味精、适量水，武火烧沸后改为文火；

（4）烧至入味，用湿淀粉勾芡，淋入香油，装盘即可。

功效：益气血、通经络。

3. 西红柿丝瓜汤

材料：西红柿 2 个，丝瓜 1 根，香葱 1 棵，高汤适量，熟猪油、味精、盐、胡椒粉各适量。

做法：（1）将西红柿洗净，切成薄片；丝瓜刮去粗皮洗净，切成薄片；香葱切末；

（2）锅置火上，下熟猪油烧至六成热，倒入鲜高汤烧开；

（3）放入丝瓜、西红柿，待二者都熟时，加胡椒粉、盐、味精，撒入葱花即成。

功效：清解热毒、消除烦热。

此外，大家在食用丝瓜时还要注意以下情况：丝瓜在烹制时应注意尽量清淡、少油，可勾稀芡，用味精或胡椒粉提味，以保持其香嫩爽口的特点；丝瓜烹煮时不宜加酱油和豆瓣酱等口味较重的酱料，因为丝瓜的味道清甜，加酱料会抢味；体虚内寒、腹泻者不宜多食丝瓜，因丝瓜性寒，对其身体不利。

夏季吃黄瓜，最爱那一口清凉

夏季，黄瓜是家庭餐桌上的“平民蔬菜”，以其营养、价廉大受青睐。夏季暑热难耐，使人不免心情烦躁，适当的食用黄瓜可起到降压、解暑的功效，清爽之余，营养也足够充足。

黄瓜肉质脆嫩，汁多味甘，生食生津解渴，且有特殊芳香。黄瓜含水分为98%，富含蛋白质、糖类、维生素 B_2、维生素 C、维生素 E、胡萝卜素、烟酸、钙、磷、铁等营养成分。

黄瓜中含有的葫芦素 C 具有提高人体免疫功能的作用，可达到抗肿瘤的目的。此外，该物质还可治疗慢性肝炎。黄瓜中所含的丙氨酸、精氨酸和谷氨酰胺对肝脏病人，特别是对酒精肝硬化患者有一定的辅助治疗作用，可防酒精中毒。

黄瓜含有维生素 B_1，对改善大脑和神经系统功能有利，能安神定志，辅助治疗失眠症。

黄瓜有利尿的功效，有助于清除血液中像尿酸那样的潜在的有害物质。黄瓜味甘性凉，具有清热利水、解毒的功效。对除湿、滑肠、镇痛也有明显效果。黄瓜还可治疗烫伤、痱疮等。此外，黄瓜藤有良好的降压和降胆固醇的作用。

黄瓜是减肥佳品。鲜黄瓜内含有丙醇二酸，可以抑制糖类物质转化为脂肪。黄瓜中还含有纤维素，对促进肠蠕动、加快排泄和降低胆固醇有一定的作用。黄瓜的热量很低，对于高血压、高脂血症以及合并肥胖症的糖尿病，是一种理想的食疗良蔬。

黄瓜也是美容菜蔬，有“厨房里的美容剂”之称。黄瓜所含的黄瓜酶，能促进人体的新陈代谢，可排出毒素，其中的维生素 C 能美白肌肤，保持肌肤弹性，抑制黑色素的形成。经常食用或贴在皮肤上可有效地抗皮肤老化，减少皱纹的产生，并可防止唇炎、口角炎。老黄瓜中富含维生素 E，可以延年益寿、抗衰老；黄瓜中的黄瓜酶，有很强的生物活性，能有效地促进机体的新陈代谢。

营养学家认为，凉拌菜越自然越好，能不焯的尽量不焯，因为维生素是水溶性物质，蔬菜一焯就易造成维生素的损失。黄瓜含有维生素 C、B 族维生素及许多微量矿物质，它所含的营养成分丰富，生吃口感清脆爽口，营养也不会流失。

研究证明，黄瓜皮所含营养素很丰富，应当保留生吃。但为了预防农药残留对人体的伤害，黄瓜皮应先在盐水中泡 15~20 分钟再洗净生食。用盐水泡黄瓜时切勿掐头去根，要保持黄瓜的完整，以免营养素在泡的过程中流失。

吃黄瓜时，一定要保留黄瓜把儿，这是因为，黄瓜把儿含有较多苦味素，苦味成分为葫芦素 C，是难得的排毒养颜食品，实验证实，葫芦素 C 具有明显的抗肿瘤作用。

如果吃腻了炒黄瓜、拌黄瓜，那么自制一杯黄瓜汁饮用，口感和营养俱佳，在夏天可以用来预防口腔疾病。

黄瓜汁的做法很简单，将新鲜的黄瓜简单地用糖腌一下，或者直接加冷开水在榨汁机中，取汁饮用。如果觉得稀释后的黄瓜汁口感有点苦涩，可以适量加一点蜂蜜来调味。

早晨喝一杯黄瓜汁可以清爽肠胃，黄瓜含有的大量维生素还可以缓解一定的发炎症状，可以防治口腔溃疡。每天饮用一杯黄瓜汁可以防止头发脱落、指甲劈裂以及增强大脑的记忆力。有研究表明，饮用黄瓜汁的效果要比吃整个黄瓜的效果好。

下面给大家推荐几款黄瓜的特色吃法：

1. 蓑衣黄瓜

材料：大黄瓜 1 根，朝天椒适量，白芝麻、花椒、香油、醋、白砂糖、盐各适量。

做法：(1)将黄瓜下面垫两根筷子，从一端开始朝同一方向以 45° 的角度斜刀去切，不要将黄瓜切断，刀距要小，切出的黄瓜就比较柔软，将整根黄瓜翻转 180°，再用同样方法斜切；

（2）朝天椒切丝，泡入冷水中；

（3）白芝麻在干炒锅中用小火慢慢焙出黄色，盛出充分凉凉；

（4）锅置火上，加热后放香油，油热后，依次放入花椒和朝天椒丝，微变色后立即盛出，制成麻香油；

（5）将适量醋、白砂糖、盐、麻香油制成汁，浇在蓑衣黄瓜上，搅拌均匀后放入冰箱中腌制 1 小时；

（6）食用时将黄瓜撕成小段，撒上白芝麻即可。

功效：排毒解暑、降脂降压。

2. 凉拌黑木耳

材料：黑木耳（干）适量，黄瓜 1 根，大蒜、香葱、芝麻、盐、味精、香油各适量。

做法：（1）黑木耳泡发后去蒂洗净，蒜捣成泥；

（2）将木耳放入开水中焯一下，捞起沥干水分，盛在碗内；

（3）加入黄瓜丝、蒜泥、葱花、芝麻、盐、味精、香油，拌匀后即可。

功效：减肥、滋补、和血、平衡营养。

3. 拍黄瓜

材料：黄瓜、香菜适量，大蒜、盐、白糖、醋、味精、香油各适量。

做法：（1）将黄瓜洗净，拍酥、切段；

（2）香菜洗净切末，大蒜捣成泥；

（3）将黄瓜、香菜、蒜泥、醋、盐、白糖、香油、味精拌匀即可。

功效：解暑、清肠、利尿、降压。

黄瓜搭配豆腐，可以解毒消炎、润燥平胃。豆腐性寒，含糖类极少，有调节机体和润燥平火的作用。

此外，大家在食用黄瓜前还应该适当了解一下食用黄瓜的禁忌：

1. 脾胃虚弱、腹痛腹泻、肺寒咳嗽者都应少吃，因黄瓜性凉，胃寒患者食之易致腹痛泄泻。

2. 黄瓜与花生同食易引起腹泻。黄瓜性味甘寒，常用来生食，而花生米多油脂，性寒食物与油脂相遇，会增加其滑利之性，可能导致腹泻，尤其是肠胃功能不好的人不宜多食。

3. 黄瓜不宜与含维生素 C 丰富的蔬果同食。黄瓜所含的维生素 C 分解酶如果与维生素 C 含量丰富的食物，如辣椒、西红柿、苦瓜、菜花、芹菜、橘子等同食，维生素 C 分解酶就会破坏其他食物的维生素 C，虽对人体没有危害，但会降低人体对维生素 C 的吸收。

夏季滋阴润燥，多食猪瘦肉

夏季高温炎热，对许多人来说应对“苦夏”的结果就是只吃蔬菜、水果的完全清淡饮食，其实，夏季高温使营养素和水分大量流失，因此，夏季饮食更要注重营养。猪瘦肉含有丰富的蛋白质及脂肪、糖类、钙、磷、铁等成分，可以成为夏季进补的主要食物。

猪瘦肉的营养非常全面，不仅为人类提供优质蛋白质和必需的脂肪酸，还提供钙、磷、铁、维生素 B_1、维生素 B_2 和烟酸等营养元素。相对牛羊肉来说，猪瘦肉的营养优势在于含有丰富的 B 族维生素，能调节新陈代谢，维持皮肤和肌肉的健康，增强免疫系统和神经系统的功能，促进细胞生长和分裂，预防贫血发生，而且猪瘦肉中的血红蛋白比植物中的更好吸收，因此，吃瘦肉补铁的效果要比吃蔬菜好。

经过烹调加工后的猪瘦肉味道特别鲜美，因为猪瘦肉纤维较为细软，结缔组织较少，肌肉组织中含有较多的肌间脂肪。猪肉如果调煮得当，它也被称为"长寿之药"。猪肉经长时间炖煮后，脂肪会减少 30%~50%，不饱和脂肪酸增加，而胆固醇含量会大大降低。

中医认为，猪肉性平、味甘，具有润肠胃、生津液、补肾气、解热毒、补虚强身、滋阴润燥、丰肌泽肤的功效。可作为病后体弱、产后血虚、面黄羸瘦者的营养滋补品。将猪肉煮汤饮下可急补由于津液不足引起的烦躁、干咳、便秘和难产。

关于猪瘦肉的烹饪方法，相信不管是饭店大厨，还是家庭主妇，都能说出许多种做法，可谓花样繁多。但是爆炒猪瘦肉最营养，因为猪肉中的 B 族维生素属于水溶性维生素，红烧或者清炖时营养素比较容易在汤中流失，而且烧、炖的烹饪时间较长，对营养素是更大的损失。爆炒的时候尽量搭配一些纤维素含量高的蔬菜，这样更容易增加肠蠕动，减少对脂肪的吸收。比如芹菜、春笋、冬笋，都是炒肉丝的好搭配。猪瘦肉与香菇一起烹饪较好，香菇中含有的丰富的食物纤维会抑制猪肉中的胆固醇被人体吸收。

下面来介绍几款猪肉的做法：

1. 香芹肉丝

材料：芹菜、猪瘦肉各适量，红萝卜适量，蒜、淀粉、料酒、生抽、油、盐各适量。

做法：（1）芹菜剥去老瓣，摘去叶，切段；

（2）猪瘦肉洗净切丝；

（3）猪瘦肉加入蒜肉（略拍）、生抽、料酒、淀粉、盐，腌片刻待用；

（4）烧油锅，放芹菜炒熟盛起；

（5）烧油锅，加入蒜末爆香，放肉丝，加红萝卜丝、芹菜、芡汁，即可盛盘。

功效：清肠润肺、补铁补血。

2. 香菇炒肉

材料：猪瘦肉、鲜香菇各适量，油、盐、味精、料酒、葱、淀粉、姜、花椒粉、胡椒粉各适量。

做法：（1）猪瘦肉和香菇分别切片；

（2）猪瘦肉用盐、料酒、淀粉拌匀；

（3）用料酒、味精、葱、姜、花椒粉、胡椒粉、淀粉、水对成汁；

（4）炒锅烧热注油，油热后即下肉片，边下边用勺推动，待肉丝散开；

（5）待炒出味后加香菇炒几下，再倒入兑好的汁，待起泡时翻匀即可出锅。

功效：降胆固醇，增强食欲。

3. 木须肉

材料：猪瘦肉、鸡蛋、干木耳、黄瓜各适量，酱油、盐、料酒、油、香油各适量。

做法：（1）将猪瘦肉切成丝；鸡蛋磕入碗中，用筷子打匀；干木耳加开水泡5分钟，去掉根部，撕成块；黄瓜斜刀切成菱形片；葱、姜切成丝；

（2）炒锅点火，加油，烧热后加入鸡蛋炒散，使其成为不规则小块，盛装在盘中；

（3）炒锅点火，加油烧热，将肉丝放入煸炒至肉色变白，加入葱花、姜丝同炒，炒至八成熟，

（4）加入料酒、酱油、盐，炒匀后加入木耳、黄瓜和鸡蛋同炒，熟后淋入香油即可。

功效：散血解毒、健脾开胃。

猪瘦肉要斜切，因其肉质比较细、筋少，如横切，炒熟后会变得凌乱散碎；如斜切，即可使其不破碎，吃起来又不塞牙。

夏季里最好的降温食物全知道

盛夏时阳光炙烤，酷暑难耐，让人无处可逃。这时候也许你会躲到空调房里，也许你会抱着冰镇汽水灌个没完，可仔细想想，贪图了一时痛快却给健康留下了多少隐患！下面给你推荐几样果蔬，保你既能消暑解渴又能强身健体。

1. 白扁豆。性平，味甘，有清暑化湿、健脾益气的作用，尤其是长夏之时，暑湿吐泻、食少久泄、脾虚呕逆者，食之最宜。

2. 甘蔗。古代医家称之为“天生复脉饮”。蔗浆甘寒，有解热、生津、润燥、滋阴的作用，通常作为清凉生津剂。在炎热夏季，对口干舌燥、津液不足、烦热口渴者，食之最宜。

3. 乌梅。在民间，有用乌梅同冰糖煎成乌梅汤放凉后当冷饮供夏天饮用的习惯。乌梅味酸，同冰糖煎汤，又甜又酸，非常可口。中医有“酸甘化阴”之说，炎夏饮用乌梅汤，有生津止渴、祛暑养阴的效果。不仅如此，乌梅对大肠杆菌、痢疾杆菌、伤寒杆菌、绿脓杆菌、霍乱弧菌等多种病菌都有抑制作用。因此，夏季饮用乌梅汤，不但是清凉饮料，并且可以防止肠道传染病。

4. 草莓。有清暑解热、生津止渴的作用。果味酸甜适口，具有特殊的香味，是夏季天然的清凉止渴剂。

5. 桑葚。性寒，味甘，是一种球形多汁的小浆果，每100千克新鲜桑葚能榨出果汁40多千克，民间用它制成桑葚汽水，甜酸适度，风味别致，是夏令理想的清暑饮料。桑葚有滋阴养液的作用。《本草经疏》载：“桑葚，甘寒益血而除热，为凉血补血益阴之药。”《四时月令》还说：“四月宜饮桑葚酒，能理百种风热。”所以，每年4~6月份桑葚熟时，食之最宜。

6. 葡萄。性平，味甘、酸，是一种多汁浆果，有补气血、开胃口的作用。古人对葡萄给予很好的评价：“葡萄当夏末涉秋，尚有余暑，甘而不饴，酸而不酢，冷而不寒，味长汁多，除烦解渴。”可谓是水果中的隽品，夏天食之颇宜。

7. 椰子浆。又称椰子汁、椰酒，为椰子胚乳中的浆液。《中国药植图鉴》云：“椰汁滋补，清暑，解渴。”所以，夏季饮用椰子浆，既能补充随汗丢失的体液，又有补虚、祛暑、止渴的功效。特别是对患有充血性心力衰竭而水肿之人，食之更宜。

8. 柠檬。味极酸，有生津、止渴、祛暑、安胎的作用。《食物考》中记载：“柠

檬浆饮渴瘳，能避暑。孕妇宜食，能安胎。”所以，炎夏之季，宜用柠檬绞汁饮，或生食，尤以怀孕妇女食之更宜。

9. 西瓜皮。又称西瓜青、西瓜翠衣，是西瓜的外皮。有良好 的清热解暑、生津止渴的效果，炎夏之季，暑热烦渴者食之最宜。《随息居饮食谱》中说它能“凉惊涤暑”。《饮片新参》亦云：“西瓜皮清透暑热，养胃津。”或洗净凉拌，或煎汤代茶饮服均可。

10．柿子。有清热、去烦、止渴的功用。故炎热夏季，肺胃阴伤，汗多津泄，燥热烦渴之时，食之尤宜。然而柿子是大凉之物，即使在伏天，那些胃寒、脾胃虚弱者以及妇女经期，仍当忌食为妥，更注意不可与螃蟹一起食用，“凡食柿不可与蟹同，令人腹痛大泻”。

11．菠萝。菠萝多汁，味酸甜可口，香气浓郁，别有风味。有清暑解渴、消食止泻的作用。

12．荸荠。是夏季理想果品，它性寒多汁，无论生食或熟食，均属清热、祛暑、生津、止渴的佳品。当热天口渴、咽喉干痛、肺有热气、眼球红赤、口鼻烘热、咳吐黄痰时，吃荸荠非常奏效。炎夏时容易发生暑热下痢，饮用荸荠汁能清理肠胃热滞污秽，可收到辅助治疗的效果。

13．苦瓜。性寒，味苦，有清火消暑、明目解热的作用。适宜夏季烦热、口渴多饮，甚者中暑发热时服食。民间都把苦瓜当作夏季合时的蔬菜。烹调时把苦瓜纵切开来，去瓤后，用盐水稍腌片刻，即除掉一半苦味，再将苦瓜切片，可炒可拌，也可用来煮鱼、肉，不仅不苦，反而更鲜美。民间还有用苦瓜煮汤作凉茶饮用的习惯，这样做更具有消暑、祛热、止渴的效果。

14．冬瓜。性凉，味甘淡，肉质柔软，有独特的清凉感，是夏季最受欢迎的瓜类。民间常用冬瓜煨汤，是最好的消暑妙品；鲜冬瓜绞汁或捣汁饮用，更可消暑解热；夏天用以配合肉类、冬菇煨汤，特别受小朋友的喜爱，更有消除暑热烦闷的功效。

15．节瓜。味道清淡。节瓜不仅解暑，还有利尿作用。民间习惯在夏日用节瓜煨汤，不但能保持小便通畅，帮助消除疲劳，还能消除暑热，保持身体健康。

16．菜瓜。又名越瓜、生瓜，果肉白色或淡绿色。性寒，味甘，质脆多汁，炎夏季节烦热口渴时，可以生食之。它有清热、除烦、解渴、利尿的作用。《食物中药与便方》中说：“中暑烦渴，用生瓜捣绞汁，多量饮服，能解暑热。”尤其是在夏天酒醉后烦闷口渴时，食之更宜，因为菜瓜不仅能祛暑，又兼能醒酒。

17．甜瓜。又称香瓜。性寒，味甘，有消暑热、解烦渴、利小便的效果。《随息居饮食谱》中亦说它能“涤热，利便，除烦，解渴，疗饥，亦治暑痢。”故夏季烦热口干时食之颇宜。

18．菱角。《随息居饮食谱》中记载：“鲜者甘凉，熟者甘平。生食能清暑解热，除烦止渴，熟食则健脾益气。”所以，炎夏烦渴之时宜食生菱。

19. 西红柿。据《陆川本草》记载，它“甘酸微寒，生津止渴，健胃消食，治口渴，食欲不振”。西红柿含丰富的维生素，其中以维生素 C 最多，还含有不少钙、磷、钾、钠等元素，它既是蔬菜，又具有水果的特征，故又有“菜中之果”的美誉。炎热夏天，吃白糖拌西红柿，不仅能生津止渴、健胃消食，还能增强人体免疫力。民间还用于预防夏日中暑，习惯用西红柿适量，洗净切片，煎汤代茶当作饮料。

20. 苋菜。性凉，味甘，是夏天的理想蔬菜。天气酷热时往往会令人心烦气躁，用苋菜煮汤佐膳，有解暑清热的好处，尤其是青少年在夏季服食，更加适宜，不仅能解暑，另外由于苋菜含有高浓度赖氨酸，对人体成长发育很有帮助。如果是孕妇夏日临产前，食之最宜。

21. 薏米。又称六谷米。性凉，味甘淡，有清热利湿和健脾补肺的作用，最适宜长夏季节，暑热挟湿者服食，煮粥服用，最为有益。

22. 百合。有润心肺、安神志、清虚火的作用，炎夏酷暑之际，常吃些百合绿豆汤，最为适宜。这是防暑清心、安神除烦的极佳饮料，百合和绿豆两者同用，相得益彰。

23. 大蒜。据现代研究，大蒜有八大功效，一有抗菌消炎作用，二有抗动脉粥样硬化作用，三有降血脂作用，四有降血压作用，五有抗肿瘤作用，六有提高机体免疫功能作用，七有降血糖作用，八有健脑作用。根据古代医家经验，炎夏之季，食之尤宜。如《本草衍义补遗》中就曾说："大蒜，多用于暑月。"《本草纲目》也认为："夏月食之解暑气。"

24. 木耳菜。又称落葵、西洋菜。性寒，味酸甜，有清热、解毒、凉血的作用。炎热夏季食之尤宜。《本草纲目》中曾说："落葵，三月种之，嫩苗可食。五月蔓延，其叶似杏叶，而肥厚软滑，作蔬和肉皆宜。"由此可见，木耳菜是夏令季节性佳蔬。

25. 菊花。性凉，味甘苦，以白菊花为优，有疏散风热、泻火祛暑、清肝明目的作用。对夏天头昏脑涨、暑热烦渴、目赤肿痛，以及血压偏高者，宜常饮菊花茶，颇有益处。

26. 瓠子。为夏令佳蔬。性寒，味甘，能清热、利水、止渴、除烦。《唐本草》中就曾说它止渴消热。炎夏酷暑，以之煨汤，最为适宜。正如《群芳谱》中所言："味淡，夏月为日常食用。"

27. 丝瓜。性寒凉，为夏令佳蔬，有清热、凉血、祛暑的作用。《陆川本草》中还说它能"生津止渴，解暑除烦"。民间百姓也习惯于炎夏季节多吃丝瓜，或烧汤，或炒食。

28. 生姜。为常用调味佐料。性温热，味辛辣，易发散。元代名医李杲指出："盖夏月火旺，宜汗散之，故食姜不禁。"尤其是在现代化生活中，夏天多爱使用空调，使人极易感受寒邪，常吃些生姜最为适宜。

29. 米醋。中医认为醋有解毒作用，相当于现代医学的抗病毒及抗菌消炎之意。现代有研究者认为：一方面，食醋能有效地抑制体内乳酸的形成，从而消除疲劳感；另一方面，人们在炎夏时节多吃些醋，能增进食欲，帮助消化，提神醒脑，可保持精神健康。

30. 薄荷。性凉，味甘辛，有疏散风热、清热解暑的作用，适宜在炎夏酷暑之季当作清凉饮料服用，可起到预防中暑之效。但有两点应提醒注意：一是薄荷不宜久煎久煮，因为它的主要有效成分为挥发油，久煮则会减效；二是不宜多服久服，正如《本经逢原》所说："多服久服，令人虚冷。"

31. 决明子。性凉，味甘、微苦，有清热、凉肝、明目的作用。《本草求真》中还说："决明子除风散热。"炎夏之季，常用决明子泡茶频饮，颇多裨益，尤其是患有高血压和高脂血症患者，以及目赤肿痛之人，多饮些决明子茶，最为适宜。

32. 草菇。性寒，味甘，不仅菇肉肥嫩、味道鲜美，而且营养价值较高。它含大量维生素 C 和蛋白质，其中有 8 种人体所必需的氨基酸，而脂肪含量低，又不含胆固醇，更具有消暑和 降血压的功效。因此，在炎热的夏季，宜吃性凉清热的草菇。尤其是有高血压、高脂血症和肝胆疾病之人，夏天食之，颇多益处。

33. 鲜藕。性寒，味甘。据《本草汇言》云："藕，凉血散血，清热解暑之药也。"《本草经疏》亦说："藕，生者甘寒，能凉血止血，除热清胃。"可见，在炎热的夏天食用鲜藕，有清热、凉血、生津、止渴、解暑、除烦的功用。民间常用鲜藕 250 克，洗净切片，加糖适量，煎汤当凉茶饮，借以防暑。

34. 紫菜。夏季炎热，人们大量出汗导致水、电解质、维生素大量丢失，此时多食紫菜，最为适宜。食后能调节机体、平衡血液酸碱度、消暑热、清心火，是夏季理想的清补食品。

35. 枸杞。性平，味甘，有滋补肝肾、养阴明目、防治疰夏的功用。炎夏季节时津液外泄，阴常不足，宜吃生津养阴的清淡补品为妥。尤其是干燥综合征患者和每年患疰夏的病人，宜用枸杞泡茶频饮，很有好处。

36. 金银花。性寒，味甘，最擅清火解毒。用金银花制成的凉茶，是夏季最好的清热解暑饮料。民间至今还保留着夏饮金银花露的风俗习惯，无论老幼，皆为适宜。

37. 荷叶。性凉，味苦、涩，有清暑利湿、升发清阳的作用。《本草再新》即载："荷叶清凉解暑，生津止渴，解火热。"《滇南本草》还说："上清头目之风热，止眩晕。"尤其是肥胖之人以及高脂血症患者，夏天食之更宜。或煎水代茶饮，或煮稀粥食用，既清暑热，又能减肥。

此外，盛夏时还宜服食茼蒿、绿豆芽、赤小豆、萝卜、花菜、芹菜、茭白、发菜、莼菜、柑橘、橙子、香蕉、橄榄、苹果、胖大海、鱼肉、鸭肉、螺蛳、蚌肉、蚬肉、甲鱼，以及牛奶、豆浆、啤酒等清补食品。

一碗绿豆汤，巧避暑邪赛仙方

在酷热难耐的夏天，人们都知道喝绿豆汤以清热解毒。民间广为流传"夏天一碗绿豆汤，解毒去暑赛仙方"这一健康谚语。中国人很早开始就认识到绿豆粥清热解毒的功效。唐朝医家说绿豆："补益元气，和调五味，安精神，行十二经脉，去浮风，益气力，润皮肉，可长食之。"

而《本草纲目》是这样记载绿豆的：用绿豆煮食，可消肿下气、清热解毒、消暑解渴、调和五脏、安精神、补元气。绿豆性寒、味甘，入心、胃经，具有清热解毒、消暑利尿之功效。所以是夏季补心安神、清热解毒的佳品。

服食绿豆，最好的方法当然是用绿豆熬汤。制绿豆汤时，有时会因煮的时间过久，而使汤色发红发浑，失去了应有的特色风味。这里列举五种熬制绿豆的方法，简单轻松就能熬出美味又解暑的绿豆汤。

方法一：

将绿豆洗净，控干水分倒入锅中，加入开水，开水的用量以没过绿豆 2 厘米为好，煮开后改用中火。当水分要煮干时（注意防止粘锅），加入大量的开水，盖上锅盖，继续煮 20 分钟，绿豆已酥烂，汤色碧绿。

方法二：

将绿豆洗净，用沸水浸泡20分钟，捞出后放到锅里，再加入足量的凉水，旺火煮40分钟。

方法三：

将绿豆洗净，放入保温瓶中，倒入开水盖好。等绿豆粒已涨大变软，再下锅煮，就很容易在较短的时间内将绿豆煮烂。

方法四：

将挑好的绿豆洗净晾干，在铁锅中干炒10分钟左右，然后再煮，绿豆很快就可煮烂。

方法五：

将绿豆洗净，用沸水浸泡10分钟。待冷却后，将绿豆放入冰箱的冷冻室内，冷冻4个小时，取出再煮。

此外，夏季空调大开，门窗紧闭，一天到晚开着电脑，还要随时接听手机、电话。这是夏天，在写字楼里工作的人们要面对的共同环境。在这样的环境里一工作就是一天，并且天天如此，皮肤干燥、眼睛干涩都会自动“找上门来”，但可怕的还不仅仅是这些。

在空调环境下，电脑和手机所产生的联合电场，对人体的辐射会加倍，导致人代谢功能发生紊乱，典型症状就是头晕、恶心。既要抵御空调病，又要防辐射，怎么办？

专家建议每天喝几大碗绿豆汤。虽然没有科学数据证明，吃绿豆食品——比如喝绿豆汤，可以直接抗辐射，但是，“绿豆解百毒”，它可以缓解或治疗因外界环境比如辐射，给人体带来的种种不适，尤其可以起到很好的预防作用。

夏季，民间历来用绿豆汤解暑，这是因为绿豆的药用功效是解暑、利湿、解毒。大人小孩，喝了绿豆汤就可以降解体内的暑热，预防中暑。另外，绿豆与其他食品一起烹调疗效更好，如绿豆银花汤。做法是：取绿豆100克、金银花30克，加水适量煮10分钟左右即可，喝下清汤暑气全消。

绿豆汤究竟一天喝多少才合适？可以根据个人自身的情况来定。体质强壮，容易上火，甚至身体有毒热的人，就可以喝浓一点的绿豆汤，多喝几碗也没关系。

除了喝绿豆汤之外，由于夏季室内辐射环境加上暑湿，给人体造成的其他不适，比如出现过敏性湿疹、皮肤瘙痒，还可以把绿豆泡软，剥下皮，用皮熬水，然后用“豆皮水”洗患处。如果患处溃破，还可以把煮熟的豆皮捣烂，外敷并包裹在创面上，会很快愈合。

防暑降温粥伴你清凉度夏

在炎热的夏季，人的胃肠功能因受暑热刺激，其功能会相对减弱，容易发生头重倦怠、胸脘郁闷、食欲不振等不适，甚至引起中暑，从而伤害健康。

为保证胃肠正常工作，就要在饮食上对机体起到滋养补益的作用，以便增强人体抵抗力，有效地抵御暑热的侵袭，避免发生中暑。下面的防暑降温粥能帮你清凉度夏。

1. 银花粥：银花性寒、味甘，气味清香。用银花30克水煎后取浓汁约150毫升，再用粳米50克，加水300毫升煮成稀粥，分早、晚两次温服，可预防并治疗中暑。风热患者和头痛目赤、咽喉肿痛、高血压、冠心病患者最宜食用。

2. 薄荷粥：先取新鲜薄荷30克，或干薄荷15克，煎汤取汁备用。再取100克大米煮成粥，待粥将熟时加入薄荷汤及适量冰糖，煮沸一会儿即可。此粥具有清热解暑、疏风散热、清利咽喉的功效。薄荷叶性凉、味辛，气味清香，很是可口。

3. 荷叶粥：取新鲜荷叶一片，洗净切碎，放入纱布袋中水煎，取浓汁150毫升，加入粳米100克、冰糖适量，加水500毫升煮成稀粥，每天早、晚食一次。荷叶气香微涩，有清热解暑、消烦止渴、降低血压和减肥等功效，与粳米、冰糖煮粥香甜爽口，是极好的清热解暑良药。

4. 莲子粥：莲子有清心除烦、健脾止泻的作用。用莲子、粳米同煮成莲子粥，对夏热心烦不眠有治疗作用。

5. 藿香粥：藿香15克（鲜品加倍），加水180毫升，煎煮2~3分钟，过滤去渣；粳米50克淘净熬粥，将熟时加入藿香汁再煮2~3分钟即可，每日温食3次。藿香味辛性温，是夏令常用药，对中暑高热、消化不良、感冒胸闷、吐泻等有理想的防治作用。

夏季要多补水和维生素

夏季天气炎热，应注意补充水分和维生素，这样才能使胃口更好，身体更健康。下面介绍夏季补水和维生素的具体方法：

1. 补水要在饭前

在饭前1小时，喝1杯水，除了可以解除肠胃脱水的现象，还能促进肠胃蠕动以及胃的排空，可促进食欲。

2. 补充维生素B_1

人们在夏天喝大量的水和冷饮，因为流汗多，容易把B族维生素冲出体外，从而导致食欲不振，因为B族维生素中的维生素B_1是将食物中的糖类转换成葡萄糖的“媒人”，葡萄糖提供脑部与神经系统运作所需的能量；少了它，虽然照常吃饭，但体内的能量却不足，就会表现得无精打采。维生素B_1最丰富的来源是所有谷类，如小麦胚芽、黄豆、糙米等，肉类以猪肉含量最丰富。

3. 补充维生素B_2

维生素B_2负责转化热能，它可以帮助身体将蛋白质、糖类、脂肪释放出能量。在活动量大的夏天更需维生素B_2，因为美国康乃尔大学的一项研究发现，人体对维生素B_2的需求量是随着活动量而增加的，维生素B_2的最佳食物来源是牛奶、乳酪等乳制品，以及绿色蔬菜如花椰菜、菠菜等。

4. 补充烟酸

烟酸和维生素B_1、维生素B_2一起负责糖类的新陈代谢并提供能量，缺乏烟酸会引起焦虑、不安、易怒，所以夏天常常会觉得烦躁。富含维生素B_3的食物有青花鱼、鸡肉、牛奶等。

5. 补充维生素 C

暑热也会给人一种压力，而维生素 C 具有抗压的作用，在夏天自制苦瓜汁、芹菜汁、凤梨汁等各种果汁，既可补充水分，也可以补充丰富的维生素 C。

夏日喝凉茶有讲究

夏天偏热多湿的气候容易使人上火，而凉茶是去暑败火最直接有效的方法。下面介绍的几款凉茶中，总有一款适合你。

1. 西瓜皮凉茶：可将外皮绿色的那一层利用起来，洗净后切碎去渣取汁，再加入少量白糖搅拌均匀，有去暑、利尿、解毒之功效。

2. 陈皮茶：将干橘子皮 10 克洗净，撕成小块，放入茶杯中，用开水冲入，盖上杯盖闷 10 分钟左右，然后去渣，放入少量白糖。稍凉后，放入冰箱中冰镇一下更好。

3. 薄荷凉茶：取薄荷叶、甘草各 6 克放入锅内，加 2500 毫升水，煮沸 5 分钟后，放入白糖搅匀，常饮能提神醒脑。

4. 橘子茶：将橘子肉和茶叶用开水冲泡，可制成橘子茶，它可防癌、抗癌和预防心血管疾病，如果将经过消毒处理的新鲜橘子皮与白糖一同冲泡后饮用，还能起到理气消胀、生津润喉、清热止咳的作用。

5. 桑菊茶：将桑叶、白菊花各 10 克，甘草 3 克放入锅中稍煮，然后去渣叶，加入少量白糖即成，可散热清肺润喉，清肝明目，对风热感冒也有一定疗效。

6. 荷叶凉茶：将半张荷叶撕成碎块，与中药滑石、白术各 10 克，甘草 6 克，放入水中，共煮 20 分钟左右，去渣取汁，放入少量白糖搅匀，冷却后饮用，可防暑降温。

7. 淡盐凉茶：将绿茶 5 克、食盐 2 克以开水 500 毫升冲泡，凉凉待饮，能止渴解热除烦，治头晕恶心。

8. 果汁红茶：锅中加水 750 毫升，加热至沸倒入红茶 40 克，微沸 5 分钟，离火去茶叶，凉凉后放入冰箱。饮用时在杯中倒入红茶 40 毫升，放少许柠檬汁、橘汁、白砂糖，再加冰水 150 毫升，滴入少许白兰地酒，放橘子一瓣，碎冰少许。既可去火，又很爽口。

凉性、杀菌和瓜类蔬菜可助炎夏调阴阳

炎热的夏季，要想通过蔬菜食疗的方法调理阴阳，就选择以下 3 种：

1. "凉性"蔬菜宜多吃

为什么凉性蔬菜宜多吃？这是因为：首先，夏季对人体影响最重要的因素是暑湿之毒，暑湿侵入人体后会导致毛孔张开，过多出汗，造成气虚，还会引起脾胃功能失调，食物消化不良。其次，随着肉类等动物性食物消费量增加，许多人体质呈酸性，多内热。多吃些凉性蔬菜，有利于生津止渴、除烦解暑、清热泻火、排毒通便。

那么，在夏季新鲜上市的琳琅满目的蔬菜中，瓜果类蔬菜除南瓜、金瓜属温性外，其余如苦瓜、丝瓜、黄瓜、菜瓜、西瓜、甜瓜等，都属于凉性蔬菜。西红柿、茄子、芹菜、生菜、芦笋等，也属于凉性蔬菜。

2. “杀菌”蔬菜宜多吃

病菌在夏天的高温下极其活跃，滋生蔓延得很快。因此，夏天是人类疾病尤其是肠道传染病多发的季节。这时多吃些“杀菌”蔬菜，可预防疾病。这些蔬菜包括大蒜、洋葱、韭菜、蒜苗等。这些葱蒜类蔬菜中，含有丰富的植物广谱杀菌素，对各种病菌有杀灭和抑制作用。

3. 瓜类蔬菜宜多吃

夏天人体丢失的水分比其他季节要多，必须及时补水抗旱。

蔬菜中的水分，是经过多层生物膜过滤的天然、洁净、营养且具有生物活性的水，是任何饮用水无法比的。夏季正是瓜类蔬菜上市旺季，其共同特点是含水量都在90%以上。冬瓜含水量居众菜之冠，高达96%，其次是黄瓜、金瓜、丝瓜、南瓜、苦瓜、西瓜等。这就是说，吃了500克的瓜菜，就等于喝了450毫升高质量的水。另外，所有瓜类蔬菜都具有高钾低钠的特点，有降低血压、保护血管的作用。

清淡饮食，益气化湿过仲夏

立夏之时，雨量较少而大风天气较多，故而气候干燥。人体的水分容易通过出汗、呼吸而大量失去。再加上天气变化反复无常，使人体的新陈代谢不能保持平衡和稳定，导致生理功能失调，使大脑指挥失灵而引起“上火”症候，诸如咽干口燥、食欲不振、大便干燥、小便发黄等。这个时候必须重视饮食的调补。

从营养学角度看，饮食清淡在养生中有不可替代的作用，如蔬菜、豆类可为人体提供必需的糖类、蛋白质、脂肪、矿物质及大量的维生素，维生素是人体新陈代谢中不可缺少的，可预防疾病，防治衰老。

中医认为，“脾主长夏”“暑必挟湿”。脾虚者夏令养生可采取益气、健脾养胃、消暑化湿的清补原则，饮食调养宜选用新鲜可口、性质平和、易于消化、补而不腻的各类食品。入夏应市的蔬菜、水果甚多，如茄子、冬瓜、丝瓜、西红柿、黄瓜、芹菜、西瓜、葡萄等，可轮换搭配食用。老年人食补可选用银耳羹、莲子汤、荷叶粥、绿豆粥、豆浆、玉米糊等消渴生津、清热解暑之品。对患有高血压、高脂血症的老人，还可用海蜇、荸荠等，洗净后加冰糖适量煮成“雪羹饮”，每日分3次服用。若伴有消化不良、慢性腹泻者，用鲜白扁豆100克、粳米50克，加水适量煮粥吃，也可见到效果。

清补当忌辛辣助阳和肥甘油腻、生痰助湿类食品，但并非禁忌荤食。比如鸭肉，就是很适宜夏季的补品，鸭肉不仅富含人在夏天急需的蛋白质等营养素，而且能防疾疗病。鸭属水禽，性寒凉，从中医“热者寒之”的治病原则看，特别适合体内有热、上火的人食用，如低热、虚弱、食少、大便干燥和水肿等，而这类疾病多见于夏季。如鸭与火腿、海参共炖，炖出的鸭汁善补五脏之阴；鸭肉同糯米煮粥，有养胃、补血、生津之功，对病后体虚大有裨益；鸭肉同海带炖食，能软化血管、降低血压，可防治动脉硬化、高血压、心脏病；鸭肉和竹笋炖食，可治痔疮出血，可见夏季应多吃鸭肉。同时也可选择瘦猪肉、兔肉、鸡、鲜鱼等富含优质蛋白质的食品，以增加蛋白质的摄取量。

夏季常喝消暑饮料，水分还要跟得上

从事高温作业者应多饮乌梅汤，可用乌梅适量熬水，加入少量白糖做成酸梅汤，冷却后当茶饮用，不但酸甜可口，生津止渴，还可以加速胃液分泌，增加食欲，并起防暑降温的作用。此外，多食绿豆汤，或用绿豆、金银花、扁豆、冬瓜熬汤，也具有消暑解毒的功效。橙汁、苹果汁、柠檬汁、西红柿汁、葡萄汁等果汁对人体有补益作用，均含有丰富的营养物质，特别是新鲜的原汁补益功效更好。这些新鲜果汁除富有营养外，还具有帮助消化、健脾开胃、提高食欲的功效，饮用时最好用温开水冲淡后再喝。冷饮虽有一定的营养价值，但含糖量偏高，又是冷冻之物，故不宜多食，更不宜在饭前进食，否则会伤脾胃。

炎热的夏天，不活动都会出汗，体内丢失的水分就可想而知了，脾胃消化功能差一点的人这个时候就要多进稀食了，因为这是夏季饮食养生的重要方法。早、晚进餐时食粥，午餐喝汤，能生津止渴，清凉解暑，又能补养身体。在煮粥时加些荷叶，做成荷叶粥，味道清香，粥中略有苦味，有醒脾开胃、消解止渴、清热解毒、生津利尿等作用。用参须泡水喝，既补气又不会“上火”。温肺益气的莲子汤加上滋阴降火的银耳，也有助于改善口干舌燥。

由于每个人的体质不一样，具体喝多少水才适宜应因人而异。大体上每个人每天补水量至少应达到1400毫升。要养成每天清晨起床后和夜晚睡前喝一杯凉开水的好习惯。其他时间补水，应尽量做到细水长流，一次不要喝太多，但要经常补水。

解暑的饮料中以茶水为最佳，饮茶在我国具有悠久的历史，茶中含有较多的酚类化合物，有利于补充水分、消暑解渴、提神醒脑。特别是绿茶，有消暑解渴、清热泻火的作用。汤、果汁等都可称为饮品。合理选用都能对人体起到很好的强身健体的作用。果汁及蔬菜汁饮料富含维生素和矿物质，还含有一些特殊的化学成分，具有营养保健功能。

七种食疗方助夏季调阴阳

夏季，人们普遍出汗多，脾胃消化功能较差，容易出现阴阳失调的现象，中医建议大家在夏季适当选用以下七种食疗方调理身体阴阳：

1. 荷叶凤脯

材料：鲜荷叶2张，火腿30克，剔骨鸡肉250克，水发蘑菇50克，玉米粉12克，盐、白糖、鸡油、绍酒、葱、姜、胡椒粉、味精、香油各适量。

做法：鸡肉、蘑菇均切成薄片；火腿切成10片；葱切短节，姜切薄片；荷叶洗净，用开水稍烫一下，去掉蒂梗，切成10块三角形备用。

蘑菇用开水焯透捞出，用凉水冲凉，把鸡肉、蘑菇一起放入盘内加盐、味精、白糖、胡椒粉、绍酒、香油、鸡油、玉米粉、葱节、姜片搅拌均匀，然后分放在10片三角形的荷叶上，再各加一片火腿，包成长方形包，码放在盘内，上笼蒸约2小时，若放在高压锅内只需15分钟即可。出笼后可将原盘翻于另一干净盘内，拆包即可食用。

功效：清香养心、升运脾气。可作为常用补虚之品，尤为适宜夏季食补。

2. 荷叶茯苓粥

材料：荷叶 1 张（鲜、干均可），茯苓 50 克，粳米或小米 100 克，白糖适量。

做法：先将荷叶煎汤去渣，把茯苓、洗净的粳米或小米加入药汤中，同煮为粥，出锅前将白糖入锅。

功效：清热解暑、宁心安神、止泻止痢。

3. 荷叶绿豆汤

材料：新鲜荷叶 1 角，绿豆 120 克，西洋参 9 克，陈皮 1 角，乳鸽 1 只，盐少许。

做法：将乳鸽洗干净，去毛和内脏，备用。新鲜荷叶、绿豆、西洋参、陈皮分别用清水洗干净。西洋参切片，备用。在瓦煲内加入适量清水，先用猛火煲至水滚，然后加入绿豆、西洋参、陈皮、乳鸽，一起继续用文火煲 2 小时左右，加入新鲜荷叶及少许盐稍滚片刻即可，饮汤吃肉。

功效：消暑清热、防治热痱。

4. 冰糖冬瓜

材料：冬瓜 500~800 克，冰糖 200 克。

做法：将冬瓜去皮、去瓤，切成小块，与冰糖同放入炖盅内，隔水炖半小时左右即可。

功效：冬瓜为盛夏消暑之佳品，本炖品中加入冰糖，不仅味道鲜美，清热又滋阴，最适于夏季食用。适用于水肿、脚气、淋病、消渴、暑热烦闷等症。

5. 大枣炖猪皮

材料：大枣 10~20 枚，猪皮 250~500 克。

做法：先将猪皮洗净去毛，切成小块，与大枣、适量红糖或盐加水同炖，炖半小时左右即可。

功效：猪皮主要成分为蛋白质、脂肪、糖类、动物胶质。猪皮有养血滋阴之功，还可利咽消肿。猪皮与大枣配伍，加强了补脾养血之功效。适用于血小板减少、血小板减少性紫癜、慢性出血、血友病、齿龈出血、贫血、咽喉肿痛、少阴下痢等症。尤其适于出血性疾患及贫血的调养和治疗。

6. 青荷包三丝

材料：鸡脯肉 150 克，鸭脯肉 70 克，绿豆芽 250 克，鲜荷叶 3 张，生姜 15 克，葱 10 克，胡椒 2 克，味精 1 克，鸡蛋 1 个，淀粉 10 克，盐 3 克，油 1000 毫升（实耗 100 毫升），猪油 40 克。

做法：鸡脯肉、鸭脯肉洗净切丝，生姜、葱洗净切成细丝。绿豆芽摘去头尾，洗净入沸水烫一下捞起。荷叶洗净烫软漂凉，切成 20 张。鸡蛋去黄留清，用淀粉调好待用。鸡丝、鸭丝拌入盐、胡椒、味精、姜、葱，拌匀腌渍 5 分钟，再用蛋清、淀粉浆好。豆芽、猪油、葱、姜、盐、味精拌匀。先取一份豆芽放在荷叶上面，再放一份鸡鸭丝，然后包好，共包 20 张。锅置火上注入油，将油烧至九成热将荷叶包放在漏勺里，反复淋以热油，大约 5 分钟即熟。

功效：荷叶性平味苦，主治暑热、泄泻、头晕、出血，是清热解暑的良药。现代医学研究发现，荷叶的有效成分为荷叶碱、荷叶苷等，不仅能降压降脂，还能减肥。适用于身体虚弱、阴虚火旺及暑湿泄泻、眩晕等症，还是夏季的时令菜。

7. 地黄鸡

材料：生地黄100克，母鸡1只，大枣10枚。

做法：将母鸡宰杀洗净后，掏去内脏，剁去爪、翅尖，再洗净血水，入沸水锅内略焯一下，捞出。将生地洗净后，切成约0.1厘米见方的颗粒，放入鸡腹内，再将鸡与大枣都放入瓷罐内，灌入米汤，封口后，上笼用武火蒸制。蒸2~3小时，待其熟烂即可，取出后，加调味料即成。

功效：养阴益肾，适用于夏季气阴不足的调补，有益于消除心脾虚弱、气血不足、肾阴亏损、虚热、盗汗等症。

祛除湿邪，夏季最当时

中医称夏末秋初为长夏时期，其气候特点是多湿，所以《理虚元鉴》特别告诫说："长夏防湿。"这个季节多雨潮湿，水汽上升，空气中湿度最大，加之或因外伤暴露，或因汗出沾衣，或因涉水淋雨，或因居处潮湿，以致感受湿邪而发病者最多。现代科学研究证实，当热环境中空气相对湿度较大时，有碍于机体蒸发散热，而高温条件下蒸发是人体的主要散热形式。空气中大量水分使机体难以通过水分蒸发而保持产热和散热的平衡，出现体温调节障碍，常常表现出胸闷、心悸、精神萎靡、全身乏力。长夏防湿，主要应做到以下几点：

1. 居住环境，避免潮湿

《黄帝内经》提出："伤于湿者，下先受之。"意思是湿邪伤人，最容易伤人下部。这是因为湿的形成往往与地的湿气上蒸有关，故其伤人也多从下部开始，如常见的下肢溃疡、湿性脚气、妇女带下、下肢关节疼痛等，往往都与湿邪有关。因此，在长夏季节，居室一定要避免潮湿，尽可能做到空气流通，清爽、干燥。

2. 饮食清淡，易于消化

祖国医学认为，湿为阴邪，易伤阳气。因为人体后天之本——脾喜燥而恶湿，所以，长夏季节湿邪最易伤脾，一旦脾阳为湿邪所遏，则可导致脾气不能正常运化而气机不畅，可见脘腹胀满、食欲不振、大便稀溏、四肢不温、口甜苔腻脉濡等症。若影响到脾气升降失司，还能出现水液滞留，常见水肿形成、目下呈卧蚕状，也可见到下肢肿胀。因此，长夏季节最好少吃油腻食物，多吃清淡、易于消化的食物，如元代著名养生家丘处机所说："温暖，不令大饱，时时进之……其于肥腻当戒。"这里还指出，饮食也不应过凉，因为寒凉饮食最能伤脾的阳气，造成脾阳不足。此外，由于消化功能减弱，一定要把好"病从口入"这一关，不吃腐烂变质食物，不喝生水，生吃瓜果蔬菜一定要洗净，应多食清热利湿的食物，使体内湿热之邪从小便排出。常用清热利湿食物以绿豆粥、荷叶粥、红小豆粥最为理想。

3. 避免外感湿邪

由于长夏阴雨连绵，人们极易感受外来湿邪的侵袭，出现倦怠、身重、嗜睡等症，严重者还能伤及脾阳，造成呕吐腹泻、脘腹冷痛、大便稀薄。因此，长夏一定要避免湿邪侵袭，做到外出带伞、及时避雨。若涉水淋雨，回家后要立即服用姜糖水。有头重、身热不扬等症状者，可服藿香正气水等。此外，由于天气闷热，阴雨连绵，空气潮湿，衣物极易发霉，人也会感到不适。穿着发霉的衣物，容易感冒或诱发关节疼痛，因此，衣服要经常晒一晒。

总之，根据祖国医学“春夏养阳”的原则，长夏防湿的关键在于要保养人体阳气。只有阳气充足，湿邪才不易侵犯。

夏季睡眠，盲目追求凉快对健康不利

夏季的炎热让有些人想出了一些睡眠措施，比如在室外露宿、吹穿堂风等，事实上，这些都非常不利于身体健康，因此，在夏天，不能盲目追求凉快。

夏天睡觉不要袒胸裸腹。尽管夏日天气炎热，在晚上睡觉时仍应穿着背心或薄衬衫，腹部、胸口盖条被单，以避免受寒、着凉而引起腹痛、腹泻。老年人、小孩更应盖好被子。

不宜在室外露宿。即使在夏季气温很高的夜晚，也不能因贪图凉快，在廊檐、室外露宿，以防蚊叮虫咬或因露水沾身而发生皮肤感染或头昏脑涨、四肢乏力。

不要睡地板。有些人只因图一时凉爽，在水泥地或潮湿的地面上铺席而卧。这样很容易因湿气、邪寒袭身，而导致风湿性关节炎、腰酸腿痛或眼睑水肿等病症。

千万别吹穿堂风。夏季，通道口、廊前虽然风凉，但是“坐卧当风”。在这样的地方睡觉，虽然凉爽，但很容易受凉、腹痛、感冒。

要远离塑料凉席。夏季的夜晚，有的人图凉快，睡在塑料凉席上。这是很不科学的。由于塑料制品的透气性差，不能吸汗，水分滞留，不易蒸发。不但影响睡眠，而且危害健康。

午觉不可“偷工减料”。夏季日长夜短，气温高，人体新陈代谢旺盛，消耗也大，容易感觉疲劳。而夏季午睡可使大脑和身体各系统都得到放松，也是预防中暑的措施之一。

再者就是夏天运动后，为了尽快地感到凉爽或运用对身体不利的降温方法，但有些做法却是过激的，会对身体造成损害。

1. 用空调或风扇快速降温

运动后大汗淋漓，有的人急忙到风扇前揭开衣服猛吹，或在过冷的空调下直吹，以及拧开水龙头，让冷水直冲身体，这种“快速降温”的方法常常会快活一时，然后难受几天。因为运动后毛孔处于扩大状态，经过突然的冷刺激，毛孔迅速缩小。这对身体极其不利，容易受寒邪的侵扰，甚至引起各种疾病。

2. 运动中喝水不宜过猛

如果喝水过猛，会引起胃部肌肉痉挛、腹痛等症状，应该在剧烈运动后间隔几分钟再适当补充水分。

3. 运动后不宜补充纯水

因为纯水中几乎不含人体出汗排出的盐分及矿物质等。人在高温下进行剧烈运动时，身体大量出汗，造成机体里水分和盐类丢失。若大量饮水而没有及时补充盐分，血液中的氯化钠浓度就会降低，肌肉兴奋性增高，易引起肌肉痉挛和疼痛。因此在训练前，应补充足够的水分和盐分；在运动时注意全身各肌肉群交替进行活动，避免仅运动局部肢体，使局部肢体负荷过重。

夏日房事出汗易染病

夏季是充满激情的季节，人的兴奋度会增高，夫妻之间会更亲昵和热情。但是夏季房事应该注意节制，否则会让本已新陈代谢加快的身体雪上加霜，体能透支，影响身体健康，还有可能“招”来疾病。那么，在夏季房事中应该注意些什么呢?

1. 要注意出汗

夏天人体本来就汗液分泌增多，加上性爱的欲望会让人兴奋，很多人会发现自己还没过性生活，就已经大汗淋漓了。不过，千万不要以为大量出汗是正常现象。根据中医理论，夏天出汗太多时过夫妻生活，容易引起中老年人以及身体虚弱者的虚脱。此类人群应等到汗完全干了、心跳平稳以后，再行房事。

对于情绪紧张或身体虚弱者来说，性生活后排汗量增多的现象也应警惕，因为这可能是一种疾病的信号。最好稍事休息，待体内血液循环恢复正常后再从事其他活动。性爱后最好卧床休息片刻，再起来冲个温水澡，喝杯加盐的牛奶或豆浆，切忌事后立即冲冷水澡或喝冰水。

2. 性爱前后不要贪凉

夏日里气温高、湿度大，许多夫妇喜欢在空调环境中过性生活。但在性生活过程中，特别是获得性高潮后，人体会发热出汗，全身汗毛孔会张开，此时如果有凉气入侵，会让抵抗力下降的人出现鼻塞、打喷嚏、流鼻涕、头痛等感冒症状。

夏季性生活，应该避免过分贪凉。如果使用空调，应让室内外温度相差5℃左右，室温最低不超过27℃。切记性爱之后，不可立即去冲凉。

3.“苦夏”者不要勉强行房

“苦夏”就是每到夏天，就会有周身乏力、困倦、不思饮食的感觉，身体日渐消瘦，少数女性还可能有月经不调、白带增多、腰酸、水肿等一系列妇科症状。但到了秋天，这些毛病往往不治而愈。

虽然“苦夏”一般不会影响健康，但如果症状较重，则应避免过性生活。

此外，睡眠质量对解除“苦夏”十分重要。临睡前1小时左右可采用食疗法催眠，如喝点牛奶或糖水等。精力充沛，性能力自然也会得到提升。

夏日，“内火”“外火”都要防

夏季养生，“内火”“外火”都要防。一要防“内火”，即人体阴阳失衡而出现的内热症。二要防“外火”，即自然界高热的气温。

心火。心火分虚实。虚火主要表现有低热、盗汗、心悸、心烦、失眠、健忘、口干、舌尖红，有虚火的人可常喝点莲子大米粥，或用生地、麦冬等泡茶喝。实火主要表现为反复口腔溃疡、口干、小便短赤、心烦易怒、舌尖红，有实火者可用导赤散或牛黄清胃丸降火。

脏火。表现为干咳无痰或痰少而黏、潮热盗汗、手足心热、舌红嫩。有脏火者可用大枣、大米适量煮粥吃，或用沙参、麦冬泡茶喝。

肝火。表现为血压高、头痛剧烈、头晕、耳鸣、眼干、口苦口臭、易怒、两肋胀痛、烦躁、舌边红，可服龙胆泻肝汤或丸。凡有“内火”者，除药物治疗外，应多饮水，以清热降火来调节体温，多吃水果消炎抗暑。

胃火。胃火也分虚实。实火表现为多食善饥、上腹不适、口苦口干、大便干硬，可用栀子、淡竹叶泡茶喝。虚火表现为轻微咳、饮食量少、便秘、腹胀、舌红少苔，可吃些有滋阴作用的梨汁、甘蔗汁、蜂蜜等。

第三章　平定内敛，远离“多事之秋”

顺天而调，让阳气开始慢慢收敛

中国自古就有“女子伤春，男子悲秋”的说法，其实，这是非常有道理的。

春天是万物复苏的季节，经过一个冬天的蛰伏，万物开始萌发幼枝与新芽。这时候人也要保持向上的生机，保持愉快的心情，但很多女性却很容易“伤春”。春天时，女性的情绪就会变得很低落，对什么事情都提不起兴趣，看到柳树发芽、地气升腾，心中就莫名地升起淡淡的惆怅，这种状态一直持续到夏日来临。古人说这是伤春，对此还有这样一种解释：万物复苏春来至，而春光短暂，女子希望在这短暂的青春时光嫁个期盼中的情郎，一年一年的春天，而女子可能没遇上，有点伤感，所以女子一到春天就特别抑郁。古人的解释很有意思，那么春天女性为什么容易感伤呢?

《黄帝内经》里指出，女子属阴，而春天是阳气生发、万物生长发育的季节，容易诱发女子对生育本能的冲动，其主要反应在肝肾，当这种欲望无法实现时，也就是阳盖过阴时，就会引起生理病变，继而诱发悲伤抑郁情绪。

男子悲秋，在中医看来，男子属阳，比较容易跟秋冬的阴气相感。秋天的时候，万物都结果实了，男人到这个时候还一无所成的话就会悲从心来，易于焦虑和烦躁。也正因如此，古时都是秋天的时候征兵，到边关打仗，让男子有建功立业的机会和豪情；或者给男子订婚，平息他不满的精气，平杀气。

由于女子伤春、男子悲秋是不容易靠药物来治疗的，于是聪明的古人便采取了生活对治法：在秋天的时候让男子订婚，男子一订婚，就相当于他的人生大业有了新的进展，他的不平之“气”得到平复，就可以安心劳作，好好地秋收和冬藏了。还有，古代的聘礼是用白旄包好大雁送到女方家里去。射大雁要有眼力和力气，所以这样就考察了男子的臂力、肺气、肝气、肾气。秋天订婚，喜气就冲淡了男子的悲伤情绪，冬天办喜事，第二年春天女孩就差不多怀孕了，将要为人母的喜悦也会使伤春之情消失殆尽。

这两句发展到现在已经简化成了伤春悲秋，这就是我们所说的季节性心理。随着季节的更替人们产生相应的心理变化本来是非常正常的，但如果这种心理变化过度强烈，就像林黛玉，看到花落水流、树木凋零都会伤心，这就会伤及五脏六腑了，因此，为了使这种季节性的心理变化不至于成为情志病，我们就要采取相应的措施来调整它。

现在，上述古代的方法虽然不太适用了，但是也启发了我们的认识，那就是心理调整可以通过转移患者的注意力来达到治疗的目的。不过，我们要想最大限度地避免不良情志对五脏六腑的伤害，在日常生活中就要注意“调神养生”，也就是精神养生，就是在“天人相应”整体观念的指导下，通过对心神的怡养、情志的调摄等方法，增强人的心理健康，达到形神的高度统一，以延年益寿。

1. 注重养神

注重调养精神，是养生的重要方面，这是因为精神是生命活动的主宰，对生命的存亡有着十分重要的影响。关于养神的方法主要有：

（1）虚静养神：调神摄生，静养为首。经常保持思想清静，调摄精神，多练气功，可有效地增强肌体的抗病能力，有益身心健康。

（2）安心养神：人生不会没有忧患，对于日常生活中所遇到的种种复杂问题及任何重大变故，都要保持稳定的心理状态和达观的处世态度，要养成理智与冷静的性格，凡事从容以对，冷静思考，正确处理各种难题。

2. 清心寡欲

清心寡欲是指减少私心杂念，降低对名利和物质的贪欲。我国历代养生学家非常重视清心寡欲，认为这是调摄精神、益寿延年的重要方法。

3. 省思少虑

思虑过多会使肌体气血失调，从而耗伤心神而损寿命。省思少虑、养心敛思这种自我调节方法，能使肌体的生理功能处于最佳状态。只有精神静谧、从容温和、排除杂念、省思少虑、专心致志，才能做到安静调和、心胸豁达、神清气和，使肌体功能协调，生活规律，有利于养生，促进健康长寿。

4. 舒畅情志

舒畅情志是指舒调七情六欲，使其畅达，以利于心神和调、五脏安定。每个人都有七情六欲，但七情过极对肌体健康危害极大。舒畅情志的具体方法多种多样，古人论述颇多，可根据每个人的具体情况自行选择。如诗词歌赋、琴棋书画、花木鸟鱼、艺术欣赏、古物收藏、旅游垂钓等。这样，精神有所寄托，可去除烦恼、陶冶性情、抒情畅志，能使人保持健康的心理状态，促进养生长寿。

秋季饮食，少辛多酸、合理进补

秋季饮食，宜贯彻“少辛多酸”的原则。所谓少辛，是指少吃一些辛味的食物。因为，肺属金，通气于秋，肺气盛于秋。少吃辛味，可有效防止肺气太盛。

具体来讲，一方面可食用芝麻、糯米、蜂蜜、荸荠、葡萄、萝卜、梨、柿子、莲子、百合、甘蔗、菠萝、香蕉、银耳、乳品等食物，也可食用人参、沙参、麦冬、川贝、杏仁、胖大海、冬虫夏草等益气滋阴、润肺化痰的保健中药制作的药膳；另一方面要少吃葱、姜、韭菜、辣椒等辛味之品，而要多吃酸味的水果和蔬菜。

同时，根据中医“春夏养阳，秋冬养阴”的原则，虽然进入秋季是进补的大好时节，但进补不可乱补，应注意五忌：

一忌无病进补。无病进补，既增加开支，又害自身。如服用鱼肝油过量可引起中毒，长期服用葡萄糖会引起发胖和血中胆固醇增多，易诱发心血管疾病。

二忌慕名进补。认为价格越高的药物越能补益身体，人参价格高，又是补药中的圣药，所以服用的人就多。其实滥服人参会导致过度兴奋、烦躁激动、血压升高及鼻孔流血。

三忌虚实不分。中医的治疗原则是虚者补之，不是虚证病人不宜用补药。虚证又有阴虚、阳虚、气虚、血虚之分。对症下药才能补益身体，否则适得其反。

四忌多多益善。任何补药服用过量都有害，因此，进补要适量。

五忌以药代食。重药物轻食物是不科学的，药补不如食补。

此外，秋季养生可以分为初秋、中秋和晚秋 3 个阶段。

初秋之时，欲食之味宜减辛增酸，以养肝气。古代医学家认为，秋季草木零落，气清风寒，节约生冷，以防疾病，此时宜进补养之物以生气。《四时纂要》说：“取枸杞浸酒饮，耐老。”中秋炎热，气候干燥，容易疲乏。此时首先应多吃新鲜少油食品。其次，应多吃含维生素和蛋白质较多的食物。晚秋临近初冬，气候愈渐寒凉，这时秋燥易与寒凉之邪结合而侵袭人体，多见凉燥病症。这时应多吃微温或性平味甘酸的食物，以养肺强身抗凉燥；少吃或不吃寒性之品，以免雪上加霜。

凉意舒情果清芬，秋分养生先调阴阳

每年的 9 月 23 日左右是秋分节气，秋分正好是秋季的中分点，如春分一样，秋分这天阳光几乎直射赤道，昼夜时间的长短再次相等，秋分过后，北半球开始昼短夜长。

在我国，秋分才是秋天的真正开始，这个时节，大部分地区已经进入凉爽的秋季，南下的冷空气与逐渐衰减的暖湿空气相遇，产生一次次的降水，气温也一次次地下降，所以有“一场秋雨一场寒”的说法。

关于秋分养生有与春分养生相似的地方，就是要顺应四时变化，保持体内阴阳平衡，具体方法就是保证良好睡眠，保持乐观的生活和精神状态，这样可以避让肃杀之气，适应秋天的平容之气。

在饮食方面，中医从阴阳平衡角度出发，将饮食分为宜与忌，不同的人有其不同的宜忌，如对于那些阴气不足，而阳气有余的老年人，则应忌食大热滋补之品；对发育中的儿童，如无特殊原因也不宜过分进补；对痰湿体质的人应忌食油腻；对患有皮肤病、哮喘的人应忌食虾、蟹等海产品；对胃寒的人应忌食生冷食物等。

这个时候，秋燥还没有结束，不过这时的“燥”，已经不是刚刚立秋时的温燥，而是凉燥，可以煮些能健胃健脾、补肾强骨，而且软糯甜香、非常适口的栗子粥，以及能润肺、清火、止燥咳、通便秘的百合粥、菊花粥，都是不错的选择，不仅可以温补身体，还可以缓解秋燥。

秋日进补好时节，先要补补脾和胃

经过炎热的夏天，机体的耗损非常大，所以当凉爽的秋天来临的时候，人们都会利用各种方法来调补身体，但是我们在进补时一定要讲究科学，以免适得其反。

有的人认为，补就是吃补药、补品，所以这类人不管自己的身体是什么情况，就把许多补药、补品，如人参、鹿茸等集中起来突击食用，称之为“大补”；有的人则认为，夏天天气热，人们不思饮食，所以现在应该好好地吃几顿，把夏天的损失补回来，称之为“贴秋膘”。其实，这些补法都是不科学的，不但浪费财力、物力，还对健康无益，甚至可能有损脾胃。

因为夏天气温高，所以人们胃肠功能普遍不好，多不思饮食，因此，日常中吃的大多是瓜果、粥类、汤类等清淡和易消化食品，脾胃活动功能亦减弱，秋凉后如果马上吃进大量猪、牛、羊、鸡等炖品，或其他一些难以消化的补品，就会加重脾胃的负担，甚至损害其正常消化功能。这就好像跑步一样，我们必须要先经过慢跑后才能逐渐加快，如果一下吃进大量难以消化的补品，胃肠必须马上加紧工作，才能赶上这突然的需要，势必会造成胃肠功能紊乱，以致无法消化，营养物质不但不能被人体所吸收利用，甚至还会引起疾病。

有些人，家里红参、白参、西洋参成堆放着，就是不敢吃，因为一吃补品就拉肚子。其实，这种现象往往就是脾胃差，也是很多人在进补时出现的一大现象。究其原因，是在秋凉时贸然进补，加重了脾胃负担，从夏季以来使长期处于疲弱的消化器官不能一下子承受，导致消化功能紊乱，出现胸闷、腹胀、厌食、消化不良、腹泻等症。所以，秋季进补之前要给脾胃一个调整适应时期，可先补食一些富有营养，又易消化的食物，以调理脾胃功能。

万物收获，秋季养生注重“收”

《素问·四气调神大论篇》中有：“秋三月，此谓容平，天气以急，地气以明。早卧早起，与鸡俱兴，使志安宁，使肺气清，此秋气之应，养收之道也。逆之则伤肺，冬为飧泄，奉藏者少。”

生活中我们应该如何进行“养收”呢?

1. 秋季养生要防“秋燥症”

燥邪伤人，尤易伤人体津液。津液既耗，就会出现“燥象”，表现为口干、唇干、鼻干、咽干、舌干少津、大便干结、皮肤干燥甚至皲裂。肺喜润而恶燥，肺的功能必然受到影响，就会出现鼻咽干燥、声音嘶哑、干咳少痰、口渴便秘等一系列“秋燥症”。防秋燥要多吃芝麻、蜂蜜、银耳、青菜之类的柔润食物，以及梨、葡萄、香蕉等水分丰富、滋阴润肺的水果。要早睡早起，早起呼吸新鲜空气，以利舒肺，能使机体津液充足，从而精力充沛。

2. 秋季养生要防“湿邪”

秋季雨水还是很多的，此时防湿气阴邪困伤脾阳而发生水肿、腹泻。防湿主要应以祛湿化滞、和胃健脾的膳食为主，如莲子、藕、山药等。

3. 秋季养生要防“贼风”

秋天凉风习习，很多人喜欢开着窗子睡，而且秋天气候变化大。早晚温差大，冷热失常，往往使人措手不及，“贼风”往往会乘虚而入，使人生病。防“贼风”的方法有：一方面注意穿衣、盖被，不要随意减衣，另一方面不要过早穿上棉衣，秋天要“冻”才会对“贼风”有抵抗力。

4. 秋季养生食疗方

（1）莲子芝麻羹

材料：取莲子肉30克，芝麻15克，白糖适量。

做法：先将芝麻炒香，研成细末，莲子加水煮1小时，再加入芝麻细末、白糖，煮熟即可。

功效：此方可补五脏、强肝肾。

（2）百宴南瓜

材料：嫩南瓜1个，粉丝少许，五花肉250克，鸡蛋2个，姜末、葱花、味精、盐等调味品适量。

做法：先将南瓜洗净，从上面切去一个盖，挖去中间的瓜瓤。五花肉剁碎，粉丝泡软后切成小段。将五花肉、粉丝、姜末、葱花、盐、味精等搅在一起，打入鸡蛋，搅匀放入南瓜内。将南瓜放入锅内，隔水用大火炖3个小时即可食用。

功效：此方能补中益气、止咳、清热解毒。

秋季进补，滋阴润肺就选乌鸡

秋季最适宜温补，因为秋季气候干燥，需要多吃点滋补养阴的食物。秋季适宜经常食用乌鸡，可抵抗秋燥。

乌鸡含丰富的B族维生素、18种氨基酸和18种微量元素，其中烟酸、维生素E、磷、铁、钾、钠的含量均高于普通鸡肉，胆固醇和脂肪含量却很低。乌鸡的血清总蛋白和球蛋白质含量均明显高于普通鸡。

乌鸡还含有丰富的黑色素，入药后能起到使人体内的红细胞和血色素增生的作用。因此，乌鸡自古以来都是营养价值极高的滋补品，被称作“名贵食疗珍禽”，适宜老年人、儿童、妇女，特别是产妇食用，体虚血亏、肝肾不足、脾胃不健的人也适宜食用乌鸡。

中医认为，乌鸡性平、味甘，具有滋阴清热、补肝益肾、健脾止泻等作用。食用乌鸡，可提高生理功能、延缓衰老、强筋健骨，对防治骨质疏松、佝偻病、妇女缺铁性贫血症等有明显功效。

乌鸡是一种优良的烹饪原料，其肉质细嫩，味道鲜美，可以烹制出色、香、味各异，风味别具的多种菜肴，但方式却只有炖汤一种，因为乌鸡唯有炖汤，才能发挥其营养功效。

乌鸡多用于食疗，多与银耳、黑木耳、茯苓、山药、大枣、冬虫夏草、莲子、天麻、芡实、糯米或枸杞配伍，有不同的食疗功效，如乌鸡炖天麻可治神经衰弱，陈年老醋炖乌鸡可降血糖。

再来给大家推荐几款保健食谱：

1. 三味乌鸡汤

材料：乌鸡、黑芝麻、枸杞、大枣（干）各适量，姜、盐、味精各适量。

做法：（1）乌鸡洗净，去毛及内脏，黑芝麻不加油，炒香，枸杞洗净，大枣泡发去核，生姜去皮洗净切片；

（2）将以上材料放入锅中，注入适量的清水；

（3）用中火煲3小时后以盐调味，即可饮用。

功效：滋补肝肾、乌须黑发、强壮身体。

2. 清炖乌鸡汤

材料：乌鸡1只，香葱2棵，生姜、料酒、盐各适量。

做法：（1）将乌鸡洗净，香葱洗净切段，生姜洗净切片；

（2）将乌鸡放沸水中焯一下，除去血水；

（3）把乌鸡、料酒、香葱、生姜放入砂锅内，用武火烧开；

（4）改文火炖2小时左右，加入盐调味即可。

功效：气血双补、延缓衰老。

3. 山药莲子乌鸡汤

材料：乌鸡半只，新鲜山药、莲子、大枣各适量，姜、盐、味精各适量。

做法：（1）乌鸡剁块，放入沸水中焯去血污，山药削皮洗净并切滚刀块，莲子、大枣用水泡软备用，姜切片；

（2）将所有食材放入锅中，加适量的水，武火烧开，文火炖2小时；

（3）加盐及味精调味即可。

功效：益气补血、滋阴润燥。

炖乌鸡汤时，最好将鸡骨砸碎与肉、杂碎一起熬炖，滋补效果最佳。最好不用高压锅，用砂锅熬炖，炖煮时宜用文火慢炖。

同时，肥胖及邪气亢盛、邪毒未清和患严重皮肤疾患者宜少食或忌食乌鸡，多食能生痰助火、生热动风。患严重外感疾患时也不宜食用乌鸡。

秋季补虚健脾，猪肚功效颇佳

秋季是从酷暑向寒冬过渡的季节，人的抵抗力在这个时候也相对较弱。而同时，秋季又是有利于调养生机、去旧更新的季节，最适宜进补。但秋季人们的口、鼻、皮肤等部位往往会有不同程度的干燥感，因此，秋季饮食要选择既能增强人体抵抗力和免疫力，同时又能生津养阴且滋润多汁的食物，秋季食用猪肚可缓解这些症状。

猪肚即猪胃，含有蛋白质、脂肪、糖类、维生素及钙、磷、铁等，具有补虚损、健脾胃的功效，适用于气血虚损、脾胃虚弱、食欲不振、中气不足、气虚下陷等症的食疗。

中医认为，猪肚味甘、微温。《本草经疏》说："猪肚，为补脾之要品。脾胃得补，则中气益，利自止矣……补益脾胃，则精血自生，虚劳自愈。"常配其他的食疗药物，一起装入猪胃后扎紧，煮熟或蒸熟食用。如配党参、白术、薏米、莲子、陈皮煮熟食用，可治小儿消瘦、脾虚少食。

猪肚适于爆、烧、拌、蒸和煲汤，其做法都能保存猪肚的营养成分，可根据自己的喜好烹饪出适合自己口味的猪肚菜肴。

挑选猪肚要有方法，新鲜猪肚黄白色，手摸劲挺黏液多，肚内无块和硬粒，弹性较足。猪肚的清洗也很关键，将猪肚用清水洗几次，然后放进水快开的锅里，不停地翻动，不等水开就把猪肚取出来，再把猪肚两面的污物除掉即可。

我们再来看看猪肚的保健食谱：

1. 香辣肚丝

材料：猪肚适量，红辣椒 1 个，青辣椒 1 个，大葱 1 根，生姜 1 块，花椒、大料、干辣椒、香油、料酒、醋、盐、味精各适量。

做法：（1）大葱洗净切段，生姜洗净拍松，将猪肚反复用清水洗净，青、红辣椒洗净切丝；

（2）烧开水，把猪肚焯一下，呈白色时捞出刮洗干净，除去油脂；

（3）洗净锅，再加水烧开，放入猪肚、葱段、姜块、干辣椒、大料、花椒、料酒，武火烧开后撇去浮沫，改用文火煮；

（4）约 1 小时后取出猪肚凉凉，切成丝装盘，然后放入辣椒丝；

（5）将盐、味精、醋、香油调匀，淋在肚丝和辣椒丝上，撒上姜末即可。

功效：补虚健脾、滋阴润燥。

2. 油爆双脆

材料：猪肚、鸡胗各适量，葱末、姜末、蒜末、盐、味精、料酒、熟猪油、湿淀粉、清汤各适量。

做法：（1）将猪肚剥去脂皮、硬筋，洗净，用刀划上网状花刀，放入碗内，加盐、湿淀粉搅拌均匀，鸡胗洗净，剥去内外筋皮，用刀划上十字花刀，放入另一只碗内，加盐、湿淀粉搅拌均匀；

（2）另取一只小碗，加清汤、料酒、味精、盐、湿淀粉，拌匀成芡汁待用；

（3）炒锅置旺火上，放入猪油，烧至八成热，放入猪肚、鸡胗，迅速炒散，倒入漏勺沥油；

（4）炒锅内留油少许，下葱末、姜末、蒜末煸出香味，随即倒入鸡胗和肚头，并下芡汁，颠翻两下，即可出锅装盘。

功效：适用于气血虚损、身体瘦弱者食用。

3. 鲜莲子百合煲猪肚

材料：猪肚 1 只，鲜百合、鲜莲子各适量，胡椒粉、盐、味精、料酒、葱、姜各适量。

做法：（1）把清洗干净的猪肚放进开水中用大火焯一下，加入料酒去除腥味，再用清水把猪肚洗干净并切成条，葱切段、姜切片备用；

（2）将肚条、莲子、葱、姜放入盛有开水的砂锅里，武火煮开，改文火炖 30 分钟；

（3）将百合放入锅中煮 30 分钟，加入胡椒粉、盐、味精调味，搅拌均匀后即可出锅食用。

功效：润肺益脾、除虚热、养心安神、补虚益气。

猪肚烧熟后，切成长条或长块，放在碗里，加点汤水，放进锅里蒸，猪肚会涨厚一倍，又嫩又好吃，但注意不能先放盐，否则猪肚就会紧缩。大家要注意猪肚不适宜贮存，应随买随吃。

此外，《黄帝内经》认为喝些适当的粥浆，可以使胃气慢慢地恢复。对此，猪肚汤也是不错的佳品。该汤既能健肠胃，又能祛秋燥；既能滋阴，又具有补益之功效。

一般来说，猪肚汤有许多种，常见的有莲子猪肚汤、芡实猪肚汤、清炖猪肚汤、甘菊猪肚汤、白胡椒煲猪肚汤、霸王花猪肚汤、腐竹白果猪肚汤等，下面介绍普通猪肚汤的做法，其他猪肚汤的做法可触类旁通。

材料：猪肚 1 只，生姜 250 克。

做法：将猪肚洗净，塞入生姜（切碎），结扎好后放入砂锅，加水适量，用文火煮至熟烂为度，使姜汁渗透进猪肚内即成。

功效：此汤最适于秋季服用，具有温胃散寒、营养补虚之功效，对老年脾胃虚寒及十二指肠溃疡的疗效显著。

注意：服时吃猪肚（淡吃或拌少许酱油），不吃姜，必须喝猪肚汤（如汤味太辣，可加入适量开水），每只猪肚可吃 3~4 天，连续吃 8~12 只。热证及感染性疾病不宜服用。

秋季补充胶原蛋白，必吃猪蹄

秋季饮食调理以“燥者润之”为原则，应多食用一些滋阴润燥的食物。胶原蛋白就是皮肤细胞生长的主要原料，它不仅能滋润皮肤，还能增加皮肤的贮水功能，维护皮肤的湿润，所以秋季可以适当多食用一些胶原蛋白含量高的食物，比如猪蹄。

猪蹄又叫猪脚、猪手，营养丰富，富含蛋白质、脂肪、糖类、钙、磷、铁、维生素等，尤其是猪蹄中富含的胶原蛋白和弹性蛋白，可促进毛皮生长，预治进行性肌营养不良症，使冠心病和脑血管病得到改善。猪蹄对于经常四肢疲乏，腿部抽筋、麻木，消化道出血，失血性休克及缺血性脑病患者有一定的辅助疗效，它还有助于青少年生长发育和减缓中老年妇女骨质疏松的速度。

人体中胶原蛋白质缺乏，是人衰老的一个重要因素。猪蹄中的胶原蛋白质在烹调过程中可转化成明胶，它能结合许多水，从而有效改善机体生理功能和皮肤组织细胞的储水功能，防止皮肤过早产生褶皱，延缓皮肤衰老。为此，人们把猪蹄称为“美容食品”和“类似于熊掌的美味佳肴和良药”。

中医认为，猪蹄性平，味甘、咸，具有补血、滋阴、通乳、益气、脱疮、去寒热等功能，适用于乳少、痈疽、疮毒等病症，还有滑肌肤、填肾精、健腰脚等功效，《别录》言其“主伤挞诸败疮，下乳汁”。我国古代医家早就推崇吃猪蹄，认为它比猪肉更能补益人体，如清代《随息居饮食谱》载，猪蹄“填肾精而健腰脚，滋胃液以滑皮肤，长肌肉可愈漏疡，助血脉能充乳汁，较肉尤补”。

猪蹄是日常家庭经常食用的肉类食物，做法也简单易操作。猪蹄一般用于炖汤、红烧或卤制，都能较好地保存猪蹄的营养成分。很多以猪蹄为主的食疗方，效果都很显著，如黑芝麻炒焦为末，用猪蹄汤送服可治疗产后乳胀、少乳；猪蹄、香菇、带衣花生米、大枣共炖可补益气血等。

猪蹄带皮煮的汤汁最后不要浪费，可以煮面条，味道鲜美而且富含有益皮肤的胶质；作为通乳食疗时应少放盐，不放味精。

下面再给大家推荐几款猪蹄的做法：

1. 黄豆猪蹄汤

材料：猪蹄、黄豆各适量，料酒、葱、姜、盐、味精各适量。

做法:（1）猪蹄用沸水烫后拔净毛，刮去浮皮，黄豆提前浸泡1小时备用，姜洗净切片，葱切段；

（2）猪蹄放入锅中，加入清水、姜片煮沸，撇沫；

（3）加料酒、葱段及黄豆，加盖，用文火焖煮；

（4）至半酥，加盐，再煮1小时；

（5）调入味精调味即可。

功效：补脾益胃、养血通乳。

2. 红烧猪蹄

材料：猪蹄适量，盐、葱、姜、桂皮、大料、花椒、料酒、酱油、整干椒、花椒、糖各适量。

做法：（1）将猪蹄刮毛洗净，剁去爪尖劈成两半，放开水中焯一下，捞出洗净沥干，姜拍烂，葱切段；

（2）把姜、葱、桂皮、大料、花椒、整干椒炒香，放猪蹄煸干水分，烹料酒、糖、酱油，炒上色加水，小火烧至酥烂。

（3）食用时，拣出姜、葱及香料，盛入碗中，撒上葱花。

功效：预防骨质疏松。

3. 山药花生炖猪蹄

材料：猪蹄2只，山药、花生各适量，盐、味精各适量。

做法：（1）猪蹄洗净，切块，入沸水中焯一下，捞出；将山药洗净，去皮切块；

（2）将山药、猪蹄、花生放入砂锅中，加盐及适量水，中火炖至猪蹄烂熟后调入味精即成。

功效：可补充雌激素，丰乳补血。

用开水将猪蹄煮到皮发胀，然后取出用指钳将毛拔除，省力又省时。同时，由于猪蹄含胆固醇含量高，胃肠消化功能减弱的老年人每次不可食之过多；患有肝脏疾病、动脉硬化及高血压的患者应少食或不食为好；凡外感发热和一切热证、实证期间不宜多食；晚餐吃的太晚时或临睡前不宜吃猪蹄，以免增加血黏度。猪蹄也不可与甘草同吃，否则会引起中毒，但可以用绿豆治疗。

多喝蜂蜜少吃姜，“多事之秋”无烦扰

干燥是秋天最主要的气候特点，空气中缺少水分，人体同样缺少水分。为了适应秋天干燥的特点，我们就必须经常给自己的身体“补液”，以缓解干燥气候对于人体的伤害。多喝水是我们对付“秋燥”的一种必要手段。但对付秋燥不能只喝白开水，最佳饮食良方是：“朝朝盐水，晚晚蜜汤。”换言之，喝白开水时水易流失，若在白开水中加入少许食盐，就能有效减少水分流失。白天喝点盐水，晚上则喝点蜜水，这既是补充人体水分的好方法，又是秋季养生、减缓衰老的饮食良方，同时还可以防止因秋燥而引起的便秘，真是一举三得。

蜂蜜所含的营养成分特别丰富，主要成分是葡萄糖和果糖，两者的含量达70%，此外，还含有蛋白质、氨基酸、维生素等。蜂蜜具有强健体魄、提高智力、增加血红蛋白、改善心肌等作用，久服可延年益寿。蜂蜜对神经衰弱、高血压、冠状动脉硬化、肺病等，均有疗效。在秋天经常服用蜂蜜，不仅有利于这些疾病的康复，而且还可以防止秋燥对于人体的伤害，起到润肺、养肺的作用，从而使人健康长寿。

秋燥时节还要不吃或少吃辛辣烧烤之类的食品，这些食品包括辣椒、花椒、桂皮、生姜、葱及酒等，特别是生姜。这些食品属于热性，又在烹饪中失去不少水分，食后容易上火，加重秋燥对于人体的危害。当然，将少量的葱、姜、辣椒作为调味品，问题并不大，但不要常吃、多吃。比如生姜，它含挥发油，可加速血液循环，同时含有姜辣素，具有刺激胃液分泌、兴奋肠道、促使消化的功能。生姜还含有姜酚，可减少胆结石的发生。所以它既有利亦有弊，不可多吃。尤其是在秋天最好少吃，因为秋天气候干燥、燥气伤肺，再吃辛辣的生姜，更容易伤害肺部，加剧人体失水、干燥。古代医书有记载："一年之内，秋不食姜；一日之内，夜不食姜。"

当秋天来临之际，我们最好"晨饮淡盐水、晚喝蜂蜜水，拒食生姜"，如此便可安然度过"多事之秋"。

秋季四宝：百合、大枣、枸杞、红薯

秋高气爽的时节，寒气比夏季重，人体的进补十分重要。秋季进补有四件宝，以下分别介绍：

（1）百合。百合含有丰富的蛋白质、脂肪、秋水仙碱和钙、磷、铁及维生素等，是老幼皆宜的营养佳品。百合有止血、活血、清肺润燥、滋阴清热、理脾健胃的功能。现代研究表明，百合具有明显的镇咳、平喘、止血等作用，能提高免疫力，还可抑制肿瘤的生长。将百合洗净，煮熟，放冰糖后冷却食用，既可清热润肺，又能滋补益中。

（2）大枣。大枣性平、味甘，入脾胃二经，有补气益血之功效，是健脾益气的佳品。中医常用大枣治疗脾胃虚弱、气血不足、失眠等症。药理研究证实，大枣有保护肝脏、调节血脂等作用。不过，大枣虽然味甘、无毒，但性偏湿热，故不能多食，尤其体内有湿热者，多食会出现烦热口渴、胃胀等不良反应。

（3）枸杞。枸杞子具有补益肝肾、润肺止咳的功效，可用来治疗头晕目眩、腰膝酸软、虚劳咳嗽、糖尿病（辅助治疗）、视力减退等。枸杞根（中药称为地骨皮）有清虚热、平肝息风的功效，煎煮后饮用，能够降血压。枸杞茶则可治疗体质虚寒、性冷淡、肝肾疾病、肺结核、便秘、失眠、低血压、贫血、眼疾、掉发、口腔炎等。体质虚弱、常感冒、抵抗力差的人最好每天食用枸杞子。

（4）红薯。红薯含有丰富的淀粉、维生素、纤维素等人体必需的营养成分，还含有丰富的镁、磷、钙等矿物元素和亚油酸等。这些物质能保持血管弹性，对防治老年习惯性便秘十分有效。另外，红薯是一种理想的减肥食品，因其富含纤维素和果胶而具有阻止糖分转化为脂肪的功能。

秋天吃枣，不宜与哪些食物同吃

大枣入药常用黑枣、南枣、红枣、蜜枣等，其中以黑枣、南枣养血补中作用较强。红枣性温，补养力较薄；蜜枣味道清长而厚爽，滋润解毒较好。大枣虽然营养丰富，但是在秋季养生中，还应注意以下问题：

不宜与维生素同时食用。食物中的维生素可使维生素 K 分解破坏，使治疗作用降低。

不宜和黄瓜或萝卜一起食用。萝卜含有抗热血酸酶，黄瓜含有维生素分解酶，两种成分都可破坏其他食物中的维生素。

不应和动物肝脏同时食用。动物的肝脏富含铜、铁等元素，铜、铁离子极易使其他食物中所含的维生素氧化而失去功效。

服用退热药时禁忌食用。服用退热药物同时食用含糖量高的食物容易形成不溶性的复合体，减少药的吸收速度。大枣为含糖量高的食物，故禁忌食用。

服苦味健胃药及祛风健胃药时不应食用。苦味及祛风健胃药是靠药物的苦味来刺激味觉器官，反射性地提高食物对中枢的兴奋性，以帮助消化、增进食欲。若服用以上药物时用大枣，则明显地影响药物的疗效。

腐烂变质的枣忌食用。大枣腐烂后，会使微生物繁殖，枣中的果酸酶继续分解果胶产生果胶酸和甲醇，甲醇可再分解生成甲醛和甲醇。食用腐烂的枣，轻者可引起头晕，使眼睛受害，重则危及生命。

另外，龋齿疼痛、下腹部胀满、大便秘结者不宜食用，忌与葱、鱼同食。

为什么“饥餐渴饮”不适合秋季养生

渴了饮水，饿了吃饭，似乎天经地义。但是不能用它来指导秋季养生，这是因为秋燥，即使不渴也要喝水。因为秋季的主气为燥，它又可分为温燥和凉燥。深秋季节凉燥尤重，此时天气已转凉，近于冬寒之凉气。燥的结果是耗伤阴津，导致皮肤干燥和体液丢失。

正常人体除三餐外，每天需要另外补充 1500 毫升的水。天热出汗多时，饮水还要增加。“不渴也喝水”对中老年人来说尤为重要。如果中老年人能坚持每天主动喝进适量的水，对改善血液循环、防治心血管疾病都有利。

秋凉不能不吃早餐。有些人贪图清晨的凉爽，早上起床晚，又要赶着上班，早餐不是不吃就是吃不好。长时间不吃早餐，除了会引起胃肠不适外，还会导致肥胖、胆石症、甲状腺功能障碍，甚至还会影响到一天的心绪。

养生要防“伤春悲秋”。深秋天气渐凉，人们的胃口普遍变好，但也会有一部分人由于季节性情感障碍的缘故，变得“悲秋”，而后者又与饮食互为因果，即营养不良或饮食不当可以诱发季节性情感障碍。季节性情感障碍又会影响到人的脾胃功能，产生厌食或食欲亢进。从养生的角度上讲，入秋后应当抓住秋凉的好时机，科学地摄食，不能由着自己的胃口，饥一餐饱一顿。三餐更要定时、定量，营养搭配得当。

总之，秋季养生要有积极的心态，科学地调配自己的饮食，这样才能增强体质，预防各种疾病。

秋季可用当归把冻疮拒之门外

虽然冻疮常常发生在冬季，但其防治应从秋末开始，以当归为主的汤药最为有效。

中医认为，冻疮虽然病在皮肤上，其实多为体内阳气不足、外寒侵袭、阳气不伸、寒凝血瘀而致。因此，在治疗上常采用温经散寒、活血化瘀、消肿止痛的方法。

方药以当归为主，可选择“当归四逆汤”。制作方法：当归 15 克，桂枝 12 克，赤芍 10 克，细辛 6 克，通草 6 克，甘草 6 克，大枣 8 枚，煎服。本方可使阳气通、寒气散、气血通畅，对治疗冻疮非常有效。

除内服中药外，还可外用“红灵酒”。制作方法：当归 60 克，红花 30 克，川椒 30 克，肉桂 60 克，细辛 15 克，干姜 30 克，樟脑 15 克，用体积分数 95% 酒精 1000 毫升浸泡 7 天后外搽患处。或用鲜红辣椒 3~5 个放入体积分数 75% 酒精或 250 毫升高度白酒内，浸泡 7 天制作的辣椒酊，都有较好疗效。新发冻疮未溃破者，还可用麝香止痛膏贴患处，也可用红花油、活络油等外搽。若冻疮瘙痒，不能用手抓搔，以免抓破感染。

另外，入冬以后，要注意全身及手足的保暖和干燥，衣服鞋袜宜宽松、干燥。一旦发生冻疮，应当先用温水浸泡，不要立即烘烤或用热水烫洗，否则容易导致局部溃烂；伏案工作者，久坐后要适当起身活动，以促进气血流通。

秋季调理阴阳、固护本元，赶走糖尿病

秋季时由于天气转凉，生活节奏和饮食习惯都发生了改变，人体血糖也易于波动。另外，秋季容易发生病毒感染，引起感冒等呼吸道疾病的高发。这些都构成了糖尿病的诱因。

在中医里，糖尿病被称为消渴症，临床主要有三消（亦称三多）症状——多饮、多食、多尿，且多数患者伴有不同程度的少言懒气、倦怠劳累、虚胖无力或日渐消瘦、舌质胖大或有齿痕等正气虚弱现象。专家认为，糖尿病的致病因素是综合性的，但主要与情志不畅、嗜酒、喜食厚味有关，而不论何种因素，皆由“火炎于上，阴亏于下，水火不相济所致”。

糖尿病较难治愈，多数患者一生都饱受其折磨，但这并不意味着没有治愈的可能，只要对症下药，再加上患者自身的积极配合，必然能够恢复健康。治愈糖尿病的关键在后期。这个时候，患者的“三多”症状已经消失了，但血糖、尿糖却没有减少，甚至比前一阶段还更高，并伴有疲倦乏力、口干、腰及下肢酸软的现象。“当以调理阴阳，填培脏腑，固护本元为要。”“宜用益气滋阴，补肾润肺之剂治疗。”肾为先天之本，补肾即固本，而“益气滋阴”也与“调理阴阳，填培脏腑”同出一理。

下面分别给大家介绍两款药方：

1. 温化滋胰汤

组成：蚕茧 30~50 克，生地 50 克，知母 50 克，黄精 15 克，天冬 15 克，白术 15 克，天花粉 15 克，葛根 15 克，鸡内金 20 克，肉桂 3 克，红花 5 克，黄连 2 克。

用法：水煎服。

功效：固本培元、补益气血，适用于三消减而血糖、尿糖反增的糖尿病患者。

加减：病情严重者，蚕茧可用至60克；血糖不降者，生地可用至100克之内，尿糖不下者，知母可用至100克之内；兼酮症者，加干姜5克，其他如白蔻、生姜等辛润通阳之品均可选加。

2. **益气滋阴饮**

组成：黄芪50克，人参15克（或党参30克），玉竹20克，生地25克，山药25克，枸杞20克，天冬20克，菟丝子15克，女贞子15克，玄参20克。

用法：水煎服。

功效：补益肝肾、滋阴润燥、益气生津。适用于糖尿病日久气阴不足者。

加减：可适当增加熟地黄、覆盆子、麦冬、天花粉、牡丹皮等补肾滋阴之药。另外，多尿不愈常于本方中加入附子、肉桂以温助肾中阳气。

此外，糖尿病患者平时要注意控制饮食，忌暴饮暴食，忌高糖、油腻、辛辣之品，适当减少糖类的进食量，增加蛋白质的进食量。另外，还要保持良好情绪，切忌情绪波动，反复无常。

秋季按摩巧养生，养出舒畅好心情

进入秋季以后，天气逐渐凉爽干燥，这样的气候虽然会使人有秋高气爽的舒适感觉，但干燥也会对人体产生一定的危害。在家进行简单的自我按摩，能有效防止“秋燥”对人的侵害。

1. 压揉承浆穴：承浆穴在下唇凹陷处，以食指用力压揉，口腔内会涌出津液。糖尿病患者用力压揉此处10余次，口渴感即可消失，在不缺水的情况下，可不必反复饮水。这种津液不仅可以预防秋燥，而且含有延缓衰老的腮腺素，可使老人面色红润。

2. 按摩鼻部，以开肺窍：中医认为，肺开窍于鼻。不少人鼻黏膜对冷空气异常敏感，秋天冷风一吹，就会伤风感冒，经久难愈。所以在初秋的时候，我们就应坚持用冷水洗脸，并按摩鼻部，有助于养肺。方法为：①摩鼻：将两手拇指外侧相互摩擦，有热感后，用手指在鼻梁、鼻翼两侧上下按摩50次，可增强鼻的抗寒力，亦可治伤风、鼻塞等。②浴鼻：每日早、晚将鼻浸于冷水中，闭气不息，换气后再浸入；也可以用毛巾浸冷水后敷于鼻上，坚持至寒冬。

3. 揉腹排便：秋季气候干燥，大便也会干结难排，有许多人甚至数日一解或用药物来维持大便通畅，结果造成习惯性便秘。按摩是一种简单易行的通便方法，这种方法可在晚上睡觉前或清晨起床前进行。具体操作方法是：身体仰卧，先将两手掌心摩擦至热，然后两手叠放在右下腹部，按顺时针方向按摩，共按摩30圈。

4. 咀嚼鼓漱：晨起和睡前，做上下腭运动。然后闭嘴，舌抵上腭，鼓漱100次，使津液满口，徐徐咽下。咀嚼时，胃肠血流量增加，可抵御秋季凉气对胃肠的损伤。

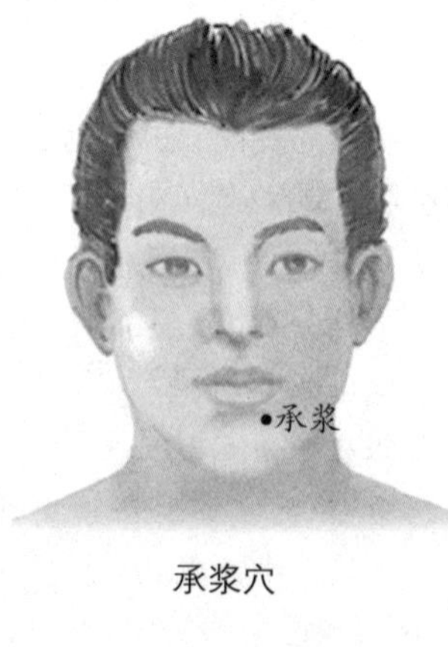

承浆穴

秋季干燥，要防止静电伤身

在气候干燥的秋季，我们常常会碰到这种现象：晚上脱衣服睡觉时，黑暗中常听到噼啪的声响，而且伴有蓝光；见面握手时，手指刚一接触到对方，会突然感到指尖针刺般疼痛，令人大惊失色；早上起来梳头时，头发会经常“飘”起来，越理越乱；拉门把手、开水龙头时都会“触电”，时常发出“啪、啪”的声响……这就是人体的静电对外放电的结果。

人体活动时，皮肤与衣服之间、衣服与衣服之间互相摩擦，便会产生静电。随着家用电器增多以及冬天人们多穿化纤衣服，家用电器所产生的静电荷会被人体吸收并积存起来，加之居室内墙壁和地板多属绝缘体，空气干燥，因此更容易受到静电干扰。

由于老年人的皮肤相对比年轻人干燥，以及老年人心血管系统的老化、抗干扰能力减弱等因素，因此老年人更容易受静电的影响。心血管系统本来就有各种病变的老年人，静电更易使病情加重或诱发室性早搏等心律失常。过高的静电还常常使人焦躁不安、头痛、胸闷、呼吸困难、咳嗽等。

为了防止静电的发生，室内要保持一定的湿度，要勤拖地、勤洒水或用加湿器加湿；要勤洗澡、勤换衣服，以消除人体表面积聚的静电荷。发现头发无法梳理时，将梳子浸入水中片刻，等静电消除之后，便可以将头发梳理服帖了。脱衣服之后，可用手轻轻摸一下墙壁，摸门把手或水龙头之前也要用手摸一下墙，将体内静电“放”出去，这样静电就不会伤你了。对于老年人，应选择柔软、光滑的棉纺织或丝织内衣、内裤，而且尽量不穿化纤类衣物。

“秋冻”要适当，千万别冻坏身体

老百姓常说“春捂秋冻”，意思是说春天棉衣要晚脱一段时间，以免受凉生病；秋天则相反，厚衣服要晚些穿，多经受寒冷的刺激，从而增强机体抵抗力。不过，不同的人群、人体的不同部位，都应区别对待，一味地秋冻就会把身体冻坏。

首先，要因人而异。年轻人血气方刚，对外界寒冷的适应及抵御能力都比较强，可以冻一冻；而老年人大多肾阳衰微，禁不起太冷的刺激；还有一部分慢性病患者，如心血管和哮喘病人，他们对寒凉的刺激更加敏感，稍不注意就会引起疾病发作。因此，这些人不仅不能“秋冻”，还应采取一些保暖措施。

其次，对身体的不同部位要区别对待，有 4 个部位一定要注意保暖。第一个是腹部，上腹受凉容易引起胃部不适，甚至疼痛，特别是有胃病史的人更要加以注意；下腹受凉对女性伤害大，容易诱发痛经和月经不调等，经期妇女尤其要加以重视。有些女孩爱穿露肚皮的时装，建议秋冬季节最好不穿。第二个是脚部，脚是人体各部位中离心脏最远的地方，血液流经的路程最长，而脚部又汇集了全身的经脉，所以人们常说“脚冷，则冷全身”。全身若受寒，机体抵抗力就会下降，病邪就有可能乘虚而入。第三个是颈部，这个部位受凉，向下容易引起肺部症状的感冒；向上则会导致颈部血管收缩，不利于脑部供血。第四个是肩部，肩关节及其周围组织相对比较脆弱，容易受寒。

最后，要领悟“秋冻”内涵。对于“秋冻”的理解，不应只局限于未寒不忙添衣，还应从广义上去理解，诸如运动锻炼，也要讲求耐寒锻炼，增强机体适应寒冷气候的能力。不同年龄可选择不同的锻炼项目。无论何种活动，都应注意一个冻字，切勿搞得大汗淋漓，当周身微热，尚未出汗时即可停止，以保证阴精的内敛，不使阳气外耗。

秋季，别让“五更泻”缠上你

进入秋季，天气逐渐转凉，因季节转换和昼夜温差带来的疾病逐渐增多，在这个时节中老年人尤其要预防“五更泻”的发生。

“五更泻”是指发生在黎明时分的腹泻。其主要症状是黎明的时候，肚脐周围发生疼痛，肠鸣即泻，泻后则安。中医认为这种慢性腹泻多是肾阳虚的一种表现，所以有“肾泻”之称。

“五更泻”多发于中老年人，主要是肾阳虚衰，命门之火不能温煦脾土，即不能帮助脾胃消化吸收，运化失常就会出现腹泻。五更时分正当阴气最盛、阳气未复之际，在这种特定环境下，虚者愈虚，因而形成了“五更泻”。若夜晚盖不好肚腹，使之受寒凉所袭，更易发生。

要预防“五更泻”的发生，平时应注意以下几个方面：

1. 注意保暖。由于老年人自身调节功能下降，在季节变换时要当心着凉，注意腹部及下肢的保暖。

2. 饮食要规律。饮食以清淡、易消化、少油腻为原则，避免因无规律饮食而致肠道功能紊乱。

3. 讲究饮食卫生。不吃生冷不洁食物，避免诱发或加重腹泻。

4. 要保持良好的心理状态。心胸宽广，情绪乐观，性格开朗，遇事豁达。平常要注意加强锻炼，如散步、慢跑、打太极拳等，以增强体质。

初秋时节应怎样防脑卒中

初秋是老年人心脑血管疾病发病率大幅上升的时节，特别是患有高血压、动脉硬化的中老年人，初秋一定要当心脑卒中。专家认为，在日常生活中采取下列措施，可有效预防或减少脑卒中的发生。

1. 早晚喝杯救命水

脑卒中的发生与老年人血液黏稠度增高有关。人们经过一夜睡眠、出汗和排尿后，人体水分减少，血液黏稠度会升高。所以夜晚入睡前及早晨起床后，应喝下约 200 毫升白开水，可以降低血液黏稠度，起到预防脑卒中的作用。

2. 每天吃 2 根香蕉

研究发现，每天吃 1~2 根香蕉，可使脑卒中发病率减少 40%。香蕉中含有丰富的钾盐，钾对于增强心脏的正常舒缩功能具有重要作用，还可抗动脉硬化，保护心血管。此外，香蕉中还含有降血压、润肠通便的物质。

3. 保持大便畅通

老年性便秘不仅会延长排便时间，还会因排便用力导致心脏负担加重和血压升高，甚至诱发脑卒中。为保持大便通畅，应常吃红薯、菠菜、竹笋、芹菜、大白菜等富含粗纤维的食物，促进肠道蠕动，同时应养成定时排便的良好习惯。必要时可服用一些如润肠丸、果导片等药物。

4. 早晚散步

散步是老年人最安全的有氧代谢运动，长期坚持可使血压下降、血糖降低，起到预防心脑血管疾病的作用。夏天锻炼时间最好选在清晨和黄昏，宜在平坦的地面行走。每次 30~40 分钟，距离为 1.5 千米。可以进行做操、打太极拳等运动量不大的体育锻炼。但不宜进行剧烈活动。

另外，在初秋季节，要注意随时增减衣服，夜间防止受凉。阴天下雨少外出，并应勤观测血压。

天高云淡雁成行，寒露“养收”保阴精

每年的 10 月 8 日左右是寒露，因“露气寒冷，将凝结也”而得名。寒露以后，天气渐冷，万物逐渐萧落，是热与冷交替的季节。

寒露是一个冷热交替的节气，此时，人体阳气慢慢收敛，阴精开始潜藏于内，故养生也应以保养阴精为主，也就是说，秋季养生不能离开“养收”这一原则。

在人体五脏中，肺对应秋，肺气与金秋之气相应，此时燥邪之气易侵犯人体而耗伤肺的阴精，如果调养不当，人体就会出现咽干、鼻燥、皮肤干燥等秋燥症状。因此，寒露时节的养生应以滋阴润肺为宜，多食用芝麻、糯米、粳米、蜂蜜、乳制品等柔润食物，少食辣椒、生姜、葱、蒜等易损伤阴精的辛辣之食。

寒露以后，由于气温下降较快，感冒也成为此时的流行病，在城市，这个时间已经开始接种流感疫苗了。而在日常养生中，首先要做到适时添加衣物，不要盲目坚持“秋冻”，还要多加锻炼以增强体质。

对于老年人来说，寒露时节可谓“多事之秋”，许多疾病都会缠上老年人，甚至危及生命，其中最需警惕的是心脑血管病。由于气候开始明显变冷，低温使体表血管弹性降低，外周阻力增加，可使血压升高，进而导致脑血管破裂出血；寒冷的刺激可使交感神经兴奋，肾上腺皮质激素分泌增多，从而使小动脉痉挛收缩，外周阻力增加，使血压升高；寒冷还能增加血液中纤维蛋白原的含量，使血液黏稠度增高，促使血液中栓的形成。所以，心脑血管疾病的高危人群或有病史的患者，在这个时节尤其要注意防寒保暖，进行适当的御寒锻炼，合理饮食起居，并保持良好心境。

梅映红霞报晚秋，霜降一定要防寒

每年的 10 月 23 日左右是霜降，这是秋季的最后一个节气。霜降，顾名思义就是：由于天气寒冷，露水已经凝结成霜了。这个时候在北方的清晨，我们时常可以看到包裹在干枯树枝上的雾凇，大自然在用这种方式告诉我们：冬天就要来了。

霜降是秋冬气候的转折点，也是阳气由收到藏的过渡，这个时节天气渐冷，很多人手脚易凉，后背易冷，但心里有燥热的感觉，这是气血遇寒循环不畅所致，因此养生就要注意做到“外御寒、内清热”。要依气候变化及时增减衣物，以免被寒气所侵或者热伤风。对内则要清郁热、祛邪气，可以吃些生的白萝卜块。白萝卜皮白而不透者肉味偏辣，只能熟吃；皮色透明，肉不辣而甜者，可以生吃。生吃白萝卜一是下气，解腹胀；二是白萝卜入肺，肺应秋季，白萝卜可以加强肺的“肃降”功能，既止咳又促大肠运动，“肺与大肠相表里”。可以吃甜食的人吃些白梨；老弱病者则吃些白木耳；对于小孩子和身体好的人，心里觉得燥热时可以吃些冷饮，但要少吃。

天气逐渐变冷，风湿病、“老寒腿”、慢性胃病又成了常见病，防治这些病症主要是注意身体的局部保暖。老年人要适当地多穿些衣服，膝关节有问题的可以穿上一副护膝，晚上睡觉时也要注意保暖。胃不好的人注意不要吃寒凉的东西，觉得胃部不适时，可以用热水袋暖一会儿，疼痛就会缓解。

立秋后，要学会全面防“燥”

人们时常在不知不觉中突然发现立秋到了。立秋即秋季的开始，人们在享受秋高气爽的同时，也别忘了它还带来了时令主气——燥。秋燥对人体会产生什么影响，具体该怎么应对呢?

一是多补充水分。秋燥最容易伤人的津液，应多喝开水、淡茶、果汁饮料、豆浆、牛奶等，以养阴润燥，弥补损失的津液。喝水或喝饮料时，以少量频饮为佳，并且要少喝甜味饮料。

二是多吃新鲜蔬菜和水果。梨、橙子、柚子、黄瓜、萝卜、藕、银耳等水果和蔬菜有生津润燥的功效，要多食用。另外，还应多吃些蜂蜜、百合、莲子等清补之品，以顺应肺脏的清肃之性。少吃辛辣、煎炸食物，如葱、姜、大料、茴香、炸鸡腿、油条等，多食皆会助燥伤阴，加重秋燥。

三是多吃粗粮和富含纤维素的蔬菜（如芹菜、白菜等），以促进排便。因为如果大便不通畅，积在肠内时间过长就会化火，从而减少体内津液，所以，促进排便也是防止秋燥的一个重要方法。

此外，秋季防燥应尽量少洗澡、多运动。秋季洗澡不宜过勤，尤其是不宜用过热的水洗，而且要少用香皂、洁肤液等碱性清洁剂。同时，由于气候已逐渐转凉，适合人们做各种运动，对预防秋燥也有好处。因为运动能促进血液循环，津液自然会充盈。

太极拳，秋季平衡阴阳的养生功

太极拳是我国的国粹，它适合任何年龄、性别、体型的人练习。它集练气、蓄劲、健身、养生、防身、修身于一体，是一种适合经常锻炼的养生功法。秋季经常练习太极拳，对于身心健康有意想不到的收获。

太极拳是一种非常柔和的运动，有强身健体的效果，对于消化系统的各种慢性病有良好的辅助治疗及康复作用。太极拳对消化系统疾病的影响在于：

1. 练习太极拳可顺应四季的阴阳消长以润养五脏，春季养肝，夏季养心，秋季养肺，冬季养肾，四脏阴阳调和滋润脾胃，促进六腑代谢，治疗胃肠、肝胆方面的慢性疾病效果非常明显。

2. 由于打太极拳使血液流畅、循环加强、各脏器的供血增加，同时由于腹式呼吸可使腹腔内各脏器受到柔和、持久而有节律的按摩，促进消化液的分泌，加强胃肠的蠕动，使局部供血得到改善，因而对消化系统，特别是胃肠的组织和功能都有良好影响，胃炎或慢性溃疡症状会得到改善、修复；肠管的蠕动亦因腹压改变的按摩作用和局部微循环增加而加强，吸收与输传功能也会大大改善。吸收得好，同化与异化作用正常，相应也加强了各脏器的活动功能和机体的生命力，进而促进新陈代谢过程，形成了一个良性循环。

3. 练习太极拳可带动胃、肠、肝、胆、胰做大幅度转动，同时，深、长、细、匀的呼吸，横膈肌活动范围的扩大，腹内压所致的按摩作用，能使肝、胆血行流畅，可以消除肝脏瘀血，改善肝功能。肝组织在经常保持活血通瘀的情况下生机旺盛，功能改善，使得慢性、迁延性肝炎得以康复。

通过长期练习太极拳可以增强消化系统慢性病患者的体质，提高机体抗病能力，同时可以预防疾病的复发，起到延年益寿的效果。

第四章 养精蓄锐，寒冬滋阴巩固根基

扰动阳气是冬季养生的大忌

每年的11月8日前后是立冬，这是冬季的第一个节气。在民间，立冬是进补的好时节，认为只有在立冬时充分进补才足够抵御严冬的寒冷。

中医学认为，入冬养生强调“无扰乎阳，早卧晚起，必待日光”，也就是说人在冬天，不要因扰动阳气而破坏人体阴阳转换的生理功能，早睡可以养人体阳气，保持温热的身体。而且，立冬到来时阳气潜藏，阴气盛极，草木凋零，蛰虫伏藏，万物活动趋向休止，以冬眠状态，养精蓄锐，为来春生机勃发做准备。人类虽然不冬眠，但到了冬季人体阳气潜藏，在养生方面也应注意补肾藏精，中医就有“冬不藏精，春必病温”之说，意思是冬天如果不好好养精蓄锐，来年春天就会疾病缠身。

进入冬天以后，在起居方面应该做到“无扰乎阳，早卧晚起，必待日光”，也就是说，进入冬季以后，每天要早睡晚起，等太阳出来以后才起床，这样才能保证充足的睡眠。睡觉前，应养成用热水泡脚的习惯，然后用力揉搓足心，这样不仅能御寒保暖，还有补肾强身、解除疲劳、促进睡眠、延缓衰老，以及防治感冒、冠心病、高血压等多种疾病的作用。

传统中医养生还有“冬时天地气闭，血气伏藏，人不可作劳汗出，发泄阳气”之说，意思是冬天天气闭藏，人体的气血也潜藏起来了，这时候人不可以过分劳作以使大汗淋漓而发泄阳气。立冬以后，天气还不是太冷，在衣着方面也要注意，不能穿得过少过薄，这样会容易感冒而损耗阳气，当然也不能穿得过多过厚，否则腠理开泄，阳气不得潜藏，寒邪也易于侵入。

经常晒太阳对人体有很多益处，特别是冬季，大自然处于阴盛阳衰的状态，人体内部也不例外，所以在冬天常晒太阳，能起到壮人阳气、温通经脉的作用。

在饮食方面，冬季也是进补的最好季节，民间有“冬天进补，开春打虎”的谚语。冬季食补应注意营养的全面搭配和平衡吸收。元代忽思慧所著《饮膳正要》曰：“……冬气寒，宜食黍以热性治其寒。”意思是说，少食生冷，有的放矢地食用一些滋阴潜阳、热量较高的膳食为宜，同时也要多吃新鲜蔬菜以避免维生素的缺乏，例如：牛羊肉、乌鸡、鲫鱼，多饮豆浆、牛奶，多吃萝卜、青菜、豆腐、木耳等。冬季进补还应因人而异，因为食有谷肉果菜之分，人有男女老幼之别，体质有虚实寒热之辨，故“冬令进补”应根据实际情况有针对性地选择进补方案，万不可盲目进补。

寒水结冰，冬天养生注重“藏”

《黄帝内经》中有：“冬三月，此谓闭藏，水冰地坼，无扰乎阳。早卧晚起，必待日光。使志若伏若匿，若有私意，若已有得。祛寒就温，无泄皮肤，使气亟夺。此冬气之应，养藏之道也。逆之则伤肾，春为痿厥，奉生者少。”

冬季养生要注意以下八宜：

1. 保暖。冬要“祛寒就温”，预防寒冷侵袭很重要，但不可过暖，应保持温度恒定。

2. 健足。经常保持脚的清洁干燥，袜子要勤换，每天坚持用温热水洗脚，经常按摩足底穴位，每天坚持活动双脚。一双舒适、暖和、轻便的鞋子也很重要。

3. 多饮。冬日大脑与身体各器官的细胞需要水分滋养，以保证正常的新陈代谢。冬季一般每日饮水不应少于 2000 毫升。

4. 防病。冬天是心脏病、慢性支气管炎等疾病的高发季节。体弱的人要注意防寒保暖，特别是预防大风降温天气对机体的不良刺激。还应重视耐寒锻炼，提高御寒和抗病能力。

5. 调神。冬天人往往情绪低落，最佳的调整方法就是活动，如慢跑、跳舞、滑冰、打球等，在家练习“五禽戏”更是好方法。

6. 早睡。冬日白天短，阳气弱，要“早卧迟起”。早睡以养阳气，迟起以固肾精。

7. 通风。冬季门窗紧闭，室内空气很差，要经常打开门窗通风换气，保持空气清新。

8. 粥养。冬季饮食忌黏硬生冷。服热粥能养胃气，特别以羊肉粥、小米牛奶冰糖粥、八宝粥等最为适宜。

此外，冬季锻炼要注意以下四不宜：

1. 不宜用嘴呼吸：冬天雾气重，空气中会有很多的粉尘，用口呼吸会让病菌直接进入肺部，而鼻腔能过滤空气，所以应养成用鼻子呼吸的好习惯。

2. 不宜突然进行：冬季锻炼要慢慢适应，不能突然开始，否则对人体的消耗较大，容易出现疲劳和受伤的情况，在锻炼前要先做好准备活动。

3. 不宜空腹进行锻炼：人在清晨时血糖往往偏低，心脏功能处于较弱的状态，空腹锻炼会使人因低血糖、心脏疾病猝死的可能性增加。

4. 不宜忽视保暖：很多人认为锻炼就不怕冷，这是错误的。锻炼时要慢慢减衣，身体微热后减衣最好，锻炼结束就要立即穿上衣服，以防着凉。

再者，冬季养生也可以用些中医疗法。

1. 搓鼻法：将两只手的拇指外侧互相摩擦至有热感后，用拇指外侧沿鼻梁、鼻翼两侧上下按摩 30 次，然后按摩鼻翼两侧的迎香穴（位于鼻唇沟内，横平鼻翼外缘中点）15~20 次。每天摩鼻 1~2 遍，可增强鼻的耐寒能力，亦可治伤风、鼻塞不通。

2. 摩颈法：上身端直，坐立均可，仰头，颈部伸直，用手沿咽喉部往下轻轻按摩，直至胸部。双手交替按摩 20 次为 1 遍，可连续做 2~3 遍。注意，按摩时拇指与其他四指张开，虎口对着咽喉部，自颏下向下按搓，可适当用力。这种方法能够有助于止咳化痰。

3. 按摩大椎法：两手搓热后轮流搓大椎（第七颈椎棘突下），冬季可每天早起后搓大椎，较冷时出门前也要搓热大椎，对防治感冒方便又有效。

4. 捶背端坐法：腰背很自然地直立，双目微闭，放松，两手握拳，反捶脊背中央和两侧，各捶 3~5 遍。捶背时要闭气不息。同时，叩齿 3~10 次，缓缓吞咽津液五六次。捶背时一定要先从下向上，再从上到下，沿背捶打，这种方法可以畅胸中之气，通脊背经脉，预防感冒，且能够健肺养肺。

冬季进补讲原则才能令阳气生发

俗话说“今年冬令进补，明年三春打虎”，这是在强调冬季进补对健康的益处，而传统中医也认为冬季进补有助于体内阳气的生发，能为下一年开春直至全年的身体健康打下基础，但是冬季进补也是要讲原则的，如果胡乱进补，不但不能强身健体，还会损害健康。

冬季饮食养生的总原则是：（1）适量进食高热量的饮食以弥补热量的消耗。（2）增加温热性食物的摄入量以增强机体的御寒能力。（3）补充足够的维生素和矿物质。也就是说，冬季除了应该适当多进食一些五谷杂粮外，还应该注意补充足够的蛋白质、维生素、矿物质及适量的脂肪类食物。

同时要注意以下几点：

1. 不要随意服用，无须滥补。一个人如果身体很好，对寒冷有良好的适应能力，在冬季就不要刻意进补，过多进补不但对健康无益，反而会产生一系列不良反应。如服用过多的人参，会出现烦躁、激动、失眠等“人参滥用综合征”。

2. 平素胃肠虚弱的人，在进补时应特别注意。药物入胃全靠胃肠的消化吸收，只有胃肠功能正常，才能发挥补药的应有作用。对于这类病人，可先服用些党参、白术、茯苓、陈皮之类调理胃肠的药物，使胃肠功能正常，再由少至多地进服补药，这样机体才能较好地消化吸收。

3. 在感冒或患有其他急性病期间，应停服补品。尤其是有些体质虚弱的人，应该等急性病治愈后再继续进补，否则会使病症迁延难愈。

4. 在滋补的同时，应坚持参加适当的体育运动，这样可以促进新陈代谢，加快全身血液循环，增强胃肠道对滋补品的消化吸收，使补药中的有效成分能够被机体很好地吸收。

传统养生学认为，冬季应该多食用一些偏温热性的食物，特别是能够温补肾阳的饮食，以增强机体的御寒能力。

冬季饮食需侧重“养阴滋补”

冬季受冷空气影响，人的机体生理功能和食欲等均发生了变化。中医认为，此时机体处于封藏状态，阳气不妄泄，因此正是养阴滋补的大好时机。“秋冬养阴”，既不宜食用生冷食品，也不宜食用燥热之品，最宜食用滋阴潜阳、热量较高的膳食。这时就要对饮食巧妙调理了。

1. 多补充热源食物

膳食中应多补充产热营养素，如糖类、脂肪、蛋白质，以提高机体对低温的耐受力。尤其应考虑补充富含蛋白质的食物，如瘦肉、鸡鸭肉、鸡蛋、鱼、牛奶、豆类及其制品等。

2. 多补充含蛋氨酸的食物

蛋氨酸通过转移作用可提供一系列耐寒适应所必需的甲基。寒冷气候使得人体尿液中肌酸的排出量增多，脂肪代谢加快，而合成肌酸、磷脂的过程中在线粒体内氧化、释放热量都需要甲基。因此，在冬季应多摄取含蛋氨酸较多的食物，如芝麻、葵花子、酵母、乳制品、叶类蔬菜等。

3. 适量补充无机盐

医学研究表明，人怕冷与饮食中无机盐缺少很有关系。专家建议冬季应多摄取含根茎的蔬菜，如胡萝卜、百合、山药、藕、青菜、大白菜等，因为蔬菜的根茎里所含无机盐较多。钙在人体内含量的多少可直接影响人体的心肌、血管及肌肉的伸缩性和兴奋性，补充钙可提高机体御寒能力。含钙较多的食物有虾皮、牡蛎、花生、蛤蜊、牛奶等。

4. 多吃含维生素 B_2、维生素 A、维生素 C 的食物

寒冷气候使人体氧化功能加强，机体维生素代谢也发生了明显变化，饮食中要及时补充维生素 B_2，以防口角炎、唇炎、舌炎等疾病的发生。维生素 B_2 主要存在于动物肝脏、鸡蛋、牛奶、豆类等食物中。维生素 A 能增强人体的耐寒力，应多吃些富含维生素 A 的肝脏、胡萝卜、南瓜、白薯等食物。维生素 C 可提高人体对寒冷的适应能力，对血管具有良好的保护作用，应注意摄取新鲜蔬菜和水果。

冬季进补原则：多食用偏温热性的食物

俗话说：“冬季进补，春季打虎；冬季不补，春季受苦。”意思是说，冬季是四季之中人体进补的最好时节，人们应该利用这个好时节来补益身体。在冬季利用饮食养生的方法，是进补的最佳选择。

冬季饮食养生的总原则是：适量进食高热量的饮食以补充热量的消耗。增加温热性食物的摄入量以增强机体的御寒能力。补充足够的维生素和矿物质。

此外，传统养生学认为，冬季人们应该多吃偏温热性的东西，这样可以温补肾阳，增强身体的御寒能力。下面介绍几种冬季进补的食物。

1. 当归生姜羊肉汤：当归 20 克，生姜 30 克，羊肉 500 克，黄酒、调料适量。将羊肉洗净，切为碎块，加入当归、生姜、黄酒及调料，炖煮 1~2 小时，食肉喝汤。有温中补血、祛寒强身的作用，适用于神疲乏力、面色苍白、畏寒肢冷等血虚及阳虚的人群。

2. 羊肾粥：羊肾 1 只，大米 100 克，调料少许。将羊肾切开，剔去内部白筋，切为碎末，大米洗净，加入适量水及调料，煮 1 小时食用。有益气壮阳、填精补髓的作用，适用于虚弱无力、腰膝酸软、畏寒怕冷、性功能减退等肾阳不足的人群。

3. 核桃仁饼：核桃仁 50 克，面粉 250 克，白糖少许。将核桃仁打为碎末，与面粉混合在一起，加水适量，搅拌均匀，烙为薄饼食用。有补肾御寒、润肠通便的作用，适用于腰痛腿软、肺虚咳喘、大便干结等肺肾虚的人群。

冬季喝御寒粥可预防疾病

冬季是各种疾病的多发季节，因此，保健就显得至关重要，喝粥是既方便又有营养的选择。下面介绍几种可防病御寒的保健粥。

1. 腊八粥：取粳米和各种豆类、干果、坚果同煮。豆类中含有很多优质植物蛋白，干果则浓缩了鲜果中的营养物质，坚果含有丰富的蛋白质、维生素 E 和多种微量元素，可提高人体免疫力、延缓衰老。

2. 鸡肉皮蛋粥：鸡肉 200 克，皮蛋 2 个，粳米 200~300 克，姜、葱、盐等调味品适量。先将鸡肉切成小块，加水煲成浓汁，用浓汁与粳米同煮。待粥将熟时加入切好的皮蛋和煲好的鸡肉，加适量的调味品。它有补益气血、滋养五脏、开胃生津的作用，适用于气血亏损的人。

3. 羊肉粥：选精羊肉 200 克，切片，粳米或糯米 200 克左右，姜、葱、盐适量，同煮成羊肉粥，早晚均可食用。此粥可益气养肾、暖脾护胃。

4. 决明子粥：炒决明子 10 克（中药店有售），大米 60 克，冰糖少量。先将决明子加水煎煮取汁适量，然后用其汁和大米同煮，成粥后加入冰糖即可。该粥清肝、明目、通便，对于目赤红肿、高血压、高脂血症、习惯性便秘等症有显著效果。

5. 桂圆粟米粥：桂圆肉 15 克，粟米 100~200 克。将桂圆肉洗净与粟米同煮。先用大火煮开，再用文火熬成粥。桂圆肉味甘、性温，能补益心脾、养血安神。适合中老年人食用。

6. 山药栗子粥：山药 15~30 克，栗子 50 克，大枣数枚，粳米 100 克。栗子去壳后，与山药、大枣、粳米同煮成粥。山药味甘、性平，能补脾胃、益肺肾，尤其适用于脾肾气虚者；但一次不宜多食，否则容易导致消化不良。

药食同源，冬季养生有最便宜的“药”

人们在选择补品的时候往往存在一个误区，那就是越贵重越好，其实不然，因为补品的价值和价格根本就不成比例。俗语说：“药症相符，大黄亦补；药不对症，参茸亦毒。”因此，药无贵贱，对症即行。

对于一般无病而体弱者，冬补还是以“食补”为主，兼有慢性病者，则需食补加药补。有许多食品，为“药食两兼”物品，因此食补和药补并无严格区别，关键在于合理调配，对症施补。下面介绍的这些药并不贵重，但只要合理搭配，对症进补，就能起到“贵重药”的效果。

1. 补气类：具有补益脾胃、益气强身的作用，适用于脾胃虚损、气短乏力者。如小米、糯米、莲心、山药、扁豆、鸡肉、大枣、鹌鹑、鲫鱼等。

2. 补血类：具补益气血、调节心肝之效。如桂圆、枸杞、葡萄、牛羊肝、猪心、带鱼等。

3. 补阴类：具滋阴润肺、补脾胃和益气之效。适于阴虚火旺、体弱内热者。如黑豆、百合、芝麻、豆腐、梨、甘蔗、兔肉、蜂蜜等。

4. 补阳类：具补肾填髓、壮阳强身之效。如核桃肉、狗肉、羊肉、薏米、韭菜、虾类等。

冬食萝卜温中健脾，不用医生开药方

民间有句养生俗语“冬吃萝卜夏吃姜，不劳医生开处方”，可见冬天多吃点萝卜，是有利于健康的。

为什么提倡冬天多吃萝卜呢？冬季气温低，所以人们经常待在室内，饮食上还常进补。进补加上运动少，人的体内易生热生痰，尤其是中老年人，症状就更明显。《本草纲目》中记载，萝卜可消积滞、化痰、下气宽中、解毒，所以萝卜可以用来消解油腻、去除火气，又利脾胃、益中气。多吃一些萝卜可温中健脾，对健康大有补益。

萝卜肉多汁浓，味道甘美，有多种烹调方法。在餐桌上，摆上一碗萝卜炖羊肉，就是一家老小的养生大餐。

将羊肉去筋膜洗净切成小方块，将萝卜去皮切成滚刀块。将羊肉块放入开水锅中，用微火煮20分钟后放入萝卜块，加入少许盐、料酒、味精，煮5分钟后，撒上香菜末即成。

不过需要注意的是，吃萝卜也有一些禁忌。现代医学研究证明，萝卜不能与橘子、柿子、梨、苹果、葡萄等水果同食，因为萝卜与这些水果一同摄入后，产生的一些成分作用相加形成硫氰酸，会抑制甲状腺，从而诱发或导致甲状腺肿。此外，萝卜性凉，脾胃虚寒者不宜多食。

萝卜也经常用作食疗，以下是一些萝卜食疗方。

1. 扁桃腺炎：萝卜汁100毫升（用鲜萝卜制成），调匀以温开水送服，每日2~3次。

2. 哮喘：萝卜汁300毫升，调匀以温开水冲服，每次服100毫升，每日3次。若与甘蔗、藕汁同饮，则效果更佳。

3. 偏头痛：鲜萝卜捣烂取汁，加少许冰片调匀滴鼻，左侧头痛滴右鼻孔，右侧头痛滴左鼻孔。

4. 咳嗽多痰：霜后萝卜适量，捣碎挤汁，加少许冰糖，炖后温服，每日2次，每次60毫升。

5. 治咽喉痛：萝卜300克、青果10个，共煎汤当茶饮，每日数次。

在冬季餐桌上享受牛肉的滋补

牛肉是中国人的第二大肉类食品，仅次于猪肉，有“肉中骄子”的美称，营养价值很高，古有“牛肉补气，功同黄芪”之说。尤其是寒冬时节食牛肉可暖胃，是这个季节的补益佳品。

牛肉富含蛋白质、矿物质和B族维生素，包括烟酸、维生素B_1和维生素B_2，且是铁的最佳来源。此外，牛肉脂肪含量较低，精牛肉平均脂肪含量仅为6%。适量的脂肪是健康均衡饮食的基本组成部分，热衷减肥的人可以适量食用牛肉以保持体力。

牛肉富含肌氨酸，可增长肌肉、增强力量；富含维生素B_6，可增强免疫力，适合术后、病后调养的人食用。中医认为，牛肉有补中益气、滋养脾胃、强健筋骨、化痰息风、止渴止涎的功效，适用于中气下陷、气短体虚、筋骨酸软、贫血久病及面黄目眩之人食用。

牛肉适合于爆炒、做汤、炖食、酱制等烹饪方式，清炖牛肉能较好地保存营养成分。

烹饪牛肉时有许多需要注意的细节，会令烹饪效果更佳。

肉质较嫩的牛瘦肉，适宜烧、烤、煎、炒；肉质较坚韧的牛腩、牛腱、条肉等部位则适宜炖、蒸、煮等。

牛肉的纤维组织较粗，结缔组织又较多，应横切，将长纤维切断，不能顺着纤维组织切，否则不仅没法入味，还嚼不烂。

炒牛肉前，最好将牛肉用酱油腌一下，用淀粉或蛋清拌匀。如果有时间，可在拌肉时加些油，腌1~2小时，可将油渗入肉中，当入油锅炒时，肉中的油会因膨胀将肉的粗纤维破坏，这样炒出的肉就很鲜嫩。炒牛肉时要锅热、油多、火大，牛肉炒七分熟即可，不要炒太久，以免太老。

炖牛肉时要使用热水，不要加冷水。热水可以使牛肉表面蛋白质迅速凝固，防止肉中氨基酸外浸，保持肉味鲜美。武火烧开后，揭开锅盖炖20分钟去异味，然后盖盖，改用微火小开，使汤面上的浮油保持温度，起到焖的作用。且烧煮过程中，盐要放得迟，水要一次加足，如果发现水少，应加开水。

牛肉搭配一些食材可以起到更好的效果，如做红烧牛肉时，加少许雪里蕻，可使肉味鲜美；牛肉与仙人掌同食，可起到抗癌止痛、提高机体免疫功能的效果；牛肉加大枣炖服，则有助肌肉生长和促进伤口愈合的功效。

下面再来给大家介绍几款牛肉的做法：

1. **清炖牛肉汤**

材料：牛肉若干，牛大骨1块，白萝卜适量，葱花、小葱、姜片、大料、料酒、盐、胡椒粉及香油各适量。

做法：（1）牛肉、牛大骨洗净，用开水焯一会儿，捞出洗净沥干；

（2）锅中倒入足够的水烧开，放入牛肉、牛大骨、小葱、姜片、大料和料酒炖煮约1小时；

（3）取出牛肉，切块，放回锅中，再继续炖1小时；

（4）白萝卜去皮洗净，切块，放入牛肉汤中，文火再炖煮至软烂，捞除牛大骨，加盐调味；

（5）汤碗中放胡椒粉、香油和葱花，将牛肉汤盛装至碗中即可食用。

功效：强健脾胃、补益气血、强筋健骨。

2. **西红柿土豆烧牛肉**

材料：牛腩适量，洋葱、土豆、西红柿各适量，盐、姜、油各适量。

做法：（1）牛肉洗净后切成块状，土豆削皮后切成滚刀块，西红柿用开水烫后去皮，用手撕成小块，洋葱切片；

（2）牛肉块随冷水入锅烧沸，撇去浮沫；

（3）捞出牛肉，用清水洗净沥干待用；

（4）锅内入油烧热至六七成热时，放生姜片爆香炒一会儿；

（5）放入牛肉和土豆，翻炒数十次后，放西红柿和清汤；

（6）烧开后改中火烧至牛肉松软、土豆散裂，

（7）放洋葱片和盐，改大火收汁即可。

功效：健脾开胃、益气补血。

3. 葱爆牛肉

材料：牛臀肉 1 块，香菜、葱、姜、白胡椒粉、老抽、米酒等各适量。

做法：（1）牛肉竖着切成薄片，葱切丝，姜切丝，香菜切段；

（2）把所有调料倒入牛肉片中，再加上几条姜丝，用手抓拌均匀腌制 15 分钟；

（3）炒锅内倒油烧热，放入姜丝爆一下后倒入腌制好的牛肉片快速炒散；

（4）牛肉变色后熄火，放入香菜和葱丝，利用余热把香菜和葱丝炒软即可。

功效：补虚养身、气血双补。

牛肉不易熟烂，烹饪时放一个山楂、一块橘皮或一点茶叶可使其易烂，或将少许茶叶用纱布包好，放入锅内与牛肉一起炖煮，肉熟得快，味道清香，加些酒或醋，1 千克牛肉放 2~3 汤匙酒或 1~2 汤匙醋炖牛肉，也可使肉软烂。

同时，牛肉不宜常吃，一周一次为宜。因为牛肉的肌肉纤维较粗糙不易被消化，尤其是老人、幼儿及消化能力弱的人不宜多吃，或适当吃些嫩牛肉。牛肉是发物，患有疮毒、湿疹、瘙痒症等皮肤病症者应戒食，且患有肝炎、肾炎者也应慎食，以免病情加重或复发。

驴肉补益气血，走俏冬季餐桌

冬季是人体进补的最佳时期，吃腻了牛羊肉，于是驴肉成了冬季餐桌的走俏菜肴。严冬季节里吃驴肉、喝驴汤可滋补保暖，补气养血。“天上龙肉，地上驴肉”是人们对驴肉的最高褒扬。民间有“要长寿，吃驴肉；要健康，喝驴汤”的说法。

驴肉的营养极为丰富，总结为“两高两低”，即高蛋白，高氨基酸，低脂肪，低胆固醇。对动脉硬化、冠心病、高血压有着良好的保健作用。另外还含有动物胶、骨胶原和钙等成分，能为老人、儿童、体弱和病后调养的人提供良好的营养补充。

中医认为，驴肉性凉、味甘、无毒。《本草纲目》载，驴肉可“解心烦，止风狂、补血益气，治远年劳损”，用于气血不足、心神不宁、短气乏力、心悸、健忘、睡眠不宁、头晕等症的调养。

除了肉质细嫩的驴肉，驴身上的其他部分也是宝贝，如驴鞭是古药典中公认的补肾保健上品，具有滋阴补肾、生精提神的功效；驴皮熬制成的阿胶具有补血益气、护肤养颜的功效；驴肝、腰、肚、肠、耳、尾、口条、蹄筋、骨髓均口味馨香、脆而柔嫩，可健脾肾、固精填髓、补血益气。

驴肉多作为卤菜凉拌食用，也可配以素菜烧、炖或煮汤。近些年，驴肉火烧也火遍了大街小巷，红烧驴肉罐头是很受人们欢迎的肉制品。驴肉略带腥味，如果烹调不得法，不但会将驴肉做老，而且会使腥味加重或变成酸味，因此驴肉最宜酱制，食用时最好佐以蒜汁、姜末，既调味又杀菌。

下面再来给大家推荐几款驴肉的做法：

1. 五香酱驴肉

材料：驴肉适量，酱油、甜面酱、盐、白糖、葱段、姜片、鲜汤各适量，香料包1个（内装花椒、大料、桂皮各适量）。

做法：（1）将驴肉浸泡5小时左右，洗净污血，切块，放入沸水锅中焯透，捞出用凉水冲洗，沥干；

（2）锅内放入鲜汤，加入酱油、甜面酱、盐、白糖、葱段、姜片、香料包，武火烧开煮20分钟即成酱汤；

（3）将驴肉放入酱汤锅内，武火烧开，撇净浮沫，改文火酱至驴肉酥烂时捞出；

（4）凉凉后，用刀切片装盘即可食用。

功效：补气养血、滋阴壮阳、安神去烦。

2. 驴肉汤

材料：驴肉适量，料酒、盐、味精、葱、姜、花椒水、猪油各少许。

做法：（1）将驴肉洗净，下沸水锅中焯透，捞出切片；

（2）烧热锅加入少许猪油，将葱、姜、驴肉同下锅，煸炒至水干，烹入料酒，加入盐、花椒水、味精，注入适量水；

（3）武火烧开，文火烧煮至驴肉熟烂，拣去葱、姜，装盆即可。

功效：适用于贫血、筋骨疼痛、头眩等症。

3. 浓汤驴肉煲

材料：驴肉、驴骨头各适量，香葱、生姜、大料、香油、料酒、胡椒粉、盐、味精各适量。

做法：（1）驴肉和驴骨头用清水洗净，香葱洗净打结，生姜洗净拍松；

（2）将驴肉、驴骨头放入大锅中加香葱结、生姜、大料同煮，驴肉至肉烂时捞出，切片；

（3）待汤汁呈乳白色时，再放入驴肉片烧开，加盐、味精、胡椒粉、料酒、香油即可。

功效：驱寒保暖、补气益血。

炖驴肉时，因时间长，所以要看好火候，勤翻动驴肉，以免煳锅。若汁干可加入一些开水，但决不可加凉水，否则肉难煮烂。

同时脾胃虚寒和有慢性肠炎、腹泻者不宜食用驴肉；孕妇忌食驴肉，古籍记载："驴肉，妊妇食之难产。"驴肉忌与猪肉、金针菇同食，否则易致腹泻；驴肉汤不宜加香菜。因为香菜最容易掩盖驴肉的香味；吃驴肉后不宜立即饮茶。

冬季护肤防癌，餐桌少不了大白菜

大白菜是冬季餐桌上必不可少的一道美蔬，冬季的干燥空气和凛冽寒风都对皮肤伤害很大，大白菜中含有丰富的维生素C、维生素E，多吃大白菜可以起到很好的护肤和养颜效果。

大白菜营养丰富，除含糖类、脂肪、蛋白质、粗纤维、钙、磷、铁、胡萝卜素、硫胺素、烟酸外，还含有丰富的维生素等，有“百菜不如白菜”“冬日白菜美如笋”之说。

大白菜中的维生素C可增加机体对感染的抵抗力，用于坏血病、牙龈出血、各种急慢性传染病的防治。同时，维生素C、维生素E能起到很好的护肤和养颜效果。

大白菜中的纤维素不但能起到润肠、促进排毒的作用可又刺激肠胃蠕动，有促进大便排泄、帮助消化的功能。对预防肠癌有良好作用。

微量的钼可抑制人体内亚硝酸胺的生成、吸收，起到一定的防癌作用。在防癌食品排行榜中，白菜仅次于大蒜名列第二。白菜中有一些微量元素，能够帮助分解同乳腺癌相联系的雌激素。

此外，大白菜还是减肥蔬菜，因为大白菜本身所含热量极少，不至于引起热量储存。大白菜中含钠也很少，不会使机体保存多余水分，可以减轻心脏负担。中老年人和肥胖者，多吃大白菜还可以减肥。

大白菜作为家常蔬菜，食用方法很多，既可生食，也可熟食。生食可做拌菜、泡菜、腌菜、沙拉等，熟食可炒、扒、熘、炖汤、做馅等。如猪肉粉条豆腐炖白菜、扒白菜、熘白菜、炒白菜、白菜肉末饺子、白菜丝沙拉……都是餐桌上的常见菜，既营养美味，又兼具保健功效。

切大白菜时，宜顺丝切，这样白菜易熟。烹饪大白菜时应先洗后切，因为大白菜里的维生素C等营养成分都易溶于水，若切后再洗的话，这些营养成分就容易损失。

烹饪大白菜前，最好用开水焯一下，对保护其中的维生素C很有好处。因为大白菜通过加热，可产生一种氧化酶，它对维生素C有很强的破坏作用。这种氧化酶在85℃时能被破坏。

大白菜适合与肉类一起炖食。因大白菜含较多维生素，与肉类同食，既可增添肉的鲜美味，又可减少肉中的亚硝酸盐和亚硝酸盐类物质，减少致癌物质亚硝酸胺的产生。

下面我们再来介绍大白菜的做法：

1. 韩式辣白菜

材料：大白菜适量，苹果、胡萝卜各适量，葱、姜、蒜、盐、白糖、辣椒粉、味精各适量。

做法：(1)大白菜洗净，用手撕成小块(手撕比刀切的口感要好)，葱、姜、蒜切末；

(2)胡萝卜去皮切薄片，放入容器中，放一层，撒一层盐，放满后，上置重物，置放过夜；

(3)次日，压出菜汁盐水，用清水洗净，控干；

(4)将白菜、胡萝卜、苹果、葱末、姜末、蒜末等放在干净盆中，放入白糖、辣椒粉、少许味精拌匀，并用干净盘子压实，上罩干净纱布，室温下放置1~2天后存入冰箱；

(5)随吃随取。

功效：清淡爽口、排毒减肥。

2. 醋熘白菜

材料：大白菜适量，虾皮、酱油、醋、味精、香油、油、湿淀粉、葱、姜各适量。

做法：(1)将大白菜片成片，虾皮用温水泡开，葱、姜切末；

（2）锅置火上，油烧热，放葱、姜末爆香，加白菜炒，再加虾皮（连原汤）、酱油快速翻炒，加醋，勾芡，再加味精、湿淀粉，颠翻几下，淋上香油即成。

功效：帮助消化，调理五脏，提高免疫力。

3. 猪肉酸菜炖粉条

材料：五花肉、酸菜、粉条（最好是土豆粉）、高汤（最好是大骨头炖的汤）适量，花椒、大料、葱、姜、盐、味精、油各适量。

做法：（1）五花肉用水煮到七八分熟，凉了切片备用，粉条用水泡软，酸菜切细丝，葱、姜切丝；

（2）锅置火上，加油烧热，放入花椒、大料先爆香，后放入葱丝、姜丝炝锅，加入高汤，放盐调味；

（3）然后加入酸菜、粉条，开锅以后下肉片；

（4）炖至所有食材都熟后，放味精调味即可；

（5）吃的时候可以附上一碟蒜泥酱油蘸肉片吃。

功效：开胃提神、滋阴润燥。

在烹饪大白菜时，适当放点醋，无论从味道，还是从保护营养成分来讲，都是必要的。醋可以使大白菜中的钙、磷、铁元素分解出来，从而有利于人体吸收。醋还可使大白菜中的蛋白质凝固，不至于外溢而损失。但醋应晚些放，以免破坏大白菜中的维生素 C。

食用大白菜的禁忌：

腐烂的白菜不宜食用。白菜腐烂时会产生很多毒素——亚硝酸盐，而亚硝酸盐会使得血液中的血红蛋白丧失携氧能力，这样人就会严重缺氧，甚至有生命危险。

大白菜在沸水中焯烫的时间不宜过长。烫得太软、太烂，既影响口感，又丧失营养。最佳的时间为 20~30 秒。

腌制时间过长的酸菜不宜常吃。尽管很多人喜欢吃酸菜，但经常吃酸菜容易造成身体损害。酸菜的腌制时间过长，酸菜缸内会出现一层白色的霉苔，从中可分离出真菌，可促进亚硝胺生成，有致癌作用。另外，某些杂菌也能在制作酸菜时混入酸菜。在杂菌作用下，酸菜中的硝酸盐可还原成亚硝酸盐，能与血红蛋白结合成高铁血红蛋白，使人体出现缺氧症状，还容易生成亚硝胺类致癌物质。

大白菜不宜和兔肉同食。大白菜含有丰富的维生素 C，兔肉含有优质的蛋白质，同时食用会使蛋白质变性，降低营养价值。

隔夜的熟白菜和未腌透的大白菜不宜食用。因二者都会产生亚硝酸盐，可致癌。

腹泻及慢性痢疾患者不宜食用大白菜。《本草纲目拾遗》载："惟性滑泄，患痢人勿用。"因大白菜味甘、性平，含有丰富的纤维素，有通便的作用，腹泻者食之会加重症状。慢性痢疾患者的肠胃虚弱，其饮食以益气健脾、温补为宜，忌食生凉、黏糯滋腻之物，大白菜偏凉，有通便的作用，故慢性痢疾者忌食。

冬季暖身找洋葱

进入冬季，洋葱摆上餐桌的频率高起来，特别是西餐，洋葱唱主角。洋葱是俄罗斯人一日三餐离不开的蔬菜，说明多吃洋葱可增暖、强身。很多人在冬季常常感觉身体上某些小部位，比如手、脚、耳朵等特别寒冷，而此时身体的其他部位却并不是冷得受不了，医学上把这种反应统称为“寒证”。如果有这方面的症状，那就把洋葱请上餐桌，烹饪一些抵抗寒流的冬季暖身餐吧。

洋葱的营养价值极高，集营养、医疗和保健于一身，在欧洲被誉为“菜中皇后”，含有丰富的蛋白质、糖、粗纤维及钙、磷、铁、硒、胡萝卜素、维生素 B_1、维生素 B_2、烟酸、维生素 C 等多种营养成分。

洋葱有抵御流感的作用，是因为洋葱的鳞茎和叶子中含有一种称为硫化丙烯的油脂性挥发物，具有辛辣味，有较强的杀菌作用，可以抗寒、抵御流感病毒。

洋葱能增进食欲，因其气味辛辣，能刺激胃、肠及消化腺分泌，可增进食欲，促进消化，对消化不良、食欲不振、食积内滞等症有辅助治疗的效果。

洋葱可降血压。它是目前所知唯一含前列腺素 A 的，前列腺素 A 有扩张血管、降低血液黏度、预防血栓形成的作用。经常食用对高血压、高脂血症和心脑血管病的患者都有保健作用。

洋葱具有降血糖作用，因洋葱里有一种抗糖尿病的化合物，类似常用的口服降血糖剂甲磺丁胺，具有刺激胰岛素合成及释放的作用。

洋葱有提神作用，它能帮助细胞更好地利用葡萄糖，供给脑细胞热能，是神志委顿患者的食疗佳蔬。

洋葱具有防癌抗癌的功效，其含有天然抗癌物质，它能阻止体内的生物化学机制出现变异，控制癌细胞的生长，其含有的微量元素硒是一种很强的抗氧化剂，它的特殊作用是能使人体产生大量谷胱甘肽，谷胱甘肽的生理作用是输送氧气供细胞呼吸，人体内硒含量增加，癌症发生率就会大大下降。

洋葱是最能够防止骨质流失的一种蔬菜。洋葱中含有一定的钙质，常吃洋葱能提高骨密度，可有效防治骨质疏松症。

洋葱可预防胆固醇过高，洋葱不含脂肪，其精油中含有可降低胆固醇的含硫化合物的混合物。

洋葱根据皮色不同可分为白皮、黄皮和紫皮三种。白皮洋葱肉质柔嫩，水分和甜度皆高，适合鲜食、烘烤或炖煮；紫皮洋葱肉质微红，辛辣味强，适合炒烧或生菜沙拉；黄皮洋葱肉质微黄，柔嫩细致，味甜，辣味居中，适合生吃或者蘸酱。

就营养价值来说，紫皮洋葱的营养更好一些。因为紫皮洋葱的辣味较大，含有更多的蒜素。此外，紫皮洋葱的紫皮部分含有更多的栎皮素，是对人体非常有用的保健成分。

洋葱食用前要切去根部，剥去老皮，洗净泥沙，生、熟食均可。在烹调实践中，用洋葱做主菜、配料或调味品十分普遍，它可用于凉菜，也可用于热炒，既可用于中餐，西餐更是必不可少。用它做凉菜辛香可口、清爽不腻。如家常菜洋葱拌肉丝，用它做热菜味多醇厚，或清香滑嫩，或鲜香适口，比较常见的菜如洋葱爆猪肝、洋葱炒鸡丁等。

下面给大家推荐几款洋葱的菜谱：

1. 洋葱啤酒鸭

材料：鸭 1/2 只，洋葱 1 头，啤酒 1 罐，大料、葱、辣椒、姜各适量。

做法：（1）鸭肉切块，放开水中焯一下，葱切段，辣椒切末，洋葱切丝，姜切片；

（2）先将葱段、辣椒、大料与姜片爆香，倒入啤酒，再放进鸭肉及洋葱以中火熬煮至汤汁稍干，即可起锅。

功效：滋阴润燥、降压降脂。

2. 洋葱炒蛋

材料：鸡蛋 4 个，洋葱 1 个，油、盐、胡椒粉、味精各适量。

做法：（1）鸡蛋磕在碗里，加入盐和少许胡椒粉打匀；洋葱去皮、洗净切丝；

（2）炒锅置火上，放少量油，烧热后，下洋葱丝炒片刻，盛出；

（3）炒锅置火上，放油烧热，将鸡蛋液倒在锅里，熟后用铲子切碎，放洋葱一起翻炒，放盐、味精，调味即可。

功效：降糖提神、暖身防病。

3. 洋葱炒猪肝

材料：猪肝、洋葱各适量，葱、姜、油、淀粉、酱油、胡椒粉、白糖、料酒、盐、味精各适量。

做法：（1）洋葱切条，葱切斜段，姜切末，猪肝切片备用；

（2）猪肝放入开水中焯一下，颜色一变即捞出，过冷水；

（3）将猪肝加淀粉、酱油、胡椒粉、白糖、料酒腌 10 分钟；

（4）锅置火上，放油烧热，放洋葱、葱段及姜末，再放入猪肝片翻炒；

（5）加盐、味精调味拌炒均匀即可出锅。

攻效：促进食欲、补血强身。

切洋葱的时候，菜刀放在水里浸泡一下，切一会儿用水冲下刀，就不会泪流满面了；炒洋葱时，很容易发软粘在一起，如果在切好的葱头中拌少量的面粉就可避免，而且色泽金黄，质地脆嫩，口感好。

食用洋葱的禁忌：

洋葱不宜过量食用，因为它易产生挥发性气体，过量食用会产生胀气和排气过多，给人造成不快。

患有皮肤瘙痒性疾病、眼疾以及胃病、肺部发炎者应少吃洋葱。

热病患者应慎食洋葱，因洋葱辛温。

患有眼疾、眼部充血时，不宜切洋葱，洋葱所含香辣味对眼睛有刺激作用。

洋葱不宜久煮。洋葱中的磺脲丁酸属油脂性挥发液体，长时间烹调易挥发，从而失去降血糖功效。

洋葱与蜂蜜不宜同食。蜂蜜有清热的作用，洋葱中含有多种生物活性物质，遇到蜂蜜中的有机酸和酶类时会发生化学反应，产生有毒物质，并刺激胃肠道，导致腹胀、腹泻。

冬季吃圆白菜可杀菌消炎

冬季气候寒冷，阴盛阳衰。人体受寒冷气温的影响，机体的生理功能和食欲等均会发生变化。因此，应选择一些既能保证人体必需营养素的充足，又能提高人的耐寒能力和免疫功能等抵抗力的蔬菜。看似普通的圆白菜就完全符合这样的要求。

圆白菜中含有丰富的维生素C、维生素E、β-胡萝卜素等，总的维生素含量比西红柿多出3倍，因此，具有很强的抗氧化作用及抗衰老的功效。

圆白菜富含叶酸，这是甘蓝类蔬菜的一个优点，叶酸对巨幼细胞贫血和胎儿畸形有很好的预防作用，因此，怀孕妇女及生长发育时期的儿童、青少年应该多吃。

新鲜的圆白菜有杀菌、消炎的作用。咽喉疼痛、外伤肿痛、蚊叮虫咬、胃痛、牙痛时，可以将圆白菜榨汁后饮下或涂于患处。

圆白菜富含氯化甲硫氨基酸，为溃疡愈合因子，对溃疡有很好的治疗作用，能加速溃疡的愈合，是胃溃疡患者的有效保健食品。

圆白菜中含有丰富的抗癌物质，还含有丰富的萝卜硫素，能刺激人体细胞产生对身体有益的酶，进而形成一层对抗外来致癌物侵蚀的保护膜。萝卜硫素是迄今为止所发现的蔬菜中最强的抗癌成分。在抗癌蔬菜中，圆白菜排在第5位，相当显赫。

圆白菜可生食，也可熟食。生吃的食疗保健效果最好，可以将圆白菜凉拌、做沙拉或榨汁。圆白菜熟食适于炒、炝、拌、熘等，可与西红柿一起做汤，也可做馅心。圆白菜不宜加热过久，以避免其中的有效成分被破坏。如果想吃醋熘圆白菜，可以在出锅前用一点酱油、醋和湿淀粉勾芡。

圆白菜能抑制癌细胞，通常秋天种植的圆白菜抑制率较高，因此秋冬时期的圆白菜保健效果最佳。购买时不宜多，以免搁放几天后，大量的维生素C被破坏，减少菜品本身应具有的营养成分。

清洗圆白菜也很重要，因为现在的蔬菜农药含量很高，建议一片片清洗，洗过之后放在水盆里浸泡15~20分钟以去除农药后再切。

下面给大家推荐几款圆白菜的做法：

1. 蔬菜沙拉

材料：圆白菜、西红柿、小黄瓜各适量，青椒、洋葱（白皮）各适量，油、盐、柠檬汁、蜂蜜各适量。

做法：（1）把所有准备好的材料（圆白菜、西红柿、小黄瓜、青椒、洋葱）分别洗净，圆白菜、西红柿切片，青椒、洋葱切环片；

（2）把切好的材料拌匀，放在盘子中，备用；

（3）最后，把所有的调味料（油、盐、柠檬汁、蜂蜜）混合，搅拌均匀，淋在蔬菜上即可。

功效：杀菌消炎，补充叶酸与维生素C。

2. 炝炒圆白菜

材料：圆白菜适量，花椒、干辣椒、糖、盐、味精、油各适量。

做法：（1）圆白菜用手撕成大片，洗净沥干，干辣椒剪成段，去子（如果怕辣的话可不剪成段）；

（2）锅置火上，烧热下油（可比平时炒菜时多放些油）；

（3）油烧至七成热时（有烟起），放入花椒、干辣椒爆香；

（4）下圆白菜快速翻炒至断生，下糖、盐、味精调味即可。

功效：增强免疫力，预防感冒。

3. 多味蔬菜丝

材料：圆白菜适量，芹菜、海带（鲜）、胡萝卜、青椒各适量，盐、味精、香油、料酒、辣椒油各适量。

做法：（1）将芹菜、胡萝卜、海带、圆白菜、青椒分别洗净，切丝，待用；

（2）将芹菜、胡萝卜、海带、圆白菜、青椒放入水中焯片刻捞出，凉凉沥干；

（3）放入盐、味精、料酒、香油、辣椒油调味，拌匀即可。

功效：开胃增食、去腻解毒。

炝炒是圆白菜的一种很普遍的烹饪方法，所谓“炝炒”，就是用热油将花椒、干辣椒的味道炝出来，待圆白菜入油后再将这股麻辣鲜香施与它，诀窍是六字方针：锅热、油多、火猛。

食用圆白菜的禁忌：

皮肤瘙痒性疾病、眼部充血患者不宜食圆白菜。

脾胃虚寒、泄泻以及小儿脾弱者不宜多食圆白菜，因其含有粗纤维量多，且质硬，食后会加重症状。

腹腔和胸外科手术后，胃肠溃疡及其出血特别严重时不宜吃圆白菜。

平常土豆冬季不平凡

土豆是一种粮菜兼用型的蔬菜，特别适合北方干燥的冬季食用。因为冬季会引起燥热、便秘等不适，土豆味甘、性平的属性可以养护脾胃、宽肠通便，且能滋润皮肤。

土豆的营养成分非常丰富，含有丰富的维生素 A 和维生素 C 以及优质淀粉，还含有大量木质素等，被誉为人类的“第二面包”。其所含的维生素是胡萝卜的 2 倍、大白菜的 3 倍、西红柿的 4 倍，维生素 C 的含量也很高。土豆还含有人体自身不能合成的 8 种必不可少的氨基酸，特别是赖氨酸和色氨酸的含量丰富。除此之外，土豆还含有比例不等的纤维素、糖类、柠檬酸、钾、钙、磷、铁、镁及胡萝卜素。土豆是低热能、富含维生素和微量元素的食物，是理想的减肥食品。

土豆含有大量膳食纤维，能宽肠通便，帮助机体及时排泄代谢毒素，可防止便秘，预防肠道疾病的发生。

土豆能降糖降脂、美容养颜。土豆能供给人体大量有特殊保护作用的黏液蛋白，能促进消化道、呼吸道以及关节腔、浆膜腔的润滑，预防心血管的脂肪沉积，保持血管的弹性，有利于预防动脉粥样硬化的发生。土豆同时又是一种碱性蔬菜，有利于体内酸碱平衡，中和体内代谢后产生的酸性物质，从而有一定的美容、抗衰老作用。

土豆有利水消肿的作用。土豆含有丰富的维生素及钙、钾等微量元素，且易于消化吸收，其所含的钾能取代体内的钠，同时能将钠排出体外，有利于高血压和肾炎水肿患者的康复。

土豆有调整情绪的功效。平时多吃土豆能缓解郁闷压抑、焦急自卑的情绪，使人心情开朗，帮助摆脱烦躁。

土豆既可以凉拌，也可以熟食，适用于煎、炒、烹、炸，也可烧、煮、炖、扒，食用方法花样百出，味道也绵密可口，无论是当主食还是当配菜都很不错。土豆凉拌最能体现土豆的营养价值，如凉拌土豆丝和土豆沙拉，凉拌土豆丝最好用柿子椒、尖椒和香菜作辅料，而土豆沙拉则应加入一些绿叶蔬菜，达到中西结合，营养搭配。

食用土豆时，荤素搭配更好，可以在享受美食的同时，达到保持苗条身材的目的。牛肉是土豆的“黄金搭档”。牛肉营养价值高，并有健脾胃的作用，但肉质较粗，有时会破坏胃黏膜。土豆与牛肉同煮，不但味道好，且土豆含有的丰富维生素能起到保护胃黏膜的作用。

现在洋快餐风靡全国，受到青少年及时尚一族的追捧，其中土豆泥、炸薯条很受欢迎，但土豆泥由于在加工过程中被氧化，破坏了大量维生素 C，使营养成分大大降低。炸薯条反复高温加热，产生聚合物，且含有大量热量，所以要尽量少吃。

下面给大家推荐几款土豆的做法：

1. 地三鲜

材料：茄子、土豆、青椒各适量，盐、酱油、白糖、葱、姜、味精各适量。

做法：（1）将茄子、土豆洗净后去皮，切成滚刀块；青椒洗净切成菱形块；葱、姜分别切末备用；

（2）炒锅置火上，倒油烧热，将茄子块、土豆块分别过油备用；

（3）锅内留底油，放入葱末和姜末，爆锅炒香，再放入刚刚过好油的土豆块和茄子块，翻炒一下；

（4）放入酱油、白糖、盐、适量水，待食材渗入味后加入青椒片，翻炒均匀出锅即可。

功效：开胃健脾、通便利尿。

2. 醋熘土豆

材料：土豆 2 个，西芹 3~4 根，红辣椒 1 根，姜、盐、糖、醋、香油、味精、油各适量。

做法：（1）土豆去皮切丝，用清水泡 5 分钟，沥干水分；

（2）西芹切条状，红辣椒切丝备用；

（3）炒锅置火上，用少许油爆香姜丝、红辣椒，下西芹略炒，加盐、糖、味精，放土豆丝快速翻炒；

（4）熄火前，添加醋及香油调味即可。

功效：降压降脂、美容养颜。

3. 煎土豆饼

材料：土豆 2 个，鸡蛋 1 枚，面粉、油、盐、味精各适量。

做法：（1）土豆去皮，切成细丝（最好用擦子加工），浸泡在清水中待用；

（2）取一大碗，放入鸡蛋、清水和面粉，将其混合拌匀，调成浓稠的面糊；

（3）土豆丝捞起沥干水，加入面糊中，一同搅拌均匀；

（4）加盐、味精，与土豆面糊一同拌匀入味；

（5）烧热平底锅，加油烧热，舀入一半土豆面糊，用勺子摊平成饼状，煎至其底部凝固；

（6）翻面以中小火续煎，煎至双面呈金黄色，然后将剩下的土豆面糊煎熟；

（7）将两块土豆饼分别切成几块；

（8）将切好的土豆饼排放于盘中，即可食用。

功效：宽肠通便、缓解紧张情绪。

把土豆放入热水中浸泡一下，再入冷水中，则很容易削去外皮；去皮的土豆应存放在冷水中，再向水中加少许醋，可使土豆不变色，但不能浸泡太久，以免营养成分流失；粉质土豆一煮就烂，如果用于冷拌或做土豆丁，可以在煮土豆的水里加些盐水或醋，土豆煮后就能保持完整；土豆要用文火煮烧，才能均匀地熟烂，若急火煮烧，会使外层熟烂甚至开裂，里面却是生的。

食用土豆的禁忌：

不削皮的土豆不能吃。薯类尤其土豆，含有一种叫生物碱的有毒物质，多集中在皮里，人体摄入大量生物碱，会引起中毒、恶心、腹泻等反应。

发芽土豆不能吃。土豆发芽后，芽孔周围就会含有大量的有毒龙葵素，这是一种神经毒素，可抑制呼吸中枢。如要食用须深挖及削去芽附近的皮层，再用水浸泡一段时间，煮食时间也须长一些。

绿皮土豆不能吃。绿皮土豆其生物碱毒性大大高于土豆芽眼窝的毒素。土豆生芽，只要抹去芽胚，把皮刮掉，就可以食用。而绿皮土豆则不可食用。

鲫鱼，冬月肉厚子多味尤美

鲫鱼又名鲋鱼，另称喜头，为鲤科动物，产于全国各地。《吕氏春秋》载：“鱼火之美者，有洞庭之鲋。”可知鲫鱼自古为人崇尚。鲫鱼肉嫩味鲜，尤其适于做汤，具有较强的滋补作用。冬季是吃鲫鱼的最佳季节，自然是看好其温补之功效。明代著名的医学家李时珍赞美冬鲫曰：“冬月肉厚子多，其味尤美。”民谚也有“冬鲫夏鲤”之说。

鲫鱼所含的蛋白质质优、齐全、易于消化吸收，是肝肾疾病、心脑血管疾病患者的良好蛋白质来源，常食可增强抗病能力。

《本草纲目》中记载：“鲫鱼性温，味甘；健脾利湿、和中开胃、活血通络、温中下气。”对脾胃虚弱、水肿、溃疡、气管炎、哮喘、糖尿病患者有很好的滋补食疗作用；产后妇女炖食鲫鱼汤，可补虚通乳；对先天不足、后天失调，以及手术后、病后体虚形弱者，经常吃一些鲫鱼都很有益；肝炎、肾炎、高血压、心脏病、慢性支气管炎等疾病的患者也可以经常食用，以补营养，增强抗病能力。另外，鲫鱼子能补肝养目，鲫鱼脑有健脑益智的作用。

吃鲫鱼时，清蒸或煮汤营养效果最佳，若经煎炸则上述的功效会大打折扣。冬令时节食之最佳。鱼子中胆固醇含量较高，故中老年人和高脂血症、高胆固醇者应忌食。下面为大家推荐一款蛋奶鲫鱼汤，可以帮助大家健脾利湿。

蛋奶鲫鱼汤

材料：鲫鱼1条，胡椒粒5颗，蛋奶（或牛奶）20毫升，姜10克，葱10克，盐、鸡精各适量。

做法：（1）将鲫鱼剖腹后，清洗干净待用。

（2）把鲫鱼放置在三成热的油中过油，以去除鲫鱼的腥味。

（3）加入适量水和调料，用小火清炖40分钟。

（4）起锅时加入少许蛋奶，能使汤变得白皙浓稠，口感更佳。

功效：健脾利湿、美容除皱。

六款冬季饮食良方助阴阳协调

冬季天气寒冷，在饮食方面应适当多吃些热量较高的食物，提高糖类及脂肪的摄入量。下面介绍六款食疗方，可助御寒、补肾益精、健胃止痛等。

1. 鱼鳔五子汤

材料：鱼鳔15~20克，五味子、枸杞、菟丝子、女贞子、沙苑子各10克。

做法：将鱼鳔洗净后与五子同煮，约煮1小时左右即可。

功效：鱼鳔又名鱼白，其主要成分为胶体蛋白。鱼鳔有补肾益精、养血止血和抗癌的作用。鱼鳔与五子配伍，是冬季补肾壮阳、填精益髓之佳品，适用于肾虚精亏之腰酸腿软、健忘、遗精、滑精等症。另外，还可用于胃癌、食管癌的防治。

2. 鹿鞭壮阳汤

材料：鹿鞭50克，枸杞10克，菟丝子10克，巴戟天3克，鸡肉100克，猪肉100克，料酒、花椒、姜、葱、盐、味精等调味品适量。

做法：先将鹿鞭洗净切成小块，鸡肉、猪肉洗净切成小块，同放入锅内，加入花椒、姜、盐等调味品，用文火煮1小时左右。再将巴戟天、枸杞、菟丝子用纱布袋包好，放入锅内，再煮1小时。捞出药袋，最后用大火煮至鹿鞭烂熟即成。

功效：鹿鞭为鹿科动物雄性梅花鹿或马鹿的外生殖器，其主要成分含有雄性激素、蛋白质、脂肪等。鹿鞭不仅可补男子肾阳，也可温妇女子宫，治疗妇女宫冷、不孕等症。本品加入巴戟天、枸杞、菟丝子等补阳之药，补肾壮阳之效更强，是冬季进补保健之佳品。适用于肾虚阳痿、早泄、肾虚腰痛、小便频数、妇女宫冷不孕等症。

3. 猪肚煨胡椒

材料：猪肚1个，白胡椒10~15克。

做法：先将猪肚洗净，然后将白胡椒放入猪肚内，用线扎紧口，将猪肚入水中，加入调味品，慢火煲煮至猪肚软熟即可。

功效：胡椒为纯阳之品，可温中散寒、健胃止痛。猪肚煨胡椒，功在暖脾胃，是冬季脾胃虚寒者常食佳品，常食之可强健身体。适用于脾胃虚寒造成的呕吐、泄泻、脘腹冷痛、纳呆、消化不良等症。

4. 蛇肉火锅

材料：活蛇1条，鸡翅500克，猪肉、牛环喉、水发香菇、小白菜各100克，黑木耳50克，料酒25毫升，姜块30克，猪油400克，奶汤2500毫升，盐、胡椒粉、味精各5克，醋、白糖、香油各适量。

做法：将活蛇剐皮，摘下蛇胆（用白酒浸泡），剁去头、尾，将蛇剁成长约3厘米的段；鸡翅洗净，入开水锅氽一下捞出，每只斩成两段；猪肉片成大而薄的片；香菇去蒂，洗净片成片；牛环喉撕去外壁上筋络，切成长6厘米、宽2厘米的条。小白菜、黑木耳择洗干净，理好待用。以上各料除蛇肉外，均分别装盘，摆在火锅周围。炒锅置火上，放猪油烧至六成热。投入蛇段过油，至刚变色时捞出沥油。锅中留底油，下鸡翅炒几下。加奶汤淹没原料，放料酒、姜块、胡椒粉，用大火烧开；用手勺撇去浮沫，淋入熟猪油，用急火熬15分钟，舀入火锅中，火锅始终保持滚沸状态。加盐、味精，即可烫食各种荤素料。蛇段入锅中煮熟至烂时再吃，用盐、味精、醋、白糖、香油调汁蘸食。

功效：此火锅汤汁乳白，质美肉香，鲜醇味浓，风味独特，并有除湿祛毒之功效，对风湿麻痹、风毒恶疮等有辅助疗效，老少均宜。

5. 姜汁甜牛奶

材料：1汤匙生姜汁，200毫升鲜牛奶，少许白糖。

做法：将鲜牛奶加姜汁和白糖，放入瓷器内，盖上盖子蒸适当时间后饮用。

功效：有散寒、和胃、止呕的功效。每天喝一杯，手脚之寒气便会渐失。姜汁甜牛奶还可以治疗虚寒性胃痛之噎嗝反胃、呕吐、嗳气、反酸等肠胃不适的症状。

6. 冬笋炒肉丁

材料：嫩冬笋250克，里脊肉250克，淀粉10克，花生油50毫升，盐3克，酱油5毫升，葱花5克，味精2克。

做法：将冬笋切成片状，用水煮熟后捞出，备用。将肉切成片状，加少许酱油、味精、盐、淀粉拌匀，备用。将锅内油烧至八成热时下肉片，爆炒至肉片卷曲后下笋片（带汁倒入）和余下的调料，用淀粉勾芡后，翻炒几下即可出锅食用。

功效：温补肾脏、清热化痰。

一碗好汤，可调阴阳防疾病

在寒冷的冬季里，喝上一碗精心烹制的好汤，不仅可以暖胃暖身，还能调节阴阳，预防各种疾病，下面就为大家介绍几种适宜冬季里喝的汤。

1. 多喝鸡汤抗感冒

冬季喝鸡汤对感冒、支气管炎等防治效果独到，它可加快咽喉部及支气管黏膜的血液循环，增加黏液分泌，及时清除呼吸道病毒，促进咳嗽、咽干、喉痛等症状的缓解，特别有益于体弱多病者。

2. 常喝骨汤抗衰老

50~59岁这个年龄段，是人体微循环由盛到衰的转折期，老化速度快，如果中老年人不注意保养，皮肤就会变得干燥、松弛、弹性降低，出现皱纹，常有头晕、胸闷、神经衰弱等不适，这些都是微循环障碍的结果。骨汤中的特殊养分以及胶原蛋白等可疏通微循环，从而改善上述老化症状。

3. 多喝面汤可增强记忆

乙酰胆碱是一种神经传递介质，可强化人脑记忆功能。而补充脑内乙酰胆碱的最好办法就是多吃富含卵磷脂的食物，面条即其中之一。卵磷脂有一个特点，极易与水结合，故煮面条时，大量的卵磷脂溶于汤中，因此，多喝面汤可补脑并增强记忆力。

4. 喝鱼汤可防哮喘

鱼汤中含有一种特殊的脂肪酸，具有抗炎作用，可阻止呼吸道发炎，防止哮喘病发作。每周喝 2~3 次鱼汤，可使因呼吸道感染而引起的哮喘病发生率减少 75%。喝鱼汤可防哮喘，用大马哈鱼、金枪鱼、鲭鱼等多脂鲜鱼熬汤，防哮喘的效果更好。

5. 喝菜汤可增强人体抗污染能力

各种新鲜蔬菜含有大量碱性成分，并溶于汤中，喝蔬菜汤可使体内血液呈弱碱性，并使沉积于细胞中的污染物或毒性物质重新溶解，随尿排出体外，所以蔬菜汤有“最佳的人体清洁剂”的美称。

6. 喝海带汤可使人体新陈代谢增强

海带是一种含碘非常高的食物，而碘元素有助于甲状腺激素的合成，此种荷尔蒙具有产热效应，通过加快组织细胞的氧化过程，可提高人体的基础代谢，并使皮肤血流加快，从而促进人体的新陈代谢。

附录　常见补阴阳食品

20种排毒功效最好的食物

食物名	特点	功效	营养成分
地瓜	地瓜含有丰富的膳食纤维，有助于肠道排泄，可以避免有害物质长时间停留体内	排除肠道的毒素、排毒抗癌、排出多余的坏胆固醇、帮助肾脏排毒、消除酸性毒素	蛋白质、糖类、膳食纤维、维生素A、维生素C、类胡萝卜素、钾、钙
海藻类	海藻类食物含有海藻多糖，可帮助排出肠内多余的胆固醇和有害物质	排出多余的胆固醇、通便排毒、帮助肾脏排毒、抗癌、排除金属毒素、清血	糖类、膳食纤维、B族维生素、维生素E、钠、钾、钙、镁、铁、锌、碘、硒
绿豆	绿豆具有清热解毒、利尿消肿的功效、甚至有解百毒之说，一直是排毒榜上的成员	消除体内热毒、排除金属毒素、通便排毒、降低血中胆固醇和中性脂肪、解酒	蛋白质、糖类、膳食纤维、B族维生素、维生素C、钾、钙、镁、铁、锌
地瓜叶	地瓜叶可促进肠道蠕动，帮助废物排出体外，因此被列为优质排毒食物	抑毒抗癌、排除肠内的毒素、排除血中毒素、中和酸性毒素、消除肥胖因子	膳食纤维、维生素A、维生素C、类胡萝卜素、钾、钙、铁、叶绿素
木耳	木耳含有一种胶质，能强力吸附消化系统内的有害物质，并将它排出体外	减少血中胆固醇、中和酸性毒素、利尿排毒、通便排毒、抗毒防癌	糖类、膳食纤维、B族维生素、维生素D、钾、磷、钙、铁、卵磷脂
韭菜	韭菜含有一种含硫化合物，能增强体内解毒酵素的活动，借此排除残留在肝脏内的毒素	促使体内排出汞毒、抑制部分病菌、排出血液中多余的杂质、稀释并排出体内毒素	糖类、膳食纤维、维生素A、维生素C、类胡萝卜素、钾、钙、铁、锌
香菇	香菇中的矿物质富含能维持血液酸碱值正常的钾，有助于防止酸性食物中毒	解毒消炎、保护肾脏以发挥解毒作用、清除肠内和血液中的毒素、排毒抗癌	蛋白质、糖类、膳食纤维、B族维生素、维生素D、钙、碘、钾、铁、锌

食物名	特点	功效	营养成分
洋葱	洋葱中的含硫化合物具有强烈的杀菌效果，能够帮助清除农药等有害物质	提高肝脏解毒能力、清血、帮助肾脏利尿排毒、排出肠内的毒素	糖类、膳食纤维、B族维生素、钾、钙、硒、含硫化合物、类黄酮素
南瓜	南瓜富含果胶，可以强力吸附细菌、灰尘、杂质、农药和重金属等有毒物质，并将它们排出体外	排除汞毒、排除肠内的毒素、利尿排毒、中和酸性毒素、抑制癌毒	糖类、膳食纤维、维生素A、类胡萝卜素、钾、甘露醇
燕麦	燕麦中的膳食纤维会吸收肠内水分，增加粪便体积，配合促进肠道蠕动的功能，达到通便排毒的功效	降低血液中的胆固醇和中性脂肪、排除肠内的毒素、抑制衰老毒素	糖类、膳食纤维、B族维生素、维生素E、钾、镁、钙、磷、铁、锌
菜花	菜花中的异硫氰酸盐。能协助酵素消除致癌物质活动氧的毒性，还可增强肝脏的解毒功能，促进体内毒素的清除	增强肝脏解毒能力、排毒抗癌、清除血中毒素、通便排毒	糖类、膳食纤维、维生素C、维生素K、类胡萝卜素、钾、钙
苹果	苹果中含有苹果酸和柠檬酸等有机酸，可分解乳酸等酸性物质，有助于消除疲劳	帮助排便顺畅、排出铅及汞等重金属、消除酸性毒素	糖类、膳食纤维、钾、硒、有机酸
芦笋	芦笋含有天门冬素和钾这两种具有利尿效果的成分，帮助尿的形成以排出毒素	排除肾脏的毒素、清除血中多余的类胱氨酸、帮助肝脏解毒	糖类、膳食纤维、维生素A、B族维生素、类胡萝卜素、钾、钙
苦瓜	苦瓜中所含的苦瓜蛋白，能加强免疫细胞的活动，还可清除体内有毒物质	中和过多酸性物质产生的毒素、排除肠内毒素、排毒抗癌	膳食纤堆、维生素C、钾、钙、苦瓜蛋白
胡萝卜	胡萝卜中富含β-胡萝卜素，具有中和毒素的作用，能帮助排出汞毒、消除致癌的自由基	清热解毒、排除体内的汞、润肠通便、对抗癌症	糖类、膳食纤维、维生素A、B族维生素、钾、类胡萝卜素、钙
菠菜	菠菜中的叶绿素能与血液中的毒素结合而进行解毒，还能排除体内的致癌毒物戴奥辛	净化血液、帮助排便、预防癌症	膳食纤维、维生素A、维生素K、叶酸、类胡萝卜素、钙、钾、铁、叶绿素

食物名	特点	功效	营养成分
草莓	草莓中的鞣花酸，能吸附致癌的化学物质，也能阻止人体对有害物质的吸收，从而产生抗毒作用	排出肠内毒素、拦阻致癌毒素、抑制肌肤毒素	糖类、膳食纤维、维生素C、烟碱素、生物素、钾、钙、有机酸、多酚
糙米	糙米有丰富的膳食纤维，具吸水、吸脂作用，可帮助身体排除食物添加剂或农药等毒素	排除肠内的有害物质、中和酸性毒素、强化肝脏的排毒功能	糖类、膳食纤维、B族维生素、钾、镁、钙、磷、铁、锌、酵素
樱桃	适量食用樱桃，有助于肾脏过滤毒素，随尿液排出毒素与多余的盐分，可预防高血压	清除肾脏毒素、清除血液中的毒素、阻止致癌毒素	糖类、膳食纤维、维生素C、钾、钙、类黄酮素
空心菜	空心菜中的膳食纤维，可帮助排除体内废物，并有抑制金黄色葡萄球菌、链球菌的作用	凉血排毒、帮助排便、抑毒抗癌	糖类、膳食纤维、维生素A、维生素C、烟碱素、类胡萝卜素、钾、钙、铁

20种增强免疫力功效最好的食物

食物名	特点	功效	营养成分
洋葱	洋葱中的含硫化合物可提升T细胞及巨噬细胞的活力，并增加自然杀伤细胞的数目	对抗癌症、减缓过敏症状、避免食物中毒、维护血管免疫功能、活化免疫细胞	糖类、膳食纤维、B族维生素、钾、钙、硒、含硫化合物、类黄酮素
食用菌类	食用菌类的多糖体，可活化免疫细胞，调节免疫系统产生抗体，从而发挥免疫力	对抗癌症、对抗SARS、对抗艾滋病、活化免疫细胞、保健养生	蛋白质、糖类、膳食纤维、B族维生素、维生素D、钙、碘、钾、铁、锌
胡萝卜	胡萝卜同时富含维生素A及β-胡萝卜素，可维持上皮及黏膜细胞的健全，防止病毒入侵	对抗癌症、防治感冒、抗SARS、强化皮肤免疫力	糖类、膳食纤维、维生素A、B族维生素、类胡萝卜素、钾、钙
猕猴桃	猕猴桃富含的维生素C，人体利用率高，能刺激干扰素的生成，增强免疫力，改善过敏的症状	对抗癌症、防治感冒、舒缓气喘症状、防止过敏症状复发	糖类、膳食纤维、维生素A、维生素C、叶酸、钾、钙
彩椒	彩椒富含维生素C，能刺激身体制造与免疫功能有关的活动物质以破坏病毒，抵挡病毒入侵	对抗癌症、防止过敏症状复发、预防类风湿性关节炎、保护免疫细胞	糖类、膳食纤维、维生素A、B族维生素、维生素C、维生素K、类胡萝卜素、钾

食物名	特点	功效	营养成分
山药	山药中所含的多巴胺，能改善心情，增强活力，从而提升免疫力	对抗癌症、预防类风湿性关节炎、增强抵抗力、保健养生	蛋白质、糖类、膳食纤维、B族维生素、维生素K、钾
优酪乳	优酪乳中的乳酸菌能帮助增加抗体生成，活化自然杀伤细胞，抑制有害菌，预防疾病	对抗癌症、预防肠病毒、防治过敏症状、抗SARS	蛋白质、糖类、烟碱素、钾、钙、乳酸菌
枸杞	枸杞所含的枸杞多糖，能活化免疫细胞，有助于防治癌症、艾滋病	对抗癌症、对抗艾滋病、修护免疫功能、保健养生	糖类、膳食纤维、B族维生素及、维生素E、类胡萝卜素、钾、钙、铁、锌
木瓜	木瓜的类胡萝卜素会在体内转成维生素A，维护上皮与黏膜细胞健康，抵挡病毒入侵	对抗癌症、抗SARS、防治类风湿性关节炎、舒缓感冒的不适	糖类、B族维生素、维生素C、钾、钙、类胡萝卜素、有机酸、木瓜酵素
卷心菜	卷心菜所含的吲哚，能使致癌物质无毒化，缩小肿瘤，还能增强人体抵抗力	对抗癌症、减缓过敏症状、改善关节炎症状、预防感冒	糖类、膳食纤维、维生素C、维生素K、维生素U、钾、钙
松子	松子的维生素E含量高，能活化、保护免疫细胞，增加抗体数量，以清除病毒、癌细胞	对抗癌症、预防感冒、保护免疫细胞、增强抵抗力	蛋白质、脂肪、膳食纤维、B族维生素、维生素E、钾、镁、磷、铁、锌
芝麻	芝麻富含B族维生素，可维护胸腺，保持免疫细胞的活力，使免疫功能正常运作	对抗癌症、维护血液免疫功能、保护免疫细胞	蛋白质、脂肪、糖类、膳食纤维、B族维生素、钾、钙、铁、锌
乳酪	乳酪中的维生素D，可调节免疫系统，帮助细胞不变恶性，并促使恶性细胞自我破坏	对抗癌细胞、对抗艾滋病毒	蛋白质、脂肪、维生素A、B族维生素、维生素D、维生素K、钠、钙、磷、铁、锌
青江菜	青江菜含有丰富的维生素A，它与上皮及黏膜细胞有关，是阻挡病毒入侵的重要防线	对抗癌症、防治感冒、预防肺炎	膳食纤维、维生素A、维生素C、钾、钙、铁
苦瓜	苦瓜中所含的类奎宁，能刺激免疫系统，从而提高免疫力、对白血病患者有益	对抗癌症、抗艾滋病毒、减轻感冒症状	膳食纤维、维生素C、钾、钙、苦瓜蛋白

食物名	特点	功效	营养成分
羊肉	羊肉中所富含的蛋白质，是构成白细胞和抗体的主要成分，是维持免疫功能的重要角色	刺激免疫B细胞、活化免疫T细胞、增强抵抗力	蛋白质、脂肪、B族维生素、钾、磷、铁、锌、硒
金枪鱼	金枪鱼中富含的不饱和脂肪酸，可帮助免疫细胞获得好的养分，降低发炎反应，预防自体免疫疾病	对抗癌症、降低自体免疫疾病的罹患率、预防过敏	蛋白质、不饱和脂肪酸、B族维生素、维生素E、钾、磷、铁、硒
鱿鱼	维生素E有助于增加T细胞的活动，提高免疫功能，可适量从鱿鱼中摄取	对抗癌症、对抗SARS、活化免疫T细胞	蛋白质、脂肪、烟碱素、维生素E、钾、钙、磷、铁、锌、硒
虾	虾中含有大量的锌，是免疫T细胞进行分化与增生所需的营养素，有助于维持免疫力	对抗癌症、保护免疫细胞	蛋白质、胆固醇、B族维生素、钙、铁、磷、锌
螃蟹	螃蟹中所含的甲壳素，能活化免疫功能，增强免疫力，提升自愈力，从而减少癌细胞造成的伤害	对抗癌症、对抗艾滋病	蛋白质、胆固醇、B族维生素、维生素E、钾、钙、磷、锌、硒、牛磺酸

18种促进代谢最有效的食物

食物名	特点	功效	营养成分
柠檬	柠檬中所含的柠檬酸，可活化柠檬酸循环，大幅提高人体的新陈代谢率	促进能量的产生、消除疲劳、预防高尿酸血症或痛风、维护骨质、减肥	糖类、维生素C、钾、钙、有机酸、类黄酮素
洋葱	洋葱中所含的含硫化合物，具有加速新陈代谢的作用，还可消除疲劳，促进脂肪代谢	促进能量代谢、消除疲劳、预防代谢综合征、维护骨质、防治糖尿病	糖类、膳食纤维、B族维生素、钾、钙、硒、含硫化合物、类黄酮素
南瓜子	南瓜子中含有丰富的维生素E，可促进血液循环，以便细胞进行新陈代谢	促进能量的产生、改善畏寒怕冷症状、调节骨骼新陈代谢、维护前列腺健康	蛋白质、脂肪、糖类、膳食纤维、B族维生素、维生素E、钾、钙、铁、锌
核桃	核桃中所含的镁，支援人体许多新陈代谢的进行，可促进热量的产生，并参与调节骨骼新陈代谢	促进能量的产生、改善畏寒症状、调节骨骼新陈代谢、促进皮肤新陈代谢	蛋白质、脂肪、糖类、B族维生素、维生素E、钾、钙、镁、磷、铁、锌

食物名	特点	功效	营养成分
牡蛎	适量摄取锌含量高的牡蛎，可促进细胞和组织的新陈代谢，有助于预防荷尔蒙异常	促进能量的产生、调节骨骼新陈代谢、改善疲劳、维护男性生殖系统健康	蛋白质、B族维生素、维生素A、钠、钾、钙、磷、铁、锌
海藻类	海藻类食物中的碘，是合成甲状腺素的成分，可调节人体新陈代谢	促进能量产生、调节骨骼新陈代谢、改善手脚冰冷、预防甲状腺疾病	糖类、膳食纤维、B族维生素、维生素E、钠、钾、钙、镁、铁、锌、碘、硒
鳕鱼	鳕鱼所含的镁，是体内许多酵素的辅酶，可促进人体新陈代谢的进行，可帮助产生能量	预防心血管疾病、调节骨骼新陈代谢、促进能量的产生、促进酒精代谢	蛋白质、脂肪、维生素D、钾、钙、磷、镁、硒、牛磺酸
牛奶	牛奶富含的B族维生素，是促进糖类、脂肪和蛋白质代谢的好帮手，可帮助能量的产生	促进能量的产生、消除疲劳、调节骨质代谢、降低痛风罹患率	蛋白质、糖类、脂肪、B族维生素、维生素D、钙、磷
玉米	玉米所含的谷氨酸，可促进脑细胞新陈代谢，也与热量的代谢有关	促进能量的产生、改善水肿型肥胖、防治糖尿病、活化脑功能	蛋白质、糖类、膳食纤维、B族维生素、钾、硒、玉米黄素
鲑鱼	鲑鱼富含的维生素E，具有促进血液循环的作用，对细胞进行新陈代谢有帮助	促进能量的产生、改善肌肉僵硬、调节骨骼新陈代谢、促进味蕾新陈代谢	蛋白质、不饱和脂肪酸、B族维生素、维生素D、维生素E、钾、钙、磷、锌
羊肉	羊肉富含的铁质，主要与体内各种含铁蛋白质所参与的代谢反应有关	促进能量的产生、消除疲劳、改善手脚冰冷、促进皮肤的新陈代谢	蛋白质、脂肪、B族维生素、钾、磷、铁、锌、硒
蛤蜊	蛤蜊富含B族维生素，能促进糖类、脂肪和蛋白质代谢，转换成能量以供人体使用	促进能量的产生、帮助酒精代谢、预防心血管疾病	蛋白质、B族维生素、维生素A、钠、钾、钙、磷、铁、锌、牛磺酸
鸭肉	鸭肉中富含各种B族维生素，参与新陈代谢的进行，能帮助热量的产生，并消除疲劳	促进能量的产生、改善手脚冰冷、促进皮肤新陈代谢	蛋白质、脂肪、B族维生素、维生素A、钾、磷、铁、锌
菠菜	叶酸能帮助体内有害物质同胱氨酸的代谢，可从菠菜中适量摄取，以预防心血管疾病	维持骨质正常代谢、改善手脚冰冷、预防心血管疾病	膳食纤维、维生素A、维生素K、叶酸、类胡萝卜素、钾、钙、铁、叶绿素

食物名	特点	功效	营养成分
黄瓜	黄瓜所含的黄瓜酶，具有很强的生物活性，可有效促进新陈代谢进行，凉拌吃最易摄取	改善水肿型肥胖、改善血行障碍引发的酸痛、预防骨质疏松症	糖类、膳食纤维、维生素E、维生素K、钾、钙
红豆	要促进体内代谢活动正常运作并产生热量，可适量食用含有B族维生素的红豆	促进能量的产生、改善手脚冰冷、改善水肿型肥胖	蛋白质、糖类、膳食纤维、B族维生素、钾、钙、镁、磷、铁、锌
糙米	糙米中的铬，可促进葡萄糖、脂肪和胆固醇代谢，能帮助胰岛素作用，预防糖尿病	改善手脚冰冷、促进能量的产生、防治糖尿病	糖类、膳食纤维、B族维生素、维生素E、钾、镁、钙、磷、铁、锌、酵素
紫米	紫米所含的B族维生素，作为辅酶，能维持体内正常代谢，促使热量产生，可消除疲劳	改善手脚冰冷、促进能量产生、消除疲劳	糖类、膳食纤维、B族维生素、维生素E、钾、镁、磷、铁、锌